高等医学院校教材

供临床、口腔、儿科、影像、预防医学类专业本科生和研究生用

临床技能学

第3版

主　编　王元松　沈建箴　刘成玉

副主编　林发全　钟　宁　张　帅　孙　彦

人民卫生出版社

·北京·

图书在版编目（CIP）数据

临床技能学 / 王元松，沈建箴，刘成玉主编 .
3 版 . -- 北京 ：人民卫生出版社，2024. 10. -- ISBN
978-7-117-37002-8

I. R4

中国国家版本馆 CIP 数据核字第 2024DH2562 号

| 人卫智网 | www.ipmph.com | 医学教育、学术、考试、健康，购书智慧智能综合服务平台 |
| 人卫官网 | www.pmph.com | 人卫官方资讯发布平台 |

临床技能学
Linchuang Jinengxue
第 3 版

主　　编：王元松　　沈建箴　　刘成玉
出版发行：人民卫生出版社（中继线 010-59780011）
地　　址：北京市朝阳区潘家园南里 19 号
邮　　编：100021
E - mail：pmph @ pmph.com
购书热线：010-59787592　　010-59787584　　010-65264830
印　　刷：天津市光明印务有限公司
经　　销：新华书店
开　　本：787 × 1092　1/16　　印张：30
字　　数：730 千字
版　　次：2008 年 1 月第 1 版　　2024 年 10 月第 3 版
印　　次：2024 年 11 月第 1 次印刷
标准书号：ISBN 978-7-117-37002-8
定　　价：89.00 元

打击盗版举报电话：010-59787491　　E-mail：WQ @ pmph.com
质量问题联系电话：010-59787234　　E-mail：zhiliang @ pmph.com
数字融合服务电话：4001118166　　E-mail：zengzhi @ pmph.com

编　者（以姓氏笔画为序）

于　云（青岛滨海学院护理学院）

王　帅（青岛市妇女儿童医院 / 青岛大学附属妇女儿童医院）

王元松（青岛大学青岛医学院）

王红巧（青岛市中医医院 / 青岛大学附属青岛市海慈医院）

王桂丽（山东第二医科大学附属医院）

宁春平（青岛大学附属医院）

朱京伟（烟台毓璜顶医院 / 青岛大学附属烟台毓璜顶医院）

刘　颖（遵义医科大学珠海校区）

刘成玉（青岛大学青岛医学院）

刘竞丽（广西医科大学第一附属医院）

许晓伟（中山大学附属第七医院）

孙　妍（山东省立医院 / 山东第一医科大学附属省立医院）

孙　彦（青岛大学附属医院）

孙雷雷（青岛大学附属医院）

杨岚岚（吉林大学第二医院 / 吉林大学第二临床医学院）

辛建军（青岛市中心医院 / 康复大学青岛中心医院）

沈建箴（福建医科大学附属协和医院）

张　帅（威海市中心医院 / 青岛大学附属威海市中心医院）

张　锴（滨州医学院附属医院）

林中华（青岛市市立医院 / 康复大学青岛医院）

林发全（广西医科大学第一附属医院）

钟　宁（山东第一医科大学）

姜忠信（青岛大学附属医院）

徐　涛（青岛大学附属医院）

黄水文（福建医科大学孟超肝胆医院）

崔　谊（山东大学齐鲁医院）

随　萍（济宁医学院）

前　言

　　《临床技能学》第 2 版已付梓九载有余,与广大师生和临床医学工作者共同见证了临床医学教育的发展和临床诊疗水平的提高,《临床技能学》也在教学和临床诊疗实践中不断吸收各种新观念、新理论和新技术,不断完善。

　　自 2012 年开始,我国启动了临床医学教育综合改革,其核心是实施卓越医生教育培养计划,其重点是坚持"德育为先、能力为重"的理念,强化医学生医德素养和临床实践能力的培养,倡导医学生早临床、多临床和反复临床。但是,如何提高医学生的临床实践能力,如何早临床、多临床和反复临床,是医学教育工作者面临的突出问题之一。为了进一步贯彻落实《国务院办公厅关于加快医学教育创新发展的指导意见(国办发〔2020〕34 号)》,以新定位推进医学教育发展,以新内涵强化医学生培养,加强救死扶伤的道术、心中有爱的仁术、知识扎实的学术、本领过硬的技术、方法科学的艺术的教育,培养医德高尚、医术精湛的人民健康守护者,在人民卫生出版社的组织和领导下,我们对《临床技能学》第 2 版进行了修订,以便更好地满足临床实践能力教学的需要。本教材不仅适用于临床医学 5 年制和 5+3 一体化、口腔医学、预防医学、医学影像学、儿科学等专业,也适用于住院医师规范化培训和全科医师规范化培训,以及国家执业医师资格考试备考需要,同时也可作为广大临床医师临床工作的参考书。

　　《临床技能学》第 3 版修订指导思想和原则是:

　　1. 坚持"德育为先、能力为重"的教育理念　以临床岗位胜任力为导向构建教材内容体系,加强教材思政建设与医学人文教育,强化对临床实践能力的培养。

　　2. 紧扣教学实际、着重临床应用　教材内容注重基本知识与新知识、新技术、新方法的结合,紧密结合岗位胜任力的培养要求,突出临床实践能力,增强了教材的实用性与指导性。

　　3. 发挥我国医学教材建设的优势　借鉴国际通行模式和发达国家同类教材的特点,采用简明形象的图表描述、总结重点和难点,使复杂的知识形象化和直观化。

　　4. 体现"三基"(基本理论、基本知识、基本技能)、"五性"(思想性、科学性、先进性、启发性、适用性)的特点　建设服务临床、引领国内、领先国际的临床医学专业精品教材。

　　《临床技能学》第 3 版分为 10 章,内容包括职业素养与医患沟通能力、病史采集、体格检查、临床基本操作技能、诊断性检查结果判读、病历书写、诊断方法、急救技术、临床诊疗常用技术和病例分析。全书以病史采集和体格检查为基础、以临床基本操作技能为核心、以临

床思维为重点,全面介绍临床实践能力。在本次修订过程中,以最新版国家执业医师资格考试大纲为依据,适当增加了部分常见症状的病史采集、常用临床基本操作技能、急救技术、妇产科常用技术以及病例分析等内容,以增强教材的实用性。

《临床技能学》第 3 版全体编者衷心感谢前 2 版所有编者的辛勤劳动成果,是他们孜孜不倦的付出为本版教材的编写提供了基石,感谢被引用的各类参考文献的作者。同时,也要感谢人民卫生出版社的大力支持,使得《临床技能学》第 3 版得以保质保量地如期问世。

《临床技能学》第 3 版的编者来自全国 13 所高等学校及其附属医院,是我国临床医学专业中青年骨干,有着丰富的临床工作和教学工作经验,他们活跃的学术思想、辛勤敬业的工作作风和严谨求是的治学态度,为编写教材打下了良好的基础。但是,由于编者水平有限,在内容与文字方面的纰漏在所难免,敬请广大师生和临床医务工作者不吝赐教,使之不断完善,并致谢意。

王元松　沈建箴　刘成玉

2024 年 6 月

目 录

第一章　职业素养与医患沟通能力

第二章　病 史 采 集

第三章　体　格　检　查

第四章　临床基本操作技能

第五章　诊断性检查结果判读

第六章　病 历 书 写

第七章　诊 断 方 法

第八章　急 救 技 术

第九章 临床诊疗常用技术

第十章 病 例 分 析

第一章　职业素养与医患沟通能力

第一节　职业素养

一、医德医风与人文关怀

医学职业道德是一种社会道德,对医疗行业的发展和社会和谐都有重要的作用。医德医风是指执业医师应具有的医学道德和风尚。医德作为临床技能的基本元素,要求医生具备职业责任感和使命感,以便更好地履行岗位职责。医德秉持"以人为本"的理念,并受不同文化背景及社会环境的影响。我国传统的医德强调"医学神圣、医者仁心、救死扶伤"为医生天职。在中国特色社会主义新时代,我们更需要重视医德医风和强调医患平等关系,即双方应该相互协作、相互尊重、共同对抗疾病。医学职业精神是医务人员在医学领域应确立的全心全意为患者服务的理想和信仰,即在整个医疗实践过程中,医务人员要始终坚持医学职业道德和职业精神。

新世纪的医师职业精神——《医师宣言》是由美国内科学基金、美国医师学院基金和欧洲内科医学联盟共同发起和倡议的,已有 36 个国家和地区的 120 个国际医学组织认可和签署该宣言,2005 年中国医师协会正式加入推行《医师宣言》活动。《医师宣言》所提出的三项基本原则和十条职业责任,完全符合世界各国医师职业道德要求。三项基本原则包括:①将患者利益放在首位的原则;②患者自主的原则;③社会公平的原则。十条职业责任是指:①提高业务能力的责任;②对患者诚实的责任;③为患者保密的责任;④与患者保持适当关系的责任;⑤提高医疗质量的责任;⑥促进享有医疗的责任;⑦对有限的资源进行公平分配的责任;⑧对科学知识负有责任;⑨通过解决利益冲突而维护信任的责任;⑩对职责负有责任。

良好的职业技能固然为职业生涯所必需,但是只有把它与道德操守结合在一起时,才能造就卓越。职业道德不仅是从业人员在职业活动中的行为标准和要求,而且是行业对社会所承担的道德责任和义务。职业道德是社会道德在职业生活中的具体化。

作为医生,我们应该牢记希波克拉底誓言,这是人类最早,也是最权威的职业道德戒律,希波克拉底誓言告诉身在职场的人们,要遵守的四项基本道德准则:①对知识的传授者保持感恩之心;②为服务对象谋利益,干自己会干的事;③绝不利用职业便利做缺德乃至违法之事;④严格保守秘密,尊重个人隐私。

医德医风涉及范围广、涵盖内容多,就临床诊疗中的道德而言,包括诊疗尽量安全无害、痛苦最小、费用最低、诊疗最优等医德要求。医生在执业时始终要做到严肃认真、一丝不苟、尊重科学,并将医生的职业精神贯穿于检查、药物治疗、手术操作、临床试验等整个医疗活动当中。医德医风具体可表现为：①尊重患者隐私，如不讥笑患者，查体时尽可能遮蔽患者的隐私部位；②保守患者秘密，对患者的任何情况都只能作为解决患者疾苦的科学依据，对病历等存档资料严格保密；③对患者一视同仁，不因其经济状况、社会地位、文化程度、家族背景、性别年龄、种族国籍而歧视；④不向患者随意评价同道，医生之间的互相尊重亦属医德范畴；⑤科学诊疗，根据患者病情给予其最合适的诊疗方案，不受利益驱使。

但是，由于当前医疗环境受市场经济的影响，使医德医风受到前所未有的挑战。医生面对众多利益诱惑及利益冲突，医德出现失衡；价值背向使医德失去规范；追逐效益导致医德失调；患者自我保护意识增强，医德医风无所适从。这就更需要医生保持崇高的职业精神，不要为追求个人利益而不择手段，迷失医德。

医德的核心内容是以人为本的价值观，人文医学是一门医学与人文学的交叉学科。医学是一门直接面对人的科学，即以人为研究对象，又直接服务于人的科学，因此，医学比其他任何科学更需要人文关怀。医学兼具自然科学和人文科学双重属性，医生正是科学技术与人文精神相结合的典范，应具有完善的人性修养。人文医学要求医疗活动以患者为中心，而不是以疾病为中心，要把患者视为一个整体的人，而不是损坏的机器。在诊断治疗过程中要始终贯穿着对患者的尊重、关怀，与患者进行情感的沟通，充分体现"医乃仁术"的基本原则，把"科学技术与人文精神的结合"作为医学的理想模式。在 20 世纪末人们就认识到了社会因素和心理因素在医学中的重要地位，现代医学模式开始由"生物医学"向"生物 - 心理 - 社会医学"的新医学模式转变。这就要求医生要将人文关怀与职业道德贯穿于诊疗活动的全过程，真正实现医学模式的转变，实现医学与人文的完美结合，适应医学发展的需要。

在医学发展过程中遇到或出现的诸多问题，是医学自身难以解释和解决的，不得不借助于相关的人文社会科学。但是，目前人文关怀在现代医学方面的表现存在两大不足，一是技术手段的运用，忽略了对患者本身的关注，即不把患者当作完整的人，只看作疾病的载体、医疗技术施予的对象。医学工作的对象不再是患者，而是疾病；患者也不再是完整的富有情感的人，而被当作一部需要修理或更换零件的机器。二是医疗服务市场化忽视了人的情感需求，只将患者看作消费的主体，医患关系演变为消费关系，医生对医疗高新技术无序应用甚至滥用等。由于科学和商业的贪婪，使现代医学失去了生命感，这也是导致医患矛盾的原因之一。

但是，人文医学提醒我们：第一，医学不只是科学，更是人学，医生所面对的是整体的人，应该确立以患者为中心的治疗目标。第二，医疗权是基本人权，医疗公正是社会公正的重要方面，患者的权利应该得到法律的保障。人文医学的目标是让医学回到人本身，明确一个其实很简单的道理：患者不是病，而是人，是有着自己的全部生活经历和心理体验的人。因此，要用人文管理的理念规范医生的执业行为，从关注疾病转变为关怀患者，以改变医生的服务理念和行为方式，在患者的整个就诊流程中，做到每个细节都体现出对患者的人文关怀。

医生应具备的基本素质之一是人文关怀，因为照顾患者的秘诀是关心患者。我们要牢记美国医生特鲁德（Trudeau）墓志铭上的那段道出医学和医生角色本质的箴言："有时是治愈，常常是帮助，总是去安慰"（to cure sometimes, to relieve often, to comfort always）。医生的职责不仅仅是去医治患者的躯体疾病，由于技术的限制，很多疾病不能治愈，但我们可以去帮助和安慰患者。因此，医学行为不能只重视医学技术，而忽视了人文精神。了解什么样的人得了病，比了解一个人得了什么病更重要。医疗活动中的医学人文关怀主要表现在：①珍爱生命,这是医生的基本职责,在一切情况下都应该尽可能救治患者;②尊重患者的人格与尊严,让患者在病重甚至临终状态仍可以保持基本的人格和尊严;③满足患者的心理需求,细致耐心地解答患者的疑问;④重视患者的知情权,详细向患者解释病情、治疗方案、手术风险等;⑤尊重患者的医疗权利等人权。总之,治病是为了救人,现代医学呼吁人文精神的回归,呼吁以生命关怀为价值取向,医生在临床实践中应自觉地对患者实施人文关怀。

二、如何保护患者的隐私

隐私是一种与公共利益、群体利益无关,是当事人不希望他人知道或不便知道的私人秘密,包括私人信息、私人活动和私人领域。隐私权是公民的人格权,它包括 4 种权能:①隐私隐瞒权。公民对自己的隐私有权隐瞒,使其不为他人所知。②隐私利用权。权利人可以利用自己的隐私,满足自己在精神上物质上的需要。③隐私支配权。支配自己的隐私,准许或不准许他人知道或利用自己的隐私。④隐私保护权。当自己的隐私被泄露或被侵犯的时候,有权寻求司法保护。

但是,医疗行为是一种不得不探究患者隐私的行为,对疾病的诊断、治疗、护理等始终是隐私的敏感区。医生在疾病诊疗活动中所处的特殊地位,需要主动或被动地了解患者的病史、症状、体征、家族史、个人习惯以及嗜好等隐私。但患者同样具有隐私权,隐私权必须得到保护。我国目前已将尊重患者的个人隐私列入对卫生系统反应性评价的重要指标之一。排除患者个人生活方面的隐私外,与医疗相关的个人隐私信息主要包括病因、检查结果、诊断、治疗、预后及身体隐私部位等,还有一些“难言之隐”,如生理特征、生理心理缺陷、性病、传染病等特殊疾病、身世、生育婚变史、家族生活及社会关系等。保护患者隐私是全方位的,不仅仅表现在保护医疗隐私方面,还包括个人生活等隐私,这是医学伦理学尊重原则、有利原则和不伤害原则的具体体现和要求。2022 年实施的《中华人民共和国医师法》第五十六条明确规定:“医师在执业活动中泄露患者隐私或个人信息的,由县级以上人民政府卫生健康主管部门责令改正,给予警告,没收违法所得,并处一万元以上三万元以下的罚款;情节严重的,责令暂停六个月以上一年以下执业活动直至吊销医师执业证书。”第二十三条明确规定,医师在执业活动中要履行“尊重、关心、爱护患者,依法保护患者隐私和个人信息”义务。

保护患者的隐私具体可体现在以下几个方面。

1. 医生在询问患者隐私时,应当严肃,不得嬉笑、嘲弄患者。

2. 患者享有不公开自己的病情、家庭史、接触史、身体隐私部位、异常生理特征等个人生活秘密和自由的权利,医院及其工作人员不得非法泄露。

3. 患者的隐私仅在诊疗过程中向医生公开,医生必须严格为其保守秘密,未经患者同意,不得以任何方式向任何人泄露。

4. 医生不得利用工作便利以非诊疗目的私自查阅或复印患者的病历、检验报告等医疗资料。

5. 进行医疗诊查时,在保证正常医疗需求的前提下,应对患者身体的隐私部分进行适当保护。若需暴露,应事先征得患者或监护人的同意,尊重患者意愿,并决定是否请其家属离开。诊疗前请无关人员先离开房间,并必须用屏风、床边护帘或关门等遮拦,必要时到专门的诊室进行诊疗操作。

6. 在进行体格检查、诊疗操作或手术时,医务人员之间的交流要注意保护患者的隐私。

7. 男医生在对女性患者隐私部位进行检查时,必须有女性医务人员在场。

8. 抢救患者时,要尽量体现对患者的隐私保护。

9. 妥善保存患者的病历资料,不得让无关人员翻阅,更不能丢失。在未得到患者或其委托人同意的情况下,医生无权向除司法机关、疾病控制中心、省市医保中心以外的其他单位及个人提供患者的病历资料。

10. 相关实验室需妥善保存各种实验记录及档案,严格保管各项调查表,并设专人进行统一管理。严格为患者保密涉及其姓名、疾病的检查项目等。

11. 注意临床科研、论文发表时对病历资料的正确使用,对可能涉及患者隐私的内容要注意保护。如论文中不能出现患者的姓名、病历号、检查号、病理号等患者识别信息,刊登照片则须遮盖眼睛及其他特征性区域,在保证不歪曲科研价值的前提下保证患者不被认出。

12. 生殖系统疾病等特殊疾病涉及多方面的隐私,如生殖器官的暴露、不孕不育、性传播性疾病、未婚先孕、异常婚育史、畸形等。医生对于这些情况应更小心谨慎地予以保护,避免因此引起的医患纠纷,并保证患者的身心健康。

保护患者的隐私,对培养和建立和谐的医患关系十分重要。医疗行为中侵犯患者隐私的常见形式有:①医生在问诊时患者的隐私被其他人旁听;②体格检查时没有适当地遮盖隐私部位;③未经患者同意而将患者用于临床教学;④在撰写医学论著或科研论文时公开患者隐私;⑤医生将患者隐私作为谈资传播;⑥病历损坏、丢失或被盗;⑦由于电子病历软件漏洞或因管理不严格泄露患者隐私等。

在全社会法制意识日益增强的今天,只有充分了解患者的隐私权以及相关问题,才能正确对待隐私,避免和减少医患纠纷。随着我国法律的不断健全,患者的维权意识逐渐增强,患者隐私问题已成为医学界及整个社会高度关注的法律与伦理问题。因此,医生要树立尊重患者隐私权的法律和伦理意识,完善保护患者隐私权的公德意识,提高职业自律性,避免发生泄露患者隐私的事件。

第二节   医患沟通能力

一、医患沟通的基本原则与沟通技能

医患沟通是医患双方为了治疗患者的疾病,满足患者的健康需求,在诊治疾病过程中进行的一种交流,即医患围绕疾病、诊疗、健康及相关因素等主题,以患者为中心,以医方为主导,通过各种途径进行有效交流,使医患双方形成共识并建立信任合作的关系,达到维护人类健康、促进医学发展和社会进步的目的。

如今,患者有着强烈的自我保护意识,医患关系步入了新阶段,呈现出医患关系模式转型、医患紧张关系扩大化与医患关系影响因素多样化等新特点。在此环境下,我国已提出全面医疗体制改革,并对构建和谐医患关系提出了具体要求。《中国本科医学教育标准——临床医学专业(2022 版)》对临床医学专业本科毕业生应达到的临床能力领域基本要求之一是,"具有良好的交流沟通能力,能够与患者及其家属或监护人、同行和其他卫生专业人员等进行有效的交流"。因此,沟通能力是最基本的临床技能之一,它对营造和谐医患关系、提高医疗质量有着至关重要的意义。

医患沟通的主要作用包括:①医患沟通是医疗诊断的需要:即医生通过病史采集和体格检查等与患者沟通和交流,以了解疾病起因、发病等情况,这是疾病诊断的基本步骤。②医患沟通是临床治疗的需要:医疗活动必须由医患双方共同参与完成。③医患沟通是医学发展的需要:生物 - 心理 - 社会医学模式的建立和发展,是医学人文精神的回归,医学新模式使医患沟通比以往任何时候更显得重要。④医患沟通是减少医患矛盾的需要:加强沟通可促进医患之间互相理解,避免不必要的纠纷。

(一) 医患沟通的原则

"语言、药物和手术刀"是医生的三宝。无良好的交流,则医技无用。由于医生不可能有所有疾病的亲身体验,患者的痛苦不一定都能被医生理解;同样,当医生表达诊疗意见、提出配合要求时,由于受自身知识的限制,患者不一定能完全接受。因此,在进行医患沟通时需要掌握以下基本原则。

1. **以人为本原则**　这是医德医风的核心内容,应贯穿于整个医患沟通过程中。

2. **诚信与真诚原则**　医生与患者进行沟通,一个重要的因素就是医生的态度。真诚的态度可以让患者对医生产生足够的信任,以达到良好的沟通效果。即使在面对令人悲观的病情和后果时也应坦诚地告诉患者,否则可能丧失患者的信任,并导致医疗纠纷。但坦诚亦要讲究对象、时机、方式,并循序渐进。

3. **平等和尊重原则**　平等意识是医生必须具备的基本素质之一,医患双方享有平等的地位,医生不应有优越感,也不必取悦患者,应以平等的心态对待患者和患者家属。尊重要建立在平等的基础之上,尊重患者是医生最基本的工作态度和行动准则,没有发自内心的尊重就没有良好的沟通。

4. **换位原则**　在与患者及其家属沟通时,医生应该尽量站在患者的立场上去思考问题。想患者所想,急患者所急。应该避免只把自己认为重要的或有必要的信息传递给患者及其家属。

5. **同情原则**　就诊时患者往往忍受着各种各样的痛苦,也比较脆弱。在面对患者时,医生应具有基本的同情心,并在沟通中让患者感受到医生对他的关心与尊重。

6. **保密原则**　尊重患者的隐私,为患者保守秘密,包括病史、体征、家族史、习惯、嗜好,以及基本的诊断、检查结果和治疗等隐私。

7. **耐心和详尽原则**　医生在与患者及其家属沟通时,要把医疗行为的效果、可能发生的并发症、医疗措施的局限性、疾病转归和可能出现的危险性等内容及细节,尽量详细地告诉患者及其家属。在回答患者的疑问时要有耐心。

8. **共同参与原则**　在医患关系建立后,医患沟通是实现医患双方共同参与基本诊治、恢复健康的过程,而不是医生单方面的行为,这个过程需要患者及家属的积极参与和主动配合。

9. **主动原则**　医生是医疗行为的主动实施者,是医患关系中的主体,积极主动的沟通会营造良好的医患关系。医生应主动将各种信息与患者交流,尤其是将医疗过程中已经发生或可能发生的各种情况及时告知患者及家属。

10. 遵纪守法原则　由于患者的法律意识和自我保护意识不断增强,因此,在与患者沟通交流时,医生要遵守相应规章制度,学会用法律保护自己。

医患沟通是医生必不可缺的临床基本技能,除了要把握好以上原则外,还要了解沟通的目的,做到有的放矢,以达到更好的沟通效果。通过与患者及家属的有效沟通,医生将获得以下信息:①患者的病史;②患者医疗费用的可支配情况;③患者的心理状况;④患者的情绪状态;⑤患者受教育程度及对沟通的感受;⑥患者对病情的认知程度和对交流的期望值;⑦患者及其家属的意见和建议。

在沟通时医生要向患者传达以下内容:①患者的病情、检查目的和结果、诊断和治疗方案;②检查和治疗可能存在的风险;③诊治过程中的注意事项;④病情转归及预后,治疗可能引起的严重后果、药物不良反应、手术方式及防范措施;⑤治疗的效果及并发症;⑥治疗后随访及护理等。

(二)医患沟通的形式

在临床工作中,医患沟通的主要形式包括以下几种。

1. 门诊沟通　门诊接诊医生为完成诊疗过程与患者进行的沟通,如问诊、检查结果判读、病情解释、安排治疗及复诊时间等。

2. 住院期间沟通　入院时由主管医生通过问诊了解患者病情,住院期间主管医生必须对患者所患疾病的诊断、主要治疗手段、重要检查目的及结果、某些治疗可能引起的严重后果、药物不良反应、手术方式、手术并发症及防范措施及费用等内容,与患者及家属进行经常性的沟通,并将沟通内容记录在病程记录中。

3. 集中沟通　对有共性特点的常见病、多发病、季节性疾病等,由科主任、护士长召集病区患者及家属,集中对疾病的发生、发展、病程、预后、预防及诊治过程中可能出现的情况等进行沟通,回答患者及家属的提问,并记录在案。

4. 出院访视沟通　对已出院的患者,医生采取打电话或登门拜访的方式进行沟通,并做好记录。

(三)医患沟通的方法与技巧

"行医是一种艺术而非交易,是一种使命而非行业。在这个使命当中用心如同用脑"。因此,医生必须具有良好的医德医风和行为准则,用心沟通、用心实践、用心思考,不断地提高临床基本能力。沟通方法与技巧多来源于大量的临床实践,很难言传身教。医生采用的沟通方法与技巧应因人而异。因此,掌握一定的沟通方法与技巧固然重要,但在临床实践过程中一定要结合患者实际情况和特殊的身心状态,才能达到有效的沟通目的。在医患沟通过程中需要掌握以下几种常用方法与技巧。

1. 倾听　倾听是医生最重要的品质之一。要使患者感到自在和安全,并享有充分的发言权,医生尽可能耐心、专心和关心地倾听患者的诉说,不要干扰患者讲述自己身体症状和内心痛苦,尤其不可唐突地打断患者的诉说。倾听不仅仅是被动地听,医生要主动地参与,主动倾听所需要的不仅仅是耳朵,还需要其他感官的投入。目前,患者最不满意的是医生没有倾听他们的诉说,尤其是电子病历的使用,医生注重既往的病史,而对患者本次就诊的目的与原因听而不闻。医生所关注的只是将公式化的语言输入电脑中,而留给患者的却是医生的背影或敲击键盘的声音。

2. 肯定　医生要肯定患者感受的真实性，切不可妄加否定。至于患者的想法，即使明显是病态的，也不可采取否定态度，更不要与患者争论。

3. 减少误解　医生要耐心地对患者或家属解释说明，对患者不能有任何拒绝、厌恶、嫌弃和不耐烦的表现。但是，医生要特别注意与患者及家属的有效语言沟通，即不管你跟患者（或家属）说了什么、说了多长时间、采用了什么方式，关键是你让患者及家属理解了多少、听懂了多少、感受了多少。在沟通交流中，误解在所难免，但一定要保持镇定自若，可以通过谨慎措辞、恰当提问、重复、总结等，想方设法地消除误解，这样即使不能完全消除误解，也能最大限度减少误解。

4. 避免事项　避免强求患者及时接受事实；避免对患者使用刺激性词语和语气；避免过多使用患者不易听懂的专业词汇；避免刻意改变患者的观点；避免压抑患者的情绪。

5. 善于询问　封闭式询问只允许患者回答"是"或"否"，或者在两三个答案中选择一个，容易使患者陷入"受审"的地位，而感到不自在。开放式询问使患者有主动、自由地诉说自己痛苦或不适的机会，这既体现了医生对患者独立自主精神的尊重，又为全面了解患者的思想、情感提供了最大的可能性。

6. 重构交流内容　医生每次与患者沟通后，都应把患者所诉说的内容加以提炼和复述，以进一步核实信息、强调重点和避免误会。

7. 预防为主　在医疗活动过程中，只要发现可能出现医患矛盾的苗头，应将这些苗头作为重点，与患者及家属进行有针对性的沟通，并做好记录。

8. 交换沟通对象　在医生与患者或家属沟通困难时，可另换一位医生或上级医生与其沟通。

9. 先请示后沟通　当下级医生对某个患者的病情不确定时，应先请示上级医生，然后再与患者及家属进行沟通。

10. 协调统一沟通　当患者的诊断不明或病情恶化时，在沟通前，医生之间要相互讨论，统一认识后，由上级医生向患者及家属进行解释，以避免发生矛盾，使家属产生不信任和疑虑的心理。

采用各种沟通技巧的主要目的就是要准确地传递信息，这不仅需要时间，还要克服多种障碍。因此，在医疗工作中，医生需要不断地提高自身素质，掌握沟通的技巧，对患者及家属提出的各种问题都要倾听与耐心解释。医生如能与患者进行非常融洽的沟通，不仅可以了解病情及使患者知情同意，更重要的是加强了医患之间的信任，这是任何高超的技术都无法取代的。

（四）医患沟通的注意事项

良好医患沟通的关键是医生要有随机应变的能力，在合适的场所，运用合适的语言、恰当行为举止，则沟通会更加畅通，也不会引起患者及家属的质疑和误解。在医患沟通过程中要注意以下几点。

1. 态度　患者将自己的生命与健康托付于医生，且希望医生是自信的、友善的和值得信赖的，以及具备高尚医德和精湛医术的。所以，医生的执业态度对建立良好医患关系非常重要。

2. **形象**　医生的部分职业素养或专业精神来自医生的形象。医生的着装、发型、卫生习惯等，直接影响患者及家属对医生的看法和沟通交流的意愿。因此，为了实现有效的医患沟通，医生必须注重自己的形象。另外，医生的工作名牌（胸牌）、听诊器及其佩戴的位置也影响患者及家属对医生的看法，所以，正确佩戴整洁清晰的工作名牌（胸牌）、听诊器，更有利于建立良好的医患关系。

3. **沟通的时间与环境**　应避免在患者休息、用餐，或与家人（朋友）交谈时与患者沟通。另外，要选择安静、私密、舒适，且有足够座椅的环境进行沟通交流。

4. **选择合适的语言**　尽量避免使用医学术语与患者沟通交流，以免产生歧义。另外，也要避免使用令人恐惧的词汇（如癌症、不治之症等）。

5. **注意倾听**　倾听患者诉说是医患沟通的基本技能，因为倾听患者的诉说，可以得到更多对诊疗疾病有用的和具有启发性的信息。

6. **其他**　恰当地称呼患者、亲切地问候患者、记住患者的名字、保持合适的体位及正确的体态语等，对实现有效的医患沟通有重要作用。

二、如何告知患者坏消息

告诉患者坏消息是医患沟通的重要内容之一，也是医生遇到最困难的沟通交流任务。坏消息是一个相对的概念，它依赖于患者的理解、接受程度及反应。当某个信息对患者的身心健康不利，即患者难以接受的消息，便被认为是坏消息。因此，沟通交流的困难程度与医生、患者和/或家属对疾病严重性的认识程度相关。坏消息是多种多样的，很多患者在面对突如其来的疾病时，往往无法接受。如有些患者在患重病后，因为不了解自己的病情，不清楚医生的后续治疗和疗效，或期望值过高，或陷入极度悲观之中，而放弃治疗。医疗行为是医患协力行为，患者及其家属只有在得到真实详细的病情后，才会决定是否接受治疗计划，越晚告知越被动。有时向恶性肿瘤患者充分地、有技巧地告知，比不告知的效果会更好。而隐瞒病情可能会诱发一些更为不利的后果。因此，如何尽快告诉患者及家属真实病情就显得尤为重要。

在医患沟通中，医生让患者获得的主要信息是，你虽然得了重病，但我们有很多治疗方法，也有很多像你一样的患者，在接受了适合自己的治疗方案后，获得了痊愈。因此，我们会采取最适合你的方案进行治疗，所以你要对自己有信心，有什么问题可以随时与我们沟通交流。有效地跟患者沟通是争取患者理解和配合的关键途径，这样将坏消息告知患者，患者不但会感受到医生的责任心，而且会了解自己的病情，感到自己不会被抛弃，从而对医生产生信任，会积极配合治疗。

医生在向患者及家属讲解病情时应使用最简单的语言，不要使用太多专业术语，不要闪烁其词，避免因不恰当的解释而让患者感到害怕。也不要过于轻描淡写，造成患者对特殊治疗或检查过于轻视，发生不良后果时易造成医患纠纷。患者获取病情信息依赖于医生，如果能在医生的帮助下，充分而客观地了解自己的病情、诊治过程及解决方案等，则有助于患者走出绝望，取得最大疗效。

为此，世界卫生组织（WHO）对医生提出了告诉患者坏消息策略：①医生应预先有一个计划；②告知病情时应留有余地，让患者有一个逐步接受现实的机会；③分多次告知；④在告知病情的同时，应尽可能给患者以希望；⑤不欺骗患者；⑥告知过程中，应让患者有充分宣泄情绪的机会,并及时给予帮助;⑦告知病情后,应与患者共同制订未来的生活和治疗计划,并进一步保持密切的医患接触。

如何告知坏消息,可分为以下几个步骤。

1. 准备　在告知坏消息前要做好充分的准备。①将坏消息告知给谁:在医疗实践过程中患者享有知情权,法律和伦理准则也要求医生将患者的生命健康情况告知患者或家属,对于儿童及限制民事行为能力者则应告知其监护人;②告知坏消息的时间:应在最短的时间内告知患者或家属,但对于一些慢性疾病要注意循序渐进,让患者有充分的心理准备和适应过程;③由谁来告知坏消息:一般由患者比较信任的、职称级别比较高、资历比较深的医生来告知,这样更能被患者接受;④分析患者的心理:告知前应充分分析患者的心理承受能力及理解能力,选择合适的表达方法,建议在患者有亲友陪同时告知坏消息。

2. 技巧　告知坏消息时要注意技巧,这样会对患者的情绪及治疗效果等产生积极影响。①把握好告知的时机,要有足够的时间传达信息,不要匆忙地与患者或家属交谈,避免简单直接,应循序渐进;②告知时应选择一个相对安静舒适的私密环境,这样既有利于保护患者的隐私,也有利于稳定患者的情绪;③将坏消息提炼成若干信息点,确保把最核心的信息传达给患者;④从预后开始说起,在说出诊断前要观察患者的感受和反应,及时调整交流方式;⑤使用通俗易懂的语言,并采用"复述"的策略,将信息分成若干部分,每表达完一个意思,就请患者复述出来;⑥交谈中要流露出充分的同情和支持;⑦专心倾听患者的诉说,掌握患者的实际情况、可利用资源及患者对治疗方案的认识等;⑧给患者切实的希望,鼓励患者配合治疗。

3. 后续工作　后续工作包括:①将与患者交流的信息反馈给医疗组的其他医生,根据交流内容制定治疗方案;②为患者提供支持性的信息来源,如特定的网站、支持性团体组织及社会工作者的联络方式;③对患者进行随访等。

（沈建箴）

第二章　病　史　采　集

第一节　病史采集方法

病史是一组非常重要的临床信息,是在患者生活中对其心理和躯体健康产生影响的相关事件,病史是初步诊断的基础之一,病史采集是诊断过程的第一步。病史的基本要素包括:①无法被医生观察到的感觉;②既往被患者观察到的,而无法被医生确认的一些异常改变;③不容易核实的以往事件(如既往的诊断或治疗等);④患者的家族史和患者的社会经济地位状况等。

病史采集的方法是问诊,即医生通过对患者或相关人员的系统询问获取健康资料,经过综合分析而做出临床判断的一种诊断方法。病史采集的目的有:①发现症状;②获得对健康资料的准确定量描述;③确定健康事件发生的准确时间;④确定疾病是否对患者的生活产生影响。

一、问诊的重要性

病史的完整性和准确性对疾病的诊断和治疗有很大的影响。因此,问诊是医生必须掌握的临床基本技能。

1. **问诊是建立良好医患关系的桥梁**　问诊是医生诊治疾病的第一步,也是加强医患沟通、建立良好医患关系的最佳时机。正确的问诊方法和良好的问诊技巧,可使患者感到医生的亲切和可信。问诊的过程除了收集患者的健康资料用于诊断和治疗外,还有教育患者、向患者提供信息的作用。

2. **问诊是获得诊断依据的重要手段**　问诊所获取的病史资料对了解疾病的发生发展、诊治经过、既往史等具有极其重要的意义,病史可为大约85%的疾病提供直接的诊断依据。

3. **问诊是了解病情的主要方法**　通过问诊可以全面了解患者所患疾病的发生、发展、病因、诊治经过,以及既往健康状况等全过程,了解患者的社会心理状况及其对疾病的影响,从而有利于全面了解患者的健康状况,消除或减轻其不必要的顾虑及不良影响,从而提高临床诊疗水平。

4. **问诊可为进一步的体格检查或诊断性检查提供线索**　病史采集与体格检查是相辅相成的,有经验的医生会根据患者的病史,有针对性地进行体格检查,同时,也会根据体格检查结果进一步询问病史。因此,问诊所获得的健康资料对患者的体格检查和各种诊断性检查提供了最重要的线索。

5. **问诊本身是一种治疗行为**　问诊并不是简单地询问患者的病情、症状变化,更重要的是询问患者对症状的反应,病情对患者的情感、生活以及家人的影响。问诊本身也是一种主要的治疗方法,在接受问诊的同时,患者的某些需求也得到了满足。

二、问诊的内容

1. **一般资料**　是患者的基本信息资料,是病历中首先记录的内容。一般资料包括患者姓名、性别、年龄、民族、婚姻、籍贯、文化程度、宗教信仰、工作单位、职业、家庭地址、电话号码、入院日期及记录日期等。性别、年龄、职业等可为某些疾病提供有价值的信息,文化程度、宗教信仰等有助于了解患者对健康的态度及价值观,同时应注明资料来源及其可靠程度。

2. **主诉**　即患者的主要陈述,是患者感受到的最主要的痛苦、最明显的症状或体征及其持续时间,或医疗保健需求,也是患者本次就诊的最主要原因。主诉可由患者本人、照护者或知情者提供。记录主诉的要求见表 2-1。

表 2-1　记录主诉的要求

1. 主诉是患者的语言,一般为简短的一句话,并同时注明症状或体征自发生到就诊的时间
2. 要采用患者讲述的症状和 / 或体征,而不是医生对患者的诊断用语
3. 体征一般不作为主诉,但能为患者所感知的体征而无明显症状时,也可作为主诉
4. 对病史长、病情复杂的患者,应综合分析,以归纳出更能反映病情特征的主诉
5. 对当前无症状、诊断资料和入院目的十分明确的患者,可直接采用入院目的作为主诉

3. **现病史**　是患者自患病以来疾病发生、发展和诊疗的全过程,是病史的主体部分。现病史的主要内容及评价见表 2-2。

表 2-2　现病史的主要内容及评价

内容	评价
患病时间与起病情况	包括何时、何地发病,如何起病,起病缓急、病程长短、发作频率,现病史的时间应与主诉保持一致
主要症状发生和发展	按症状发生的先后顺序,详细描述症状的部位、性质、严重程度、持续时间、有无缓解或加重的因素,有无伴随症状等。描述应精炼,类似的症状不需反复描述,但症状的性质、程度等发生变化时应记录变化的情况
病因与诱因	尽可能了解与本次发病有关的病因和诱因
病情的发展与演变	患病过程中的主要症状变化或新的症状出现
伴随症状	与主要症状同时或随后出现的其他症状,应描述其发生的时间、特点和演变情况,以及与主要症状之间的关系等。与鉴别诊断有关的"阴性症状"也应描述
诊治经过	发病后曾在何时、何地做过何种检查和治疗,诊断及治疗、护理措施及其效果
一般情况	患者患病后的精神、体力状态,食欲及食量的改变,睡眠与大小便的情况等

4. 既往史　患者既往的健康状况、患过的疾病(包括各种传染病)、外伤、手术史、预防接种史,以及对药物、食物和其他接触物的过敏史等,特别是与现病史有密切关系的疾病。按照时间顺序进行描述与记录。诊断肯定者可用病名(要加引号)。诊断不肯定者,可简述其症状、时间和转归。既往史的主要内容见表2-3。

表2-3　既往史的主要内容

①一般健康状况,有无慢性病如高血压、肝病、糖尿病、溃疡病病史等
②急性、慢性传染病病史
③预防接种史,包括预防接种时间及类型
④有无外伤、手术史
⑤有无过敏史,包括食物、药物、环境因素中已知的过敏物质的过敏史,以及机体的特殊反应,脱敏方法等

5. 用药史　是指曾用过哪些药物,有无反应等。特殊药物如激素、抗结核药物、抗生素等应记录其用法、剂量和时间。询问当前用药情况,包括药物名称、剂型、用法、用量、效果及不良反应等。对于既往用药史,主要询问药物过敏史、药物疗效及不良反应。

6. 成长发展史　不同年龄阶段有着不同的成长发展任务,个体的成长发展史亦是反映其健康状况的重要指标之一。运用相应的成长发展理论,根据患者所处的不同成长发展阶段,确定其是否存在成长发展障碍。

(1)生长发育史:根据患者所处的生长发育阶段,判断其生长发育是否正常。对儿童来说,主要询问家长,了解出生时的情况及生长发育的情况。

(2)月经史:包括月经初潮年龄、月经周期和经期天数、经血的量和颜色、经期症状,有无痛经与白带,末次月经(LMP)日期,闭经日期,绝经年龄。

(3)婚姻史:包括婚姻状况、结婚年龄、配偶健康、性生活情况,以及夫妻关系等。

(4)生育史:包括妊娠与生育次数、人工或自然流产次数,有无死产、手术产、围产期感染及计划生育状况等。对男性患者要询问是否患过影响生育的疾病。

(5)个人史:是指患者的社会经历、职业和工作条件、习惯和嗜好,以及冶游史等。个人史的主要内容见表2-4。

表2-4　个人史的主要内容

项目	内容
社会经历	出生地、居住地区和居留时间(尤其是疫源地和地方病流行区)、受教育程度、经济生活和业余爱好等
职业与工作条件	工种、劳动环境、对工业毒物的接触情况及时间等
习惯与嗜好	起居与卫生习惯、饮食的规律与质量。烟酒嗜好的时间与摄入量,以及其他异嗜物和麻醉药品、毒品等
冶游史	有无不洁的性生活史,是否患过性病等

7. 家族史　是指患者的双亲与兄弟、姐妹及子女的健康与患病情况,特别应询问是否患有与患者同样的疾病,有无与遗传有关的疾病。对已去世的直系亲属要询问去世的原因

与年龄。

8. **系统回顾** 即系统询问患者各系统的症状及其特点,以全面评价患者既往的健康状况及其与本次症状、体征之间的关系,通过系统回顾可避免遗漏重要的信息,帮助医生在短时间内了解患者既往的健康状况。除非需要对所获得的信息进行进一步的核实,系统回顾时医生不需要重复已经询问过的问题。系统回顾的项目及内容见表 2-5。

获取准确病史的能力是医生的临床基本能力之一。传统的病史采集一般是按照固定的顺序完成的,但在临床实践中,患者就诊的问题多与个人的具体情况相关。因此,基于叙事医学理论,有必要根据患者实际情况更改一下病史采集的顺序,以便在病史采集过程中将患者的讲述置于清晰的背景中。如首先询问患者的成长发展史或家族史,然后再询问现病史、既往史、系统回顾等,这样或许更能体现医生对患者个体的关心,更能促进医患关系,能更好地帮助医生了解患者的病情,且对后续的诊疗十分有利。

表 2-5 系统回顾的项目及内容

项目	内容
一般健康状况	有无疲乏无力、发热、出汗、睡眠障碍及体重改变等
头颅及其器官	有无视力障碍、耳聋、耳鸣、眩晕、鼻出血、牙痛、牙龈出血、咽喉痛、声音嘶哑等
呼吸系统	有无咳嗽、咳痰、咯血、胸痛、呼吸困难等
心血管系统	有无心悸、活动后气短、心前区疼痛、端坐呼吸、血压增高、晕厥、下肢水肿等
消化系统	有无食欲减退、吞咽困难、腹痛、腹泻、恶心、呕吐、呕血、便血、便秘、黄疸等
泌尿生殖系统	有无尿频、尿急、尿痛、血尿、排尿困难、夜尿增多、颜面水肿、尿道或阴道异常分泌物等
内分泌与代谢系统	有无多饮、多尿、多食、怕热、多汗、怕冷、乏力、显著肥胖或消瘦、色素沉着、闭经等
造血系统	有无皮肤苍白、头昏眼花、乏力、皮肤出血点、瘀斑、淋巴结大、肝脾大等
肌肉与骨关节系统	有无疼痛、关节红肿、关节畸形、运动障碍、肌肉萎缩、肢体无力等
神经系统与精神状态	有无头痛、头昏、眩晕、记忆力减退、意识障碍、抽搐、瘫痪,有无幻觉、妄想、定向力障碍、情绪异常等

三、问诊方法与技巧

问诊方法与获取健康资料的数量和质量有密切关系,病史采集过程涉及沟通交流技能、医患关系、医学知识、仪表礼节,以及提供咨询和教育患者等方面。为了完成病史采集,医生必须采用有效的问诊方法与技巧。问诊过程中应注意:①倾听患者,不要随意打断患者的讲述;②询问开放式的问题;③耐心,给患者足够的时间去思考和表达。

(一) 问诊方法

问诊方法有 3 种,即以患者为中心的问诊方法、以医生为中心的问诊方法,以及两种方法相结合的问诊方法,其特点见表 2-6。

表2-6 问诊方法及特点

方法	特点
以患者为中心的问诊方法	①采用开放式询问方式,鼓励患者讲述自己认为最重要的事情,关注患者的情感和需求,让患者充分表达自己的想法(包括患者对疾病的恐惧和担心、对疾病的认识、疾病对患者生活和身体功能的影响、患者对医生和治疗的期望),而不是应付医生的想法;②有利于建立和谐的医患关系
以医生为中心的问诊方法	①采用封闭式询问方式,不是倾听患者的讲述,而是询问特定的问题,以获得特定的细节;②信息不完整和/或不准确,限制了医生与患者和谐医患关系的建立
两种方法相结合的问诊方法	采用两种相结合方法获得患者的生理、心理和个人社会活动等方面的资料

(二)问诊技巧

1. 营造轻松舒适的问诊环境 由于对医疗环境的生疏和对疾病的恐惧等,患者就诊前常有紧张情绪。医生一定要为问诊营造一种宽松和谐的环境,并注意保护患者隐私。一般从礼节性的交谈开始,可先作自我介绍(佩戴胸牌是很好的自我介绍),并使用恰当的言语或体态语表示愿意尽力帮助患者解除病痛。

2. 从主诉开始并围绕主诉进行询问 尽可能让患者充分地讲述和强调其最主要的痛苦或感受,并逐渐深入进行有目的、有层次、有深度、有顺序的询问。只有在患者的讲述远离病情时,才需要把话题转回到主诉上来,切不可生硬地打断患者的讲述,甚至用医生自己的主观推测去取代患者的亲身感受。

3. 先易后难、先简后繁地询问 病史采集时先由简单的、容易回答的问题开始询问,待患者适应和熟悉环境和心情稳定后,再询问一些复杂和烦琐且需要思考或回忆才能回答的问题。切不可一开始就询问一些复杂、烦琐的问题,以免增加患者的思想负担。

但是,对危重患者应在简单询问之后,立即进行必要的重点检查,并立即开展救治工作,待病情稳定后再进行详细问诊。

4. 选用恰当的询问方式 根据具体情况采用不同类型的询问方式。为了获得准确、有效的健康资料,问诊应遵循从开放式询问到封闭式询问的原则。

(1)开放式询问:也称为一般性询问,常用于问诊的开始,可获得某一方面的大量资料,让患者像讲故事一样讲述自己的病情。这种询问方式在现病史、既往史、个人史等的开始时使用。如:"您哪里不舒服?",在获得一些信息后,再询问某些重点问题。另外,在问诊过程中,要尊重并支持患者,以促进医患交流。开放式询问的技巧见表2-7。

(2)封闭式询问:也称为直接询问,常用于收集一些特定细节问题。如"扁桃体切除时你几岁?""您何时开始腹痛的?"封闭式询问所获得的信息更有针对性。另一种封闭式询问方式是要求患者回答"是"或"不是",或者对提供的选择做出回答,如"你曾有过严重的头痛吗?""你的疼痛是锐痛还是钝痛?"

(3)责难性询问:这种方法常使患者产生防御心理,如:"你为什么吃那么脏的食物呢?",如果医生确实要求患者回答为什么,则应先说明提出该问题的原因,否则在患者看来很可能是一种责难。

表 2-7 开放式询问的技巧

内容	技巧
非焦点性问题的询问技巧	鼓励患者充分发挥、自由讲述,不限定询问内容
倾听	保持沉默,注意倾听患者的讲述,但沉默时间不能太长,以免造成尴尬
非语言沟通	借助手势、面部表情或肢体语言鼓励患者、肯定患者的讲述
中性表达	采用简短、无评论色彩的语言,与患者沟通交流,以鼓励患者的讲述
焦点性问题的询问技巧	根据患者讲述的内容,向患者提出特定的话题,以保证问诊的效果和效率
回应与重复询问	对特定的问题重复询问,请患者详细讲述,并及时回应患者
总结与复述	简要总结与复述患者所讲述的主要内容,确认患者所讲述的主要问题

(4)连续性询问:即连续提出一系列问题,这可能造成患者对所要回答的问题混淆不清,如:"饭后痛还是饭前痛?饭后饭前有什么不同吗?是锐痛、还是钝痛?"

5. 避免诱导性、暗示性询问或逼问　不正确的询问可能获得错误的信息或遗漏有关资料。如诱导性或暗示性询问,已暗示了期望的答案,使患者易于默认或附和医生的询问,如:"你的胸痛放射至左手吗?""你上腹部疼痛向右肩放射吗?""你的大便发黑吗?"

6. 避免重复询问　询问要注意系统性、目的性和必要性。医生要全神贯注地倾听患者的回答,不应该反复询问,杂乱无章的重复询问会降低患者对医生的信任。有时为了核实资料,同样的问题需多询问几次,但应及时说明,例如:"你已告诉我,你大便有血,这是很重要的信息,请再给我详细讲一下你大便的情况。"有时采用反问及解释等技巧,可以避免不必要的重复询问。

7. 多倾听患者的讲述　医生对患者进行询问的目的是倾听,以培养和提高其叙事能力,并通过信任和支持来改善患者健康状况。正如现代临床医学之父威廉·奥斯勒(William Osler)的名言:"倾听患者,患者在告诉你诊断是什么。"医生要有共情心理,带着理解和接纳去仔细倾听患者想要表达的内容,要识别患者表达的自己也没有意识到的情感变化,鼓励患者讲述自己的担忧、恐惧和需求等。目前,患者最不满意的是医生没有倾听他们的讲述。因此,在问诊过程中,尽量不要打断患者的讲述,让患者讲述自己的"痛苦",医生才能将患者的"痛苦"形成完整的病史。

8. 避免使用有特定意义的医学术语　在选择询问的用语时应注意患者的文化背景以及对医学术语的理解。必须采用常人易懂的词语代替难懂的医学术语,避免使用"鼻衄、隐血、谵妄、里急后重、间歇性跛行"等术语,以免导致健康资料不确切、不完整。

9. 及时归纳小结　问诊的每一部分都要及时归纳小结,对现病史的小结尤为重要。小结目的在于:①唤起医生自己的记忆和理顺思路,以免忘记要询问的问题;②让患者知道医生了解他的病史;③提供核实患者病情的机会。

10. 及时核实患者所提供的信息　在问诊过程中,要及时核实患者所提供的不确切或有疑问的信息,以免降低病史的真实性。对患者所持有的外单位就诊记录,要详细核实并只作参考,决不可代替接诊医生的亲自询问。

11. 医生举止要高雅、态度要和蔼　高雅的举止、和蔼的态度有助于医生与患者建立和谐的医患关系,使患者感到温暖亲切,甚至能使患者说出原想隐瞒的敏感事情。适当的微笑或赞许的点头示意可以消除患者的紧张情绪。不要只顾低头询问和埋头记录,不与患者产生视线接触。询问时医生采取前倾姿势以表示正在倾听。

12. 恰当地运用赞扬与鼓励语言　恰当的赞扬与鼓励语言可促使患者与医生的合作,使患者受到鼓舞而积极提供信息。但对有精神异常的患者,不可随便用赞扬或鼓励的语言。

13. 感谢患者的合作　询问结束时,医生应感谢患者的合作,并向患者说明下一步的要求、下次就诊时间或随访计划等。

(三)特殊情况的问诊技巧

常见精神异常、心理异常患者的问诊技巧见表 2-8,特殊情况和特殊人群的问诊技巧见表 2-9。

表 2-8　常见的精神异常、心理异常患者的问诊技巧

异常	问诊技巧
缄默与忧伤	①重点观察患者的表情、目光和躯体姿势;②以尊重、耐心的态度表示理解其痛苦,取得信任,鼓励其讲述病史
焦虑与抑郁	①鼓励患者讲述其感受,注意语言和非语言的异常线索;②给予安慰并注意分寸,并按精神科的要求进行问诊
多话与唠叨	①观察患者的思维,询问应限定在主要问题上,巧妙地打断患者的无关讲述;②分次进行问诊,并礼貌地告诉患者问诊的内容及时间限制等
愤怒与敌意	①以坦然、理解的态度进行问诊,及时寻找患者愤怒的原因并予以解释;②询问要缓慢而清晰,以现病史为主;③十分谨慎地询问个人史、既往史和其他敏感的问题
说谎	查找说谎的原因,并给予恰当的解释

表 2-9　常见特殊情况和特殊人群的问诊技巧

情况	问诊技巧
多种症状并存	①在大量的症状中抓住关键症状;②在排除器质性疾病的同时,可考虑精神因素所致
危重和晚期患者	①可同时进行问诊和体格检查,要耐心细致,要理解患者;②要给予关心、鼓励和安慰,可取得更准确的资料
残障患者	①对听力障碍者,可用简单的手势或其他体态语,必要时可进行书面交流;②对视障患者,应给予更多的安慰,注意倾听并及时作出语言性应答
老年人	①先用简单的开放式询问,询问速度不能太快,必要时可重复询问;②注意患者的反应,必要时向家属或知情者收集资料;③仔细询问个人史、家族史等,耐心仔细地系统回顾
儿童	①态度要和蔼,并体谅家长的焦虑心情,认真对待家长提供的每一个信息;②注意儿童表达的准确性,以判断其所提供信息的可靠性;③使用简单的语言,询问的语速要缓慢,一次不能提出过多的问题
精神障碍患者	对无自知力的患者,可从家属或亲友中获取健康资料,但非患者的真实感受,应综合分析

四、问诊的注意事项

1. **选择合适的时间**　问诊是医生与患者之间的一种情感交流,问诊时间选择得好,往往可以得到患者的主动配合。问诊的时间选择应该照顾患者的情绪。对待不同的患者,选择不同的时机。对危重患者,在进行简明扼要的询问和重点体格检查之后,立即进行抢救,详细的病史与体格检查可在病情好转后再作补充,以免延误治疗。

2. **选择良好的谈话环境**　选择比较安静、舒适和私密性好的环境,光线、温度要适宜。在有多张病床的普通病房,医生应该利用自己的谈话技巧,以弥补环境条件的不足,如声音大小的适当把握,隐秘问题的含蓄设计等。

3. **选择适宜的人际沟通方式**　语言和有效倾听是人际沟通的核心,不同文化背景的人存在文化差异。因此,医生应熟悉自己与他人文化间的差异,问诊过程中的语言和有效倾听更能体现对他人的理解和尊重。但有效倾听是一种临床技能,是对患者话语、体态语及其他非语言行为的关注和理解能力,需要在临床实践中不断训练。

4. **注意非语言沟通**　问诊中的非语言沟通方式很多,如与患者的视线接触、必要的手势、与患者保持适当的距离、适时点头或应答等,都有助于医患沟通与交流。

5. **避免不良的刺激**　问诊时不要直呼患者的名字或床号,要防止对患者有不良刺激的语言和表情。

6. **遵守伦理原则**　医生在与每一位患者进行交流时都要遵守不伤害原则、有利原则、自主原则和保密原则。

(刘成玉)

第二节　常见症状的病史采集

一、发热

在某种情况下,体温调节中枢兴奋、功能紊乱,使产热增多,散热减少,致使体温高出正常范围,称为发热。

1. **现病史**

(1)起病情况与患病时间:询问起病时间、发病缓急和病程长短等。急性发热多在2周以内,长期发热是指发热超过2周。发热持续至少3周,经过系统检查未明确病因者称为不明原因的发热(FUO)。体温数小时内达到39℃或以上为骤升型发热,数日内体温逐渐升高达到高峰者为缓升型发热。

(2)病因与诱因:起病前有无明确的病因或诱因,如感染、损伤、手术或甲状腺功能亢进症等产热增多的因素,有无受凉、进食不洁食物,用药、输血,以及处在高温环境中等。FUO最常见的原因是感染性疾病,其次是恶性肿瘤和风湿性疾病,且风湿性疾病有可能超过恶性肿瘤的趋势。

（3）主要症状特点

1）发热程度：是低热、中度热，还是高热或超高热，常见的功能性低热有原发性低热、感染后低热、夏季低热和生理性低热。

2）热型变化：有无特殊的热型，不同病因所致发热的热型不同。常见热型的特点及临床意义见表 2-10。

表 2-10　常见热型的特点及临床意义

热型	特点	临床意义
稽留热	体温持续在 39~40℃，达数天或数周，24h 内体温波动范围不超过 1℃	伤寒高热期、大叶性肺炎等
弛张热	又称为败血症热型。体温在 39℃以上，24h 内体温波动范围超过 2℃，但都在正常水平以上	败血症、风湿热、化脓性炎症、重症肺结核等
间歇热	体温骤升达高峰后持续数小时，又迅速降至正常水平，无热期可持续 1 天至数天，高热期与无热期反复交替出现	疟疾、急性肾盂肾炎等
波状热	体温逐渐上升达 39℃或以上，数天后又下降至正常水平，持续数天后又逐渐升高，如此反复	布鲁氏菌病
回归热	体温急骤上升至 39℃或以上，持续数天后又骤然下降至正常水平，数天后体温又骤升，如此规律性交替出现	回归热、霍奇金病等
不规则热	发热的体温曲线无一定规律	结核病、癌性发热、风湿热等

3）缓解与加重的因素：退热药或激素以及物理降温能否降温，疟疾患者在高热数小时后能自行缓解。午后发热常见于结核病、高温环境，脱水可进一步加重体温升高。

（4）病情发展与演变：热型有无变化，是否出现体温下降后的再发热。是否出现超高热（41℃以上），有无伴随症状，如皮疹、精神状态或神志的改变、气短、胸痛或头晕等。

（5）伴随症状：发热的伴随症状与临床意义见表 2-11。

表 2-11　发热的伴随症状与临床意义

伴随症状	临床意义
寒战	大叶性肺炎、败血症、急性胆囊炎、急性肾盂肾炎、流行性脑脊髓膜炎、疟疾、钩端螺旋体病、药物热、急性溶血或输血反应等
结膜充血	麻疹、流行性出血热、斑疹伤寒、钩端螺旋体病等
口唇单纯疱疹	大叶性肺炎、流行性脑脊髓膜炎、间日疟、流行性感冒等
淋巴结大	传染性单核细胞增多症、风疹、淋巴结结核、局灶性化脓性感染、丝虫病、白血病、淋巴瘤、转移癌等
肝脾大	传染性单核细胞增多症、病毒性肝炎、肝及胆道感染、布鲁氏菌病、疟疾、结缔组织病、白血病、淋巴瘤及黑热病、急性血吸虫病等
皮肤黏膜出血	①重症感染及某些急性传染病，如流行性出血热、病毒性肝炎、斑疹伤寒、败血症等；②某些造血系统疾病，如急性白血病、再生障碍性贫血、恶性组织细胞病等
关节肿痛	败血症、猩红热、布鲁氏菌病、风湿热、结缔组织病、痛风等

续表

伴随症状	临床意义
皮疹	麻疹、猩红热、风疹、水痘、斑疹伤寒、风湿热、结缔组织病、药物热等
昏迷	①先发热后昏迷：流行性乙型脑炎、斑疹伤寒、流行性脑脊髓膜炎、中毒性菌痢等；②先昏迷后发热：脑出血、巴比妥类药物中毒等

（6）诊治经过：患者就诊前是否到其他医疗机构就医，做过哪些检查，诊断是什么，采用过哪些治疗方法及其效果。

（7）病程中的一般情况：发病以来，患者的食欲有无改变，有无恶心呕吐，有无胃肠胀气、便秘等；大便次数、性状有无改变；有无尿频、尿急、尿痛，有无尿液浑浊或变红。睡眠、精神状态如何，体重有无变化。

2. 其他相关病史

（1）既往有无到外地旅游史，有无呼吸系统、肝胆系统、泌尿生殖系统病史等，有无关节僵硬或疼痛史，有无服药或注射用药史，有无手术史、创伤史等。有无未采取保护措施的异性和同性性接触史、注射以及交换使用针头史等，有无过敏史等。

（2）有无高温暴露史等。

二、皮肤黏膜出血

由于止血功能和/或凝血功能障碍所致的人体自发性或轻微损伤后的出血，血液由毛细血管进入皮下或黏膜下组织，称为皮肤黏膜出血。

1. 现病史

（1）起病情况与患病时间：询问皮肤黏膜出血发生的时间及出血急缓。自幼发病者多见于遗传病，如血友病、血管性血友病等；损伤后立即出血提示血小板或血管壁异常；缓慢出血多见于凝血功能障碍。原发免疫性血小板减少症（ITP）、血栓性血小板减少性紫癜（TTP）、弥散性血管内凝血（DIC）、流行性出血热、钩端螺旋体病等的出血多急骤，而慢性型 ITP 的出血多隐匿，纤维蛋白凝块形成障碍多为延迟出血。

（2）病因与诱因：出血前有无外伤、感染、应用药物等。①血管性紫癜、血友病多有自发性或轻度外伤后出现紫癜、关节出血、皮肤瘀斑或血肿。②是否进食异种蛋白。③是否应用了抗凝剂、溶栓剂，以及其他药物。许多药物可干扰止血过程，如阿司匹林、吲哚美辛、别嘌醇、重金属盐、吩噻嗪类、磺胺类、青霉素、奎宁等。④是否存在能引起出血的原发病，如肝脏疾病、造血系统疾病、恶性肿瘤、尿毒症、败血症等。⑤出血前是否有感染病史，过敏性紫癜、ITP 出血前可有感染病史，部分 TTP 和 DIC 可见于感染。

（3）主要症状特点：仔细询问皮肤黏膜出血的类型、部位与性状、急缓与程度等。皮肤黏膜出血的主要特点见表 2-12。

（4）病情发展与演变：观察皮肤黏膜出血是逐渐减轻还是加重，若皮肤黏膜出血的范围扩大，形成大片瘀斑、血肿，或关节、内脏出血，则提示病情加重；血友病患者反复关节出血可导致关节僵硬、畸形或挛缩，以及功能受损；过敏性紫癜、感染性紫癜若融合成大疱、出现痛性瘀斑、中心性坏死等，则提示病情加重。

表 2-12　皮肤黏膜出血的主要特点

项目	特点
部位与性质	①血小板与血管异常：以皮肤黏膜出血为主，分布广泛，而肌肉、关节、内脏出血少见；损伤后立即出血，持续时间一般不长；压迫止血有效，止血后不易复发。②凝血与抗凝异常：以肌肉、关节和内脏出血为主，也可伴有皮肤黏膜瘀斑、血肿等；损伤后立即出血不明显，但延迟出血严重；出血持续时间长，局部压迫和药物止血效果差，输血或血制品效果好。③纤溶增强：以皮肤瘀斑为主，并可融合呈大片地图样；注射部位或损伤面渗血不止
出血的缓急	①损伤后立即出血提示血小板或血管因素所致；②经常性严重出血提示遗传性凝血功能障碍、严重血管性血友病、严重肝脏疾病等；③间歇性反复出血提示血小板减少，固定部位反复出血提示局部血管性病变等；④一过性出血多见于病毒感染所致的急性型 ITP、凝血因子抑制物的形成，药物免疫性血小板减少与过敏性出血；⑤暴发性出血见于急性型 ITP、TTP、DIC、药物免疫性血小板减少、流行性出血热、钩端螺旋体病等；⑥延迟出血多见于纤维蛋白凝块形成障碍
缓解因素	随着年龄增长，血管性血友病、巨血小板综合征的出血逐渐减轻；由原发病所致的出血可因原发病的病情缓解而减轻；消除致病因素，过敏性紫癜的出血可缓解和减轻
加重因素	外伤、手术、穿刺和注射，应用抗凝剂、溶栓剂和影响血小板数量和功能的药物等

(5) 伴随症状：四肢对称性紫癜伴有关节痛、腹痛、血尿者见于过敏性紫癜；伴有广泛出血（如鼻出血、牙龈出血、血尿、黑便等）见于血小板减少性紫癜、DIC；伴有黄疸和肝功能异常见于肝脏疾病；自幼自发性或轻微损伤后出血不止，伴有关节肿痛和畸形见于血友病；出血伴牙龈肿胀、皮肤毛囊过度角化多见于维生素 C 缺乏症；伴有关节炎或多系统器官损伤多见于结缔组织病。

(6) 诊治经过：①患者就诊前进行过哪些检查，如全血细胞计数、止血和凝血功能检查等；②患者就诊前是否应用某些药物，特别是影响血小板生成和功能，以及凝血功能的药物，如阿司匹林、抗肿瘤药物、抗凝剂、溶栓剂等，是否应用过血浆制品等。

(7) 病程中的一般情况：患者发病以来的饮食、睡眠、精神方面的变化。紫癜或瘀斑面积大、起病急，并出现内脏出血或月经过多、关节出血，可导致患者精神紧张，影响饮食、睡眠。反复关节出血可影响患者的肢体活动，导致生活质量下降。

2. 其他相关病史

(1) 既往有无自发性出血、手术后或拔牙后明显的出血倾向，有无鼻出血、月经过多和在轻微损伤后明显的出血倾向。有无严重感染和肝脏疾病、妊娠、产后出血、羊水栓塞、恶性肿瘤、结缔组织病等，有无外伤和手术史。

(2) 有无家族史。

(3) 有无进食异种蛋白类食物，如鱼、虾、蟹、蛋、牛奶等。

(4) 有无使用影响血小板功能和血小板生成的药物史等。

三、水肿

人体组织间隙有过多的液体积聚，使组织肿胀的现象，称为水肿。

1. 现病史

(1) 起病情况与患病时间：了解水肿发生的具体时间，水肿是逐渐发生还是急剧发生。

外伤后常在外伤部位迅速发生肿胀,过敏所致的水肿常在组织疏松部位迅速发生,肾脏疾病的水肿常在无意中发生。

(2)病因与诱因:有无明确的病因,如全身性疾病(如心力衰竭、肾炎等),或局部病变(如静脉回流受阻等)。有无诱发因素,如长时间处于一种体位(如乘车时间过长等)、是否劳累、是否服用药物或输入大量液体等。

(3)主要症状特点:询问水肿发生的部位、程度、性质(凹陷性、非凹陷性)、蔓延部位、与体位的关系等。全身性水肿的临床特点见表2-13。心源性与肾源性水肿的鉴别见表2-14。

表2-13 全身性水肿的临床特点

病因	临床特点
心源性	首先发生于身体下垂部位,能起床活动者最早出现于踝内侧,活动后明显,休息后减轻或消失;经常卧床者以腰骶部最明显;颜面部一般无水肿。严重者可发生全身性水肿合并胸膜腔、腹膜腔或心包腔积液
肾源性	首先出现在眼睑、颜面部等组织疏松部位,严重时可发生全身性水肿。肾病综合征患者水肿较明显,常伴胸膜腔积液和/或腹膜腔积液
肝源性	发生缓慢,常以腹膜腔积液为主要表现,也可首先出现踝部水肿,逐渐向上蔓延,而头、面部及上肢常无水肿
营养不良性	水肿始于组织疏松处,然后扩展至全身,以低垂部位显著,立位时下肢明显。水肿发生前常有体重减轻等症状
特发性	与体位有明显关系,主要在身体下垂部位,直立时或劳累后出现,休息后减轻或消失
黏液性	非凹陷性水肿,以口唇、眼睑及胫前较明显

表2-14 心源性水肿与肾源性水肿的鉴别

鉴别点	心源性水肿	肾源性水肿
开始部位	从足部开始,向上延及全身和眼睑	从眼睑、颜面开始,逐渐延及全身
发展快慢	发展较缓慢	发展常迅速
水肿性质	比较坚实,移动性较小	软而移动性大
伴随病症	伴有心功能不全的体征,如心脏增大、心脏杂音、肝大、静脉压升高等	伴有其他肾脏疾病的表现,如高血压、蛋白尿、血尿、管型尿、眼底改变等

(4)病情发展与演变:水肿是逐渐加重还是逐渐缓解,是持续性还是间断性,能否自行消退等。特发性水肿时轻时重,有时可自行消退,而肾脏疾病的水肿可逐渐加重,其严重程度与尿蛋白丢失程度、血清蛋白质浓度有关。

(5)伴随症状:水肿的伴随症状与临床意义见表2-15。

(6)诊治经过:患者就诊前是否到其他医疗机构就医,做过哪些检查,诊断为什么病,采用过哪些治疗方法及其效果。

(7)病程中的一般情况:发病以来,患者的食欲有无改变,有无恶心呕吐,有无尿频、尿急、尿痛,有无尿液浑浊或变红。水肿是否影响睡眠,患者的精神状态如何,体重有无变化。

表2-15 水肿的伴随症状与临床意义

伴随症状	临床意义
肝大	心源性、肝源性与营养不良性水肿,而同时有颈静脉怒张者则为心源性
蛋白尿或血尿	常为肾源性;由糖尿病性肾病引起的可有糖尿病的表现;由自身免疫病引起的水肿常合并有关节炎、皮肤改变等原发病的表现,而轻度蛋白尿也可为心源性
呼吸困难与发绀	常提示心脏病、上腔静脉阻塞综合征等
表情淡漠、怕冷、声音嘶哑和食欲缺乏	黏液性水肿(甲状腺功能减退)
水肿与月经周期关系明显	特发性水肿
失眠、烦躁和思想不集中	经前期紧张综合征

2. 其他相关病史

(1)既往有无呼吸系统、消化系统、泌尿生殖系统病史等,有无关节僵硬或疼痛史,有无服药或注射用药史,有无手术史、创伤史等。有无过敏史等。有无酗酒史、吸烟史等。

(2)有无停经史等。

四、咳嗽与咳痰

咳嗽是人体的一种防御性反射动作,是一种协调的、被声门反复闭合而中断的强行呼气过程。通过咳嗽可以清除呼吸道分泌物和气道异物,借助咳嗽将其排出的动作称为咳痰。

1. 现病史

(1)起病情况与患病时间:急性发病还是慢性发病。急性咳嗽(<3周)多见于呼吸系统感染,亚急性咳嗽(3~8周)多见于感染后咳嗽,慢性咳嗽(>8周)常见于咳嗽变异性哮喘(CVA)、上气道咳嗽综合征(UACS)、嗜酸性粒细胞性支气管炎(EB)和胃食管反流性咳嗽(GERC)。肺结核和肺癌咳嗽发病较缓慢。

(2)病因与诱因:呼吸道感染是咳嗽与咳痰最常见的原因,而哮喘、胃食管反流病(GERD)、慢性阻塞性肺疾病(COPD)引起咳嗽的发生率在逐渐增加,UACS、哮喘和GERD几乎占胸部影像学检查阴性的慢性咳嗽病因的90%。有无服用药物(如ACEI、受体阻滞剂)及精神、心理变化等。

(3)主要症状特点:询问咳嗽的音色和性质、痰液的性状,以及咳嗽与咳痰发生的时间及规律等。受凉、接触刺激性气体后咳嗽、咳痰有无加重,体位改变、脱离过敏原、应用镇咳药后咳嗽、咳痰有无缓解等。

咳嗽的性质与音色变化及病因见表2-16。痰液的性状变化及病因见表2-17。咳嗽出现的时间及病因见表2-18。

(4)病情发展与演变:咳嗽咳痰是逐渐加重还是逐渐减轻,咳嗽性质、痰液量和颜色有无变化,有无并发症等。如果伴有咯血、发热并脓痰、喘息或气短、胸部疼痛、体重减轻、呼吸困难、下肢水肿等提示病情较重。

(5)伴随症状:伴随症状对鉴别诊断有重要价值,也可提示某些并发症(表2-19)。

表 2-16 咳嗽的性质与音色变化及病因

性质与音色	病因
干性咳嗽	病毒感染、肺间质病变、肿瘤、过敏、焦虑
慢性咳嗽、有痰	支气管扩张症、慢性支气管炎、肺脓肿、细菌性肺炎、肺结核
哮鸣	支气管痉挛、哮喘、过敏、充血性心力衰竭
犬吠样	会厌疾病
喘鸣（高调）	气管阻塞
咳嗽不完全（咳嗽无力）	虚弱、无力
声音嘶哑	多因声带炎症或肿瘤压迫喉返神经所致
鸡鸣样	百日咳，会厌、喉部疾病或气管受压
金属音	纵隔肿瘤、主动脉瘤或支气管肺癌等直接压迫气管
低微或无力	严重肺气肿、声带麻痹及极度衰弱

表 2-17 痰液的性状变化及病因

痰液性状	病因
黏液样、黏液脓性	哮喘、肿瘤、肺结核、肺气肿、肺炎
黄绿色、脓性	支气管扩张症、慢性支气管炎
铁锈色、脓性	肺炎球菌性肺炎
砖红色、胶冻样	肺炎克雷伯菌肺炎
恶臭	肺脓肿
粉红、带血色	链球菌或葡萄球菌感染的肺炎
大量无色（支气管黏液溢出）	肺泡细胞癌
沙砾样	支气管结石症
粉红色泡沫样	肺水肿
血性	肺栓塞、支气管扩张症、肺脓肿、肺结核、肿瘤，心源性、出血性疾病
白色黏痰、牵拉成丝	白假丝酵母菌感染
稀薄浆液性痰内含粉皮样物	肺棘球蚴病
淡红色或乳白色有弹性质韧树枝状物	纤维蛋白性支气管炎

表 2-18 咳嗽出现的时间及病因

出现时间	病因
骤然发生	急性呼吸道炎症及气管炎或大支气管内异物等
发作性	百日咳、支气管内膜结核或肿瘤压迫气管等
长期慢性	慢性呼吸系统疾病，如慢性支气管炎、支气管扩张症、肺脓肿和肺结核等
周期性	慢性支气管炎或支气管扩张症，多于清晨起床或晚上卧位时（即体位改变时）咳嗽加剧
夜间卧位	慢性左心衰竭；肺结核患者常有夜间咳嗽，可能与夜间迷走神经兴奋性增高有关
餐后	胃食管反流病

表 2-19　咳嗽咳痰的伴随症状与临床意义

伴随症状	临床意义
发热	呼吸系统感染、胸膜炎、肺结核等
胸痛	各种肺炎、胸膜炎、原发性支气管肺癌、肺栓塞和自发性气胸等
呼吸困难	喉炎、喉水肿、喉肿瘤、支气管哮喘、重度 COPD、重症肺炎、肺结核、大量胸膜腔积液、气胸及肺淤血、肺水肿、气管与支气管异物等
大量脓痰	支气管扩张症、肺脓肿、肺囊肿合并感染和支气管胸膜瘘等
咯血	肺结核、支气管扩张症、肺脓肿、支气管肺癌、二尖瓣狭窄、支气管结石症、肺含铁血黄素沉着症和肺出血肾炎综合征等
杵状指(趾)	支气管扩张症、肺脓肿、支气管肺癌和脓胸等
哮鸣音	支气管哮喘、慢性支气管炎(喘息型)、弥漫性泛细支气管炎、心源性哮喘、气管与支气管异物;支气管肺癌引起气管与大支气管不完全阻塞
反酸、饭后咳嗽明显	胃食管反流性咳嗽
鼻塞、夜间咳嗽	UACS 等

(6)诊治经过:就诊前患者是否到其他医疗机构就医,做过哪些检查,诊断为什么病,采用过哪些治疗方法,如祛痰药、镇咳药、抗生素等,其效果如何。

(7)病程中的一般情况:发病以来,患者的食欲有无改变,有无恶心呕吐,是否影响睡眠,精神状态如何,体重有无变化。

2. 其他相关病史

(1)既往有无反酸、咽部烧灼感,有无声音嘶哑病史、酗酒史、心血管病史、过敏性鼻炎史等,有无夜间咳嗽史,有无药物滥用史等。

(2)有无类似家族史。

五、咯血

咯血是指气管、支气管或肺组织出血,血液随咳嗽从口腔排出或痰中带血。

1. 现病史

(1)起病情况与患病时间:急性起病还是慢性起病,持续数天还是数月。呼吸系统感染的咯血持续时间较短,支气管扩张症、肺癌、肺结核和慢性肺脓肿患者的咯血持续时间较长。

(2)病因与诱因:有无明确的病因及诱因。咯血的主要原因是支气管疾病、肺部疾病、心血管疾病、造血系统疾病或急性传染病等,但仍有 30% 的咯血原因不明,在我国咯血的首要病因为肺结核。有无受凉、劳累或服用药物等诱因。

(3)主要症状特点

1)发病年龄:青壮年咯血常见于肺结核、支气管扩张症、二尖瓣狭窄等,40 岁以上有长期大量吸烟史者应考虑肺癌。

2)症状和体征:①小量咯血(小于 100ml/d)多无症状;②中等量以上咯血(100~500ml/d),咯血前患者可有胸闷、喉痒、咳嗽等先兆症状;③大咯血(大于 500ml/d 或一次咯血 100~500ml)常表现为咯出满口血液或短时间内咯血不止,常伴有呛咳、脉搏加快、出冷汗、呼吸急促、面色苍白、烦躁不安和恐惧感。

3）咯血的颜色和性状：①鲜红色见于肺结核、支气管扩张症、肺脓肿、出血性疾病、支气管内膜结核等；②铁锈色可见于肺炎球菌性肺炎；③砖红色胶冻样见于肺炎克雷伯菌肺炎；④暗红色多见于二尖瓣狭窄所致的肺瘀血；⑤浆液性粉红色泡沫样多见于左心衰竭所致的肺水肿；⑥黏稠暗红色多见于肺梗死。

经口腔排出的血液，需要仔细鉴别血液的来源，是来自口腔、鼻腔、上消化道，还是呼吸道。咯血需要与呕血相鉴别（表2-20）。

表2-20　咯血与呕血的鉴别

鉴别点	咯血	呕血
病因	肺结核、支气管扩张症、肺癌、肺炎、肺脓肿和心脏病等	消化性溃疡、肝硬化、急性胃黏膜病变、胃癌、胆道病变
出血前症状	喉痒、胸闷、咳嗽等	上腹部不适、恶心、呕吐等
出血方式	咯出	呕出
出血的颜色	鲜红	暗红、棕色，有时为鲜红色
血中混有物	痰液、泡沫	食物残渣
酸碱反应	碱性	酸性
黑便	无（吞咽较多血液时可有）	有，可为柏油样，呕血停止后仍可持续数天
出血后痰的性状	血痰持续数天	一般无痰

（4）病情发展与演变：咯血是逐渐加重还是逐渐减轻，有无加重或缓解因素。如服用止血药、镇咳药后咯血是否减轻，活动或体位改变后咯血是否加重。

（5）伴随症状：咯血的伴随症状与临床意义见表2-21。

表2-21　咯血的伴随症状与临床意义

伴随症状	临床意义
发热	肺结核、肺炎、肺脓肿、流行性出血热等
胸痛	大叶性肺炎、肺结核、肺栓塞、肺癌等
脓痰	支气管扩张症、肺脓肿、肺结核空洞及肺囊肿并发感染、化脓性肺炎等
皮肤黏膜出血	造血系统疾病、流行性出血热、钩端螺旋体病、风湿性疾病等
杵状指（趾）	支气管扩张症、肺脓肿、支气管肺癌
黄疸	钩端螺旋体病、大叶性肺炎、肺梗死等

（6）诊治经过：就诊前患者是否到其他医疗机构就医，做过哪些检查，诊断为什么病，采用过哪些治疗方法，如镇咳药、止血药等，其效果如何。

（7）病程中的一般情况：发病以来，患者的食欲有无改变，精神状态如何，体重有无变化，咯血是否影响患者的睡眠。

2. 其他相关病史

（1）既往史：有无心血管疾病史，有无麻疹、百日咳病史，有无长期咳嗽、咳痰病史，有无创伤、手术、肿瘤病史等。

（2）个人生活史：有无结核病接触史、吸烟史、职业性粉尘接触史、生食海鲜史,注意月经史等。

（3）用药史：是否应用了引起出血的药物,尤其是抗凝剂等。

六、胸痛

颈部以下、腹部以上区域的疼痛,称为胸痛,胸痛是最常见的症状之一。

1. 现病史

（1）起病情况与患病时间：胸痛是急性还是慢性,如为急性,应考虑 AMI、肺栓塞、气胸、心包炎和骨折。如为慢性,则应考虑慢性冠状动脉供血不足、食管炎、食管裂孔疝及各种胸壁疾病。疼痛为持续性还是间歇性,持续性胸痛见于 AMI、肺栓塞、主动脉夹层和肺炎。间歇性胸痛见于冠状动脉供血不足、心脏神经症等。

（2）病因与诱因：引起胸痛的病因主要为胸部疾病,如冠心病、肺栓塞、纵隔炎、肋软骨炎等,焦虑、通气过度、抑郁等也可引起胸痛。有无诱发胸痛的原因,如劳累、感染、精神紧张等。

（3）主要症状特点：胸痛的表现因病因不同而异,注意从胸痛的发生年龄、部位、性质和持续时间,以及诱发因素等方面进行分析。

1）发生年龄：青壮年的胸痛应注意结核性胸膜炎、自发性气胸、心肌炎、心肌病、风湿性心脏病等,40 岁以上者应考虑心绞痛、急性冠脉综合征（ACS）和肺癌等。

2）胸痛部位：大部分疾病引起的胸痛常有一定部位（表 2-22）。

表 2-22　引起胸痛的疾病及疼痛的部位

疾病	部位
心绞痛及心肌梗死	疼痛多在胸骨后、心前区或剑突下,可向左肩和左臂内侧放射,甚至达无名指与小指,也可放射至左颈或面颊部（常误认为牙痛）
主动脉夹层	疼痛多位于胸背部,向下放射至下腹、腰部与两侧腹股沟和下肢
心包炎	心前区,可放射至肩峰和颈部
呼吸系统疾病	常因深呼吸和咳嗽而加重,多有咳嗽咳痰,胸壁局部无压痛,体格检查或影像学检查可发现病变
胸壁疾病	疼痛常固定在病变部位,且局部有压痛,咳嗽、深呼吸可使疼痛加重。胸壁皮肤炎症性病变的局部可有红、肿、热、痛
胸膜炎	疼痛多在侧胸部
带状疱疹	可见成簇的水泡沿着一侧肋间神经分布,有剧痛,且疱疹不超过体表中线
肋软骨炎	疼痛常在第 1、2 肋软骨处,可见单个或多个隆起,局部有压痛,但无红肿表现
肺尖部肺癌	疼痛多以肩部、腋下为主,向上肢内侧放射
胃食管反流病	疼痛多位于胸骨后,可放射至背部,常伴有恶心、吞咽困难
弥漫性食管痉挛	疼痛多位于胸骨后,可放射至背部、手臂和下颌,常伴有吞咽困难
肝胆疾病及膈下脓肿	疼痛多在右下胸部,侵犯膈的中心部位时疼痛可放射至右肩部

3）胸痛程度与性质：胸痛的程度可呈剧烈、轻微和隐痛。胸痛的性质可多种多样，例如带状疱疹呈刀割样或灼热样剧痛；食管炎多呈烧灼痛；肋间神经痛为阵发性灼痛或刺痛；心绞痛呈绞榨样痛并伴有窒息感，心肌梗死的疼痛更为剧烈并伴有恐惧、濒死感；气胸在发病初期有撕裂样疼痛；胸膜炎常呈隐痛、钝痛和刺痛。主动脉夹层常呈突然发生的胸背部撕裂样剧痛；肺梗死亦可有突发的胸部剧痛或绞痛，常伴呼吸困难与发绀。

4）疼痛持续时间：平滑肌痉挛或血管狭窄缺血所致的疼痛为阵发性，炎症、肿瘤、栓塞或梗死所致疼痛呈持续性。如心绞痛发作时间短暂（持续1~5min），而心肌梗死的疼痛持续时间较长（数小时或更长），且不易缓解。

5）影响疼痛的因素：主要为疼痛发生的诱因、加重与缓解的因素。①劳累或精神紧张可诱发心绞痛，休息后、含服硝酸甘油或硝酸异山梨醇后1~2min内缓解，而对心肌梗死所致疼痛则无效；②食管疾病所致的胸痛多在进食时发作或加剧，服用抗酸剂和促进胃动力的药物可使胸痛减轻或消失；③胸膜炎及心包炎的胸痛可因咳嗽或用力呼吸而加剧。

（4）病情发展与演变：胸痛是逐渐加重还是逐渐减轻，如果胸痛伴有大汗淋漓、放射痛（左侧手臂、背部）、急性呼吸困难、发热、心悸等提示病情加重。

（5）伴随症状：胸痛的伴随症状及临床意义见表2-23。

表2-23 胸痛的伴随症状及临床意义

伴随症状	临床意义
咳嗽、咳痰和/或发热	气管炎、支气管炎和肺炎等
呼吸困难	大叶性肺炎、自发性气胸、渗出性胸膜炎和肺栓塞等
咯血	主要见于肺栓塞、支气管肺癌
面色苍白、大汗、血压下降或休克	心肌梗死、主动脉夹层、主动脉窦瘤破裂和大块肺栓塞
吞咽困难	提示食管疾病，如胃食管反流病等

（6）诊治经过：就诊前患者是否到其他医疗机构就医，做过哪些检查，如心电图检查，其结果如何，诊断为什么病，采用过哪些治疗方法，如镇痛剂等，其效果如何。

（7）病程中的一般情况：发病以来，患者的食欲有无改变，有无恶心呕吐，有无反酸，有无咳嗽、咳痰。胸痛是否影响睡眠，精神状态如何，体重有无变化。

2. 其他相关病史

（1）有无冠状动脉疾病的危险因素（如高血压、高胆固醇血症、糖尿病、吸烟、肥胖和家族史等），胸痛与进食是否有关。

（2）有无焦虑、咳嗽与喘息、胸部损伤或皮疹史，恶性肿瘤史、口服避孕药和创伤史、晕厥发作史等。

（3）既往有无消化性溃疡病史、酗酒史，有无药物滥用史，有无胸部手术史等，有无外伤史，有无结核病接触史、吸烟史、职业性粉尘接触史等。

七、发绀

发绀是指血液中去氧血红蛋白增多（>50g/L），使皮肤、黏膜呈现青紫色的现象。

1. 现病史

(1)起病情况与患病时间：发绀是急性发病还是慢性发病，急性发病见于肺炎、气胸等，慢性发病见于肺癌、肺脓肿、COPD 等。

(2)病因与诱因：有无呼吸系统疾病、心血管系统疾病，有无伯氨喹、亚硝酸盐、氯酸盐、磺胺类、非那西丁、苯丙砜、硝基苯、苯胺等中毒。有无诱发因素，如便秘及服用硫化物等可出现发绀。

(3)主要症状特点：发绀主要表现为皮肤黏膜青紫，发绀与年龄有一定关系，如喘鸣性喉痉挛、喉气管炎及急性声门下喉炎所致发绀多见于儿童；幼年有蹲踞史，出生后即出现发绀者提示先天性心脏病；自幼发绀、无心肺病史及异常血红蛋白则见于先天性高铁血红蛋白血症。发绀的分类与临床特点见表 2-24。

表 2-24　发绀的分类与临床特点

分类	临床特点
中心性发绀	除四肢与面颊发绀外，亦可见于舌及口腔黏膜与躯干皮肤，发绀皮肤温暖
周围性发绀	发绀常出现于肢体下垂部分及周围部位（如肢端、耳垂及颜面），发绀皮肤冰冷，经按摩或加温发绀可消失
高铁血红蛋白血症	急骤、暂时性发绀，病情严重，若静脉注射亚甲蓝溶液或大量维生素 C，发绀可消退
硫化血红蛋白血症	持续时间长，可达数月以上，血液呈蓝褐色
特发性高铁血红蛋白血症	见于女性，发绀与月经周期有关，为阵发性，发生机制未明

(4)病情发展与演变：发绀是逐渐加重还是逐渐减轻，如果发绀伴有剧烈胸痛、呼吸困难等提示病情加重。

(5)伴随症状：①呼吸困难：见于重症心肺疾病，急性呼吸道阻塞、气胸等；先天性高铁血红蛋白血症和硫化血红蛋白血症虽有明显发绀，但一般无呼吸困难或不明显；②杵状指(趾)：见于病程较长的发绀型先天性心脏病及某些慢性肺部疾病；③意识障碍和衰弱：见于某些药物或化学物质急性中毒、休克、急性肺部感染等。

(6)诊治经过：就诊前患者是否到其他医疗机构就医，做过哪些检查，诊断为什么病，采用过哪些治疗方法，其效果如何。

(7)病程中的一般情况：发病以来，患者的食欲有无改变，有无恶心呕吐，有无咳嗽咳痰，有无腹痛，发绀是否影响睡眠，患者的精神状态如何，体重有无变化。

2. 其他相关病史

(1)既往有无呼吸系统疾病、心血管系统疾病史等；有无药物滥用史、酗酒史等。

(2)有无慢性感染史及类似家族史。

八、呼吸困难

呼吸困难是患者主观感觉空气不足或呼吸费力，客观上表现为呼吸运动用力，严重时可出现张口呼吸、鼻翼扇动、端坐呼吸及发绀、辅助呼吸肌参与呼吸运动，并伴有呼吸频率、深度和节律的异常。

1. 现病史

(1)起病情况与患病时间：急性还是慢性、突发性还是渐进性呼吸困难。支气管哮喘、气胸、急性中毒、左心衰竭、脑血管意外等于数分钟内发病，肺炎、胸腔积液于数天内发病，而COPD、肺癌、肺结核等于数月内发病。

(2)病因与诱因：引起呼吸困难的病因较多，主要为呼吸系统和循环系统的疾病。其中哮喘、COPD、充血性心力衰竭、肺水肿是主要原因，而肥胖、肺间质性疾病、缺血性心脏病也可导致呼吸困难。有无引起呼吸困难的直接原因，如胸部外伤、剧烈运动、剧烈咳嗽、吸入刺激性气体、上呼吸道感染等。

(3)主要症状特点

1)呼吸困难的特点：肺源性呼吸困难常表现为吸气性、呼气性或混合性呼吸困难，其特点见表2-25。

表 2-25　肺源性呼吸困难的临床特点

类型	临床特点
吸气性	吸气显著费力，严重者可出现"三凹征"，伴有干咳及高调吸气性喉鸣
呼气性	呼气缓慢、费力，呼吸时间明显延长，伴有呼气期哮鸣音
混合性	吸气期和呼气期均感呼吸费力，呼吸频率增快、深度变浅，可伴有病理性呼吸音

2)与活动、体位的关系：左心衰竭的呼吸困难常表现为：①活动时出现或加重呼吸困难，休息时减轻或缓解。②仰卧位时加重，坐位减轻。病情较重者常被迫采取半坐位或端坐呼吸。右心衰竭患者亦常取半坐位以缓解呼吸困难。

3)呼吸节律和频率的变化：①中毒性呼吸困难常表现为呼吸缓慢、变浅伴有呼吸节律异常，如潮式呼吸或间停呼吸(Biots呼吸)；②神经性呼吸困难表现为双吸气(抽泣样呼吸)、呼吸遏制(吸气突然停止)等；③精神性呼吸困难主要表现为呼吸表浅而频率快，伴有叹息样呼吸或手足搐搦；④血源性呼吸困难表现为呼吸表浅、急促，心率增快。

4)缓解因素：站立位、休息，应用强心利尿剂、吸入支气管扩张剂可否缓解呼吸困难，活动、平卧或补液可否加重呼吸困难。支气管哮喘的呼吸困难可持续数分钟或数天，可自行缓解或在吸入支气管扩张剂后缓解。强心利尿剂可缓解心源性哮喘的呼吸困难。

(4)病情发展与演变：呼吸困难是逐渐加重还是逐渐减轻，呼吸急促伴发绀提示病情加重，呼吸困难伴有胸痛、粉红色泡沫样痰、严重感染、全身无力、尿酮体强阳性等也提示病情加重。

(5)伴随症状：呼吸困难的伴随症状与临床意义见表2-26。

(6)诊治经过：就诊前患者是否到其他医疗机构就医，做过哪些检查，诊断为什么病，采用过哪些治疗方法，如镇咳药、平喘药、抗生素等，其效果如何。

(7)病程中的一般情况：发病以来，患者的食欲有无改变，呼吸困难是否影响睡眠，患者的精神状态如何，体重有无变化。

2. 其他相关病史

(1)既往有无呼吸系统、消化系统、造血系统、心血管系统病史等，有无胸部外伤史，有无药物滥用史等。

(2)有无长期吸烟史、毒物接触史、过敏史及类似家族史。

表 2-26   呼吸困难的伴随症状与临床意义

伴随症状	临床意义
肺弥漫性哮鸣音	支气管哮喘、心源性哮喘
骤然发生的严重呼吸困难	急性喉水肿、气管异物、大面积肺栓塞、自发性气胸、急性呼吸窘迫综合征(伴有明显的发绀)等
缓慢渐进性呼吸困难	慢性阻塞性肺气肿、弥漫性肺间质纤维化、卡氏肺囊虫肺炎等
一侧胸痛	大叶性肺炎、急性渗出性胸膜炎、肺栓塞、自发性气胸、急性心肌梗死、支气管肺癌等
发热	肺炎、肺脓肿、干酪样肺炎、胸膜炎、急性心包炎等
咳嗽、脓痰	慢性支气管炎、阻塞性肺气肿并发感染、化脓性肺炎、肺脓肿、支气管扩张症并发感染等
大量浆液性泡沫样痰	急性左心衰竭和有机磷杀虫剂中毒
意识障碍	脑出血、脑膜炎、尿毒症、糖尿病酮症酸中毒、肺性脑病、急性中毒等

九、心悸

心悸是患者对心脏跳动的一种感觉,包括不规则心跳、快速或缓慢心跳及心脏的过度感知。

1. 现病史

(1)起病情况与患病时间:询问心悸起病时间及发病情况。阵发性心动过速、心房颤动的心悸常急性起病,心脏神经症和甲亢的心悸往往慢性起病。

(2)病因与诱因:心悸常无明确病因,与风湿性心脏病、缺血性心脏病、心肌病,或低血糖、甲亢、缺氧、通气过度等有关。老年患者可能与某些心律失常(如心房颤动、室性心动过速)有关,年轻人常与精神紧张、焦虑有关,男性患者可与任何心脏疾病有关,女性患者常与房室结折返性心动过速(AVNRT)有关。另外,询问有无诱发心悸的原因,如焦虑,以及咖啡因、酒精和延长 Q-T 间期药物的刺激等。

(3)主要症状特点

1)主观感受:心悸是患者对心律失常的感知,自觉心跳或心慌,是撞击感、跳动感、转动感、扑动感,还是漏跳及停跳。心率加快还是减慢,是心脏跳动不适,还是心脏跳动有力。①胸部"啪啪音":见于室上性心动过速、期前收缩;②暂停后"强力"收缩:见于室性期前收缩;③快速"扑动":见于室上性心动过速、室性心动过速、窦性心动过速、心房颤动;④颈部"撞击":见于房室分离;⑤心跳"不齐":见于心房颤动、房室传导阻滞、室性期前收缩。

2)发作频率、持续时间与间隔时间:①持续性心悸可能为心动过速,见于甲亢或过量摄入咖啡因及其他药物。②间断性心悸则与心律失常,特别是期前收缩有关,也可见于不明原因的发热。③让患者敲打出心悸的速率和节律,可有助于诊断,不规则的漏跳提示有室性期前收缩;而发作性快速节律、可突然停止,提示阵发性室上性心动过速。

3)原发病的症状:有无原发病的症状或体征,有无心率异常或心律失常。

(4)病情发展与演变:心悸是逐渐加重还是逐渐缓解,有无缓解或加重的原因。当患者出现头重脚轻或晕厥、胸痛、新出现的不规律性心脏节律不整、休息时心率低于 45 次/min

或大于 120 次 /min、有基础性心脏病、有猝死家族史者,或使用延长 Q-T 间期的药物等,是病情凶险的信号。青年和中年男性患者在锻炼结束后发生的心悸可能是室上性心动过速(特别是迷走神经张力增高所致心房颤动),站立位时的心悸可能是 AVNRT。

(5)伴随症状:心悸的伴随症状与临床意义见表 2-27。

表 2-27 心悸的伴随症状与临床意义

伴随症状	临床意义
发热	急性传染病、风湿热、心肌炎、心包炎、感染性心内膜炎等
心前区疼痛	冠心病、心肌炎、心包炎等,亦可见于心脏神经症
呼吸困难	急性心肌梗死、心肌炎、心包炎、心力衰竭、重症贫血等
疲劳、意识模糊和晕厥	病态窦房结综合征、高度房室传导阻滞、心室颤动和阵发性室性心动过速等
反复发生于下午或傍晚的心律失常,伴有出汗、震颤和一些低血糖的症状	多见于低血糖
焦虑、呼吸困难、眩晕和手面部麻刺感	多见于通气过度
呼吸急促、神经过敏、胃肠不适、肌肉痛、紧张或失眠	多见于焦虑症和恐惧等
消瘦及出汗	多见于甲亢,持续性心悸是甲亢的一个典型症状

(6)诊治经过:就诊前患者是否到其他医疗机构就医,做过哪些检查,诊断为什么病,采用过哪些治疗方法,其效果如何。

(7)病程中的一般情况:发病以来,患者的食欲有无改变,心悸是否影响睡眠,患者的精神状态如何,体重有无变化。

2. 其他相关病史

(1)既往有无心血管系统病史,有无精神病病史,有无内分泌与代谢性疾病史,有无造血系统疾病史等。有无精神疾病史,特别是焦虑症、抑郁症、双向情感障碍、创伤后应激障碍和躯体化的病史等。

(2)有无药物滥用史,有无烟酒不良嗜好,有无类似家族史。

(刘成玉)

十、恶心与呕吐

恶心为上腹部不适、紧迫欲吐的感觉,可伴有皮肤苍白、出汗、流涎、血压降低及心动过缓等迷走神经兴奋的症状。呕吐是通过胃的强烈收缩迫使胃或部分小肠的内容物经食管、口腔排出体外的现象。

1. 现病史

(1)起病情况与患病时间:询问起病的急缓,发作的时间,有无进食可疑食物或毒物等。有无精神刺激及进食、体位、咽部刺激等。晨起呕吐见于早期妊娠,也可见于尿毒症、慢性酒精中毒或消化不良;鼻窦炎患者因起床后脓液流经鼻后孔刺激咽部,亦可致晨起恶心、干呕;

夜间呕吐见于幽门梗阻。

(2)病因与诱因

1)急性恶心和呕吐：多见于①胃肠道感染、中毒和药物影响；②脏器的炎症、坏死等，如胰腺炎、阑尾炎、急性小肠梗阻等；③颅脑外伤、颅内压增高等；④尿毒症、酮症酸中毒、放射治疗等。

2)慢性恶心与呕吐：多见于①胃轻瘫、消化不良、小肠运动障碍等；②妊娠、甲亢、肾上腺皮质功能不全等；③各种原因造成颅内压增高；④饮食失调、周期性呕吐综合征等。

另外，有无压力过大，恶心呕吐是否发生在乘车(船)时，婴幼儿呕吐可能是生理性胃食管反流。

(3)主要症状特点

1)呕吐时间及与进食关系：进食过程中或餐后即刻呕吐，可能为幽门管溃疡或精神性呕吐；餐后1h以上呕吐称为延迟性呕吐，提示胃张力下降或胃排空延迟；餐后较久或数餐后呕吐见于幽门梗阻。早餐前呕吐多见于妊娠；服药后不久发生呕吐多为药物不良反应；反复性、间歇性呕吐多见于儿童周期性呕吐综合征。

2)呕吐特点：精神性或颅内压增高性呕吐的恶心很轻或缺如，后者多为喷射状呕吐，呕吐较剧烈且多无恶心先兆，呕吐后不感觉轻松，可伴剧烈头痛和不同程度的意识障碍。前庭功能障碍性呕吐与头部位置改变有密切关系，常伴有眩晕、眼球震颤及恶心、血压下降、出汗、心悸等自主神经功能失调症状。

3)呕吐物性质：呕吐物有发酵味、腐败气味提示胃潴留；粪臭味提示低位小肠梗阻；上消化道出血常呈咖啡渣样呕吐物。

(4)病情发展与演变：恶心呕吐是逐渐加重，还是逐渐减轻，有无伴随症状及程度。如大量呕血，恶心呕吐同时伴有剧烈头痛、精神改变、急性胸痛等，可能是病情加重的表现。

(5)伴随症状：恶心与呕吐的伴随症状与临床意义见表2-28。

表2-28　恶心与呕吐的伴随症状与临床意义

伴随症状	临床意义
腹痛、腹泻	急性胃肠炎或细菌性食物中毒、霍乱、副霍乱及各种原因的急性中毒
右上腹痛及发热、寒战或黄疸	急性胆囊炎或胆石症
头痛及喷射性呕吐	颅内高压症、青光眼
眩晕、眼球震颤	前庭器官疾病
偏头痛	儿童周期性呕吐综合征

(6)诊治经过：就诊前患者是否到其他医疗机构就诊，是否进行钡餐、胃镜、腹部B型超声、血糖、尿素氮等检查。近期用药情况及效果。

(7)病程中的一般情况：发病以来患者有无饮食、睡眠的变化，有无焦虑、紧张等。有无腹泻，体重有无变化等。

2. 其他相关病史　①以往有无慢性胃炎、消化性溃疡、胃癌等疾病史；②有无肠结核、肠梗阻、肠穿孔史及手术史、放射治疗史；③有无脑梗死、脑出血病史等；④有无药物滥用史，妊娠及月经史等。

十一、吞咽困难

吞咽困难是指食物从口腔至胃、贲门运送过程中受阻而产生咽部、胸骨后或剑突部位的梗阻停滞感觉。

1. 现病史

（1）起病情况与患病时间：吞咽困难是急性起病，还是慢性起病，持续时间长还是短，较长时间内出现发作性的吞咽固态食物困难，提示良性病变，吞咽困难持续时间短提示炎症性病变。

（2）病因与诱因

1）机械性吞咽困难：见于①食团过大或食管异物；②管腔狭窄，如口咽部炎症、食管良性狭窄、恶性肿瘤等；③外压性狭窄。

2）动力性吞咽困难：见于①吞咽启动困难；②咽、食管功能紊乱；③食管平滑肌功能障碍；④食管外伤、烧伤、狂犬病、破伤风、癔症、抑郁症、焦虑症。

胃食管反流病主要是动力性吞咽困难，但长期的食管下段炎症可致弥漫性食管痉挛和狭窄，加重吞咽困难症状。

（3）主要症状特点：不同部位病变引起的吞咽困难各有其特点（表 2-29）。动力性吞咽困难无液体、固体之分；吞咽反射障碍者吞咽液体比固体食物更加困难。

表 2-29　不同原因所致吞咽困难的主要症状特点

原因	症状特点
口咽性	食物由口腔进入食管过程受阻，食物阻滞于口腔及咽喉部
食管性	吞咽时食物阻滞于食管某一段，进食过程受阻
食管癌	病程较短，呈进行性，多在半年内从普通饮食咽下困难，到半流质、流质咽下困难
食管良性肿瘤	症状较轻，或仅为一种阻挡感
胃食管反流病	症状不重，多伴有反食、胃灼热、胸痛等反流症状
贲门失弛缓症	病程偏长，反复发作，多与精神因素有关，进食时需要大量饮水以助干食下咽，后期有反食症状
延髓麻痹	饮水由鼻孔反流伴以呛咳、呼吸困难等症状
咽异感症	自觉咽部或颈部中线有异物阻塞，不进食时也感到在咽部或胸骨上窝有上下移动的物体堵塞，多见于年轻女性

（4）病情发展与演变：病程长但无进行性加重多为良性病变，病程短且进行性加重多为恶性病变。如有胸痛、发音异常、声嘶、贫血、消瘦等也提示恶性病变。

（5）伴随症状：吞咽困难的伴随症状与临床意义见表 2-30。

（6）诊治经过：就诊前患者是否到其他医疗机构就诊过，是否行消化道造影、胃镜、CT 等检查。是否服用钙通道阻滞剂、质子泵抑制剂、胃肠促动药等药物及其效果。

（7）病程中的一般情况：发病以来，患者的食欲有无改变，有无恶心呕吐，有无胃肠胀气、便秘、畏食；大便次数、性状有无改变；有无腹痛，吞咽困难是否影响睡眠，精神状态如何，体重有无变化。

表 2-30　吞咽困难的伴随症状与临床意义

伴随症状	临床意义
声嘶	食管癌浸润纵隔,主动脉瘤、肿大淋巴结及肿瘤压迫喉返神经
呛咳	脑神经疾病;食管憩室、贲门失弛缓症、食管癌致食管支气管瘘;重症肌无力致咀嚼肌、咽喉肌和舌肌无力
呃逆	病变多位于食管下端,见于贲门失弛缓症、膈疝
吞咽疼痛	口咽炎或溃疡,如急性扁桃体炎、咽后壁脓肿、急性咽炎、白喉及口腔溃疡
胸骨后疼痛	食管炎、食管溃疡、食管异物、晚期食管癌、纵隔炎、弥漫性食管痉挛
哮喘和呼吸困难	纵隔肿物、大量心包积液压迫食管及大气管
反酸、烧心	胃食管反流病

2. 其他相关病史　①以往是否有慢性胃炎、消化性溃疡、胃食管反流病、食管癌等疾病史;②是否有食管、胃及胸膜腔内手术史、放射治疗史、外伤史等;③是否有精神刺激史、用药史等。

十二、呕血与黑便

呕血是急性上消化道出血,血液经口腔呕出。上消化道出血后红细胞中的血红蛋白中的铁在胃酸和肠道大肠埃希菌等的作用下,与粪便中的硫化物结合成为黑色的硫化铁,使粪便变黑,称为黑便。但服用活性炭、碳酸亚铁等也可使粪便呈黑色。

1. 现病史

(1)患病时间与起病情况:呕血是急性发病还是慢性发病,是安静时还是运动时发病,与进食是否有关,咖啡色样呕吐物提示出血速度缓慢或出血已停止;鲜红色呕吐物提示近期或持续出血。

(2)病因与诱因:呕血以消化性溃疡最常见,其次为食管炎症、食管或胃底静脉曲张破裂,再次为急性胃黏膜病变和胃癌。但也应注意非甾体抗炎药引起的黏膜损伤或应激性胃炎等。

(3)主要症状特点

1)呕血:呕血前常有上腹不适及恶心,随后呕吐血性胃内容物。其颜色因出血量的多少、在胃内停留时间的长短以及出血的部位而不同。出血量多、在胃内停留时间短、出血位于食管则血色鲜红或混有凝血块,或为暗红色;当出血量较少或在胃内停留时间长,呕吐物则可呈咖啡渣样,呈棕褐色。

2)便血或黑便:呕血时因部分血液经肠道排出体外,可有便血或黑便。

3)出血量的判定:上消化道出血患者除呕血及黑便外,结合其他临床表现可估计其出血量(表 2-31)。

(4)病情发展与演变:呕血与黑便是持续加重还是逐渐减轻。如果呕血伴有便血、血压逐渐降低、心率逐渐加快、头晕,提示病情严重、出血持续存在。

(5)伴随症状:呕血常见的伴随症状及临床意义见表 2-32。

(6)诊治经过

1)患者就诊前进行过哪些检查。如全血细胞计数、血小板计数、止血和凝血功能检查、上腹部 B 超、CT、消化道胃镜及肠镜检查等。

表 2-31　出血量的判定

出血量（占血容量）	临床表现
10%~19%	除头晕、畏寒外，多无血压、脉搏的变化
20%~30%	冷汗、四肢厥冷、心慌、脉搏增快等急性失血症状
大于 30%	急性周围循环衰竭的表现，如脉搏快而微弱、血压下降、呼吸急促及休克

表 2-32　呕血的伴随症状及临床意义

伴随症状	临床意义
中青年慢性反复发作的上腹痛，有一定周期性与节律性	消化性溃疡
中老年人慢性上腹部疼痛，无明显规律性并伴有贫血、畏食及消瘦者	多为胃癌
肝大、肝区疼痛、质地坚硬、表面凹凸不平或有结节，甲胎蛋白（AFP）增高者	多为肝癌
脾大、蜘蛛痣、肝掌、腹壁静脉曲张、腹水、肝功能异常	肝性门静脉高压症
黄疸、寒战、发热、右上腹绞痛	肝脏和 / 或胆道疾病
黄疸、发热及全身皮肤黏膜出血	某些感染性疾病，如败血症及钩端螺旋体病等
皮肤黏膜出血	造血系统疾病、凝血功能障碍等
近期有服用非甾体抗炎药史、大量饮酒史、大面积烧伤、颅脑手术、严重外伤者	急性胃黏膜病变
剧烈呕吐后呕血	食管贲门黏膜撕裂综合征

2）患者是否应用某些药物，特别是对胃黏膜有损害的药物、抗凝药物。如阿司匹林、氯吡格雷及其他抗凝剂、溶栓剂等。

3）患者是否输注红细胞、血小板、血浆及其他止血药物。使用的时间、剂量、出血及贫血情况是否改善等。

（7）病程中的一般情况：发病以来，患者的食欲有无改变，有无恶心呕吐，有无胃肠胀气、便秘、畏食；有无口渴、头晕、黑矇、心悸、出汗等症状；患者的精神状态如何，体重有无变化。

2. 其他相关病史

（1）既往史：有无消化性溃疡病史，有无手术史，有无食管、胃肿瘤病史。

（2）用药史及治疗史：有无长期使用阿司匹林、非甾体抗炎药、抗凝药物史等。有无放射治疗史等。

（3）其他：有无烟酒嗜好及程度等，有无类似家族史等。

十三、便血

消化道出血后，血液由肛门排出，粪便带血或全为血液，色鲜红、暗红或黑色，称为便血。

1. 现病史

（1）起病情况与患病时间：急性便血常见于血管畸形、痔、急性出血性肠炎、急性细菌性痢疾等，慢性便血常见于结直肠息肉、结直肠肿瘤，溃疡性结肠炎、慢性细菌性痢疾等。

（2）病因与诱因：常见病因有憩室出血、结肠血管扩张、结肠炎、结肠肿瘤或结直肠息肉切除后、肛门直肠病变等。青少年便血常见于痔、肛裂、结直肠息肉、血管畸形、溃疡性结肠炎、感染性腹泻、息肉等。青年便血常见于麦克尔憩室（Meckel 憩室）、肠道炎症性病变、息肉。中老年人便血常见于结直肠的肿瘤、息肉、血管畸形，肠憩室、炎症性肠病，也见于药物损害等。

（3）主要症状特点：下消化道出血量多时便血呈鲜红色，若在肠道内停留时间长，则可为暗红色。鲜血附于粪便表面，或便后有鲜血滴出，提示肛门或肛管疾病，如痔、肛裂或直肠肿瘤。上消化道或小肠出血在肠道内停留时间较长，粪便可呈黑色或柏油样。急性出血性坏死性肠炎可有洗肉水样血性便，且有特殊腥臭味。急性细菌性痢疾则为黏液血便或脓血便。

（4）病情发展与演变：便血是持续加重还是逐渐减轻。如果便血伴有血压逐渐降低、心率逐渐加快、头晕，提示病情严重，出血持续存在。

（5）伴随症状：便血的伴随症状及临床意义见表 2-33。

表 2-33　便血的伴随症状及临床意义

伴随症状	临床意义
慢性反复上腹痛，呈周期性、节律性，出血后疼痛减轻	消化性溃疡
上腹绞痛或有黄疸伴便血	胆道出血
腹痛时排血便或脓血便，便后腹痛减轻	细菌性痢疾、阿米巴痢疾、溃疡性结肠炎
腹痛、发热	急性出血性坏死性肠炎、肠套叠、肠系膜血栓形成或栓塞
里急后重※	肛门、直肠疾病，如痢疾、直肠炎及直肠癌
发热	传染性疾病，如败血症、流行性出血热、钩端螺旋体病；恶性肿瘤，如淋巴瘤、白血病等
全身出血倾向	急性传染性疾病及造血系统疾病，如重症肝炎、流行性出血热、白血病、过敏性紫癜、血友病等
腹水、蜘蛛痣及肝掌	肝性门静脉高压症等
腹部肿块	淋巴瘤、结肠癌、肠结核、肠套叠、克罗恩病（Crohn 病）

※ 自觉肛门坠胀，排便未尽、频繁，但每次排便量甚少，且排便后未感到轻松的感觉。

（6）诊治经过：患者就诊前进行过哪些检查。如全血细胞计数、血小板计数、止血和凝血功能检查等。是否行胃镜、肠镜、消化道造影、小肠造影、血管造影等检查。用过哪些药物，是否输血及其疗效等。

（7）病程中的一般情况：发病以来，患者食欲有无改变，有无恶心呕吐，有无胃肠胀气、便秘、畏食；有无口渴、头晕、黑矇、心悸、出汗等症状；患者的精神状态如何，体重有无变化。

2. 其他相关病史

（1）既往史：有无消化性溃疡病史，有无胃肠道手术史，有无结直肠肿瘤病史。

（2）用药史及治疗史：有无长期使用阿司匹林、非甾体抗炎药、抗凝药物史等。有无放射治疗史等，近期是否进行过内镜、组织学检查，或息肉切除术等。

（3）其他：有无烟酒嗜好及程度等，有无类似家族史等。

十四、腹痛

腹痛是胸部与盆部之间区域的疼痛，是极其常见的临床症状。

1. 现病史

（1）起病情况与患病时间：腹痛的发病时间，是急性发病还是慢性发病，还是慢性疼痛的急性加重，是持续性还是间歇性，与饮食、月经周期的关系等。

（2）病因与诱因：腹痛发作前有无明确的病因，如进食刺激、不洁食物等饮食因素，消化系统病变，如炎症、溃疡、肿瘤、脏器破裂或梗阻等。有无诱发因素，如胆囊炎或胆石症发作前多有进油腻食物史，急性胰腺炎发作前常有酗酒、暴饮暴食史。部分机械性肠梗阻与腹部手术有关。腹部受暴力损伤引起的剧痛并有休克者，可能是肝破裂或脾破裂所致。

（3）主要症状特点

1）腹痛部位：一般腹痛部位多为病变所在部位，但要注意有无放射痛和牵涉痛。①胃十二指肠疾病和急性胰腺炎的疼痛多位于中上腹部；②胆囊炎、胆石症、肝脓肿等疼痛多位于右上腹；③急性阑尾炎疼痛位于右下腹；④小肠疾病疼痛多位于脐部或脐周；⑤结肠疾病的疼痛多位于左下腹部或两侧腹部；⑥膀胱炎、盆腔炎及异位妊娠破裂的疼痛位于下腹部；⑦急性弥漫性腹膜炎、机械性肠梗阻、急性出血性坏死性肠炎、卟啉病、铅中毒及过敏性紫癜等疼痛呈弥漫性或部位不定；⑧急性胆囊炎的疼痛向右肩胛或右肩部放射，消化性溃疡穿孔疼痛也可放射至肩部，急性肾结石的疼痛放射至会阴部。不同分类腹痛的特点与原因见表2-34。

表2-34　不同分类腹痛的特点与原因

分类	特点	原因
内脏痛	较难定位、性质多样（咬蚀样、烧灼样、绞痛或持续性），可伴有大汗、面色苍白、恶心、呕吐、躁动等	空腔脏器（如胃肠道、胆道等）异常强烈的收缩、扩张或受到牵拉等，或肝脾包膜受到牵拉
躯体痛	相对于内脏痛，其定位准确，稳定的、持续性疼痛，但程度剧烈，任何动作均可加剧疼痛	壁腹膜受炎症刺激所致
牵涉痛	起源于内脏器官，但表现为腹壁或胸壁的疼痛，范围较局限，如肾绞痛或阑尾炎可表现为睾丸痛，急性胆囊炎可出现右肩或右侧肩胛间区疼痛	发生于较远的区域，该区域与病变具有大致相同的脊髓支配节段

2）腹痛性质和程度：腹痛是钝痛、隐痛、锐痛、刺痛，还是烧灼样疼痛，是持续性还是阵发性（间歇性），持续存在的稳定疼痛可能有脏器穿孔、缺血、腹腔炎症或出血。间歇性发作的绞痛提示空腔脏器梗阻。腹痛的程度和性质变化的临床意义见表2-35。

3）缓解和加剧腹痛的因素：活动、咳嗽、用力、呕吐、进食、排便、行走、体位变化等可否加重或缓解疼痛。进食后腹痛减轻可能是消化性溃疡，进食后腹痛发作可能是胆绞痛，消化性溃疡的疼痛也可在餐后2~3h发作，餐后（尤其是脂肪餐后）1~2h发作的疼痛可能是胆囊炎或胆石症。左侧卧位、胸膝位、前倾坐位或俯卧位可缓解良性十二指肠淤滞症患者的腹痛；俯卧位、蹲位、前倾坐位或卷膝侧卧位可缓解胰腺癌患者的腹痛。

表 2-35　腹痛的程度和性质变化的临床意义

疼痛程度与性质	临床意义
中上腹部突发的剧烈刀割样、烧灼样疼痛	胃、十二指肠溃疡穿孔
中上腹部持续剧痛或阵发性加剧	急性胃炎、急性胰腺炎
阵发性剧烈绞痛，患者辗转不安	胆石症、尿路结石
阵发性剑突下钻顶样疼痛	胆道蛔虫病
持续性、广泛性剧痛伴腹肌紧张和板状强直	急性弥漫性腹膜炎
隐痛或钝痛	内脏性疼痛，由胃肠张力变化或轻度炎症引起
胀痛	实质性脏器的包膜牵拉所致

4）腹痛与年龄、性别、职业的关系：幼儿腹痛的原因多为肠梗阻、肠套叠、先天畸形等；青壮年以阑尾炎、胰腺炎、消化性溃疡等多见；中老年人以胆囊炎、胆石症、恶性肿瘤、心血管疾病多见；育龄期女性要考虑异位妊娠、卵巢肿瘤蒂扭转等；长期有铅接触史者要注意铅中毒。

（4）病情发展与演变：腹痛是逐渐加重还是逐渐缓解，腹痛发作的间隔时间是逐渐加长还是缩短。如果腹痛发作间隔时间缩短、疼痛加重，同时伴有其他症状，提示病情加重；反之则减轻。症状发生的确切顺序对诊断特别有帮助，如急性阑尾炎的疼痛和食欲减退总是发生在出现腹部压痛之前。

（5）伴随症状：腹痛的伴随症状及临床意义见表 2-36。

表 2-36　腹痛的伴随症状及临床意义

伴随症状	临床意义
发热、寒战	有感染，见于急性胆道感染、胆囊炎、肝脓肿、腹腔脓肿等
黄疸	与肝脏、胆道、胰腺疾病有关，急性溶血性贫血也可出现腹痛与黄疸
休克	有贫血者可能是腹腔脏器破裂；无贫血者则见于胃肠穿孔、绞窄性肠梗阻、肠扭转、急性坏死性胰腺炎，心肌梗死、大叶性肺炎也可有腹痛与休克
呕吐	食管、胃肠病变，大量呕吐则提示胃肠道梗阻
反酸、嗳气	胃十二指肠溃疡或胃炎
腹泻	消化吸收功能障碍或肠道炎症、溃疡或肿瘤
血尿	可能为泌尿系统疾病（如尿路结石）所致
饱胀不思食	可能为器质性疾病
便血	消化性溃疡、憩室炎等
腹部包块	慢性胰腺炎所致的胰腺囊肿、克罗恩病（Crohn 病）、输卵管炎、憩室炎等

（6）诊治经过：患者就诊前进行过哪些检查，如血常规、尿常规、粪常规检查，腹部 B 超、CT、腹部 X 线平片检查、消化道造影、腹部血管造影等。

（7）病程中的一般情况：发病以来，患者的食欲有无改变，有无恶心呕吐，有无胃肠胀气、便秘、畏食；大便次数、性状有无改变，最后一次大便的时间；有无尿频、尿急、尿痛，有无尿液浑浊或变红。腹痛是否影响睡眠，患者的精神状态如何，体重有无变化。

2. 其他相关病史

（1）既往有无消化性溃疡病史、酗酒史、心血管病史、泌尿生殖系统病史等，育龄妇女有无停经史；有无药物滥用史，有无腹部手术史，有无腹部外伤史等。

（2）有无偏头痛和癫痫等家族史。

十五、腹泻

排便次数增多、粪质稀薄，或带有黏液、脓血或未消化的食物，称为腹泻。

1. 现病史

（1）起病情况与患病时间：确定腹泻的持续时间，以区分急性腹泻和慢性腹泻；是急性起病还是慢性起病。慢性腹泻最初表现为急性腹泻，但随着时间的推移，症状并不缓解。有无群体发病情况等。

（2）病因与诱因：①急性腹泻：有无肠道疾病、急性中毒、全身性感染、变态反应性疾病、内分泌性疾病等，如急性肠炎、化学药物中毒、伤寒或副伤寒、过敏性紫癜、甲亢等；②慢性腹泻：有无消化系统感染、肠道肿瘤、胰腺疾病、肝脏和胆道疾病、内分泌及代谢性疾病等，如慢性萎缩性胃炎、肠结核、肠道寄生虫病、溃疡性结肠炎、慢性胰腺炎、慢性胆囊炎、肠易激综合征等；③有无诱因，如腹部受凉、饮食变化、使用泻药，以及去外地旅游等。

（3）主要症状特点

1）腹泻次数与粪便性状：①急性感染性腹泻常起病骤然，病程为 2~3 周，于进食不洁饮食后 24h 内发病，每天排便次数可多达 10 次以上，粪便量多而稀薄，多为糊状、水样便，少数为脓血便，伴有肠鸣音增强或里急后重。②慢性腹泻（>4 周）常起病缓慢，或起病急而转为慢性。每天排便次数增多，或腹泻与便秘交替，粪便可呈稀便，可带脓血或黏液。阿米巴痢疾粪便呈暗红色或果酱样，肠易激综合征的粪便为黏液状。

2）腹泻与腹痛的关系：急性腹泻常伴有腹痛，尤其是急性感染性腹泻较为明显；小肠疾病的疼痛多位于脐周，排便后疼痛缓解不明显；结肠病变的疼痛多位于下腹部，排便后可缓解；全腹痛可提示肠易激综合征、缺血性肠病和热带口炎性腹泻等；分泌性腹泻常无明显腹痛。

3）缓解或加重的因素：如饮用牛奶或乳制品后腹泻症状是否加重，吃小麦、黑麦或大麦后是否出现症状，停止进食后是否还有腹泻。

4）其他：由于肠液为弱碱性，急性腹泻时可引起脱水、电解质紊乱与代谢性酸中毒。长期腹泻可导致营养障碍、维生素缺乏、体重减轻，甚至发生营养不良性水肿。

（4）病情发展与演变：腹泻症状是逐渐加重还是逐渐缓解，如果间隔时间越来越短，腹痛加剧，伴有发热和严重脱水等，提示病情加重；慢性腹泻伴有发热、腹部包块、消瘦等可提示器质性病变。

（5）伴随症状：腹泻的伴随症状与临床意义见表 2-37。

（6）诊治经过：就诊前患者是否到其他医疗机构就医，做过哪些检查，诊断为什么病，采用过哪些治疗方法，如止泻药、抗生素等，其效果如何。

（7）病程中的一般情况：发病以来，患者的食欲有无改变？有无恶心呕吐，有无胃肠胀气、便秘、畏食；有无尿频、尿急、尿痛，有无尿液浑浊或变红。腹泻是否影响睡眠，患者的精神状态如何，体重有无变化。

表 2-37   腹泻的伴随症状与临床意义

伴随症状	临床意义
发热	急性细菌性痢疾、伤寒或副伤寒、肠结核、淋巴瘤
里急后重	细菌性痢疾、直肠炎症或肿瘤
明显消瘦	胃肠道恶性肿瘤、肠结核、吸收不良综合征
腹部包块	胃肠道恶性肿瘤、肠结核、Crohn 病、血吸虫卵肉芽肿
关节痛或肿胀	Crohn 病、溃疡性结肠炎、系统性红斑狼疮（SLE）、肠结核、惠普尔病（Whipple 病）
腹胀	肠易激综合征、乳糖不耐受、病毒性肠炎、非溃疡性消化不良、热带口炎性腹泻、应用抗生素等

2. 其他相关病史

（1）既往有无食物过敏史、外出旅游史、有无集体聚餐史；有无滥用泻药史，有无使用抗生素史，有无酗酒史，有无胃肠道手术史、放射性治疗史等，有无饲养宠物史。

（2）既往有无糖尿病、甲亢、风湿病或肿瘤病史，有无精神压力过大等病史。

（3）有无腹泻家族史。

十六、便秘

排便次数减少（每周小于 3 次）和 / 或粪便干结难以排出，称为便秘。

1. 现病史

（1）起病情况与患病时间：首先要确定是否是便秘，应仔细询问患者所指便秘的确切含义，大便的频度、排便量及是否费力，以确定是否便秘。询问便秘的起病与病程，是否于腹泻之后发生，是持续性或间歇性发作。

（2）病因与诱因：便秘的病因较多，以肠道疾病最为常见，如肛门疾病、肠梗阻、结直肠癌、结肠息肉、巨结肠等。另外，代谢性与内分泌疾病、神经系统疾病、肌肉与结缔组织病、社会心理因素均可导致便秘。便秘与精神紧张、工作压力是否有关，与饮食、运动是否有关。

（3）主要症状特点：不同病因的便秘常有原发病的表现，各种病因的肠梗阻多有呕吐、腹胀、肠绞痛等；结肠肿瘤、肠结核及克罗恩病患者可有腹部包块；肠结核、溃疡性结肠炎、肠易激综合征常有便秘与腹泻交替出现。

1）急性便秘：可有原发性疾病的临床表现，患者多有腹痛、腹胀，甚至出现恶心、呕吐，多见于各种原因的肠梗阻。

2）慢性便秘：多无特殊表现，患者常有口苦、食欲减退、腹胀、下腹不适或头晕、头痛、疲乏等症状。严重者排出粪便坚硬如羊粪，排便时可有左侧腹部或下腹痉挛性疼痛及下坠感，常在左下腹部触及痉挛的乙状结肠。排便困难严重者可因痔加重及肛裂而出现大便带血或便血。慢性习惯性便秘多发生于中老年人，尤其是经产妇女，可能与肠道肌肉、腹肌及盆底肌肉张力降低有关。

（4）病情发展与演变：便秘是逐渐加重还是逐渐减轻，如果便秘伴有体重下降、腹痛加重、便血或黑便，以及恶心呕吐、发热，或大便性状发生改变（如大便形状呈扁平状或变细像铅笔样）等，提示病情加重。

（5）伴随症状：①呕吐、腹胀、肠绞痛等可能为各种原因引起的肠梗阻；②腹部包块应注意结肠肿瘤（注意勿将左下腹痉挛的乙状结肠或其内的粪便块误为肿瘤）、肠结核及 Crohn 病；③便秘与腹泻交替应注意肠结核、溃疡性结肠炎、肠易激综合征；④生活环境改变、精神紧张多见于功能性便秘。

（6）诊治经过：就诊前患者做过哪些相关检查，如消化道造影、结肠镜检查，或其他胃肠动力学检查。血糖、甲状腺功能、肌电图等检查。曾用过哪些药物，效果如何。

（7）病程中的一般情况：发病以来，患者的食欲有无改变，有无恶心呕吐，有无胃肠胀气；有无恶心呕吐、腹痛、便血等症状；便秘是否影响睡眠，患者的精神状态如何，体重有无变化。

2. 其他相关病史　是否长期服用泻药，药物种类及疗程。有无服用引起便秘的药物史（如吗啡、鸦片制剂、可待因等）。是否有腹部、盆腔手术史。有无代谢性疾病、内分泌疾病、慢性铅中毒等症状。

十七、黄疸

由于血液胆红素浓度增高，致使皮肤、黏膜及巩膜发生黄染，称为黄疸。

1. 现病史

（1）起病情况与患病时间：起病急缓、黄疸性质与程度、波动情况及发病年龄与性别对黄疸的病因有一定提示作用。急性黄疸多见于急性肝炎、急性胆道梗阻、急性溶血等，缓慢起病者多见于慢性肝炎、胰腺肿瘤。波动性黄疸见于先天性非溶血性黄疸、溶血性黄疸，新生儿黄疸多为生理性黄疸，也见于新生儿胆道闭锁，老年人黄疸多见于肿瘤和结石。

（2）病因与诱因：引起黄疸的疾病较多，可分为溶血性黄疸、肝细胞性黄疸、胆汁淤积性黄疸和先天性非溶血性黄疸。有些黄疸的发生有一定的诱发因素，如胆囊炎或胆石症发作前常有进食油腻食物史，蚕豆、某些药物（如伯氨喹、磺胺药、止痛药）可引起葡萄糖 -6- 磷酸脱氢酶缺乏症发作，劳累、情绪波动可加重先天性非溶血性黄疸。

（3）主要症状特点：不同原因所致黄疸的临床特点各不相同（表 2-38）。

表 2-38　各种黄疸的临床特点

疾病	临床特点
溶血性黄疸	一般为轻度黄疸，呈浅柠檬色，伴有不同程度的贫血，不伴有皮肤瘙痒。急性溶血可有寒战、发热、腰痛及酱油色尿
肝细胞性黄疸	黄疸呈浅黄至深黄色不等，伴有皮肤瘙痒、恶心呕吐、食欲缺乏、厌油、疲乏无力等，严重者出现腹膜腔积液、出血倾向等
胆汁淤积性黄疸	黄疸呈暗黄色，甚至呈黄绿色，皮肤瘙痒明显。可伴有心悸、上腹绞痛，尿色深，尿液泡沫也呈黄色，粪便可呈白陶土色
先天性非溶血性黄疸	自幼发病，部分有家族性，症状多较轻，可伴有乏力、消化不良、肝区不适等。劳累、情绪变化、饮酒等加重黄疸。少数患者有肝大，无贫血

（4）病情发展与演变：黄疸是逐渐加重还是逐渐减轻。如果黄疸逐渐加重，伴有发热、体重下降、皮肤黏膜出血、神志不清或精神状态改变等，提示病情加重。

（5）伴随症状：黄疸的伴随症状及临床意义见表 2-39。

表 2-39　黄疸的伴随症状及临床意义

伴随症状	临床意义
发热、寒战	急性胆道感染、胆囊炎、胆石症、肝脓肿、病毒性肝炎、败血症,也可见于急性溶血
腹痛	伴上腹部剧痛者见于胆石症、肝脓肿、胆道蛔虫症。持续性右上腹钝痛或胀痛见于病毒性肝炎、肝脓肿、肝癌。右上腹剧痛、寒战、高热提示急性化脓性胆管炎
肝大	轻度肝大见于急性胆道感染或胆道梗阻、病毒性肝炎、败血症,明显肝大且表面大结节见于肝癌
恶心、呕吐	胆囊炎、胆石症、胆道蛔虫症、病毒性肝炎、肝硬化
胆囊增大	胆总管结石、胆管癌、胰腺癌
脾大	轻度脾大见于病毒性肝炎、败血症、溶血性贫血,明显脾大见于肝硬化、淋巴瘤等
腹水	重症肝炎、肝硬化、肝癌
贫血	溶血性贫血

(6)诊治经过:患者是否到其他医疗机构就诊过,是否进行血、尿、粪常规检查,肝功检查结果如何,是否做过腹部 B 超、CT、MRI 及磁共振胆胰管成像(MRCP)检查。用过哪些药物治疗及其疗效。

(7)病程中的一般情况:发病以来,患者的食欲有无改变,有无恶心呕吐,有无胃肠胀气;有无恶心呕吐、腹痛、便血等症状;大便的颜色有无变化,黄疸是否影响睡眠,患者的精神状态如何,体重有无变化。

2. 其他相关病史　既往是否有寄生虫感染史、腹部手术史、慢性贫血史、胆囊炎、胆结石、慢性肝脏疾病史,有无长期饮酒史、药物应用史等,有无输血史等。

十八、腰背痛

腰背痛是指背、腰、腰骶和骶髂部的疼痛,有时伴有下肢痛。

1. 现病史

(1)起病情况与患病时间:腰背部外伤、脏器急性病变,如泌尿系统结石、胆道、胰腺疾病常急骤起病;而腰肌劳损、脊椎结核等慢性病变所致的疼痛常缓慢发生。急性外伤或感染所致腰背痛多能确定开始疼痛时间,但慢性腰背部疼痛很难确定发病时间。

(2)病因与诱因:有无外伤史,疼痛与年龄变化有无关系。有无引起腰背痛的疾病,如男性前列腺炎、女性盆腔炎或宫颈炎,肾炎、胰腺炎、胆囊炎、心绞痛等。有无加重与缓解的因素,如腰肌劳损多因劳累或过度活动而加重,休息后可缓解;风湿性腰背痛常因天气变冷或潮湿阴冷的工作环境而诱发;盆腔疾病常在月经期因充血而出现腰部疼痛加重;腰椎间盘突出症在咳嗽、喷嚏及用力排便时加重;脊柱炎常在活动后减轻。

(3)主要症状特点

1)部位:多数腰背痛发生在脊椎及软组织病变所在部位。但有些内脏疾病可引起牵涉痛,如胸膜、肺部疾病可导致颈胸背部疼痛,急性胰腺炎可导致腰背部疼痛(呈束带状),前列腺炎、子宫、附件等病变可导致腰骶痛(表 2-40)。

表 2-40　腰背痛的解剖部位及常见疾病

部位	常见疾病
脊椎	脊椎骨折、椎间盘突出症、增生性脊柱炎、感染性脊柱炎、脊椎肿瘤
脊柱旁软组织	腰肌劳损、腰肌纤维组织炎、风湿性多肌痛
脊神经根	脊髓压迫症、急性脊髓炎、腰骶部神经根炎
内脏	以肾脏、胰腺及盆腔疾病多见

2)性质:腰背痛的性质可为锐痛、跳痛、胀痛、绞痛等。腰椎骨折和急性腰肌扭伤多表现为锐痛,化脓性炎症多为跳痛,慢性腰肌劳损多为胀痛,尿路结石常呈绞痛并向会阴部放射,腰椎间盘突出症则出现受压侧下肢的麻木、放射性疼痛。

3)程度:急性外伤、炎症、尿路结石、脊椎肿瘤压迫神经根等病变时疼痛剧烈;慢性腰肌劳损、肌纤维组织炎和盆腔炎症等病变时疼痛一般轻微,常能够忍受。

(4)病情发展与演变:慢性腰肌劳损、腰肌纤维组织炎的疼痛常反复发生,但不留畸形;腰椎间盘突出症、脊椎结核和肿瘤引起的疼痛表现为进行性加重。如果伴有间歇性跛行、尿潴留、反射亢进、不明原因的体重减轻等,疼痛不能通过仰卧而缓解等,提示病情较重。早晨疼痛加重并伴有晨僵提示强直性脊柱炎;站立位疼痛加重、咳嗽或步行时加重,提示椎管狭窄引起的神经源性间歇性跛行。身体向前弯曲或坐下时疼痛加重提示椎间盘突出症,反之则为腰椎管狭窄或腰椎滑脱症。

(5)伴随症状:腰背痛的伴随症状与临床意义见表 2-41。

表 2-41　腰背痛的伴随症状与临床意义

伴随症状	临床意义
活动受限	脊柱外伤、强直性脊柱炎、急性腰背部软组织损伤
脊柱畸形	脊柱骨折或错位、脊柱结核、强直性脊柱炎、先天性脊柱疾病
尿频、尿急	尿路感染、前列腺炎、前列腺增生
上腹胀痛	胰腺炎、胰腺癌、胃溃疡、十二指肠溃疡
发热	脊柱结核、类风湿性关节炎、化脓性脊柱炎、椎旁脓肿
月经异常、痛经、白带多	宫颈炎、盆腔炎、卵巢及附件炎症或肿瘤

(6)诊治经过:患者就诊前是否到其他医疗机构就医,做过哪些检查,诊断为什么病,采用过哪些治疗方法,如止痛剂等,其效果如何。

(7)病程中的一般情况:发病以来,腰背痛对患者生活有无影响,关节功能如何,患者的食欲有无改变,有无尿频、尿急、尿痛,疼痛是否影响睡眠,患者的精神状态如何,体重有无变化。

2. 其他病史

(1)既往史:既往有无类似发作,有无发热、陈旧性外伤、结核病、肿瘤等病史。有无特殊治疗史,如按摩、推拿及长期服药史。

(2)个人史:重体力劳动者,如建筑工、搬运工、采石工等,因其反复扭转弯腰且脊柱负荷较大,容易受损伤而导致腰背痛;从事某些体育项目,如柔道、摔跤、举重等同样易因劳损造成腰背部疼痛。限制性体位如长时间坐位伏案工作被认为是导致腰背痛的高危因素。

(3)月经婚育史：有无月经不调、痛经、流产等病史。

(4)家族史：家族中有无类似疾病患者。

十九、关节痛

关节痛是关节部位的疼痛，是极为常见的一种症状。

1. 现病史

(1)起病情况与患病时间：外伤性、风湿性关节炎、化脓性关节炎及痛风等所致的疼痛常急剧发病，有明显的发病时间；而 SLE、类风湿性关节炎、代谢性骨病等引起的关节痛发病缓慢，常反复发作，疼痛比较轻，常以其他器官受累症状为主，难以确定准确的发病时间。

(2)病因与诱因：发病前有无运动、关节扭伤或用力不当史，酗酒、暴饮暴食常与痛风有关，反应性关节炎常有肠道、尿道等感染病史，久坐或久站后关节胶着感见于强直性脊柱炎，老年人持续性腰背痛应注意骨肿瘤。风湿性关节炎常因气候变冷、潮湿而发病；痛风常在饮酒或高嘌呤饮食后诱发。

(3)主要症状特点

1)疼痛部位：风湿性关节炎以膝、踝、肩和髋关节多见；化脓性关节炎好发于大关节和单关节；结核性关节炎多发于髋关节和脊椎关节；类风湿性关节炎多发于指(趾)关节；痛风多见于足趾和第一跖趾关节。

2)疼痛的性质：急性外伤、化脓性关节炎的疼痛剧烈，呈烧灼样、切割样疼痛或跳痛；韧带拉伤则呈锐痛；骨关节肿瘤常为钝痛；SLE、风湿性关节炎、类风湿性关节炎、骨关节病常表现为酸痛或胀痛。

(4)病情发展与演变：疼痛逐渐加重还是逐渐减轻，有无其他症状。强直性脊柱炎、类风湿性关节炎病程至少 6 周，随着病程进展可出现关节滑膜增生、关节畸形等，痛风急性发作常于 2 周内消退，但呈反复发作、间歇期缩短，发作逐渐频繁，疼痛逐渐加重。关节肌肉劳损的疼痛在休息时可减轻，活动时常加重；增生性关节炎患者夜间卧床休息时疼痛加重，起床活动后疼痛缓解，但过度活动疼痛又会加重；化脓性关节炎局部冷敷疼痛可缓解；风湿性关节炎应用解热镇痛药疗效较好；痛风应用解热镇痛药疗效较差，而应用秋水仙碱等效果显著。

(5)伴随症状：关节痛可出现局部伴随症状，如红肿灼热、功能障碍和肌肉萎缩等，也可出现全身症状等，其临床意义见表 2-42。

表2-42　关节痛的常见伴随症状及临床意义

伴随症状	临床意义
高热畏寒、局部红肿灼热	化脓性关节炎
低热、盗汗、消瘦、乏力	结核性关节炎
发热、游走性多关节炎，局部红、肿、热	风湿性关节炎
晨僵、关节畸形	类风湿性关节炎
局部红肿灼热、血尿酸升高	痛风
皮肤红斑、光过敏、低热和多器官损害	系统性红斑狼疮

（6）诊治经过：就诊前患者是否到其他医疗机构就医，做过哪些检查，诊断为什么病，采用过哪些治疗方法，如止痛剂等，其效果如何。

（7）病程中的一般情况：发病以来，患者的食欲有无改变，疼痛是否影响生活起居，是否影响睡眠，精神状态如何，体重有无变化。

2. 其他病史

（1）既往史：有无外伤、结核病、风湿病等病史；有无长期服用激素类药物史。有无烟酒嗜好、喜好食用海产贝类等。

（2）职业及居住环境：长期重体力劳动者，如翻砂工、搬运工等，以及从事某些体育项目，如球类、体操、柔道、摔跤、举重运动员容易患关节痛；工作和居住在潮湿寒冷环境中的相关人员，关节痛患病率明显升高。

（3）家族史：有无家族史、相关疾病史及用药史，既往治疗情况。

（刘　颖）

二十、血尿

含有一定量红细胞的尿液称为血尿。1 000ml 尿液所含血量超过 1ml，其外观可呈淡红色的尿液称为肉眼血尿。

1. 现病史

（1）起病情况与患病时间：了解血尿发生的时间，无意发现还是急剧发生，是否伴有全身症状或泌尿系统其他症状等；近期是否有剧烈运动或外伤史等。

（2）病因与诱因：血尿的病因较多，主要见于泌尿系统疾病，如炎症、损伤、肿瘤和结石；还可见于全身性疾病（如感染、造血系统疾病等）、尿路周围相邻器官病变（如前列腺炎、急性阑尾炎、急性盆腔炎、结直肠癌和宫颈癌等）及化学因素、药物影响（如磺胺类、吲哚美辛、甘露醇、抗凝剂和环磷酰胺）等。注意有无诱因，如剧烈运动、放置导尿管等。

（3）主要症状特点

1）病变位置：观察血尿出现在尿程的哪一段，是否全程血尿，有无血凝块。尿三杯试验可粗略了解血尿产生的部位。如第一杯（即前段）为红色，提示病变位于尿道；如第 3 杯（即后段）为红色，提示病变部位在膀胱颈部和三角区或后尿道等部位。如三杯尿中均有血液提示病变在膀胱或膀胱以上。

2）尿液颜色：血尿的颜色因尿液中含血量的多少和尿液酸碱度的不同而异，尿液颜色的变化及影响因素见表 2-43。但红色尿液不一定是血尿，如卟啉尿呈棕红色或葡萄酒色，不浑浊，显微镜检查无红细胞；服用利福平或进食红色蔬菜或水果也出现红色尿液，显微镜检查无红细胞。如尿液呈均匀暗红色或酱油色，无沉淀，显微镜检查无或有少量红细胞，见于血红蛋白尿。阴道或直肠出血污染尿液亦可呈假性血尿。

（4）病情发展与演变：观察血尿是逐渐加重还是减轻，男性、年龄大于 40 岁，或伴有食欲缺乏、发热、消瘦、慢性全身乏力或疲劳等提示可能有恶性病变或病情较重。

（5）伴随症状：血尿的伴随症状与临床意义见表 2-44。

（6）诊治经过：就诊前患者是否经过其他医疗机构诊治，做过哪些检查及结果，有无明确诊断，采用过哪些治疗方法，效果如何。

表 2-43 尿液颜色变化与影响因素

影响因素	尿液颜色
酸性尿液	颜色深,呈棕色或暗黑色
碱性尿液	红色
每升尿液含血量 ≥ 1ml	尿液呈淡红色、洗肉水样,出血严重时尿液可呈血液状
肾脏疾病	尿液与血液混合均匀,尿液呈暗红色
膀胱或前列腺疾病	颜色深红,甚至有血凝块

表 2-44 血尿的伴随症状与临床意义

伴随症状	临床意义
肾绞痛	肾或输尿管结石
尿流中断或排尿困难	尿路结石
尿频、尿急、尿痛	膀胱炎、尿道炎;伴有高热、畏寒、腰痛,提示急性肾盂肾炎
水肿、高血压、蛋白尿	肾小球肾炎
肾肿块	肾肿瘤、肾积水、肾囊肿、先天性多囊肾、肾下垂、游走肾
皮肤黏膜出血	造血系统疾病和某些感染性疾病

(7)病程中的一般情况:发病以来,患者有无食欲改变,有无恶心、呕吐,有无尿频、尿急、尿痛。有无发热、寒战,精神状态如何,体重有无变化。

2. 其他相关病史

(1)既往史:近期是否有剧烈运动史,是否有肾脏、泌尿系统及前列腺病史,包括高血压、水肿、蛋白尿及肾功能障碍等;是否有尿路刺激征、肾绞痛和尿量异常;是否有腹部外伤等。是否长期或大量应用磺胺药、抗生素(如氨基糖苷类药物)、解热镇痛药、抗癌药、抗凝药等。

(2)家族史:是否有肾脏病、血尿、耳聋及多囊肾等家族史。

二十一、尿频、尿急与尿痛

尿频是指在尿量不增多的情况下急迫排尿次数增加。尿急是由于膀胱疼痛而出现的突然要排尿的冲动,且不能控制,甚至出现尿失禁,但每次尿量均较正常减少,甚至仅有尿意而无尿液排出。尿痛是指排尿时由于病变部位受到刺激而产生的尿道、耻骨上区及会阴部不适感、刺痛或灼痛。

1. 现病史

(1)起病情况与患病时间:了解尿频、尿急和尿痛发生的具体时间,排尿的频率,夜尿次数,每次尿量;急性起病还是慢性发生;饮食、起居、工作与尿频的关系;尿痛的部位、性质、时间和放射部位等。

(2)病因与诱因:尿频、尿急和尿痛的病因较多,最常见的是尿路感染,如细菌性尿道炎、细菌性膀胱炎,沙眼衣原体、淋病奈瑟菌所致的尿道炎,肾盂肾炎、前列腺炎等。有无不洁性生活、尿道置管术等诱发因素。

（3）主要症状特点：除尿频、尿急和尿痛表现以外，不同疾病的临床表现对诊断有一定的指向意义（表2-45）。

表2-45　伴有尿频、尿急与尿痛症状疾病的临床表现

疾病	临床表现
尿路感染	夜尿增多、尿液浑浊、尿道分泌物（男性），也可有排尿费力或困难
膀胱结石	终末血尿、膀胱痉挛性疼痛（耻骨弓上方）或排尿中断
尿道狭窄	排尿困难、尿流变细
良性前列腺增生	夜尿增多、尿流变细、强迫排尿、排尿费力，有尿不尽或尿液不能排空感

（4）病情发展与演变：尿频、尿急与尿痛是逐渐加重还是减轻。如果尿频、尿急与尿痛伴有全身症状，如发热或寒战、腹部或腰部疼痛、恶心呕吐、血尿等提示病情较重。

（5）伴随症状：尿频、尿急与尿痛的伴随症状与临床意义见表2-46。

表2-46　尿频、尿急与尿痛的伴随症状与临床意义

伴随症状	临床意义
尿频伴尿急、尿痛	膀胱炎和尿道炎；伴双侧腰痛见于肾盂肾炎；伴会阴、腹股沟和睾丸胀痛见于急性前列腺炎
尿频、尿急伴血尿、午后低热、乏力、盗汗	膀胱结核
尿频伴多饮、多尿、口渴，不伴尿急和尿痛	精神性多尿、糖尿病、尿崩症
尿频、尿急，伴无痛性血尿	膀胱肿瘤
老年男性尿频伴有尿线细，进行性排尿困难	良性前列腺增生
尿频、尿急伴有尿流突然中断	尿路结石

（6）诊治经过：就诊前患者是否经其他医疗机构诊治，做过哪些检查，有无明确诊断，采用过哪些方法或药物治疗，其效果如何。

（7）病程中的一般情况：发病以来，患者有无食欲改变，有无恶心、呕吐，有无尿液浑浊或变红，男性尿道口有无分泌物。是否影响睡眠，患者的精神状态如何，体重有无变化。

2. 其他相关病史　既往有无结核病、泌尿系统感染、结石、盆腔疾病、盆腔手术、中枢神经系统受损和精神障碍病史。有无尿路感染的反复发作史或不洁性交史（包括配偶）。

二十二、多尿

24h尿量超过2 500ml，称为多尿。

1. 现病史

（1）起病情况与患病时间：多尿出现的时间、尿量、是否有夜尿增多。急性肾衰竭患者数天内逐渐出现少尿，尿路梗阻患者数小时内出现尿量减少甚至无尿。饮水多时出现多尿，急性肾衰竭多先有少尿而逐渐出现多尿。

（2）病因与诱因：①生理性多尿：如饮水过多或食用过多富含水分的食物，静脉输注液体过多，寒冷、精神紧张或癔症，服用咖啡因、脱水剂、噻嗪类利尿药物等和浓茶、咖啡等有利尿

作用的饮料;②病理性多尿:多由于肾脏本身病变或内分泌代谢紊乱等所致,如尿崩症、慢性肾盂肾炎、糖尿病、精神因素及药物影响等。

(3)主要症状特点:除了多尿外,可有原发病的症状,病理性多尿的其他临床表现见表 2-47。

表 2-47　病理性多尿的其他临床表现

原因	临床表现
内分泌系统疾病	①中枢性尿崩症:多饮和脱水症状;②原发性甲状旁腺功能亢进症:高血钙低血磷表现、骨痛、压痛、行走困难等,有时有口渴多饮;③原发性醛固酮增多症:血压升高(舒张压升高明显)、肌无力和麻痹、阵发性手足搐搦和肌肉痉挛、烦渴、多饮、心律失常等
慢性肾脏疾病	多尿逐渐变为少尿,尿比重为 1.010,可有夜尿增多、血尿及蛋白尿
代谢性疾病	糖尿病:多饮、多食、多尿
精神性多尿	神经性烦渴,癔症性多尿:液体摄入量增多,可有抑郁、头痛或视物不清等

(4)症状发展与演变:尿量改变是逐渐加重还是减轻,急性肾衰竭的少尿期尿量逐渐减少,少尿末期到多尿期尿量逐渐增多,恢复期尿量逐渐正常。

(5)伴随症状:①烦渴、多饮见于尿崩症;②多饮、多食及消瘦见于糖尿病;③高血压、周期性瘫痪见于原发性醛固酮增多症;④肾脏疾病表现见于慢性肾炎、慢性肾盂肾炎及肾小管性酸中毒等;⑤多尿出现在肾衰竭少尿之后可见于急性肾小管坏死。

(6)诊治经过:就诊前患者是否经其他医疗机构诊治,做过哪些检查,有无明确诊断,采用过哪些方法或药物治疗,其效果如何。

(7)病程中的一般情况:发病以来,患者有无头晕、乏力和食欲改变,有无口渴、多饮。患者的精神状态如何,体重有无变化。

2. 其他相关病史

(1)既往史:有无明显的少尿或无尿病史。治疗经过,疗效情况。是否正在使用利尿剂或有利尿作用的药物。

(2)家族史:是否有慢性肾脏疾病的家族史。

二十三、少尿与无尿

24h 尿量少于 400ml 或每小时尿量少于 17ml,称为少尿;24h 尿量少于 100ml 或 12h 内完全无尿,称为无尿或尿闭。

1. 现病史

(1)起病情况与患病时间:少尿与无尿出现的时间、尿量,少尿与无尿发生的急缓。急性肾衰竭患者数天内逐渐出现少尿,尿路梗阻则数小时内出现少尿,甚至无尿。

(2)病因与诱因:常见的病因主要有肾前性原因(休克、严重脱水、电解质紊乱、失血过多、大面积烧伤、高热、心力衰竭、肝硬化等)、肾性原因(急性肾小球肾炎、慢性肾炎急性发作、急性肾衰竭少尿期等)和肾后性原因(尿路结石、损伤、肿瘤、前列腺增生、膀胱功能障碍等)。有无诱发因素,如饮水过少,大量出汗等。

（3）主要症状特点：除少尿、无尿表现外，有原发病的症状，少尿、无尿的其他临床表现见表2-48。

表2-48　少尿与无尿的其他临床表现

原因	临床表现
肾前性	①心力衰竭：端坐呼吸、发绀、杵状指、室性奔马律、舒张压增高、心脏扩大及咯血等；②低血容量：直立性低血压、疲乏无力、极度口渴、眼球凹陷、皮肤弹性降低及黏膜干燥等
肾性	①急性肾小球肾炎：低热、疲乏、肉眼血尿、蛋白尿、全身水肿及血压升高等；②急性肾衰竭：尿毒症进行性加重的反应；③急性肾小管坏死：高钾血症、尿毒症及心力衰竭的表现；④急性肾盂肾炎：高热、寒战、疲乏、肾区叩击痛、虚弱、夜尿增多、血尿、尿频、尿急等
肾后性	①尿路结石：尿频、尿急、尿痛、排尿困难、血尿、脓尿及肾绞痛等；②尿路狭窄：慢性尿道滴尿、尿频、尿急、排尿困难、脓尿、尿流变细等

（4）病情发展与演变：少尿与无尿是逐渐加重还是逐渐缓解，如果伴有全身水肿、发绀、蛋白尿、血尿等提示病情加重。

（5）伴随症状：①出血、休克见于各种原因的失血；②大量蛋白尿、低蛋白血症、高血压、水肿、脂质异常血症见于肾病综合征；③皮肤黄染、蜘蛛痣、腹水、乏力、食欲缺乏等见于肝肾综合征；④血尿、蛋白尿、高血压、水肿见于各种急性肾炎、急进性肾炎；⑤腰痛、血尿，腰痛向下腰部或会阴部放射见于尿路结石；⑥尿频、排尿困难见于前列腺增生；⑦心慌、气短、夜间不能平卧等见于心力衰竭。

（6）诊治经过：就诊前患者是否经其他医疗机构诊治，做过哪些检查，有无明确诊断，采用过哪些方法或药物治疗，如利尿剂、抗生素等，其效果如何。

（7）病程中的一般情况：发病以来，患者有无恶心、呕吐和食欲改变，有无水肿，血压有何变化。精神状态如何，体重有无变化。

2. 其他相关病史　既往有无引起少尿与无尿的病因，如休克、大出血、脱水或心功能不全；发病前是否用过对肾脏有损伤的药物、化学品或食用生鱼胆等。是否去过流行性出血热或钩端螺旋体病疫区。发病前是否有呼吸道感染或咽峡炎病史，有无泌尿系统疾病，如慢性肾炎、尿路结石、前列腺增生等。

二十四、尿失禁

尿失禁是指膀胱内的尿液不受控制地自行流出，尿液可以大量流出也可点滴溢出。

1. 现病史

（1）起病情况与患病时间：尿失禁发作的时间，是间断发作还是持续发作；尿失禁的严重程度，如尿失禁的发作频率、每次溢出的尿量等。

（2）病因与诱因：尿失禁的病因较多，主要有膀胱功能失调、膀胱出口梗阻、神经系统功能紊乱和骨盆肌力改变等。如前列腺增生、膀胱膨出、膀胱颈梗阻、尿道狭窄、膀胱炎、尿路结石、痴呆、谵妄、身体限制（丧失活动能力）等。有无慢性咳嗽、打喷嚏、弯腰或抬东西、快走、慢跑等诱发因素。

（3）主要症状特点：尿失禁是患者难以启齿的症状之一，常导致社交回避、抑郁，丧失独立生活能力。其主要特点见表2-49。

表 2-49   尿失禁的主要特点

类型	主要特点
压力性	在咳嗽、喷嚏、大笑运动或姿势改变(如坐位改为站立)等腹压增加时不自主地漏尿
急迫性	排尿感急迫、跑步如厕、夜尿和耻骨上不适等,伴有尿频、尿急
功能性	能感觉到膀胱充盈,由于身体运动,精神状态及环境等方面的原因(如精神紧张、情绪激动或听到流水声),尿液不由自主地流出
充盈性	小量、持续性尿失禁,查体可发现膀胱充盈,排尿后残余尿量增加

(4)病情发展与演变:尿失禁是逐渐加重还是逐渐缓解,如伴有血尿、多尿、排尿困难、连续性尿液溢出等提示病情加重。

(5)伴随症状:①进行性排尿困难、尿流变细、排不尽等多见于前列腺增生、前列腺癌等;②有神经系统疾病的症状和体征见于神经源性膀胱;③尿频、尿急、尿痛、血尿及脓尿等多见于急性膀胱炎;④尿频、尿急、尿痛、排尿踌躇、膀胱膨胀、尿道分泌物、会阴部疼痛等多见于慢性前列腺炎。

(6)诊治经过:就诊前患者是否到其他医疗机构就医,做过哪些检查,有否明确诊断,采用过哪些方法或药物治疗,其效果如何。

(7)病程中的一般情况:发病以来患者有无恶心、呕吐和食欲改变,有无水肿,有无血压变化。睡眠和精神状态如何,能否正常生活、工作。

2. 其他相关病史   既往有无外伤史、盆腔及会阴部手术史、反复泌尿系统感染史;有无糖尿病、前列腺增生、神经系统疾病等。排尿习惯或环境的变化、导致尿失禁药物的使用情况等。

(随 萍)

二十五、消瘦

消瘦是指由于各种原因导致体重低于正常范围的低限。目前主要参考体重指数(BMI)进行判定,BMI 小于 18.5kg/m^2 为消瘦。

1. 现病史

(1)起病情况与患病时间:询问从何时开始出现消瘦,或目前体重与何时的体重对比有所下降,是突发的还是缓慢的。

(2)病因与诱因:病因可为营养摄入不足、消化吸收障碍与消耗增加等。①营养摄入不足:除了刻意性消瘦(瘦身节食计划)外,多为口腔疾病、消化道疾病或神经肌肉疾病所致的吞咽困难,以及各系统慢性疾病或精神心理性疾病等导致的主动进食减少。②消化吸收障碍:主要为消化道疾病所致,其中最为常见的是肿瘤及手术后状态,也包括糖尿病所致的营养利用障碍。③消耗增加:常见于胃癌、肝癌、白血病、淋巴瘤、肺癌、卵巢癌和前列腺癌等疾病,也见于结核病、甲亢、烧伤等。老年人消瘦最常见的原因是精神疾病、肿瘤、药物影响和上消化道良性疾病。

(3)主要症状特点:消瘦的主要表现为体重下降,但体重下降比较隐匿,除体重下降外,有时可能还要结合腰带长短、衣服宽松、皮肤松弛等情况来确定消瘦的程度。不同原因所致的消瘦,除了体重下降之外,还可伴有原发病的表现或其他表现(表2-50)。

表2-50 不同病因所致消瘦的临床表现

病因	临床表现
肿瘤	①胃或食管:饱腹感、吞咽困难、上腹疼痛,粪便隐血试验阳性、锁骨上淋巴结大;②胰腺:上腹部或背部疼痛,食物摄取量少、无痛性黄疸;③肺:吸烟、石棉或放射线接触史,咳嗽、咯血、杵状指;④淋巴瘤:发热、出汗、瘙痒、饮酒后的淋巴结疼痛,淋巴结大、脾大、肝大
精神不振	无快感、心情不好、悲伤面容、流泪、注意力涣散、失眠、食欲减退
吸收功能障碍	腹泻、大便恶臭、脂溶性维生素缺乏
代谢性	①糖尿病:多饮、多尿(由于脱水或消耗、消瘦);②甲亢:出汗、怕热、心悸、排便次数增加,甲状腺肿大、心动过速、体温上升、出汗、皮肤潮湿、反射亢进、震颤、眼球突出、眼睑下垂
感染	发热、结核或人类免疫缺陷病毒(HIV)感染的高危性,表现多取决于感染位置
社会压力	收入低、食物获得困难、社会隔离
口腔疾病	难于咀嚼、无牙、感染

(4)病情发展与演变:消瘦是短时间内发生还是逐渐加重,病程中有无好转。

(5)伴随症状

1)吞咽困难:见于牙齿、口咽及食管疾病。

2)上腹部不适、疼痛或呕血:慢性胃炎、消化性溃疡、胃癌、胆囊和胰腺疾病。

3)下腹部不适、疼痛或便血:慢性肠炎、慢性痢疾、肠结核、肿瘤、溃疡性结肠炎、胃癌等。

4)黄疸:肝脏、胆囊(道)、胰腺疾病。

5)腹泻:慢性肠炎、慢性痢疾、肠结核、短肠综合征、倾倒综合征。

6)咯血:肺癌、肺结核等。

7)发热:慢性感染、肺结核、肿瘤。

8)多尿、多饮、多食:糖尿病。

9)情绪低落、自卑、食欲缺乏:抑郁症。

10)皮肤黏膜色素沉着、低血压:肾上腺皮质功能减退症。

(6)诊治经过:就诊前患者是否已接受其他医院的诊疗,诊疗经过及检查结果,治疗方案及疗效等。

(7)病程中的一般情况:发病以来患者食欲、生活方式的变化,体力活动以及排便情况的变化等。

2. 其他相关病史

(1)既往史:有无消化道疾病病史和腹部手术史、心血管疾病病史、呼吸系统疾病病史、泌尿系统疾病病史,有无口腔疾病,有无应激因素刺激等。

(2)个人史:有无职业改变、家庭经济状况等问题,女性患者的月经是否规律。

(3)用药史:有无用药史,如轻泻药、抗生素、5-羟色胺拮抗剂、左旋多巴、血管转换酶抑制剂等。有无酗酒史、吸烟史等。

(4)家族史:家族成员是否有类似疾病或症状,尤其是恶性肿瘤家族史。

二十六、体重增加

体重增加是指由于各种原因导致体重高于正常范围的高限。目前主要参考体重指数(BMI)进行判定,BMI 24~27.9kg/m² 为超重,BMI ≥ 28kg/m² 为肥胖。

1. 现病史

(1)起病情况与患病时间:从何时开始出现体重增加,或目前体重与何时的体重对比有增加,是突发的还是缓慢的。突发性或显著性的体重增加多与液体潴留有关,可能是经前期水肿、保钠药物所致的水肿或全身性水肿引起的体重增加。进展性体重增加,且有肥胖而无水肿,多见于进食过度。

(2)病因与诱因:是否为原发性体重增加或肥胖症,是否妊娠等。是否服用药物,如口服避孕药、糖皮质激素、抗抑郁药及抗精神病药物等。有无过度饮食或久坐不动,有无戒烟等。有无体液潴留,如充血性心力衰竭、肾病综合征等。有无内分泌系统疾病,如库欣综合征、多囊卵巢综合征等。

(3)主要症状特点:体重增加的患者除了体重增加外,一般无其他具有鉴别意义的特征。体重增加的主要原因是液体潴留和脂肪组织增加,体格检查将有助于鉴别脂肪组织增加与液体潴留。儿童肥胖多表现为加速生长超过正常线性生长,也可能过早进入青春期。成年人肥胖需注意胰岛素抵抗所致的糖耐量异常。

(4)病情发展与演变:体重增加为突发性还是逐渐加重,有无缓解,有无新的症状,如水肿、夜间呼吸困难与咳嗽、睡眠不能平卧、尿量减少等提示病情加重。

(5)伴随症状:不同原因所致体重增加的伴随症状见表 2-51。

表 2-51　不同原因所致体重增加的伴随症状

原因	伴随症状
间脑性肥胖	常伴有食欲波动、血压易变、性能力下降及尿崩症
垂体性肥胖	可伴有头痛、视物不清、溢乳及闭经
库欣综合征	可伴有满月脸及向心性肥胖
甲状腺功能减退症	可伴有颜面及肢端的黏液样水肿
过度肥胖	常伴有疲乏或阻塞性睡眠呼吸暂停
经前期水肿	常感觉虚胖,并可伴有乳房触痛、肿胀或手指肿胀
体液潴留	常伴有原发病的病情加重的表现

(6)诊治经过:患者是否已接受其他医院的诊疗,诊疗经过及检查结果,治疗方案及疗效等。

(7)病程中的一般情况:发病以来患者的食欲情况、生活方式有无变化,体力活动以及排便情况,有无精神紧张、失眠、多梦等。

2. 其他相关病史

(1)既往史:有无糖尿病、甲状腺疾病、心血管疾病、肝肾疾病史,精神疾病史。

(2)个人史:月经、性功能及生育状况等。

（3）用药史：有无使用口服避孕药、糖皮质激素、抗抑郁药及抗精神病药物等。

（4）家族史：家庭成员有无类似疾病和症状。

二十七、头痛

头痛是指眼外眦、外耳道与枕外隆突连线以上部位的疼痛。

1. 现病史

（1）起病情况与患病时间：询问头痛发生的时间和急缓等。

1）起病情况：突发剧烈的持续性头痛，并伴有不同程度的意识障碍而无发热者，提示颅内血管性疾病。急性、亚急性起病并有发热者常为感染性疾病所致。慢性进行性头痛并伴有颅内压增高应注意颅内占位性病变。长期反复发作性头痛且无神经系统阳性体征，多为偏头痛、紧张性头痛、丛集性头痛等原发性头痛。

2）发病时间：颅内占位性病变引起的头痛往往在清晨加剧；鼻窦炎的头痛也常发生于清晨或上午；丛集性头痛常在晚上发生；女性偏头痛在月经期发作频繁；脑肿瘤的头痛多为持续性，可伴有长短不等的缓解期。

（2）病因与诱因：头痛发生前有无颅脑病变，如感染、血管病变、占位性病变、颅脑外伤。有无颅外病变，如颅骨疾病、颈部疾病、神经痛、全身性疾病、神经症等。熬夜、受凉、运动、饮用咖啡和酒精等饮料，以及头颈部活动等均能诱发或加重慢性头痛。

（3）主要症状特点

1）头痛部位：不同原因所致头痛的部位特点见表 2-52。

表 2-52 不同原因所致头痛的部位特点

原因	头痛的部位特点
颅外病变	与病变侧一致或位于病灶附近，如眼源性头痛的疼痛位置表浅，且局限于眼眶、前额或颞部
颅内病变	常为深在性且较弥散，颅内深部病变的头痛部位不一定与病变部位相一致，但疼痛多向病灶同侧放射
全身性或颅内、外感染性疾病	多为全头痛
偏头痛	多为偏侧头痛
丛集性头痛	多为一侧眶周、眶上、眼球后或颞部
蛛网膜下腔出血或脑脊髓膜炎	除头痛外尚有颈部疼痛
高血压性	多在额部或整个头部

2）头痛性质：①神经性头痛多呈电击样痛或尖锐的针刺痛；②偏头痛多为搏动样疼痛；③高血压及发热性疾病所致的头痛多为胀痛，严重时可伴有搏动性；④紧张性头痛多为重压感、紧箍感或钳夹样痛；⑤丛集性头痛多为尖锐的疼痛，呈爆炸样。

3）头痛的程度：头痛的程度一般分轻、中、重三种，但与病情的轻重并无平行关系。①三叉神经痛、丛集性头痛及脑膜刺激的疼痛最为剧烈；②脑肿瘤的疼痛多为中度或轻度；③紧张性头痛的程度多较轻。

4）加重和缓解头痛的因素：①咳嗽、打喷嚏、摇头、俯身可使颅内高压性头痛、血管性头痛、颅内感染性头痛及脑肿瘤性头痛加剧；②应激可使紧张性头痛加重，休息、入睡前沐浴和按摩能逐渐缓解症状；③急性颈部肌肉炎症所致的头痛可因颈部运动而加剧；④丛集性头痛发作时吸入纯氧可缓解症状；⑤偏头痛发作时，活动可使症状加重，睡眠可使症状减轻。

(4)病情发展与演变：头痛发生快且呈持续性，既往无类似发作，常见于动脉瘤或血管畸形导致的颅内出血。头痛发生快，但持续时间短而无体征，又反复多次发作者，多为血管性头痛。慢性持续性头痛常见于器质性病变，且常伴有神经系统局灶性阳性体征，可有长短不一的缓解期。头痛的演变与病程长短有一定关系，原发性头痛尽管病程长，但后果不严重，预后良好。蛛网膜下腔出血的头痛尽管发生时间不长，但病情却较重，且预后不良。

(5)伴随症状：头痛的伴随症状及临床意义见表 2-53。

表 2-53   头痛的伴随症状及临床意义

伴随症状	临床意义
剧烈呕吐	颅内压增高，头痛在呕吐后减轻者见于偏头痛
眩晕	小脑肿瘤、椎 - 基底动脉供血不足
发热	常见于感染性疾病，包括颅内或全身性感染
慢性进行性头痛，伴精神症状	应注意颅内肿瘤
突然加剧并有意识障碍	提示可能发生脑疝
视力障碍	可见于青光眼或脑肿瘤
脑膜刺激征	提示有脑膜炎、脑膜脑炎或蛛网膜下腔出血
癫痫发作	见于脑血管病，尤其是脑血管畸形、脑内寄生虫病或脑肿瘤

(6)诊治经过：患者就诊前是否进行过内科和神经系统查体（包括眼底检查），是否选择头颅影像学检查（颅脑 CT 或 MRI 及 CTA 或 MRA）及相关辅助检查（生化常规、TCD、脑电图、肌电图和视觉诱发电位等）。

(7)病程中的一般情况：发病以来患者的饮食、睡眠、精神方面的变化。急骤且严重的头痛导致患者精神紧张，可出现较轻的大脑功能障碍；慢性、间歇性头痛往往影响饮食、睡眠，出现焦虑、紧张，导致生活质量下降。

2. 其他相关病史

(1)既往史：有无感染、发热、原发性高血压、脑动脉硬化、颅脑外伤、肿瘤、精神心理疾病、癫痫，以及眼、耳、鼻、齿等疾病史。

(2)个人生活史：有无铅、酒精、一氧化碳、有机磷杀虫剂等接触史，是否食用含亚硝酸盐的肉类和腌制食品、含谷氨酸的食品添加剂等。

(3)用药史：就诊前是否用药物治疗，是否有药物滥用史及酒精摄入史等。

(4)家族史：家族成员是否有类似疾病。

二十八、眩晕

眩晕是一种自身或环境的运动性错觉，患者产生旋转、倾倒或起伏的感觉。它是头晕的一种类型，与不稳感、晕厥前状态、头重脚轻等症状不同。

1. **现病史**

(1)起病情况与患病时间:询问眩晕发生的时间和急缓,是否为突然发生,是否为发作性或持续性。周围性眩晕多呈发作性,起病快,程度较重,每次持续时间不等,可自数分钟、数小时至数天。中枢性眩晕多为持续性,持续时间长者可达数月,也可呈发作性,起病相对较慢,程度较轻。

(2)病因与诱因:是否有前庭周围性病变、脑干病变、小脑病变、大脑皮层病变、眼部和颈部病变等。发作前有无受凉、上呼吸道感染或肠道、泌尿道感染、精神紧张、运动、体位变化等,有无药物影响等,有无头部外伤等。

(3)主要症状特点:周围性眩晕与中枢性眩晕主要症状特点见表2-54。

表 2-54　前庭周围性眩晕与中枢性眩晕的症状特点

特点	周围性眩晕	中枢性眩晕
眩晕表现	多为旋转性或上下左右摇晃的运动幻觉	旋转性或为固定物体向一侧运动的感觉
持续时间	发作性,较短,数秒至数天(最多数周)	多为持续性,可达数小时~数月
眩晕程度	症状重	症状轻
自主神经症状	明显,恶心、呕吐、出汗、面色苍白等	较轻或不明显
听觉障碍	常有耳鸣、听力减退	多不明显
眼球震颤	幅度小,多水平样或水平旋转性,眼震快相向健侧或慢相向患侧,与眩晕程度一致	幅度大,形式多变,可为水平性、旋转性或垂直性
其他神经系统体征	无或仅有听力改变	有脑干、小脑及顶颞叶损害体征
前庭功能试验	减弱、消失	可正常

(4)病情发展与演变:耳石症的眩晕发作与特定的头位和体位有关,单次发作持续数秒至数分钟内,症状多在1~2周内缓解,易复发。梅尼埃病的眩晕发作持续时间短,单次发作持续20min至24h,一般2周内缓解,易复发;前庭神经元炎病程较长,可达6周,很少复发;颅内血管性疾病,如小脑出血和脑干出血,患者常于眩晕后很快进入昏迷状态,病情加重。

(5)伴随症状及体征:耳鸣、听力下降见于前庭器官疾病或第八对脑神经病变及肿瘤;严重的恶心、呕吐、出汗及便意多见于梅尼埃病、晕动病等所致的周围性眩晕,中枢性眩晕可伴有轻度的恶心、呕吐;共济失调见于小脑、颅后凹或脑干病变;眼震见于脑干病变、小脑病变、梅尼埃病、耳石症。

(6)诊治经过:患者就诊前进行过哪些检查,如前庭功能检查,通过对眼震电图的分析,可区别周围性眩晕和中枢性眩晕;是否进行过影像学和脑电图检查。

(7)病程中的一般情况:发病以来患者的饮食、睡眠、精神方面的变化。急骤且严重的眩晕导致患者精神紧张、心悸等,慢性持续性眩晕往往影响饮食、睡眠,出现失眠、焦虑、食欲减退、情绪低落、思维缓慢等,严重影响生活质量。

2. **其他相关病史**

(1)既往史:有无急性感染、中耳炎、颅脑疾病及外伤、心血管疾病、严重肝肾疾病、糖尿病等病史。

(2)个人生活史:有无晕车、晕船史。

(3)用药史:就诊前是否有用药史、精神活性物质摄入史、酒精摄入史等。

(4)家族史:家族成员是否有类似病史。

二十九、抽搐

抽搐是指全身或局部骨骼肌非自主收缩引起的关节运动或肢体强直。抽搐的病因呈多样性,其中全面性痫性发作表现的双侧对称性肢体强直与阵挛,称为惊厥。

1. **现病史**

(1)起病情况与患病时间:询问抽搐发生的时间、面部及肢体的表现,是全身性还是局限性的,是一过性的还是反复发作性的。对于病程长且反复发作的抽搐,需要追溯到患者第一次起病的时间,并关注患者的起病年龄。

高热惊厥多发生在5岁以内的儿童,表现为全面性的强直阵挛发作(惊厥发作),为全身性抽搐。低钙血症引起的手足搐搦症,可在任何年龄起病,表现为间歇性双侧肢体强直性肌痉挛,以手部最为典型。癫痫发作也可在任何年龄起病,各年龄段癫痫的病因不同,其中局灶性运动性发作可出现单侧肢体或某一肌群的抽搐(包括强直、阵挛或肌阵挛),若出现双侧全面强直阵挛发作,则称为双侧强直阵挛发作。

(2)病因与诱因:抽搐的病因是多种多样的,不同病因引起的抽搐也有各自不同的诱因。在问诊过程中对抽搐病因的初步判断,能发现更多的阳性症状和重要阴性症状。根据大脑皮层神经元异常放电情况,将抽搐分为痫性和非痫性抽搐。

1)痫性抽搐:主要见于癫痫或其他脑部疾病,癫痫发作引起的肢体抽搐多反复发生,而其他疾病引起的痫性抽搐常为急性、短暂的,甚至是一过性的,多因累及颅脑的感染、外伤、肿瘤、血管疾病的急性期所致。

2)非痫性抽搐:主要见于累及皮层以下的疾病、精神心理性疾病,或全身性疾病(如感染、心血管疾病、中毒、代谢障碍、风湿性疾病)等。

(3)主要症状特点:仔细询问抽搐发生时患者的意识、体位、呼吸、四肢骨骼肌、大小便等情况。

1)全身性抽搐:为全身骨骼肌非自主收缩引起的全身大关节的运动或肢体僵直。最为典型的是癫痫全面强直阵挛性发作(惊厥)。早期出现意识丧失和跌倒,而后全身骨骼肌的持续收缩,表现为双眼上翻、张口后猛烈闭合、尖叫、呼吸停止、颈和躯干先屈曲后反张,持续10~20s后,肢体出现一张一弛的交替性抽动,伴血压升高、心率增快、瞳孔散大、对光反射消失或迟钝、病理反射阳性、唾液分泌物增多等,持续30~60s或更长。发作停止后,全身肌肉松弛,可出现尿失禁,呼吸、血压、心率、意识逐渐恢复。从发作到意识恢复约5~15min。

2)局部性抽搐:以身体某一局部肌群连续性收缩为主要表现,大多见于口角、眼睑、手足等。而手足搐搦症则表现间歇性双侧肢体的强直性肌痉挛,以手部最典型,呈"助产士手"表现。

(4)病情发展与演变:发作后是否出现跌伤、舌咬伤和大小便失禁等;因呼吸道分泌物、呕吐物吸入或舌后坠,可堵塞呼吸道而可引起窒息。

(5)伴随症状及并发症状:抽搐的伴随症状与抽搐同步出现,可呈一过性或反复发作性。根据病因的不同,反复抽搐的患者可出现其他的并发症。抽搐的伴随症状及临床意义见表2-55。

表 2-55　抽搐的伴随症状及临床意义

伴随症状	临床意义
发热	婴幼儿的急性感染,也可见于胃肠功能紊乱、重度脱水等,但惊厥也可引起发热
剧烈头痛	高血压急症、急性感染、蛛网膜下腔出血、颅脑外伤、颅内占位性病变等
意识丧失	癫痫全面性发作、重症颅脑疾病等
瞳孔扩大与舌咬伤	癫痫全面性发作
血压增高	原发性高血压、肾炎、子痫、铅中毒等
脑膜刺激征	脑膜炎、脑膜脑炎、蛛网膜下腔出血等
认知能力下降	癫痫性脑病、额颞叶退行性病变、颅内占位性病变等

(6)诊治经过:患者本次就诊前是否到其他医疗机构就医过。做过哪些检查,结果如何;采取哪些治疗措施,效果如何等,是否有治疗相关的不良反应。

(7)病程中的一般情况:发病以来患者的饮食、睡眠、精神状态的变化。有无大小便失禁,有无精神紧张、烦躁不安、抑郁或焦虑等情绪异常,有无外伤等。

2. 其他相关病史

(1)既往史:有无脑部外伤、脑炎、脑肿瘤、精神心理性疾病、全身性疾病、毒物接触等病史及相关症状。

(2)个人史:是否有疫区居住史,对于从儿童期起病的患者,应询问母亲的分娩史、患者的出生史,是否顺产,有无缺血缺氧病史,生长发育有无异常。

(3)用药史:就诊前是否有用药史、精神活性物质摄入史、酒精摄入史等。

(4)家族史:家族成员是否有类似疾病或症状。若家族成员进行过基因检测,则需要采集基因变异信息。

三十、意识障碍

人对周围环境及自身状态的识别和觉察能力发生障碍,称为意识障碍。

1. 现病史

(1)起病情况与患病时间:询问意识障碍发生时的环境和时间;注意既往有无原发性高血压、糖尿病、慢性肝炎等;突发的意识障碍常见于脑血管疾病、外伤、中毒、电击伤等,急性意识障碍多见于脑炎、脑膜炎、肝性脑病、尿毒症脑病等,慢性意识障碍则多见于颅内肿瘤、慢性硬膜外血肿等。

(2)病因与诱因:意识障碍发生前有无中枢神经系统疾病(如癫痫全面性发作、脑卒中、脑膜炎等)、全身性代谢疾病导致的中枢神经系统功能受损(如感染、缺氧、低血糖、肾衰竭、肝衰竭等)、药物影响(如酒精、麻醉性镇痛剂、阿片类药物等)。有无诱发因素,如摔伤、服用安眠药等。

(3)主要症状特点:突发的意识障碍见于癫痫发作、脑血管意外、蛛网膜下腔出血。持续数分钟到数小时的意识障碍见于药物性、缺氧、低血糖等。持续数小时到数天的意识障碍见于感染、肾衰竭和肝衰竭等。数月内逐渐发生的意识障碍见于痴呆。不同类型意识障碍的主要症状特点见表 2-56。

表 2-56   不同类型意识障碍的主要症状特点

意识障碍	症状特点
嗜睡	觉醒水平损害最轻的意识障碍,患者陷入持续的病理性睡眠状态,可被唤醒,并能正确回答问题和做出各种反应,但当刺激去除后很快再次入睡
昏睡	比嗜睡严重的意识障碍。患者处于熟睡状态,不易唤醒。虽在强烈刺激下可被唤醒,但很快又再入睡,醒时答话含糊或答非所问
意识模糊	患者能保持简单的精神活动,但对外界的反应低于正常水平,对时间、地点、人物的定向力可发生障碍
谵妄	一种以兴奋性增高为主的高级脑功能障碍,多急性出现。表现为意识模糊、定向力丧失、幻觉、错觉、言语混乱、躁动不安,甚至出现攻击行为等,症状常呈波动性,症状夜间重、白天轻
昏迷	最为严重的意识障碍,表现为意识持续中断或完全丧失,各种强烈刺激均不能觉醒,无目的的自主活动

(4)病情发展与演变:意识障碍是持续性的,还是间歇性的,是逐渐加重还是逐渐减轻,可通过与患者交谈,了解其思维、反应、情感活动、定向力等,必要时做痛觉试验、角膜反射、瞳孔对光反射等,来判断意识障碍病情的程度。也可按 Glasgow 昏迷评分表(GCS)对意识障碍的程度进行评估。伴有发热、体温降低、肢体活动障碍或癫痫病史、头痛等提示病情加重。

(5)伴随症状:意识障碍的伴随症状及其临床意义见表 2-57。

表 2-57   意识障碍的伴随症状及其临床意义

伴随症状	临床意义
发热	先发热后有意识障碍见于重症感染性疾病;先有意识障碍后有发热,见于脑出血、蛛网膜下腔出血、巴比妥类药物中毒等
呼吸缓慢	吗啡、巴比妥类药物、有机磷杀虫剂等中毒,是呼吸中枢受抑制的表现
瞳孔散大	颠茄类、酒精、氰化物等中毒以及癫痫、低血糖状态等
瞳孔缩小	吗啡类、巴比妥类、有机磷杀虫剂等中毒
心动过缓	颅内高压症、房室传导阻滞,吗啡类、毒蕈碱等中毒
高血压	高血压脑病、脑血管意外、尿毒症等
低血压	各种原因的休克
皮肤黏膜改变	出血点、瘀斑和紫癜可见于严重感染和出血性疾病;口唇呈樱红色提示一氧化碳中毒
脑膜刺激征	脑膜炎、蛛网膜下腔出血等

(6)诊治经过:患者就诊前进行过哪些检查。如考虑糖尿病酮症酸中毒导致的意识障碍是否检查了血糖、尿糖、酮体;肝昏迷导致的意识障碍是否检查了血氨、转氨酶等;呼吸衰竭导致的意识障碍是否检查了血气分析;肾衰竭导致的意识障碍是否检查了肌酐清除率、血钙、血磷等。

(7)病程中的一般情况:发病以来患者的精神状态变化情况,大小便、饮食有无变化,体重有无增减等。

2. 其他相关病史

(1)既往史:有无急性感染休克、原发性高血压、脑动脉硬化、糖尿病、肝肾疾病、肺源性心脏病、癫痫、颅脑外伤、肿瘤、精神心理疾病等病史。

(2)个人生活史:有无触电、溺水、高温工作环境等,有无毒物接触史。

(3)用药史:就诊前是否摄入酒精、巴比妥类药物等。

三十一、情感障碍

情感障碍是指通过言语、表情、行为动作等反映出来的病态情绪状态,最常见的症状是抑郁和焦虑。

1. 现病史

(1)起病情况与患病时间:询问首次发病的年龄、症状的持续时间。对于精神疾病范畴内的情感障碍,需要询问发病的季节,一般情感障碍首次发病年龄在 16~25 岁最多,女性早于男性。躁狂发作大多为急性或亚急性起病,可有头痛、失眠、乏力和烦躁等前驱症状,好发季节多为春末夏初。抑郁发作常缓慢起病,往往先有失眠、食欲缺乏以及各种躯体不适感,但由精神因素诱发的抑郁发作起病较急,秋冬季节抑郁发作多见,少数患者似有自己的好发季节。而继发于器质性疾病或药物及精神活性物质而引起的情感障碍,起病时间多与器质性疾病的患病时间及药物的使用时间相伴随。

(2)病因与诱因:病因与诱因错综复杂,可能有生物因素构成发病素质或倾向,由心理-社会因素诱发所致。情感障碍的发生有无起伏变化,是否与环境有明显不适应性。

(3)主要症状特点:可通过面谈和仔细观察,了解患者所处的环境、病态的内心体验,同时注意观察患者的言谈、表情、动作行为等症状特点。不同类型情感障碍主要症状特点见表 2-58。

表 2-58　不同类型情感障碍的症状特点

情感障碍	症状特点
情感高涨	情感活动增强,精力非常充沛,终日喜气洋洋、自我感觉良好、谈笑风生、思维敏捷和言语动作增多等
情感低落	情感活动减少,表情忧愁、缺乏兴趣和愉快感、思维迟钝、自我评价过低、缺乏自信、言语动作减少甚至悲观失望至极,出现自杀观念和企图等
焦虑	在面对即将来临的重大事件时产生的一种复合情绪反应。表现为紧张恐惧、顾虑重重、坐立不安等,伴有心悸、出汗、手抖、尿频等自主神经功能紊乱症状
恐惧	在危险处境时出现的一种情绪反应。表现为害怕、紧张、出汗、心跳加快、呼吸困难,甚至逃跑躲避
情感不稳	情感极易变化,喜怒无常,变化莫测,从一个情感极端波动至另一个极端
情感淡漠	对自身周围的一切事物漠不关心、表情呆滞
情感倒错	情感表现与所处的环境不协调,如听到高兴的事时反而悲伤,遭遇不幸时反而愉悦
感情幼稚	成年人的感情反应如同幼儿一样,如遇事缺乏理性控制,思维幼稚

(4)病情发展与演变：病程呈发作性、间歇性或交替性发作，可有较为明显的缓解期。每次发作持续时间因人而异，躁狂发作平均为 3 个月，抑郁发作约 6 个月；少数抑郁发作持续长达 1~2 年。病程的长短与年龄、病情严重程度以及发病次数有关。一般发作次数越多或年龄越大，病程持续时间就越长，缓解期也相应缩短，多次发作后有 15%~20% 患者转为慢性。情感障碍伴随认知功能障碍、有自杀倾向或试图伤害自己等，提示病情严重。

(5)伴随症状：情感障碍的伴随症状与临床意义见表 2-59。

表 2-59　情感障碍的伴随症状与临床意义

伴随症状	临床意义
相应的思维和行为明显增多	躁狂症、精神分裂症等
相应的思维和行为明显减少	抑郁症
认知障碍	痴呆、假性痴呆等
头痛、呕吐、视盘水肿	颅内肿瘤等
抽搐发作	癔症、癫痫等
发热、咳嗽、头痛	流行性感冒、病毒性脑炎、脑脓肿、结核性脑膜脑炎等
怕热、出汗多、食欲亢进、体重下降	甲状腺功能亢进症
黏液性水肿、睡眠障碍	甲状腺功能减低症等

(6)诊治经过：患者就诊前是否进行过情感障碍评定量表［如汉密尔顿焦虑量表和抑郁量表、症状自评量表 SCL90、倍克 - 拉范森（Bech-Rafaelson）躁狂量表等］评估，是否进行过认知功能的量表（如简易精神状态量表、蒙特利尔认知评估量表、韦氏智力量表等）评估，做过哪些实验室检查，是否进行过躯体和神经系统检查，是否有阳性的神经生化检查和神经影像学检查结果等。

(7)病程中的一般情况：发病以来患者的饮食、睡眠的变化。情感异常高涨（躁狂）的患者往往活动增多，精力旺盛，因体力消耗过度，消瘦，食欲和性欲增强，睡眠需要减少；情感异常低落（抑郁）的患者可出现心悸、胸闷、胃肠不适、便秘、食欲下降和消瘦、入睡困难和早醒。

2．其他相关病史

(1)既往史：有无急性感染、脑血管病、脑动脉硬化、糖尿病、肝脏疾病、肾脏疾病、癫痫、颅脑外伤、肿瘤等病史。

(2)个人生活史：有无异常的童年经历和家庭教育，有无应激事件的发生或生活中严重或持续的不良生活事件发生。

(3)用药史：就诊前是否有安非他明、可卡因等精神活性物质摄入史，酒精摄入史等。

(4)家族史：家族成员是否有类似疾病或症状。

（许晓伟）

第三章 体格检查

第一节 体格检查的基本方法与注意事项

体格检查与病史采集是初步诊断的基础。在崇尚高科技的时代,强调规范化体格检查可能使某些责任心不强的医生感到意外。无论临床检查技术手段多么发达,规范化体格检查是诊断疾病的重要手段。实践证明:①规范化的体格检查可使患者与医生之间建立一种良好的信任和尊重关系;②缺乏病史和体格检查结果支持的诊断性检查,极易产生假阳性,也容易给患者带来经济负担;③在某些重要的诊断过程中,问诊和体格检查较其他检查有更高的灵敏度和特异度。

一、体格检查的基本方法

体格检查的基本方法有视诊、触诊、叩诊、听诊和嗅诊 5 种,其中触诊和叩诊需要手法与技巧。每次体格检查都是对视诊、触诊、叩诊、听诊等检查方法的训练,这既是临床基本技能的训练过程,也是临床经验的积累过程,同样也是与患者交流、沟通和建立良好医患关系的过程。

(一) 视诊

视诊是以视觉来观察患者全身或局部状态的检查方法。通过视诊可以观察到许多全身及局部的体征,但对特殊部位(如眼底、呼吸道、消化道等)的检查则需借用某些器械(如检眼镜、内镜等)。

视诊方法简单,技巧少,其适用范围广,可提供重要的诊断资料和线索,有时仅视诊就可明确一些疾病的诊断。视诊又是一种常被忽视的诊断和检查方法,极易发生视而不见的现象。学习视诊需要反复练习,并记住:"视觉是一种能力,而眼力则是一种技巧"。

视诊最好在自然光线下进行,夜间在普通灯光下常不易辨别黄疸和发绀,也不易观察苍白和皮疹。侧面来的光线对观察搏动或肿物轮廓有一定的帮助。

1. 常规视诊 体格检查的第一步就是从整体观察患者。从患者走进诊室开始,就要观察患者的步态、目光、说话方式、体位、表情、营养状况、身体比例,以及患者有无畸形和异常举动等。

2. 近距离视诊 近距离视诊就是把注意力集中在某一部位进行细致的观察,如皮肤科医生主要是通过近距离视诊皮损来诊断疾病。但是,很多依靠视诊获得的重要医学信息,都是借助于各种仪器来完成的,如显微镜、检眼镜、结肠镜、胃镜、支气管镜和喉镜等。

（二）触诊

触诊是医生通过手与患者体表局部接触后的感觉（触觉、温度觉、位置觉和振动觉等）和/或患者的反应，发现有无异常的检查方法。手的不同部位对触觉的灵敏度不同（表 3-1），其中以指腹和掌指关节的掌面最为灵敏，触诊时多用这两个部位。触诊的应用范围很广，尤以腹部检查最常采用。通过触诊可以发现温度、湿度、震颤、波动、摩擦感、压痛、搏动、捻发音，以及肿大的器官、包块等体征。

表 3-1 触诊的感觉与评价

感觉	评价
触觉	指尖是区分触觉最灵敏的部位
温度觉	手背或手指的背部对温度比较灵敏（此处皮肤较其他部位薄）
振动觉	掌指关节掌面或手的尺侧对振动比较灵敏
位置觉或协调性	关节与肌肉活动（如用手指抓）对位置觉或协调性比较灵敏

1. **触诊方法** 由于触诊目的不同，触诊时施加的压力也不一致，可将触诊分为浅部触诊法与深部触诊法。

（1）浅部触诊法：医生将一只手轻轻放在被检查的部位，利用掌指关节和腕关节的协同动作，轻柔地进行轻压触摸（图 3-1）。浅部触诊法可触及的深度为 1~2cm，适用于检查体表浅在病变、关节、软组织，浅部的动脉、静脉、神经、阴囊和精索等。浅部触诊法一般不引起患者痛苦及肌肉紧张，更有利于检查腹部有无触痛、抵抗感、搏动、包块和某些肿大器官等。

（2）深部触诊法：医生将一只手或两只手重叠放置于被检查部位，由浅入深，逐渐加压以达被检查部位的深部。深部触诊法触及的深度常在 2cm 以上，有时可达 4~5cm，适用于检查腹腔病变和器官情况。根据检查目的和手法不同，深部触诊法又分为 4 种。

1）深部滑行触诊法：患者取仰卧位，请患者张口平静呼吸，或与患者谈话以转移其注意力，尽量使患者腹肌放松；医生以右手并拢的示指、中指和环指末端逐渐触向腹腔的器官或包块，在被触及的器官或包块上作上、下、左、右的滑行触诊（图 3-2），如为肠管或索条状包块，则需作与长轴相垂直方向的滑行触诊，常用于检查腹腔深部包块和胃肠病变。

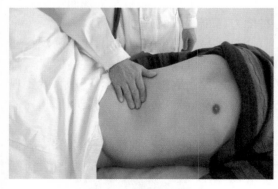

图 3-1 浅部触诊法

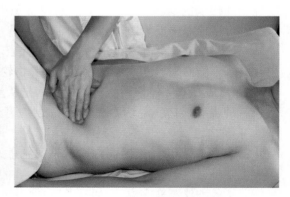

图 3-2 深部滑行触诊法

2）双手触诊法：患者取仰卧位，医生将左手置于被检查器官或包块的后部，并将被检查部位推向右手方向，以利于右手触诊，右手中间三根手指置于腹部进行触诊（图3-3）。双手触诊法多用于肝、脾、肾和腹腔肿物的检查。

3）深压触诊法：患者取仰卧位，医生以一两根手指的指腹逐渐深压被检查部位（图3-4），用于检查腹腔深在病变的部位或确定腹部压痛点，如阑尾压痛点、胆囊压痛点等。

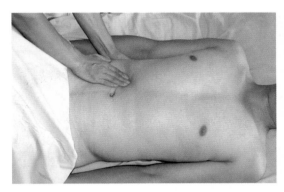

图3-3　双手触诊法

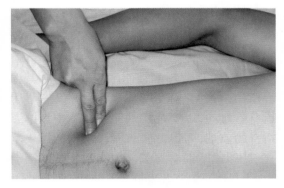

图3-4　深压触诊法

4）冲击触诊法：患者取仰卧位，医生将三四根手指并拢，以70°~90°角放置于腹壁相应的部位，作数次急速而较有力的冲击动作（图3-5），在冲击时可出现腹腔内器官在指端浮沉的感觉，一般只适用于大量腹水时肝、脾难以触及者。但冲击触诊可使患者感到不适，应避免用力过猛。

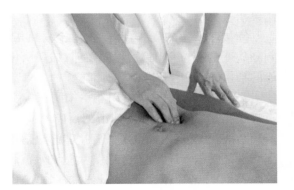

图3-5　冲击触诊法

2. 注意事项

（1）准备工作：触诊前应向患者说明触诊的目的和注意事项，触诊时医生的手要温暖、动作轻柔，避免患者紧张，以免影响触诊效果。

（2）站位要准确：医生应站在患者的右侧，面向患者，以便随时观察患者的面部表情变化。

（3）患者准备：患者取仰卧位时，双手自然置于体侧，膝关节屈曲，放松腹肌。触诊下腹部时，可根据需要嘱患者排空大小便，以减少其对触诊的影响。

（4）用心触诊：在触诊时，医生要手脑并用，边触诊边思考，反复斟酌，以判断病变的性质和来源。

（三）叩诊

叩诊是医生用手指叩击患者体表，使之振动而产生音响变化的检查方法。由于器官密度、组织构成和叩诊的力度不同，产生的叩诊音也不同。叩诊多用于肺脏、心脏、肝界和腹水

（腹膜腔积液）的检查，也用于检查肝区、脾区及肾区等有无叩击痛。

叩诊音用于确定肺、胸膜腔、胸膜和腹部空腔脏器的密度时，需要较大的叩诊力度，即叩诊胸部时震动范围约 6cm，胸壁约 3cm，肺实质约 3cm。

定界叩诊主要用于确定肺脏边界、胸水（胸膜腔积液）量、纵隔宽度、心脏大小、肺内高密度肿块界限、肝脾大小和形状、扩张的胆囊、含尿膀胱的大小以及腹水程度，使用定界叩诊需小心谨慎。

1. 叩诊方法　由于检查手法与目的不同，叩诊分为间接叩诊法与直接叩诊法。

（1）间接叩诊法：最常采用的方法包括①医生左手中指第二指节紧贴于叩诊部位（勿施重压，以免影响被叩组织的振动），其他手指稍微抬起（避免与体表接触）；②右手手指自然弯曲，以中指指端叩击左手中指第二指骨的前端，叩击方向与叩诊部位的体表垂直；③叩诊时以右腕关节与指掌关节的活动为主，避免肘关节及肩关节参与运动（图 3-6）；④一个部位每次连续叩击 2~3 下，如未能获得明确结果，可再连续叩击 2~3 下，直到叩诊结果明确为止。

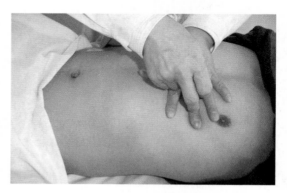

图 3-6　间接叩诊法

间接叩诊法的优点：①可获得比较响亮而清晰的叩诊音；②叩诊部位比较小，易于准确判断病变的部位；③除了可闻及叩诊音外，扳指还可感受到叩诊所引起的震动，借以判断叩诊的结果；④适用于检查任何部位。

（2）直接叩诊法：医生用右手中间三根手指的掌面直接拍击被检查部位，借拍击的反响和指下的振动感来判断病变的方法（图 3-7）。直接叩诊法适用于检查胸部或腹部面积较广泛的病变，如大量胸水或腹水等。

2. 叩诊音　叩诊音是叩诊时被叩击部位产生的音响。根据音响的强弱、频率等的不同，将叩诊音分为实音、浊音、清音、过清音和鼓音。叩诊音的持续时间与组织密度呈负相关，实音的持续时间最短，随着组织密度减小，叩诊音的持续时间逐渐延长。各种叩诊音的特点和临床意义见表 3-2。

3. 注意事项

（1）准备工作：环境要安静，以免影响叩诊音的判断。叩诊前请患者充分暴露被叩诊部位，并使肌肉放松。

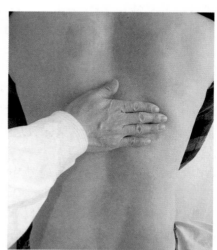

图 3-7　直接叩诊法

（2）体位：因叩诊的部位不同，患者应采取相应的体位。如叩诊胸部时取坐位或卧位；叩诊腹部时取仰卧位。

（3）确定肋间：叩诊心脏和肺脏时，一定要先确定叩诊的肋间（胸骨角是寻找肋间的标志）。

表 3-2 各种叩诊音的特点及临床意义

叩诊音	相对强度	音调	持续时间	正常存在部位	临床意义
实音	最弱	最高	最短	心、肝	大量胸膜腔积液、肺实变
浊音	中	中	中	心、肝被肺覆盖部分	肺炎、肺不张、胸膜增厚
清音	强	低	长	正常肺部	正常肺组织、单纯慢性支气管炎
过清音	更强	更低	更长	无	肺气肿
鼓音	最强	高(音色悦耳)	最长	胃泡区、腹部	大量气胸、肺空洞

(4)注意对称部位的比较:叩诊时应注意对称部位的比较与鉴别。

(5)注意音响与振动的比较:叩诊时不仅要注意叩诊音响的变化,还要注意不同病灶振动的差异。

(6)掌握叩诊的基本要领:紧(左手中指第二指骨紧贴叩诊部位)、翘(左手其他手指稍抬起,勿与体表接触)、直(以右手中指指端垂直叩击左手中指第二指骨前段)、匀(叩击的力量要均匀一致)、快(每次叩击后右手要快速抬起)、感(要有节奏感)。

(四) 听诊

听诊是医生用耳或借助听诊器,听取身体内有运动舒缩能力的器官及气体或血液流动的器官所发出的声音,以识别正常与病理状态的方法。听诊常用于心血管、肺及胃肠道等的检查。

1. 听诊方法

(1)直接听诊法:是听诊器问世以前的听诊法,是医生将耳郭直接贴在患者体表上进行听诊的方法,用此法所听得的体内声音很微弱,而且既不卫生也不方便。广义的直接听诊包括听诊语音、咳嗽、呼吸、嗳气、肠鸣、呻吟、啼哭以及患者发出的其他任何声音。

(2)间接听诊法:是指采用听诊器进行听诊的方法。此法方便,使用范围广,主要用于心、肺、腹部、血管等听诊。

听诊器的胸件有两种类型:①钟型:适用于听诊低调声音,如二尖瓣狭窄的舒张期隆隆样杂音(图 3-8)。使用钟型胸件时,胸件应轻轻接触体表被检查部位,但必须完全密合。否则会牵拉钟型胸件周围的皮肤,使之发挥与膜型胸件相似的功能,过滤低调的声音。②膜型:适用于听诊高调的声音,如主动脉瓣关闭不全的杂音等。使用膜型胸件时,胸件要紧贴体表被检查部位(图 3-9)。

2. 注意事项

(1)准备工作:①听诊时环境要安静、温暖、避风。寒冷可引起患者肌束颤动,出现附加音,影响听诊效果。②听诊时应根据病情需要,请患者采取适当的体位,对衰弱不能起床的患者,为减少患者翻身的痛苦,以使用膜型听诊器为佳。

(2)正确使用听诊器:听诊前应注意耳件方向是否正确,软管是否通畅;听诊时胸件要紧贴被听诊的部位,避免与皮肤摩擦而产生附加音。

(3)排除干扰:听诊时注意力要集中,听诊心脏时要排除呼吸音的影响,听诊肺部时要排除心音的影响。

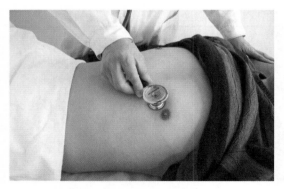

图 3-8　采用钟型胸件听诊

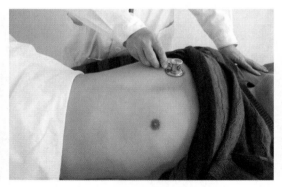

图 3-9　采用膜型胸件听诊

(五) 嗅诊

嗅诊是通过嗅觉判断发自患者的异常气味的一种检查方法。嗅诊时用手将患者散发的气味扇向自己的鼻部,然后仔细判断气味的性质和特点。异常气味多来自患者的皮肤、黏膜、呼吸道、胃肠道、呕吐物、排泄物、分泌物、脓液与血液等。

医生应该有基于气味建立诊断的能力,有经验的医生在第一次与患者接触时,就能根据患者的气味变化做出诊断或把握诊断方向。气味常出现在代谢性疾病或中毒以后。但气味很难精确描述,且个体对气味的感觉差异极大。

二、体格检查的注意事项

体格检查一般于病史采集结束后开始,但一般检查是从患者进入诊室或在床边询问病史时开始的。体格检查是为了进一步支持和验证病史采集中所获得的有意义的症状或体征,发现患者所存在的体征及对治疗的反应,为进一步明确临床诊断寻找客观依据。体格检查的注意事项见表 3-3。

表 3-3　体格检查的注意事项

1. 以患者为中心,尊重患者的羞怯心理。要关心、体贴患者,要有高度的责任感和良好的医德修养
2. 仪表端庄,举止大方,态度诚恳和蔼。过分不拘礼节可引发许多问题
3. 环境安静、舒适和具有私密性,最好以自然光线作为照明
4. 检查前要洗手,避免交叉感染
5. 医生站在患者右侧。检查前有礼貌地对患者做自我介绍,并说明体格检查的原因、目的和要求,以取得患者配合。检查结束要对患者的配合与合作表示感谢
6. 充分暴露被检查部位,检查其他部位时应该适当遮挡患者的乳房(女性)和腹股沟部;但过分遮挡可能会漏掉部分重要体征
7. 男医生(包括实习医生)给女患者进行体格检查时,应该有第三人(医生、护士或家属)在场陪伴
8. 患者的体位随检查的部位不同而不同,如腹部检查时采取仰卧位(头部枕 1 个枕头)
9. 系统体格检查时要全面、有序、重点、规范和正确,检查手法要规范、轻柔、娴熟

续表

10. 按一定顺序进行检查,避免重复和遗漏,避免反复翻动患者,力求建立规范的检查顺序

    (1)先观察一般状态及生命体征,然后依次头、颈、胸、腹、脊柱、四肢及神经系统,以避免不必要的重复或遗漏

    (2)必要时进行生殖器、肛门和直肠的检查

    (3)根据病情轻重,可调整检查顺序,有利于及时抢救和处理患者

    (4)在体格检查过程中,应注意左、右及相邻部位等的对比检查

    (5)根据病情变化及时进行复查,以利于观察病情和补充、修正诊断

(刘成玉)

第二节　全身体格检查

一、全身体格检查的原则

体格检查是一种采用多种检查方法获得患者临床资料的方法,由于操作的局限性,尚无一个例行的检查顺序。不同的医生可能倾向于选择不同的检查顺序,一般情况下,医生对大多数患者都能进行常规检查或基本检查,且对相同年龄或性别的患者,采取的检查方法与顺序可能大致相同。但是,医生必须掌握有效、系统的检查方法,以获得更有效的临床资料,因此,体格检查必须遵循以下原则。

1. **按部位检查、按系统思考**　为了检查方便、减轻患者的痛苦和增加患者的舒适度,医生可按照部位进行体格检查,但必须按照系统进行思考,这对确立正确的诊断十分重要。

2. **检查顺序要合理有效**　对所有患者都应采取从头到脚、先前胸后背部的检查顺序(图3-10和图3-11),以免遗漏检查部位或项目。同时,还能掌握正常变异。科学合理、规范有序的体格检查,既可以最大限度地保证体格检查的效率,又可以减少患者的不适,也方便医生的操作。

3. **尽量减少患者体位的变动**　过多的、不恰当的体位变动都会增加患者和医生的不适感,且浪费时间。因此,全身体格检查时患者最好只变动1~2次体位。

4. **尊重和保护患者的隐私**　在体格检查时,医生要尊重患者的羞怯心理,注意保护患者的隐私。采用专业的、娴熟的检查方法可以得到患者的有效配合与支持,可以极大地减少检查敏感部位(如乳房、生殖器和肛门等)所产生的误会。

5. **局部检查与全身检查相结合**　在实际工作中,有些患者不需要进行全身体格检查,尤其是对就诊间隔时间较短的复诊患者,或仅有局部病变的患者,此时采用局部检查或重点检查即可达到目的。无论是进行局部检查、重点检查,还是进行全身检查,一定要结合患者的实际情况,具体问题要具体分析。

6. **保障患者的知情权**　在体格检查时,要让患者了解体格检查的计划、内容和顺序,及时预见医生的操作,以便有效地配合医生的检查。

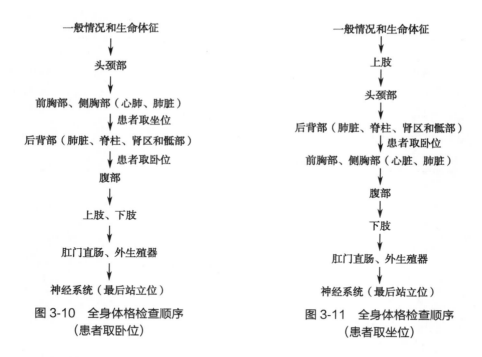

图 3-10　全身体格检查顺序　　　　　　　图 3-11　全身体格检查顺序
（患者取卧位）　　　　　　　　　　　　（患者取坐位）

7. 积极与患者沟通与交流　在体格检查时,医生在观察患者的同时,患者也在注意医生的言行。所以,医生要与患者主动建立有效沟通和交流,特别注意其面部表情与体态语,不要随意发表评论,确保语言交流与非语言交流都能传递有效的医学信息与专业精神,以取得患者的最大信任和配合。

8. 坚持原则但又有灵活性　全身体格检查必须坚持系统全面、合理有序,但还要注意灵活性。面对急诊患者、重症患者,在重点检查后,立即进行抢救或治疗,待病情稳定后再补充遗留的内容。对不能坐起患者的背部检查,只能在侧卧状态下进行。肛门、直肠、生殖器的检查应根据病情需要,确定是否需要检查,如确需检查应注意保护患者的隐私。

9. 检查手法既娴熟又规范　体格检查的方法具有很强的技艺性,务求规范合理、娴熟,并应用得当。

10. 手脑并用且用心思考　在体格检查时,强调边检查边思考,正确评价检查结果;边检查边沟通交流,以便进一步核实补充检查内容和掌握患者的不适与需求。

二、全身体格检查的顺序及项目

全身体格检查的基本项目是根据全身体格检查的原则拟定的,按照基本项目进行体格检查,有利于医生养成良好的职业习惯和行为规范,也有利于完成住院病历书写。按照基本项目,反复实践,可以熟能生巧,面对具体情况也能合理取舍,应用自如。

（一）准备

1. 准备和清点检查工具。

2. 自我介绍（姓名、职称,与患者握手,并进行简短交谈以融洽医患关系）,向患者说明检查的目的与意义。

3. 医生洗手(最好患者在场)后,站在患者右侧。

(二) 一般状态及生命体征

1. 一般状态
(1)请患者取仰卧位。

(2)观察发育、营养、神志、面容、表情、体位。

2. 生命体征
(1)测量体温(腋测法:取体温计,观察汞柱高度,置于左腋下 10min 后观察结果)。

(2)触诊脉搏(一般触诊右侧桡动脉,脉搏节律规整者检查 30s,节律不规整者检查 1min),同时触诊双侧脉搏,注意是否对称。

(3)测量呼吸频率,至少 30s,注意节律、类型和深度。

(4)测量双上臂的血压。初次测量左右上臂血压,以血压高的一侧作为血压测量的上臂。当左右臂血压(收缩压)之差大于 20mmHg 时,要进行四肢血压测量。

(5)取出体温计,计数,轻轻甩下汞柱至 35℃以下。

(三) 头部及颈部

1. 头颅及面部
(1)观察患者头颅外形,触诊头颅。注意观察头颅大小,有无畸形,有无异常隆起及凹陷,有无疼痛等;观察头发的分布、密度、颜色和光泽,有无折断现象。

(2)观察面部颜色,有无水肿、瘢痕、皮疹、损伤等。

(3)观察两侧面部是否对称(额纹、眼裂、鼻唇沟和口角),检查面部的痛觉、触觉和温度觉,并两侧对比。

2. 眼
(1)检查患者的视力(粗测法)。

(2)观察患者眉毛、睫毛的分布,眼睑有无水肿,用拇指在内眦部压迫泪囊,观察有无分泌物。

(3)请患者往上看,双手拇指翻双眼下眼睑,观察下睑巩膜及结膜。

(4)请患者往下看,以拇指和示指先后翻开左、右上眼睑,观察上睑巩膜及结膜。

(5)检查患者的眼球有无突出或凹陷。

(6)检查患者的眼球运动功能,按照 6 个方位检查眼球运动:水平向左 - 左上 - 左下,水平向右 - 右上 - 右下。

(7)检查患者的角膜、瞳孔、角膜反射。

(8)检查患者的直接对光反射与间接对光反射。

(9)检查患者的辐辏反射。

3. 耳
(1)观察患者的双侧耳郭有无畸形,触诊有无压痛及牵拉痛,触诊耳前淋巴结。

(2)观察患者的外耳道有无异常分泌物,观察鼓膜(可用耳镜)状况。

(3)触诊患者的双侧乳突,触诊耳后淋巴结。

(4)检查患者的双侧听力(采用粗略的方法)。

4. 鼻

(1)观察患者的鼻外形有无畸形,颜色有无变化,有无鼻翼扇动。

(2)借助手电筒照明,检查患者的鼻前庭。

(3)检查患者的鼻孔通气情况、嗅觉,并两侧对比。

(4)检查患者的双侧额窦有无压痛、肿胀和叩痛等。

(5)检查患者的双侧筛窦有无压痛。

(6)检查患者的双侧上颌窦有无压痛、肿胀、叩痛等。

5. 口、咽

(1)观察患者有无鼻音、发音嘶哑或失声,有无饮水呛咳。

(2)观察患者的口唇、颊黏膜、腮腺开口处、牙齿、牙龈、舌质、舌苔有无异常(用压舌板和手电筒)。

(3)请患者舌尖顶住上腭,观察其口底有无异常。

(4)用压舌板压在患者舌的前 2/3 与后 1/3 交界处,嘱患者发"啊"音,观察其腭弓、扁桃体、咽后壁及悬雍垂,检查咽反射。

(5)检查两侧软腭和咽后壁黏膜,观察其感觉有无变化以及两侧是否对称。

(6)请患者伸舌,观察其有无偏歪,请患者露齿、鼓腮或吹口哨后观察面神经运动功能有无异常。

(7)检查患者舌的味觉,并两侧对比。

(8)请患者咬紧牙齿,触诊其双侧咀嚼肌。

6. 颈部

(1)观察患者的颈部皮肤颜色,有无水肿、瘢痕、皮疹、损伤等。观察颈部外形、颈动脉搏动情况,有无静脉怒张。

(2)观察患者颈部肌肉有无萎缩,比较两侧肌力。

(3)触诊患者的下颌下、颏下、颈后、颈前、锁骨上淋巴结。

(4)去枕,检查患者有无颈强直。

(5)请患者取仰卧位,触诊患者的甲状腺是否肿大、有无压痛,触诊甲状腺峡部。

(6)患者头稍向左倾斜,配合吞咽动作,检查患者的甲状腺左叶。

(7)患者头稍向右倾斜,配合吞咽动作,检查患者的甲状腺右叶。

(8)分别触诊左右颈动脉。

(9)触诊患者的气管位置。

(10)听诊颈部(甲状腺、血管)杂音。

(四)胸部

1. 前胸部、侧胸部和肺

(1)正确暴露胸部。观察胸部皮肤颜色,注意有无水肿、瘢痕、皮疹、损伤等。

(2)观察患者的胸廓外形,有无畸形。两眼与胸廓同高,观察前胸有无异常凹陷或隆起,有无胸壁静脉曲张,乳房、乳头外形是否对称,乳晕颜色有无变化。

(3)观察患者的呼吸运动有无增强或减弱,两侧是否对称。

(4)触诊患者的肋间隙、胸廓有无压痛。

（5）触诊左右乳房（4个象限和乳头）。

（6）触诊腋窝淋巴结（用右手触诊左侧腋窝，用左手触诊右侧腋窝）。

（7）检查患者的胸廓扩张度，注意前胸和后胸（上、中、下）的变化，并左右对比。

（8）请患者发长音"yi"，以全手掌检查语音震颤（上、中、下），并左右对比。

（9）检查有无胸膜摩擦感。

（10）寻找胸骨角，确定肋间。

（11）叩诊肺脏：先从左侧第1肋间开始，两侧对称地叩诊，逐个肋间向下，每个肋间至少叩诊两处，自上而下，由外向内，双侧对比。

（12）叩诊肺下界：先叩诊锁骨中线的肺下界，再叩诊腋中线的肺下界。

（13）听诊前胸部：先从左侧第1肋间开始，逐个肋间向下，两侧对称地听诊，每个肋间至少听诊两处，自上而下，由外向内，双侧对比。

（14）检查患者的听觉语音，注意前胸和后胸（上、中、下）的变化，并左右对比。

（15）检查有无胸膜摩擦音。

2. 心脏

（1）观察患者心尖搏动的位置、强度及范围（医生的视线与患者心尖部呈切线）。

（2）观察心前区有无异常隆起（两眼与患者胸廓同高，平视）。

（3）触诊心尖搏动（中指、示指并拢触诊法，手掌或手掌尺侧触诊法）。

（4）触诊心前区有无异常搏动及震颤。

（5）触诊心前区有无心包摩擦感。

（6）寻找胸骨角，确定肋间。

（7）叩诊左侧心脏相对浊音界：先从心尖搏动最强点外2~3cm处开始，由外向内叩诊，至浊音处翻指用笔标记一点，逐个肋间向上，至第2肋间，共4个点。

（8）叩诊右侧心脏相对浊音界：先从右锁骨中线叩出肝上界，于其上一肋间（第4肋间）由外向内叩诊，逐个肋间向上，至第2肋间，分别作标记，共3个点。

（9）自下而上测量各个肋间心浊音界标记点至前正中线的距离，先测量心左界，再测量心右界（需用两把直尺测量）。

（10）测量左锁骨中线至前正中线的距离。

（11）听诊二尖瓣区（心率、节律、心音、额外心音、杂音、摩擦音）。

（12）听诊肺动脉瓣区（心音、杂音、摩擦音）。

（13）听诊主动脉瓣区（心音、杂音、摩擦音）。

（14）听诊主动脉瓣第二听诊区（心音、额外心音、杂音、摩擦音）。

（15）听诊三尖瓣区（心音、额外心音、杂音、摩擦音）。

3. 后胸部、肾区及脊柱

（1）请患者坐起，双手抱肘，暴露后胸部。

（2）观察皮肤颜色，注意有无水肿、瘢痕、皮疹、损伤等。观察后胸部胸廓有无畸形，观察呼吸运动。

（3）检查胸廓活动度及其对称性。

（4）检查语音震颤，两侧对比。

（5）检查有无胸膜摩擦感。

(6)通过第 12 浮肋或肩胛下角可定出肋间。

(7)叩诊肺脏:由上至下逐个肋间叩诊,并注意两侧对比。

(8)叩诊肩胛线肺下界:先确定肩胛下角的位置,请患者平静呼吸,由上至下叩诊,并作标记。

(9)叩诊肩胛线肺下界移动度:请患者深吸气后屏气,沿平静呼吸所作的标记,向下叩出肺下界的最低点,做标记;同样,患者深呼气后屏气,沿平静呼吸所作的标记,由下向上叩出肺下界的最高点,做标记;测量两点间的距离即为肺下界移动度。

(10)听诊两肺呼吸音,由上至下,两侧对比。

(11)检查听觉语音。

(12)检查胸膜摩擦音。

(13)检查双侧肋脊角压痛点、肋腰点压痛点。

(14)检查双侧肾区有无叩击痛。

(15)检查脊柱有无叩击痛(直接或间接叩击法)。

(16)检查脊柱有无侧弯、前后凸及压痛。

(17)检查棘突有无压痛及叩击痛。

(五)腹部、四肢、神经反射

1. 腹部

(1)请患者取仰卧位,充分暴露腹部,屈膝,腹肌放松,双上肢置于躯干两侧,平静呼吸。

(2)观察腹部皮肤颜色,有无水肿、瘢痕、条纹、皮疹、损伤、腹壁静脉曲张等。观察腹部外形是否对称,观察脐部形状,腹式呼吸是否受限。

(3)医生两眼与患者腹部同高,观察有无胃型、肠型、蠕动波。

(4)听诊肠鸣音并计数(至少 2min),听诊腹部血管杂音。

(5)浅部触诊法触诊腹部 9 区(原则是先触诊健康部位,逐渐移向病变区域,并进行比较;健康检查时一般自左下腹开始,逆时针触诊至脐部)。

(6)深部触诊法触诊腹部 9 区(原则是先触诊健康部位,逐渐移向病变区域,并进行比较;健康检查时一般自左下腹开始,逆时针触诊至脐部)。

(7)指导患者做加深的腹式呼吸,在右锁骨中线上触诊肝脏(双手触诊法、单手触诊法)。

(8)在剑突下触诊肝脏(配合呼吸运动)。

(9)检查肝颈静脉回流征。

(10)触诊胆囊,检查墨菲征(Murphy sign)。

(11)触诊脾脏(仰卧位、右侧卧位,双手触诊法)。

(12)触诊左、右肾脏(双手触诊法)。

(13)检查输尿管压痛点(季肋点,上、中输尿管点)。

(14)检查液波震颤。

(15)检查振水音。

(16)叩诊腹部 9 区(从左下腹部开始,逆时针顺序)。

(17)叩诊肝上界、肝下界(右锁骨中线)。

(18)检查有无肝区叩击痛,胆囊区叩击痛。

(19)叩诊移动性浊音,经脐平面先左后右逐渐叩诊。

(20)检查腹壁反射。

2. 上肢

(1)正确暴露上肢,观察两侧上肢是否对称,有无畸形,皮肤有无异常。

(2)观察双手掌面及背面,检查皮肤弹性。

(3)检查双手有无杵状指、发绀及其他异常。

(4)检查指间关节及掌指关节。

(5)请患者握拳,检查其握力。

(6)检查腕关节(背伸、掌屈)。

(7)检查肘关节有无压痛,活动有无受限(屈、伸、旋前、旋后)。

(8)检查上臂肌力、肌张力,两侧对比。

(9)检查滑车上淋巴结(两侧)。

(10)正确暴露肩部,观察肩关节有无畸形。

(11)触诊肩关节及其周围,观察肩关节活动度。

(12)检查上肢的触觉(或痛觉),两侧对比。

(13)检查腱反射(肱二头肌反射、肱三头肌反射、桡骨膜反射)。

(14)检查霍夫曼征(Hoffmann sign)。

3. 下肢

(1)正确暴露下肢,观察两下肢是否对称,皮肤有无溃疡、结节、出血点,有无静脉曲张。

(2)触诊腹股沟区有无肿块、疝等。

(3)触诊双侧股动脉搏动(必要时进行听诊)。

(4)触诊双侧腹股沟淋巴结。

(5)检查髋关节活动(屈髋、内旋、外旋)。

(6)观察膝关节有无红肿。

(7)触诊膝关节和浮髌试验。

(8)检查膝关节活动(屈、伸)。

(9)检查下肢肌张力及肌力。

(10)观察踝关节及足趾(有无红肿、杵状趾等)。

(11)触诊足背动脉。

(12)用右手示指按压踝部或胫骨远端内侧 10s,观察有无水肿。

(13)检查下肢的触觉(或痛觉)。

(14)检查腱反射(跟腱反射、膝腱反射、髌阵挛、踝阵挛)。

(15)检查病理反射。

(16)检查脑膜刺激征。

(17)检查直腿抬高试验。

(六) 肛门、直肠与生殖器(必要时进行检查)

1. 肛门、直肠

(1)请患者取左侧卧位,右腿屈曲。

(2)观察肛门、肛周、会阴区。

(3)医生戴手套,示指涂以润滑剂,行直肠指诊。

(4)观察指套有无分泌物、血液等。

2. 外生殖器

(1)解释检查的必要性,并注意保护患者隐私。

(2)确认膀胱已排空。

男性:

(3)视诊阴毛、阴茎、阴茎颈、阴茎头、包皮。

(4)视诊尿道外口。

(5)视诊阴囊,必要时作提睾反射。

(6)触诊双侧睾丸、附睾、精索。

女性:

(3)视诊阴毛、阴阜、大小阴唇、阴蒂。

(4)视诊尿道口及阴道口。

(5)触诊阴阜、大小阴唇。

(6)触诊尿道旁腺、前庭大腺。

(七) 共济运动、步态与腰椎运动

(1)请患者取站立位。

(2)检查指鼻试验(睁眼、闭眼)。

(3)检查双手快速轮替运动。

(4)观察步态。

(5)检查屈腰、伸腰运动。

(6)检查腰椎侧弯、旋转运动。

(八) 检查结束后的工作

整理好患者的衣物,恢复患者舒适体位,感谢患者的合作,并与患者道别,做好手卫生。

三、全身体格检查中常见的问题

全身体格检查是医生最重要的临床基本能力之一,必须反复练习、反复实践,不断强化,不断完善,才能使检查全面系统、重点突出、从容流畅、取舍得当。但在全身体格检查中,却常存在一些问题,对于医学生来说,必须克服或纠正,以便形成良好的习惯和正确的思路。

1. **准备不充分,缺乏系统性**　缺乏思想准备和组织安排,使检查项目遗漏或重复,检查顺序颠倒。缺乏规范系统的训练,对全身体格检查的目的、内容和方法心中无数。

2. **病史不详细,缺乏重点性**　由于病史采集不详细,临床资料不齐全,导致检查的重点不突出或有误。

3. **站位不准确,体位不规范**　在进行体格检查时,医生一般站在患者右侧,并指导患者采取恰当规范的体位。如检查腹部时,患者应采取仰卧位并双下肢屈曲。测量血压时,无论患者取坐位还是卧位,必须注意肘部、血压计水银柱"0"位、心脏的位置;使用电子血压计

时,患者的手臂要与第4肋骨(坐位)、腋中线(仰卧位)在同一水平。

4. 左右不对比,技术不熟练

(1)左右对称部位的对比是体格检查的基本原则之一,由于个体不同,许多检查结果,如呼吸音、心音、器官大小等缺乏对比性。因此,只有身体对称部位的变化才有对比性。

(2)体格检查的手法不熟悉和要点不掌握,如触诊甲状腺时的两手配合、异常呼吸音、啰音、心脏杂音的鉴别,肝脾触诊时的呼吸配合等。

5. 重理论只会背,轻实践不会做　在体格检查时,有些医学生,甚至临床医生只会动口,不会动手,只会背操作步骤,不会实际操作。另外,叩诊肺部叩不出声音,触诊肝脾不会配合呼吸运动,找不出麦克伯尼点(McBurney点),不会测量头围等。

6. 配合不恰当,工具不会用

(1)在体格检查时要注意与患者配合,尤其是对某些器官检查(如肝脏、脾脏、心脏、肺脏等),一定要配合呼吸、体位或某些动作。如触诊甲状腺时要配合吞咽动作,听诊肺部时要请患者深呼吸,以便有效地检查器官状态等。

(2)在体格检查时,常采用简单的检查工具,如听诊器、叩诊锤、压舌板、血压计等。可是在实际操作中,经常发生听诊器耳件戴反、血压计袖带位置不准,不会使用压舌板等情况。

7. 忽视小细节,善始不善终

(1)在体格检查中,最容易忽视耳、鼻、颈部血管、腋窝、腹股沟、肛门直肠和生殖器的检查。

(2)在体格检查中,最容易忽视的是对患者的体贴与关怀,如用冰冷的手直接触诊患者,或用冰冷的听诊器胸件直接听诊患者(不知道温暖一下手或听诊器胸件),另外,也容易忽视与患者的有效沟通交流。

(3)检查完毕,不感谢患者的配合,不恢复患者最舒适的体位,不整理患者的衣服或被褥,不整理检查工具等。

(4)检查前与患者沟通不到位,未核对患者的信息;检查前后未进行手卫生。

(刘成玉)

第三节　体格检查规范化操作

一、一般状态及生命体征检查

一般状态检查以视诊为主,配合触诊、听诊和嗅诊进行检查,生命体征检查要借助检查工具。

(一) 性别与年龄

1. 性别　正常人的性征很明显,性别不难判断。

2. 年龄　一般可通过问诊得知,但在某些情况下需要通过观察和检查皮肤的弹性与光泽、肌肉的状态、毛发的颜色和分布、面与颈部皮肤的皱纹、牙齿的状态等进行判断。

(二) 发育与体型

1. **发育**　通过观察与检查患者的年龄、智力、体格成长状态(包括身高、体重及第二性征等)之间的关系进行综合评价。

身高测量方法(裸足站立测量法):①患者取站立位,身体保持挺直(足跟、臀和肩部接触墙壁),头部保持中立位(枕部接触墙壁);②测量地面与头皮最高点水平线的垂直距离;③测量时,要压住头发或分开特别厚的头发,以免过高估计身高;④身高以厘米记录(精确至0.5cm);⑤测量净身高,并注意身体各部分比例。

2. **体型**　体型是身体各部分发育的外观表现,包括骨骼、肌肉与脂肪分布的状态等。成年人的体型可分为无力型(瘦长型)、正力型(匀称型)、超力型(矮胖型)。

(三) 营养状态

根据皮肤、毛发、皮下脂肪、肌肉等情况,结合性别、年龄、身高及体重进行综合判断营养状态。

(1)在一定时间内监测患者体重和体型的变化,是胖还是瘦,体重增加还是减轻。

(2)测量皮肤褶皱的厚度(观察脂肪的充实程度):①选择肩峰至鹰嘴连线的肱三头肌的中点作为检测部位;②医生用拇指和示指将被检测部位的皮肤和皮下组织提起来,用卡尺测量皮肤褶皱的厚度,测量3次取平均值报告;③男性参考值为20mm,女性为30mm。

(3)测量上臂围:①选择肩峰至鹰嘴连线的肱三头肌的中点作为检测部位;②请患者将肘关节屈曲90°,测量患者的上臂围,测量3次取平均值报告。

(四) 意识状态

观察患者是否清醒、警觉,能否与医生互动。多采用问诊的方法判断意识状态,了解患者的思维、反应、情感、计算及定向力等方面的情况。对意识障碍较为严重者,还可进行痛觉试验、瞳孔反射及腱反射等检查,以确定患者意识障碍的程度。

意识障碍可以是意识水平(觉醒或警醒)异常,也可以是意识内容(认知功能)异常。以觉醒度改变为主的意识障碍有嗜睡、昏睡、昏迷,以意识内容改变为主的意识障碍为意识模糊和谵妄。

(五) 面容与表情

观察患者是否与医生有眼神交流,是自然的、坚定的,还是缺乏眼神交流。患病后患者常出现痛苦、忧虑或疲惫的面容与表情,甚至出现特征性的面容和表情,这对某些疾病的诊断具有重要价值。常见的异常面容的特点及临床意义见表3-4。

(六) 体位

观察患者的体位,是主动体位,被动体位,还是被迫体位。常见被迫体位的特点及临床意义见表3-5。

表 3-4　常见异常面容的特点及临床意义

面容	特点	临床意义
急性病容	面色潮红,兴奋不安,鼻翼扇动,口唇疱疹,表情痛苦	急性感染性疾病,如肺炎球菌性肺炎、疟疾、流行性脑脊髓膜炎
慢性病容	面容憔悴,面色晦暗或苍白无华,目光暗淡	慢性消耗性疾病,如恶性肿瘤、肝硬化、严重结核病等
贫血面容	面色苍白,唇舌色淡,表情疲惫	贫血
肝病面容	面色晦暗,额部、鼻背、双颊有褐色色素沉着	慢性肝脏疾病
肾病面容	面色苍白,眼睑、颜面水肿,舌色淡,舌缘有齿痕	慢性肾脏疾病
甲亢面容	面容惊愕,眼裂增宽,眼球凸出,目光炯炯,兴奋不安,烦躁易怒	甲状腺功能亢进症
黏液性水肿面容	面色苍黄,颜面水肿,睑厚面宽,目光呆滞,反应迟钝,眉毛、头发稀疏,舌色淡肥大	甲状腺功能减退症
二尖瓣面容	面色晦暗,双颊紫红,口唇轻度发绀	风湿性心脏瓣膜病二尖瓣狭窄
肢端肥大症面容	头颅增大,面部变长,下颌增大、向前突出,眉弓及两颧隆起,唇舌肥厚,耳鼻增大	肢端肥大症
伤寒面容	表情淡漠,反应迟钝,呈无欲状态	肠伤寒、脑脊髓膜炎、脑炎等
苦笑面容	牙关紧闭,面肌痉挛,呈苦笑状	破伤风
满月面容	面圆如满月,皮肤发红,常伴痤疮和胡须生长	Cushing 综合征及长期应用糖皮质激素者
面具面容	面部呆板、无表情,似面具样	帕金森病、脑炎等
病危面容	Hippocrates 面容,面部瘦削,鼻骨峭耸,面色呈铅灰色或苍白、表情淡漠,眼窝内陷,目光无神	大出血、严重休克、脱水、急性腹膜炎

表 3-5　常见被迫体位的特点及临床意义

体位	特点	临床意义
被迫仰卧位	仰卧,双腿蜷曲,借以减轻腹部肌肉的紧张程度	急性腹膜炎等
被迫俯卧位	俯卧位可减轻脊背肌肉的紧张程度	脊柱疾病
被迫侧卧位	采用患侧卧位,可限制患侧胸廓活动而减轻疼痛,并有利于健侧代偿呼吸	一侧胸膜炎和大量胸膜腔积液
被迫坐位	坐于床沿上,双下肢下垂,以两手置于膝盖或扶持床边	心功能不全、肺功能不全
被迫蹲位	在活动过程中,因呼吸困难和心悸而停止活动,并采用蹲踞位或胸膝位以缓解症状	先天性发绀型心脏病
被迫停立位	在行走时突然发作的心前区疼痛,常逼迫患者立刻站立不动,并以右手按抚心前区,待症状稍缓解后,才继续行走	心绞痛
辗转体位	辗转反侧,坐卧不安	胆石症、胆道蛔虫症、肾绞痛等
角弓反张位	颈部及背部肌肉强直,头向后仰,胸腹前凸,背过伸,躯干呈弓形	破伤风、小儿脑膜炎

(七) 姿势

通过观察患者的姿势变化,了解健康状况、精神状态。常见姿势异常与临床意义见表3-6。

表3-6   常见姿势异常与临床意义

姿势异常	临床意义
颈部动作受限	颈椎、颈部肌肉病变
躯干制动或弯曲、捧腹而行	胃十二指肠溃疡、胃肠痉挛所致的腹痛
肩垂、弯背、拖拉蹒跚	疲劳、情绪低沉
头前倾、面略向上、姿势僵硬、双肩悬挂状伴有缓慢的震颤	帕金森病
身体僵硬、四肢几乎无运动,脊柱明显凸起	脊柱疾病,特别是脊柱强直性关节炎

(八) 步态

健康人的步态与年龄、健康状态和所受训练有关,如小儿喜急行或小跑,青壮年矫健快速,老年人常小步慢行。常见异常步态的特点和临床意义见表3-7。

表3-7   常见异常步态的特点及临床意义

步态	特点	临床意义
蹒跚步态	走路时身体左右摇摆,似鸭行	佝偻病、大骨节病、进行性肌营养不良或先天性双侧髋关节脱位
醉酒步态	行走时躯干重心不稳,步态紊乱不稳健,如醉酒状	小脑疾病、酒精及巴比妥中毒
偏瘫步态	由于瘫痪侧肢体肌张力增高,行走时患侧上肢屈曲、内收及旋前,下肢伸直、外旋、足跖屈,步行时下肢向下画圆圈	脑性偏瘫
共济失调步态	起步时一脚高抬,骤然垂落,且双目向下注视,两脚间距很宽,以防身体倾斜,闭目则不能保持平衡	脊髓病变
慌张步态	起步后小步急速趋行,身体前倾,有难以止步之势	帕金森病
跨阈步态	由于踝部肌腱、肌肉弛缓,患足下垂,行走时必须抬高下肢才能起步	腓总神经麻痹
剪刀步态	由于双下肢肌张力增高,尤以伸肌和内收肌肌张力增高明显,移步时下肢内收过度,两腿交叉呈剪刀状	脑性瘫痪、截瘫
间歇性跛行	行走过程中因下肢突发酸痛、软弱无力,需休息片刻后方能继续走动	高血压、动脉硬化、椎管狭窄、椎间盘突出症
趾行步态	以脚趾着地行走,站立期异常,全程使用脚趾	跟腱短缩、跖腱膜痉挛,特发性趾行症,单侧下肢缩短、跟痛症
跟行步态	以足跟着地走,站立期异常	足前部损伤、跖痛症、仰趾畸形、腓肠肌无力
防痛步态	患肢负重疼痛,步行时尽可能让患肢着地时间缩短,出现单足跳动式步态	下肢外伤、下肢关节炎症、足部病变(如胼胝、跖骨头下陷、趾神经卡压等)
跳跃步态	行走时出现明显的上下跳动,如同跳跃	下肢缩短、髋关节和膝关节在非功能位僵直

(九) 生命体征

1. 体温

(1)检查方法：体温测量使用体温计，采用摄氏单位进行记录。常用的体温测量方法及其操作与评价见表 3-8。

表 3-8　常用的体温测量方法及其操作与评价

方法	操作与评价
腋测法	①将体温计头端置于患者腋窝处，并嘱其上臂夹紧体温计(将腋窝汗液擦干，消除汗液对体温测量的影响)，10min 后读数
	②结果较口测法低 0.2~0.4℃。方便、安全，且不易发生交叉感染，为最常用的方法
口测法	①将消毒好的体温计头端置于患者舌下，并嘱其紧闭口唇(用鼻呼吸)，5min 后读数
	②结果较为可靠，但不适用于婴幼儿及神志不清者
肛测法	①患者取侧卧位，将肛门体温计的头端(涂以润滑剂)缓慢插入肛门(深度约为体温计长度的一半)，5min 后读数
	②结果稳定，一般较口测法高 0.3~0.5℃。多用于婴幼儿、神志不清者及某些特殊患者

(2)注意事项

1)检查体温计是否完好，汞柱是否在 35℃以下。

2)选择恰当的方法：①婴幼儿、精神异常、昏迷、口腔疾病、口鼻手术者忌用口测法；②腋窝有创伤、手术、炎症及腋窝出汗较多者，肩关节受伤或消瘦者忌用腋测法；③直肠肛门手术、腹泻、心肌梗死患者忌用肛测法。

3)婴幼儿、危重躁动患者应专人守护，以防意外。

4)避免影响体温测量的各种因素，如运动、进食、冷热饮、冷热敷、洗澡、坐浴和灌肠等。

5)采用口测法，患者不慎将体温计咬破时，应及时清理患者口腔内的玻璃碎屑，以免损伤唇、舌、口腔、食管、胃肠道黏膜，再口服鸡蛋清或牛奶，以延迟汞的吸收。

6)测量结果应及时记录于体温记录单上，并绘制体温曲线。体温变化的规律(热型)可为诊断某些疾病提供重要依据。

2. 脉搏

(1)检查方法：①患者取仰卧位或坐位；②医生将右手示指、中指并拢，并将指腹平放于桡动脉近手腕处，以适当的压力触诊桡动脉 1min；③判断其搏动的节律、脉率、强弱、紧张度以及与呼吸的关系，并计算每分钟搏动次数(图 3-12)；④脉搏不规则者应延长触诊时间。

(2)注意事项

1)检查脉搏前，患者应避免剧烈运动，否则要休息 20min 后再检查。

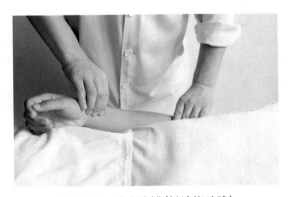

图 3-12　检查脉搏(触诊桡动脉)

2)勿用拇指触诊脉搏,因拇指小动脉的搏动易与患者的脉搏混淆。

3)判断脉率与心率是否一致。如果有脉搏短绌,则由 2 人分别触诊脉搏和听诊心率,同时计数 1min,计算出心率与脉率之差。

3. 呼吸　观察患者的呼吸频率(注意是否故意控制呼吸频率)、节律、深度、强度有无改变。

检查方法:①在检查脉搏后,医生继续将手指置于患者桡动脉上,观察其胸部或腹部的起伏(一起一伏为 1 次)。②对呼吸微弱者,医生将其耳部靠近患者的口鼻处,听其呼吸的气流声(一呼一吸为 1 次),计数 1min。

健康成人静息状态下呼吸节律基本上均匀而整齐,病理情况下可出现呼吸节律的变化。常见异常呼吸节律的特征见表 3-9。

表 3-9　常见异常呼吸节律的特征

呼吸节律异常	特征
呼吸停止	呼吸消失
Biots 呼吸	也称为间停呼吸、共济失调性呼吸,伴长周期呼吸暂停的不规则呼吸
Cheyne-Stokes 呼吸	也称为潮式呼吸、陈 - 施呼吸。呼吸频率和深度逐渐增加、减小、呼吸暂停交替出现的周期性不规则呼吸,其呼吸周期可达 30s~2min,暂停期可维持 5~30s
Kussmaul 呼吸	呼吸深长(大)规则,频率加快、减慢或正常
抑制性呼吸	胸部剧烈疼痛所致的吸气突然中断,呼吸运动短暂地受到抑制,呼吸较正常浅而快
叹气样呼吸	呼吸被频繁的叹息中断(但偶尔的叹息是正常的)

4. 血压

(1)汞柱式血压计测量方法:常用汞柱式血压计来间接测量血压,血压间接测量可分为诊室血压测量(OBPM)、动态血压测量(ABPM)和家庭血压测量(HBPM),其中 OBPM 是最常用的血压测量方法,也是目前诊断高血压、评估疗效的传统的基本标准方法,但 OBPM 不能反映 24h 血压变化。

根据 Korotkoff 5 期法判断血压值。第 1 期(响亮的拍击声)代表收缩压(SBP),第 5 期(声音消失)前的血压为舒张压(DBP),收缩压与舒张压之差为脉压(PP)。OBPM 方法:

1)患者取坐位或仰卧位,裸露上臂,并外展 45°,将血压计袖带缠于上臂(袖带下缘距离肘窝 2~3cm),上臂、血压计汞柱零点与心脏水平一致。

2)触及肱动脉搏动,听诊器胸件置于肱动脉搏动明显处(切不可将听诊器胸件插入袖带内)。

3)充气至动脉搏动消失,再升高 20~30mmHg,然后缓慢放气;听到 Korotkoff 音第一音为收缩压,消失音为舒张压。

4)休息 1min,重复测量 1 次,取平均值报告。如果收缩压或舒张压 2 次结果相差达 5mmHg 以上,应测量第 3 次,取 3 次血压值的平均值报告。

5)如实记录血压值,尾数以 0,2,4,6,8mmHg 表示。

(2)汞柱式血压计测量的注意事项:由于血压测量的影响因素较多,应特别注意以下几点。

1）充分做好测量前的各项准备工作：血压计的选择与要求见表 3-10，血压测量前的准备工作见表 3-11。

表 3-10 血压计的选择与要求

①血压计的袖带宽度约为上肢周径的 40%（12~14cm）

②血压计袖带气囊长度约为上肢周径的 80%，以保证能绕上臂 1 周

③打开血压计开关后，汞柱的凸面水平应在零位

表 3-11 血压测量前的准备工作

①检查室内要安静、舒适、温暖

②测量前 30min 患者未吸烟和饮用含有咖啡因的饮料，并至少休息 5~10min

③充分暴露被测量的上肢，且被测量上肢无动静脉瘘、无动脉切开遗留的瘢痕和水肿

④触诊肱动脉以保证有搏动

⑤被测量上肢的肱动脉与心脏处于同一水平（坐位时手臂放置于检查桌上比腰部稍高；站立位时手臂则置于中胸部的高度），将袖带均匀紧贴皮肤缠于上臂，使其下缘在肘窝上约 2~3cm

⑥医生触及肱动脉搏动后，将听诊器胸件置于搏动的肱动脉上，准备听诊

2）选择合适的袖带，肥胖的人用宽袖带，儿童用窄袖带，以最大限度地减少测量误差。

3）重复测量时应将袖带内气体完全排空后 1min 再测量。

4）第 4 期通常持续 5~10mmHg，若大于 20mmHg，应将变音和声音消失的汞柱数值分别记录，如 150/90/60mmHg。若仅有变音而无声音消失，则以变音的数值为舒张压。

（3）电子血压计测量方法

1）患者取坐位或仰卧位，将衣袖上卷至腋窝或脱掉一侧衣袖。

2）将手臂放在与心脏同一水平的高度并外展 45°。

3）将电子血压计袖带内的气体排空，然后将袖带平整地缚于患者的上臂肘窝的肱动脉处。

4）开启电子血压计，给袖带充气，待电子血压计显示数值后，记录下血压计所显示的血压值。

5）排尽袖带内气体后，将袖带从患者的上臂取下。

6）请患者休息（至少 1min）后，再按照上述方法测量 1~2 次，取几次测的平均值记录结果。

（4）电子血压计测量方法的注意事项

1）检查室内要安静、舒适、温暖

2）测量前 30min 患者未吸烟或饮用含有咖啡因的饮料，并至少休息 5~10min。

3）患者取坐位时的手臂应与第 4 肋骨在同一高度上，仰卧位时的手臂应与腋中线在同一水平。

4）偏瘫患者应在健侧上肢进行测量。

5）初次测量需要分别测量左右上肢，然后选取血压值较高的上肢作为固定测量的部位。

6）缚袖带时将袖带的中部置于患者肘窝的肱动脉处，且袖带不可过松或过紧。

7）充气时应注意观察袖带粘合口是否裂开，若粘合口裂开，则应重新缠紧袖带。

8）在测量过程中，请患者放松手臂，不要握拳。

二、皮肤与淋巴结检查

（一）皮肤检查

注意事项：①以视诊为主，辅以触诊；②室内自然光线充足；③必要时医生戴无菌手套；④检查内容包括颜色、弹性、湿度、温度，有无皮损、皮疹、脱屑、皮下出血、水肿、结节、毛发分布及指甲等。

1. 颜色

（1）整体观察皮肤的一般情况，皮肤颜色变化可以反映心肺功能、造血系统功能和肝胆系统功能。

（2）检查所有暴露部位的皮肤，包括面部、耳部、颈后、手背等。

（3）检查深肤色患者的皮肤变化时，应注意其巩膜、结膜、颊黏膜、舌、唇、甲床、手掌和足底，可通过局部加压以鉴别瘀点、瘀斑（图3-13）和红斑。

（4）观察皮肤颜色和色素沉着，注意有无因种族差异引起的正常变化。身体外露部分、乳头、腋窝、外生殖器、关节、肛门等处色素明显加深或其他部位出现色素沉着才有临床意义。

（5）观察皮肤有无损伤、色素脱失（图3-14）、红斑，观察有无皮肤苍白、黄疸或发绀等。检查皮肤苍白以观察甲床、手掌、结膜、口腔黏膜和舌质颜色为宜；检查发绀以观察口唇、耳郭、面颊及肢端为宜。

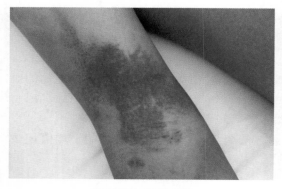

图 3-13　皮下瘀斑

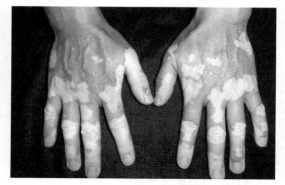

图 3-14　皮肤白癜

2. 湿度

（1）检查皮肤有无过度干燥或多汗，老年人常有皮肤干燥、瘙痒。

（2）患者有液体潴留时，常表现为水肿（表3-12）。

表 3-12　水肿的分度及特点

分度	特点
轻度	仅见于眼睑、胫前、踝部皮下组织，指压后有轻度凹陷，平复较快
中度	全身组织均可见明显水肿，指压后出现较深凹陷，平复缓慢
重度	全身组织严重水肿，低部位皮肤紧张发亮，甚至有液体渗出，胸腔、腹腔等可有积液，外阴部也可有严重水肿

（3）轻度水肿仅凭视诊常不易被发现，应结合触诊进行检查。检查局限性水肿时注意局部有无破损或溃疡。

3. 弹性

（1）检查部位：常选择手背或上臂内侧皮肤。老年人因手背或上臂内侧皮下脂肪减少，干燥多皱，影响结果判断，常选择胸骨前或额部皮肤。

（2）检查方法：以拇指和示指将皮肤捏起，松手后如皮肤褶皱迅速平复为弹性良好，褶皱平复缓慢为弹性降低（图 3-15）。

4. 皮疹　以视诊检查为主，辅以触诊。但是对于深肤色患者，常通过触诊来检查有无皮疹。常见皮疹有斑疹、丘疹（图 3-16）、斑块、风团（图 3-17）、斑丘疹等，其特点及临床意义见表 3-13。

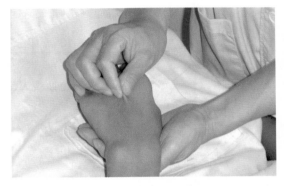

图 3-15　皮肤弹性检查方法

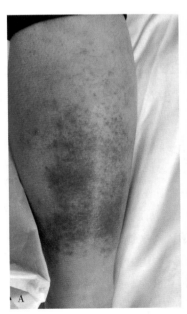
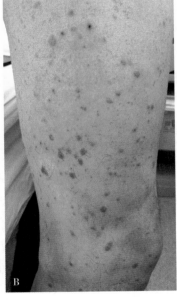

图 3-16　斑疹和丘疹

A. 斑疹；B. 丘疹

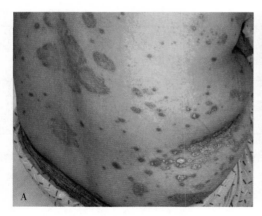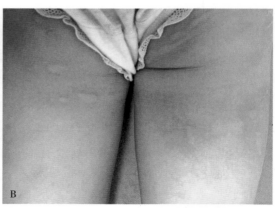

图 3-17   斑块和风团

A. 斑块；B. 风团

表 3-13   常见皮疹的特点及临床意义

皮疹	特点	临床意义
斑疹和斑片	皮肤黏膜的局限性颜色改变,无隆起或凹陷。直径 ≤2cm 为斑疹,>2cm 为斑片	斑疹伤寒、丹毒、风湿性多形红斑
斑块	局限性、实质性的表浅隆起性皮损,直径大于 1cm	银屑病等
玫瑰疹	直径 2~5mm 的鲜红色圆形斑疹,压之褪色,多出现于胸、腹部	伤寒或副伤寒(有特征性)
丘疹	局限性、实质性表浅隆起性皮损,直径 ≤1cm	麻疹、药物疹、湿疹等
斑丘疹	在斑疹的底盘上出现丘疹	风疹、猩红热、药物疹等
风团	真皮浅层水肿引起的暂时性、隆起性皮损,可呈红色或苍白色,周围常有红晕,大小不一、形态不规则。发展快,此起彼伏,常伴有剧痒,但消退后多不留瘢痕	荨麻疹

5. 皮下结节   皮下结节无论大小均应触诊检查,注意其部位、大小、硬度、活动度、有无压痛等(表 3-14)。

表 3-14   常见皮下结节的临床特点

结节	临床特点
风湿小结	位于关节附近、长骨骺端,无压痛,圆形质硬的小结节
类风湿结节	①质较硬如橡皮,多无压痛,一般小于 2cm,与皮肤粘连或不粘连 ②多见于肘背侧、指关节、肩骨突、枕骨突、腓肠肌肌腱等
囊蚴结节	①圆形或椭圆形,黄豆至核桃大小,表面平滑无压痛,与皮肤无粘连,质地韧且有一定弹性 ②多为猪肉绦虫囊蚴结节,可见于躯干、四肢皮下或肌肉内,或颈部、乳房及阴部皮下
痛风结节	①大小不一(小米粒至 1~2cm)的黄白色结节,无症状或有疼痛,较大结节表面皮肤变薄破溃,可排出白色糊状物,不易愈合 ②好发于外耳耳轮、对耳轮、指(趾)关节、掌指关节、跖趾关节

续表

结节	临床特点
Osler 结节	指尖、脚趾、鱼际肌、小鱼际肌处的蓝色或粉红色有压痛的结节,见于感染性心内膜炎
结节性多动脉炎结节	一个或多个、沿浅表动脉排列或不规则地聚集在血管近旁的小结节,好发于小腿,呈玫瑰红、鲜红或接近正常皮色,有痛及压痛,结节中心可发生坏死,形成溃疡

6. 毛发 毛发的颜色、曲直与种族有关,其分布、多少和颜色可因性别与年龄不同而不同,也受遗传、营养、精神状态和疾病等影响。毛发疾病一般可分为毛发脱失、毛发过多、毛发变色、毛发变质等,以毛发脱失多见。

7. 指甲 很多疾病会有手部的变化。手部检查非常重要,指甲形状和颜色改变可为临床诊断提供有价值的线索。常见指甲变化与原因见表 3-15。

表 3-15　常见指甲变化与原因

指甲变化	原因
蓝指甲	发绀、肝豆状核病、褐黄病
红指甲	红细胞增多症(微红蓝色)、一氧化碳中毒(樱桃红)
黄指甲	黄甲综合征
杵状指	肺癌、慢性肺部化脓性感染、囊性纤维化、感染性心内膜炎、发绀性先天性心脏病、HIV 感染、慢性过敏性胃肠疾病
裂片出血	线性出血与指甲长轴平行,见于局部轻微创伤、感染性心内膜炎、结节性脉管炎、风湿性关节炎、系统性红斑狼疮、肝脏和肾脏疾病、糖尿病等
反甲(匙状指)	缺铁、真菌感染、雷诺病
甲床苍白	贫血
甲脱离	甲状腺毒症、银屑病
无色素横向凹线或带	感染,营养不良,循环系统异常(雷诺病等),代谢异常(糖尿病、甲状腺功能减退),消化系统疾病,化疗药物,手术,酒精中毒
白甲	血白蛋白减少
横向不透明白线	血白蛋白减少
单根横向白线	三氧化二砷中毒、肾衰竭
甲褶红斑和毛细管扩张	系统性红斑狼疮
特里甲	指甲边缘 1~2mm 的甲床呈白色,见于肝硬化、低蛋白血症、慢性充血性心力衰竭、成人糖尿病
对半甲	甲床近端苍白,而远端色素沉着(红色或粉红色),见于慢性肾衰竭、肝硬化
虫蚀性甲	甲板上出现分布均匀的针头大小的凹坑(似缝衣时所用的顶针箍),见于银屑病、银屑病性关节病

(二)淋巴结

淋巴结分布于全身,一般体格检查仅能检查身体各部分浅表的淋巴结。

1. 浅表淋巴结分布   常呈组群分布,一个组群的淋巴结收集一定区域的淋巴液。头颈部和腋窝淋巴结的分布区域见图 3-18、图 3-19。

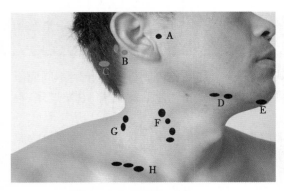

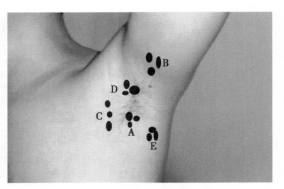

图 3-18   头颈部淋巴结分布

A. 耳前淋巴结;B. 耳后淋巴结;C. 枕淋巴结;D. 下颌下淋巴结;E. 颏下淋巴结;F. 颈前淋巴结;G. 颈后淋巴结;H. 锁骨上淋巴结

图 3-19   腋窝淋巴结分布

A. 中央淋巴结群;B. 外侧淋巴结群;C. 胸肌淋巴结群;D. 尖淋巴结群;E. 肩胛下淋巴结群

2. 检查顺序   浅表淋巴结检查应在身体相应部位的检查过程中一并进行,为了避免遗漏,应特别注意检查顺序,一般为耳前、耳后、枕部、下颌下、颏下、颈前、颈后、锁骨上、腋窝、滑车上、腹股沟、腘窝。

3. 检查方法   通常采用视诊和触诊方法。①视诊:不仅要注意局部变化,如皮肤是否隆起、颜色、有无皮疹、瘢痕、瘘管等,还要注意全身状态;②触诊:医生将示指、中指和环指并拢,其指腹平放于被检查部位的皮肤上进行滑行触诊(连同皮肤一起滑行)。

(1)检查颈部淋巴结:请患者取坐位,医生站在患者背后,手指紧贴检查部位,由浅入深进行滑行触诊。触诊时请患者头稍低,或偏向检查侧,以使皮肤或肌肉松弛,便于触诊。

(2)检查锁骨上淋巴结:请患者取坐位或仰卧位,头部稍向前屈,医生用双手进行触诊,左手触诊右侧,右手触诊左侧,由浅部逐渐触诊至锁骨后深部(图 3-20)。

(3)检查腋窝淋巴结:医生应以手扶患者前臂并稍外展,以右手检查左侧,以左手检查右侧。由浅及深,按尖群、中央群、胸肌群、肩胛下群和外侧群的顺序进行触诊(图 3-21)。

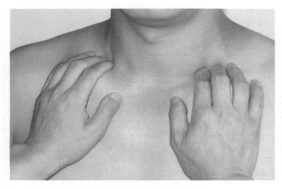

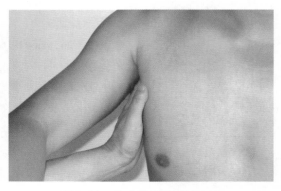

图 3-20   锁骨上窝淋巴结触诊方法

图 3-21   腋窝淋巴结触诊方法

（4）检查滑车上淋巴结：医生以右手扶托患者右前臂，并嘱其稍屈肘，医生的左手小指抵在肱骨内上髁，中间三根手指在肱二头肌与肱三头肌肌间沟内，由上而下滑行触诊。采用右手检查左侧（图3-22）。

（5）检查腹股沟淋巴结：应先查上群，后查下群（图3-23）。

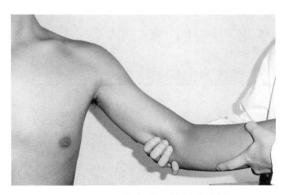
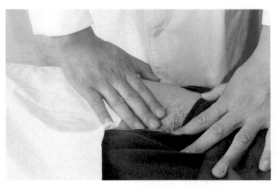

图 3-22　滑车上淋巴结触诊方法　　　　　　　图 3-23　腹股沟淋巴结触诊方法

4. 检查内容　触诊到淋巴结时，应注意其部位、大小、数量、硬度、压痛、活动度、有无粘连，局部皮肤有无红肿、瘢痕、瘘管等。同时注意寻找引起淋巴结肿大的原发病灶。

三、头部检查

（一）头发与头皮

1. 头发
（1）注意颜色、发质、发量、分布、脱发的类型与特点。注意是否染发、烫发。
（2）注意病变发生部位、形状与头发改变的特点。

2. 头皮　按照一定的顺序用手分开头发，仔细观察头皮的颜色，有无头皮屑、头癣、疖痈、外伤、血肿及瘢痕等。

（二）头颅

1. 视诊　应注意其大小、外形变化和有无异常活动。

2. 触诊　医生用双手仔细触诊头颅的每一个部位，了解其外形、有无压痛和异常隆起。

3. 测量头围　头围用于衡量头颅的大小。检查方法：①患者取坐位、站立位或仰卧位。②医生以软尺自眉间绕到颅后通过枕骨粗隆。常见头颅异常的特点及临床意义见表3-16。

表 3-16　常见头颅异常的特点及临床意义

头颅	特点	临床意义
小颅	头围小于同性别、同年龄组平均头围的 2 个标准差	囟门过早闭合（正常在 12~18 个月内闭合），常伴有智力发育障碍
尖颅（塔颅）	头顶部尖突高起，造成与颜面的比例异常，是由于矢状缝与冠状缝过早闭合所致	先天性尖颅并指（趾）畸形，即 Apert 综合征

续表

头颅	特点	临床意义
方颅	前额左右突出,头顶平坦呈方形	佝偻病、先天性梅毒
巨颅	额、顶、颞及枕部突出膨大呈圆形,颈部静脉充盈,对比之下颜面很小	脑积水。由于颅内压增高,压迫眼球,形成双目下视,巩膜外露的特殊表情,称落日现象
变形颅	发生于中年人,以颅骨增大变形为特征,同时伴有长骨的骨质增厚与弯曲	佩吉特病(Paget 病)
长颅	颅顶至下颌部的长度明显增大	马方综合征、肢端肥大症

(三) 颜面及其器官

1. 眼

(1)采用粗测法了解患者的视力。

(2)观察眉毛有无脱落或特别稀疏;观察眼睑有无睑内翻、上睑下垂、眼睑闭合障碍、眼睑水肿,有无包块、压痛、倒睫等。

(3)检查泪囊有无分泌物,观察结膜有无苍白、充血、水肿、黄染,有无分泌物等。

1)泪囊检查方法:①请患者取坐位或仰卧位,并嘱患者向上看;②医生用双手拇指轻压患者双眼内眦下方,即骨性眶缘下内侧,挤压泪囊,同时观察有无分泌物或泪液自上、下泪点溢出。

2)结膜检查方法:①请患者取坐位或仰卧位;②医生用右手检查患者左眼,左手检查右眼;③用示指和拇指捏住上睑中外 1/3 交界处的边缘;④嘱患者向下看,此时轻轻向前下方牵拉眼睑边缘,然后示指向下压迫睑板上缘,与拇指配合向上捻转睑缘。

检查结膜时动作要轻巧、柔和,以免引起患者的痛苦和流泪。检查后,轻轻向前下牵拉上睑,同时嘱患者往上看,即可使眼睑恢复正常位置。

(4)观察眼球外形与运动。①检查眼球有无突出或凹陷,双侧眼球突出见于甲亢。甲亢患者除了眼球突出外,还有其他眼征,如 Stellwag 征(瞬目减少)、Graefe 征(眼球下转时上睑不能相应下垂)、Mobius 征(集合运动减弱)、Joffroy 征(上视时无额纹出现)。②检查眼球运动情况(检查 6 条眼外肌的运动功能)和眼球震颤。

1)眼球运动检查方法:①患者取坐位或仰卧位;②医生将目标物(棉签或手指尖)置于患者眼前 30~40cm 处;③患者固定头位,嘱其双眼随着目标物移动的方向移动,一般按左、左上、左下、右、右上、右下 6 个方向的顺序进行。

2)眼球震颤检查方法:①患者取坐位或仰卧位;②嘱患者眼球随医生手指所示方向(水平和垂直)运动数次,观察是否出现震颤。

(5)观察角膜有无云翳、白斑、软化、溃疡、新生血管等,注意有无 Kayser-Fleischer(凯 - 费)环。

(6)观察巩膜有无黄疸、出血等。血液中胡萝卜素、米帕林等黄色色素增多时,也可引起皮肤、黏膜黄染,但其表现与黄疸不同,黄染一般只出现于角膜周围或此处最明显。

(7)观察瞳孔的大小、形状、位置、双侧是否等大等圆,对光反射、调节反射与辐辏反射等。瞳孔反射的检查方法见表 3-17。

表 3-17 瞳孔反射的检查方法与正常反应

反射	检查方法	正常反应
直接对光反射	用手电光直接照射瞳孔,观察瞳孔的变化	当受到光线刺激后瞳孔立即缩小,移开光源后瞳孔迅速复原
间接对光反射	医生以一手挡住光线以免影响检查眼,用光线照射另一瞳孔	照射一侧时,另一侧瞳孔立即缩小,移开光线,瞳孔扩大
调节反射	请患者注视 1m 以外的目标(医生的示指尖),然后将目标逐渐移向眼球(距眼球约 5~10cm)	瞳孔逐渐缩小
辐辏反射	请患者注视 1m 以外的目标(医生的示指尖),然后将目标逐渐移向眼球(距眼球约 5~10cm)	瞳孔缩小的同时,伴有双侧眼球向内集合

2. 耳

(1)观察耳郭的外形、大小、位置和对称性,是否有畸形、瘢痕、红肿、瘘口、低垂耳等,牵拉和触诊耳郭时有无疼痛。

(2)注意外耳道皮肤是否正常,有无溢液,外耳道有无红肿、疼痛和牵拉痛,有无脓液流出,外耳道有无瘢痕、狭窄、耵聍或异物等。

(3)观察鼓膜是否穿孔,如有穿孔,应注意穿孔位置。耳郭后方皮肤有无红肿,乳突有无压痛。

(4)采用粗测法了解患者的听力。检查方法:①在安静的室内,请患者取坐位、闭目,并用手指堵住一侧耳道;②医生持手表或以拇指与示指互相摩擦,自 1m 以外逐渐移近患者耳部,直到患者听到声音为止;③测量听到声音处与耳部的距离;④采用同样的方法检查另一耳;⑤比较两耳的检查结果,并与正常人的听力进行对照。

3. 鼻

(1)体位:请患者取坐位或仰卧位,医生站在患者右侧。

(2)外形:观察鼻部外形及皮肤颜色有无变化(表 3-18),有无鼻翼扇动(吸气时鼻孔开大,呼气时鼻孔回缩)。

表 3-18 鼻的外形、皮肤颜色变化特点及临床意义

鼻的变化	特点	临床意义
外鼻增大	普遍性增大	肢端肥大症
鞍鼻	鼻骨破坏、鼻梁塌陷	鼻骨骨折、鼻骨发育不良或先天性梅毒等
蛙状鼻	鼻翼扩大、鼻腔完全堵塞、鼻梁增宽变平如蛙状	肥大性或多发性鼻息肉
蝶形红斑	鼻梁部皮肤出现红色斑块,并向两侧颊部蔓延,呈蝴蝶形	系统性红斑狼疮
酒糟鼻	鼻尖、鼻翼部皮肤发红变厚,并伴有毛细血管扩张和组织肥厚	螨虫感染
鼻骨骨折、移位	鼻部肿胀、瘀血、外形改变	鼻外伤
色素沉着	鼻梁部皮肤出现黑褐色斑点或斑片	如黑热病、慢性肝脏疾病

（3）鼻腔：①患者取坐位或仰卧位，医生站在患者右侧；②请患者头部稍向后仰，医生用拇指将患者鼻尖轻轻上推；③借助手电光，检查鼻中隔有无偏曲，鼻黏膜有无异常，鼻腔内有无分泌物等。

（4）鼻道通气状态：①患者取坐位或仰卧位，医生站在患者右侧；②医生用示指压闭患者的一侧鼻翼，嘱其吸气，判断通气状态；③采用同样的方法检查另一侧鼻孔。

（5）鼻旁窦：检查鼻旁窦有无压痛，并注意两侧对比。鼻旁窦压痛的检查方法见表3-19。

表 3-19　鼻旁窦压痛的检查方法

鼻旁窦	检查方法
上颌窦	医生双手固定于患者两侧耳后，拇指置于左右颧部，向后按压
额窦	医生一手扶持患者枕部，另一手拇指或示指置于眼眶上缘内侧，向后向上按压。或以两手固定头部，双手拇指置于眼眶上缘内侧，向后向上按压
筛窦	医生双手固定于患者两侧耳后，双手拇指置于鼻根部与眼内眦之间向后方按压

4. 口

（1）观察口唇颜色，有无干燥、皲裂、疱疹、肿胀、肥厚、唇裂、疱疹，口角有无糜烂及歪斜等。

（2）在充分的自然光线下或借助手电光，检查口腔黏膜。观察有无出血点、溃疡、充血、肿胀、瘀斑、蓝黑色色素沉着等。检查口底黏膜和舌底部时，请患者上翘舌头并触及硬腭。由于口底组织比较松软，有时需要采用触诊法才能触及口底新生物。最好采用触诊法检查下颌下腺导管是否有结石。

腮腺管检查方法：①患者取坐位或仰卧位，头部放松于解剖位，并张口；②医生将一手示指或中指指尖置于相当于上颌第二磨牙处的颊黏膜处，触诊导管开口，另一手置于颊部向内按压（即双手触诊）；③涎石病的患者有明显触痛，可伴有腮腺管口肿胀和脓性分泌物。

（3）观察牙齿色泽与形态的变化，注意有无龋齿、残根、缺齿和义齿。

（4）检查有无牙龈水肿、牙龈缘出血、牙龈挤压后溢脓、铅线、黑褐色点线状色素沉着等。

（5）观察舌质、舌苔变化及舌的活动状态，有无干燥舌、地图舌、裂纹舌、草莓舌、牛肉、舌镜面、毛舌等。

（6）观察咽部黏膜有无充血、红肿，有无分泌物增多等。咽部的检查方法：①患者取坐位，头略后仰，张大口并发"啊"音；②医生用压舌板在舌的前2/3与后1/3交界处迅速下压，此时软腭上抬；③在照明的配合下观察软腭、腭垂（悬雍垂）、软腭弓、扁桃体、咽后壁等情况。

扁桃体肿大分为3度：①肿大的扁桃体不超过腭咽弓为Ⅰ度；②肿大的扁桃体超过腭咽弓为Ⅱ度；③肿大的扁桃体达到或超过咽后壁中线为Ⅲ度。

（7）注意口腔有无特殊气味，如臭味、腥臭味、血腥味、烂苹果味、尿味、肝臭味、大蒜味等。

四、颈部检查

（一）一般检查

1. 观察颈部分区　注意颈前三角和颈后三角有无异常。

2. 观察颈部姿势与运动　特别颈部在静态与动态时的姿势与运动的变化,有无抬头困难、头部向一侧偏斜、运动受限且伴有疼痛、颈部强直等。

3. 观察颈部皮肤　注意有无蜘蛛痣、感染(如疖、痈、结核)及其他局限性或广泛性病变,如瘢痕、瘘管及各种皮肤病等。

4. 观察颈部有无包块　如有包块,应注意其部位、数量、大小、质地、活动度、与邻近器官的关系、有无压痛、发生和增长的特点。检查时请患者做吞咽动作,可以鉴别肿大的甲状腺、甲状腺来源包块与颈前其他包块。

(二) 颈部血管检查

观察颈部静脉有无充盈或曲张,颈动脉搏动有无异常等,听诊有无杂音等。

1. 颈静脉检查

(1)患者取立位或坐位,观察颈静脉的充盈及搏动情况。

(2)患者取平卧位,可稍见颈静脉充盈,充盈的水平仅限于锁骨上缘至下颌角距离的下2/3 处,不见颈静脉搏动。

(3)若颈静脉充盈超过上述水平,称为颈静脉怒张。

2. 颈动脉检查

(1)患者取坐位或平卧位,观察颈动脉有无搏动。

(2)健康人安静时不易观察到颈动脉搏动,只在剧烈活动后心搏出量增加时才可观察到颈动脉搏动。安静时观察到明显的颈动脉搏动,则主要见于主动脉瓣关闭不全、高血压、甲状腺功能亢进症和严重贫血等。

3. 肝颈静脉回流征检查　①患者取仰卧位(头垫一枕),颈静脉怒张者将床头抬高30°~45°。②医生站在患者右侧,右手掌紧贴于患者右上腹部肝区,缓慢按压并持续 10s。在按压的同时,仔细观察颈静脉有无怒张及怒张的程度。

4. 颈部血管听诊

(1)患者取坐位或卧位。

(2)将听诊器胸件放置于其颈部大血管区及锁骨上窝听诊。

(3)颈部大血管区若听到血管性(收缩期)杂音,应考虑为颈动脉或椎动脉狭窄;若右锁骨上窝听到连续性"嗡鸣"样杂音,可能为颈静脉流入上腔静脉中口径较宽的球部所产生(系生理性的),用手指压迫颈静脉后杂音可消失。

(三) 甲状腺检查

检查甲状腺应注意:①先视诊后触诊;②寻找环状软骨和甲状软骨的标志;③观察甲状腺的位置;④采用浅部触诊法,压力不要太大(与触诊淋巴结一致)。

1. 视诊　观察甲状腺的大小和对称性。如发现甲状腺肿大,嘱患者做吞咽动作,此时甲状腺可随吞咽动作向上移动,可与颈前部其他包块相鉴别。若不易鉴别时,可请患者头向后仰、两手放于枕后再进行观察。

2. 触诊　触诊比视诊更能明确甲状腺的轮廓及病变的性质,主要检查甲状腺的轮廓、大小、质地以及活动度。

(1)甲状腺峡部:患者取坐位,医生站在患者前方用拇指或站在患者后方用示指,从胸骨上切迹向上触诊,可触到气管前软组织。嘱患者做吞咽动作,可感到此软组织在手指下滑动,判断其有无增厚和肿块。

(2)甲状腺侧叶

1)站在患者前方触诊:①患者取坐位或仰卧位,医生站在患者前方;②一手拇指施压于一侧甲状软骨,将气管推向对侧,另一手示指、中指在对侧胸锁乳突肌后缘向前推挤甲状腺侧叶;③拇指在胸锁乳突肌前缘触诊,配合吞咽动作,重复检查几次,可触及被推挤的甲状腺;④采用同样方法检查另一侧甲状腺(图3-24)。

2)站在患者后方触诊:①患者取坐位,医生站在患者后方,一手示指、中指施压于一侧甲状软骨,将气管推向对侧,另一手拇指在对侧胸锁乳突肌后缘向前推挤甲状腺,示指、中指在其前缘触诊甲状腺。②配合吞咽动作,重复检查几次。③采用同样方法检查另一侧甲状腺(图3-25)。

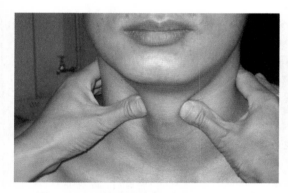 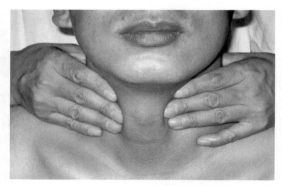

图 3-24　甲状腺触诊(医生站在患者前方)　　图 3-25　甲状腺触诊(医生站在患者后方)

甲状腺肿大可分3度:不能看出甲状腺肿大但能触及者为Ⅰ度;能看到甲状腺肿大又能触及,但在胸锁乳突肌以内者为Ⅱ度;肿大的甲状腺超过胸锁乳突肌外缘者为Ⅲ度(图3-26)。

3. 听诊　当触到甲状腺肿大时,采用钟型胸件的听诊器直接听诊甲状腺,检查有无杂音。

(四)气管检查

检查气管有无移位。①患者取舒适坐位或仰卧位,颈部保持自然正中位,医生站在患者右侧;②医生将示指与环指分别置于两侧胸锁关节上,以中指在胸骨上窝进行触诊;③触到气管后,将中指放在气管前正中部位,观察中指是否在示指与环指之间;④若中指与示指、中指与环指之间的距离不等,则提示有气管有移位(图3-27)。

五、胸部检查

注意事项:①在安静、温度适宜、光线充足的环境下进行检查,并尽可能暴露全部胸廓;②掌握胸部的骨骼标志、线性标志、自然陷窝和解剖区域;③根据病情或检查的需要,患者可采取坐位或卧位;④医生按照视诊、触诊、叩诊、听诊的顺序,依次检查患者的前胸部、侧胸部及背部(后胸部);⑤检查时要进行左右对称部位的比较;⑥胸部检查的内容主要包括胸廓外形、胸壁、乳房、胸壁血管、纵隔、支气管、肺、胸膜和心脏等。

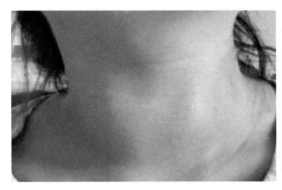

图 3-26　甲状腺肿大

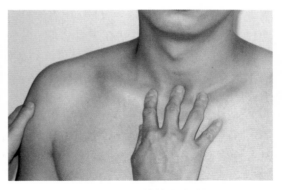

图 3-27　气管检查方法

（一）胸壁、胸廓与乳房检查

1. 胸壁

（1）患者取仰卧位或坐位，暴露胸部，并遮盖其他部位。

（2）观察两侧胸壁是否有异常变化。

（3）观察皮肤、营养状况、肌肉等情况，有无损伤、瘀斑、瘢痕等。

（4）观察胸壁静脉是否有充盈或曲张，若有静脉曲张或充盈应检查其血流方向。医生右手示指和中指并拢，用适当力量按压在一段无分支的胸壁静脉上。示指沿静脉方向向外移动，并挤出静脉中血液，然后抬起示指，但中指继续按压静脉，仔细观察这一段静脉充盈的速度。若静脉快速充盈，提示血液由示指侧流向中指侧，反之，血液则由中指侧流向示指侧。

（5）触诊检查胸壁有无压痛。医生用右手拇指指腹或右手中间三根手指指腹轻压胸壁，观察有无压痛。

（6）观察呼吸时胸壁运动，有无反常运动和不对称膨隆等。

（7）观察吸气时辅助呼吸肌的运动和肋间隙的收缩幅度，有无肋间隙凹陷、肋间隙膨隆，有无胸壁膨隆或凹陷。

2. 胸廓

（1）暴露胸部，观察胸廓两侧是否对称，及胸廓前后径与左右横径之比，有无扁平胸、桶状胸、佝偻病胸。

（2）观察胸部有无畸形，有无扁平胸、桶状胸、无佝偻病胸，有无局限性隆起或凹陷等。

3. 乳房　对于男性和女性患者均应仔细检查乳房，尤其是女性患者。女性患者乳房检查的注意事项有：①于独立的诊室内进行检查，以保护患者隐私；②充分暴露乳房；③先视诊再触诊，按正确的顺序全面检查；④除了检查乳房外，还应检查引流乳房部位的淋巴结；⑤最佳检查时间是月经后第 5~7 天。

（1）患者取坐位，双手置于身体两侧，充分暴露胸部。

（2）观察乳房大小、轮廓，两侧是否对称，乳房皮肤有无发红、水肿及回缩变化。乳房皮肤回缩检查方法：①请患者做能使胸肌收缩、乳房悬韧带拉紧的上肢动作（如双手上举过头、双手互相推压掌面或双手推压两侧髋部）；②仔细观察乳房皮肤有无回缩。

（3）观察乳头，应注意乳头的位置、大小、形状，两侧是否对称、有无倒置或内陷。

（4）触诊乳房的硬度和弹性，注意有无结节及压痛。检查方法：①患者取坐位时，先双臂下垂,然后高举过头或双手叉腰;患者取仰卧位时,可用一小枕头抬高肩部,使乳房能较对称地位于胸壁上。②医生站在患者右侧。③先检查健侧,后检查患侧。④医生的手指和手掌平置于乳房上,用指腹轻施压力,以环形(旋转)或垂直条带(来回滑行)方法进行触诊。⑤为便于检查和记录,通常以乳头为中心作一垂直线和水平线,将乳房分为 4 个象限。依次按外上、外下、内下、内上 4 个象限的顺序,由浅入深地进行触诊。

不同年龄或状态女性可触及的乳房肿块的特点与临床意义见表 3-20。

(5)触诊乳晕和乳头,医生用拇指和示指轻轻挤压乳头,观察乳头有无分泌物和渗液。对男性患者,重点检查(视诊和触诊)乳晕和乳头。

(6)触诊腋窝淋巴结(右手触诊左侧、左手触诊右侧)。

表 3-20   不同年龄或状态女性可触及的乳房肿块的特点与临床意义

特点	临床意义
光滑、质韧、类圆形、活动度好,无触痛	纤维腺瘤,好发于 15~25 岁
质软或韧,甚至硬,类圆形,活动度好,常有触痛	乳腺囊肿,好发于 25~50 岁
结节状或条索状	纤维囊性改变,好发于 25~50 岁
质硬,不规则,与周围组织粘连固定,部分活动度好	25 岁以上可考虑为乳腺癌。妊娠期或哺乳期可考虑为泌乳性腺瘤、乳腺囊肿、乳腺炎

(二)肺与胸膜检查

1. **视诊**   仔细观察呼吸运动类型,有无胸式呼吸减弱、腹式呼吸增强,或腹式呼吸减弱、胸式呼吸增强。

2. **触诊**   检查胸廓扩张度、语音震颤和胸膜摩擦感。

(1)胸廓扩张度:常在前胸部和后胸部进行检查,观察胸廓扩张度有无增强、减弱。

1)前胸部:①请患者取坐位或仰卧位;②医生双手拇指分别沿两侧肋缘指向剑突,拇指尖在前正中线两侧对称部位,手掌和其余手指置于前侧胸壁;③两拇指间留有一块松弛的皮褶(约 2cm);④嘱患者用力深呼吸,观察两拇指随胸廓扩展而分离的距离,并感受呼吸运动的范围和对称性(图 3-28)。

2)后胸部:①请患者取坐位,医生站在患者的背后;②医生双手拇指在第 10 肋水

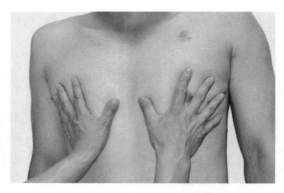

图 3-28   胸廓扩张度检查方法(前胸部)

平,平行、对称地放于患者脊柱两侧数厘米处;③向脊柱方向推挤皮肤;④其余手指掌面置于胸廓两侧对称部位;⑤请患者用力深吸气;⑥观察两拇指随胸廓扩展而分离的距离,并感受呼吸运动的范围和对称性(图 3-29)。

(2)语音震颤:①请患者取坐位或仰卧位,平静呼吸;②医生将左右手掌的尺侧缘或掌面轻放于患者两侧胸壁的对称部位(图 3-30)。③请患者用相同的强度重复发"yi"的长音,自

上而下、从内到外、双手交叉检查,比较两侧相应部位语音震颤的差异(一般检查上中下三个部位),注意语音震颤有无增强或减弱。后胸部触觉震颤检查的部位见图 3-31。

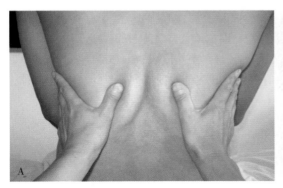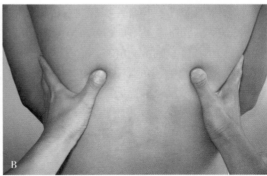

图 3-29　后胸部胸廓扩张度检查方法
A. 呼气时;B. 吸气时

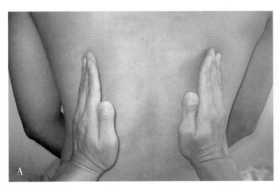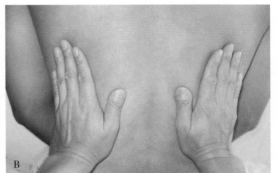

图 3-30　语音震颤检查方法
A. 采用手掌尺侧缘检查;B. 采用掌面检查

　　语音震颤的强弱取决于气管、支气管的通畅程度以及胸壁传导情况。健康人语音震颤的强弱与发音强弱、音调高低、胸壁的厚薄,以及支气管至胸壁距离等因素有关。要特别注意生理情况下的语音震颤变化。

　　(3)胸膜摩擦感:①请患者取仰卧位或坐位;②医生两手掌平放在患者的胸廓下前侧部,请患者做深呼吸运动,如触及皮革相互摩擦的感觉,即为胸膜摩擦感;③通常于呼气、吸气两相均可触及,屏住呼吸时则消失,有时只能在吸气未触及;④胸膜摩擦感于胸廓前下侧部或腋中线第5、6 肋间最易触及。

　　3. 叩诊　叩诊可确定肺边界和肺部含气

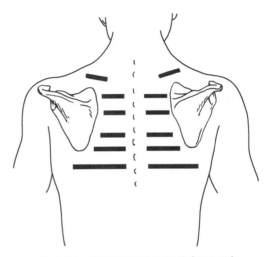

图 3-31　语音震颤检查部位(后胸部)

量、液体含量及实变范围,叩诊可发现 4.0~7.5cm 深的病变。

(1)叩诊方法:胸部叩诊的方法有间接叩诊法和直接叩诊法。①叩诊前胸部时,请患者取仰卧位或坐位,胸部稍前挺;叩诊侧胸部时,患者取坐位,双手上抬,置于枕后,从腋窝开始,由上而下叩诊;叩诊后胸部时,患者取坐位,双手抱肘或放在膝盖上,医生站在患者后方。②请患者放松肌肉,均匀呼吸。③寻找肋间。④检查顺序依次为前胸、侧胸、后胸部,从上而下、由外向内、每个位置左右对比,逐个肋间(肩胛间区除外)进行检查。⑤叩诊前胸部和后胸部时,板指平贴肋间隙,并与肋骨平行;叩诊肩胛间区时板指可与脊柱平行。⑥叩诊时注意感觉及倾听。肺部叩诊的区域见图 3-32。

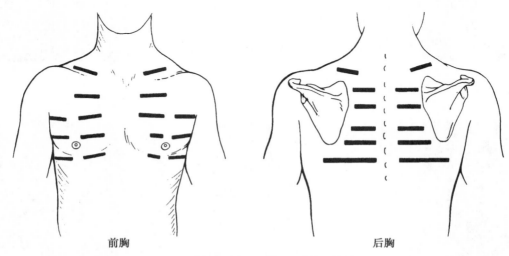

前胸 　　　　　　　　　　　　　　　　后胸

图 3-32　肺部叩诊和听诊的区域

(2)注意事项

1)影响叩诊音的因素:胸壁组织的厚薄、胸壁骨骼支架的大小和肺内含气量、肺泡的弹性和张力等均可影响叩诊音(表 3-21)。

表 3-21　影响叩诊音的因素

部位	因素
胸壁	胸壁组织增厚,如皮下脂肪较多、肌肉层较厚、乳房较大、水肿等,均可使叩诊音变浊
胸廓	胸廓的骨架增大,可增强共鸣。肋骨软骨钙化时的胸廓变硬,可使叩诊的振动向周围扩散的范围增大
胸膜腔	胸膜腔积液可影响叩诊的振动与声音的传导
肺泡	肺泡的含气量、张力、弹性的改变。如深吸气时,肺泡张力增加,叩诊音音调增高

2)叩诊音:正常胸部叩诊呈清音,由于肺脏含气量的多少、胸壁的厚薄及邻近器官等多种因素影响,叩诊音存在一定的生理性差异(表 3-22)。当患者不能取坐位时,侧卧位叩诊后胸部时可因床垫的挤压、体重及腹腔器官的影响而产生浊音区(图 3-33)。

表 3-22　生理性叩诊音的变化及原因

叩诊音变化	原因
前胸上部较下部相对稍浊	肺上叶的体积较下叶小,含气量较少,且上胸部的肌肉较厚
右胸上部相对稍浊	右肺上叶较左肺上叶为小,且惯用右手者右侧胸大肌较左侧发达
后胸部较前胸部稍浊	背部的肌肉丰厚、骨骼较多
右侧腋下部稍浊	肝脏的影响
左侧腋前线下方呈鼓音	胃泡鼓音区的影响

（3）肺界叩诊

1）肺上界：即肺尖的宽度。①请患者取坐位,医生站在患者的背后；②自斜方肌前缘中点开始,采用间接叩诊法,逐渐叩向外侧,在清音变浊音时的部位作一记号；③再由斜方肌前缘中点转向内侧,清音变为浊音时的部位再作一记号；④测量两个记号之间的距离,即为肺上界的宽度；⑤按上述方法叩诊另一肺上界。

2）肺前界：正常肺前界相当于心脏绝对浊音界。肺前界的左缘相当于胸骨旁线自第4~6肋间隙的位置。右缘为胸骨线位置。

3）肺下界：①请患者取仰卧位,医生站在患者的右侧,寻找肋间。采用间接叩诊法,自上而下,在右锁骨中线上叩诊,由清音变实

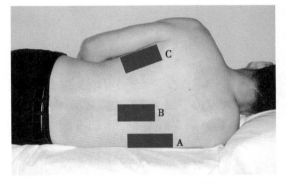

图 3-33　侧卧位的浊音区

A. 因床垫挤压胸廓所致的浊音区；B. 因体重压缩肺脏、腹腔器官压力增大(靠近床垫侧膈升高)所致的浊音区；C. 因脊柱侧弯压缩肺脏、肋间隙变窄所致的浊音区

音的部位为肺下界。由于左侧受心脏和胃泡鼓音区的影响,叩诊难以获得理想结果。②请患者取坐位,嘱其将左、右手放在头部。医生站在患者的右侧,寻找肋间。采用间接叩诊法,分别在左、右腋中线上,自上而下,叩出肺下界。③请患者取坐位,嘱其双上肢自然下垂,医生站在患者的背后,找出肩胛下角。④从肩胛线上,自上而下,采用间接叩诊法叩诊,由清音变为浊音的部位为肺下界。⑤健康人肺下界在上述三条线上分别为第6、8、10肋间(或上、下一肋间),两侧对称。

4）肺下界移动度：即相当于膈的移动范围。①请患者取坐位,医生站在患者的背后；②在患者平静呼吸时在肩胛线上叩出肺下界的部位；③嘱患者深吸气后并屏住呼吸,立即向下叩诊,当由清音变为浊音时,即为肩胛线上肺下界最低点的位置,做标记；④患者平静呼吸后叩出肺下界；⑤嘱患者深呼气并屏住呼吸,自下向上叩诊,当由浊音变为清音时,即为肩胛线上肺下界最高点的位置,再做标记；⑥两个标记之间的距离即为肺下界移动度(图 3-34)；⑦采用同样方法叩出双侧锁骨中线和腋中线的肺下界移动度。

5）胸部异常叩诊音：在正常肺脏的清音区范围内出现浊音、实音、过清音或鼓音时,则为异常叩诊音。异常叩诊音的类型取决于病变的性质、范围大小及部位深浅。一般距离胸部表面4cm以上的深部病灶、直径小于3cm的小范围病灶或少量胸膜腔积液时,常不能发现叩诊音的改变。

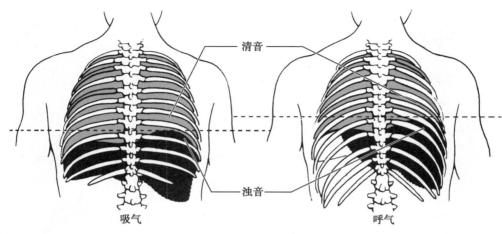

图 3-34　肺下界的移动范围

4. 听诊　使用听诊器可增加患者与医生之间的信任,但绝不能隔衣听诊。听诊时应当描述所闻及的呼吸音的强度、类型、附加音及来源,对呼吸音强度的描述还应当包括其是否存在,是否减弱或消失等。肺部听诊的区域见图 3-30。

(1)检查方法

1)患者取坐位或仰卧位,医生站在患者右侧。嘱患者均匀呼吸,必要时可作深呼吸或咳嗽后立即听诊,可更有利于发现呼吸音的变化及附加音。

2)选择正确的听诊部位(表 3-23)。

表 3-23　呼吸音的听诊部位

呼吸音	听诊部位
支气管呼吸音	胸骨上窝、喉部,颈 6、7 和胸 1、2 棘突附近
支气管肺泡呼吸音	胸骨两侧第 1,2 肋间隙,肩胛间区的第 3、4 胸椎水平,肺尖前后部
肺泡呼吸音	除上述两种呼吸音以外肺部均为肺泡呼吸音的听诊部位,其中以乳房下部、肩胛下部和腋窝下部的肺泡呼吸音最强

3)听诊由肺尖开始,分别检查前胸部、侧胸部及后胸部,自上而下逐个肋间进行检查。

4)每个对称部位进行左右对比听诊。

5)每个听诊部位要持续听诊至少 2 个呼吸周期(包括吸气相和呼气相)。

6)听诊内容有正常呼吸音、异常呼吸音、附加音(如干啰音、湿啰音)、听觉语音和胸膜摩擦音。

(2)正常呼吸音:健康人肺泡呼吸音的强弱与性别、年龄、呼吸深浅、肺组织弹性大小及胸壁厚薄有关(表 3-24)。4 种正常呼吸音的听诊特点与听诊部位见表 3-25。

(3)异常呼吸音:如在正常肺泡呼吸音听诊区内闻及支气管呼吸音则为异常支气管呼吸音,又称为管状呼吸音,常见于肺组织实变、肺内大空腔、压迫性肺不张。异常肺泡呼吸音的临床意义见表 3-26。

表 3-24　肺泡呼吸音生理性变异

项目	生理性变异
性别	男性较女性强,男性呼吸运动较强,且胸壁皮下脂肪较少
年龄	儿童较老年人强,因儿童的肺泡弹性好,且胸壁较薄
体型	瘦长体型者较矮胖体型者强。因胖体型者的胸壁较厚
肺泡	肺泡较多、胸壁肌肉较薄的部位较强,如乳房下部及肩胛下部肺泡呼吸音最强,其次为腋窝下部,而肺尖及肺下缘处最弱

表 3-25　4 种呼吸音的听诊特点与听诊部位

呼吸音	时相	强度、音调	听诊部位
气管呼吸音	吸气＝呼气	很强,高	胸外气管
支气管呼吸音	吸气＜呼气	强,高	喉部、胸骨上窝,后胸部第 6、7 颈椎及第 1、2 胸椎附近
肺泡呼吸音	吸气＞呼气	弱,低	除外支气管呼吸音及支气管肺泡呼吸音听诊区域的其余肺部
支气管肺泡呼吸音	吸气＝呼气	中,中	胸骨角附近,肩胛间区第 3、4 胸椎水平以及肺尖前后部（主支气管）

表 3-26　异常肺泡呼吸音的临床意义

异常肺泡呼吸音	临床意义
肺泡呼吸音增强	双侧增强与呼吸运动及通气功能增强、进入肺泡空气流量增多或流速加快有关;一侧肺、胸部病变可导致健侧代偿性肺泡呼吸音增强
肺泡呼吸音减弱或消失	与进入肺泡空气流量减少或流速减慢及呼吸音传导障碍有关
呼气音延长	下呼吸道部分阻塞、痉挛或狭窄,导致呼气阻力增加,或肺组织弹性减退
断续性呼吸音	肺的局部性炎症或支气管狭窄,导致空气不能均匀地进入肺泡,而出现断续性呼吸音。因伴短促的不规则间歇,又称为齿轮呼吸音
粗糙性呼吸音	轻度水肿或炎症浸润而导致支气管黏膜不光滑或狭窄,使气流进出不畅而形成粗糙性呼吸音
异常支气管肺泡呼吸音	由于肺实变区域小且与正常含气肺组织混合存在,或肺实变部位较深并被正常肺组织覆盖所致

（4）啰音

1）干啰音:①持续时间较长、乐音性、音调较高的呼吸附加音;②其强度、性质、部位、数量容易发生变化;③吸气和呼气时均可闻及,但以呼气时明显;④发生在主支气管以上大气道的干啰音,有时不用听诊器也可以闻及,称之为喘鸣。

2）湿啰音:①短促、不连续、非乐音性的呼吸附加音;②吸气时或吸气末较为明显,有时也出现于呼气早期;③部位较恒定;④性质不易变;⑤中、细湿啰音可同时存在。

（5）语音共振:一般在气管和大支气管附近最强,其发生与语音震颤基本相似,但对诊断肺部病变更为灵敏。

检查方法：①患者取坐位或仰卧位；②医生站在患者右侧，用听诊器在胸部听诊；③嘱患者用一般强度的声音重复发长"yi"音；④检查顺序，由上而下，由前胸、侧胸至后胸部；⑤检查过程中在对称部位听诊，并反复对比两侧对称部位语音共振。

语音共振减弱见于支气管阻塞、胸膜腔积液、胸膜增厚、胸壁水肿、肥胖及肺气肿、慢性阻塞性肺疾病等。语音共振增强见于肺实变、肺空洞及胸膜腔积液（积液上方压迫性肺不张的区域）。

（6）胸膜摩擦音：胸膜摩擦音见于急性纤维素性胸膜炎、肺梗死、胸膜肿瘤、尿毒症等。①呼气、吸气时均可闻及，一般以吸气末或呼气初较为明显；②屏气时消失；③深呼吸或加压听诊器胸件时摩擦音可增强；④可发生于胸膜的任何部位，但最常见于肺脏移动度较大的部位，如前下侧胸壁；⑤摩擦音可在短时间内出现、消失或再出现，也可持续数天或更久。

（三）心脏检查

目前，尽管心血管疾病的诊断技术日新月异，但是视诊、触诊、叩诊和听诊仍是诊断心血管疾病的基本方法。心脏检查的注意事项见表 3-27。

表 3-27　心脏检查的注意事项

（1）患者可取仰卧位、左侧卧位或直立坐位（身体不能左右倾斜），也可采取前倾坐位
①仰卧位适合做心前区视诊
②左侧卧位（患者身体转向左侧大约 20°），可使心尖更贴近胸壁，易于检查心尖部结构
③直立坐位可使心底部贴近胸壁，易于检查心底部结构
（2）患者应充分暴露胸部，不能隔衣检查
（3）检查环境应安静，光线及温度适宜
（4）医生应全神贯注，按照视诊、触诊、叩诊、听诊的顺序，采用规范的检查手法仔细检查

1. 视诊

（1）检查方法：①患者取仰卧位；②医生站在患者的右侧，两眼与患者胸廓同高，或视线与搏动点呈切线位置；③仔细观察心前区有无隆起和凹陷、心尖搏动和心前区异常搏动；④寻找肋间，确定心尖搏动的位置和心前区的异常变化。

（2）视诊的内容

1）观察心尖搏动的位置：胸壁较厚或女性乳房悬垂时，不易观察心尖搏动，需要结合触诊。引起心尖搏动位置变化的生理性和病理性因素见表 3-28、表 3-29。心脏收缩时心尖向内凹陷，称为负性心尖搏动，常见于粘连性心包炎与周围组织有广泛粘连时，又称为 Broadbent 征。右心室明显增大所致的心脏顺钟向移位，左心室向后移位，也可出现负性心尖搏动。

2）观察心尖搏动的强度变化：儿童，身体消瘦、肋间隙增宽的患者，以及剧烈运动、情绪激动时的心尖搏动增强、搏动范围增大；体胖或肋间隙变窄时心尖搏动减弱、搏动范围减小。左心室肥厚、甲状腺功能亢进症、贫血等可致心尖搏动增强，而急性心肌梗死、心包积液、左侧胸膜腔积液、肺气肿等可致心尖搏动减弱。

3）观察心前区有无隆起、凹陷和异常搏动：心前区隆起和凹陷的临床意义见表 3-30，心前区异常搏动的位置及临床意义见表 3-31。

表 3-28 影响心尖搏动位置变化的生理因素

因素	位置变化
体位	仰卧位时心尖搏动略向上移,左侧卧位向左移 2.0~3.0cm,右侧卧位向右移 1.0~2.5cm
体型	超力型患者的心脏呈横位,心尖搏动向上外移至第 4 肋间。无力型心脏呈垂位,向下内移至第 6 肋间
呼吸	深吸气时心尖搏动下移至第 6 肋间,深呼气时上移
年龄	婴儿和儿童的心脏呈横位,心尖搏动在第 4 肋间锁骨中线偏外处
妊娠	心尖搏动向上移位

表 3-29 影响心尖搏动位置变化的病理因素

因素	机制	位置变化	临床意义
心脏因素	左心室增大	向左下移位	主动脉瓣关闭不全等
	右心室增大	向左侧移位	二尖瓣狭窄等
	左、右心室增大	向左下移位,心浊音界向两侧扩大	扩张型心肌病等
	右位心	正常心尖搏动的镜相位	先天性右位心
心外因素	纵隔移位	心尖搏动移向患侧	一侧胸膜增厚或肺不张等
		心尖搏动移向健侧	一侧胸膜腔积液或气胸等
	膈移位	心尖搏动移向左外侧	大量腹水等
		心尖搏动移向内下,可达第 6 肋间	严重肺气肿等

表 3-30 心前区隆起和凹陷的临床意义

变化	临床意义
心前区隆起	①心脏增大:多为儿童时期先天性心脏病造成的心脏肥大所致,少数见于风湿性心脏病、心肌炎后心肌病
	②鸡胸:多见于佝偻病所致的胸骨前凸
	③心包积液:大量心包积液时可出现心前区饱满
心前区凹陷	胸骨向后移位,可见于马方综合征和部分二尖瓣脱垂患者

表 3-31 常见心前区异常搏动的位置及临床意义

搏动位置	临床意义
胸骨左缘第 2 肋间	肺动脉扩张、肺动脉高压、健康青年人(体力活动或情绪激动时)
胸骨左缘第 3~4 肋间	消瘦、右心室增大
胸骨右缘第 2 肋间及胸骨上窝	升主动脉及主动脉弓扩张、升主动脉瘤、主动脉弓瘤、主动脉瓣关闭不全、贫血、甲状腺功能亢进症
剑突下	右心室增大(如慢性阻塞性肺疾病所致)、腹主动脉瘤

2. 触诊　进一步明确心尖搏动的位置,心前区有无震颤,有无心包摩擦感等。

(1)触诊方法:①中指、示指并拢触诊法:用指腹确定心尖搏动的准确位置、强度和范围(图3-35);②手掌或手掌尺侧触诊法:触诊有无震颤和心包摩擦感,确定位置、判断心脏搏动时期(图3-36)。

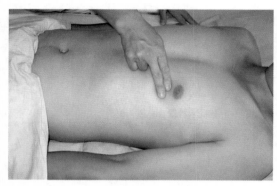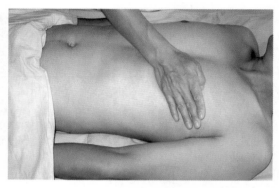

图 3-35　心脏触诊方法(中指、示指并拢触诊法)　　图 3-36　心脏触诊方法(手掌或手掌尺侧触诊法)

(2)注意事项:①患者最好取仰卧位,但触诊心包摩擦感可取前倾坐位。②触诊的力量应适度,不宜过大,因用力按压可降低手掌触觉感受器的灵敏度,以致触不到震颤或心包摩擦感。

(3)触诊的内容

1)进一步明确心尖搏动的位置、强度及其他异常搏动等(表3-32)。

2)触诊震颤,震颤的部位、产生时期及临床意义见表3-33。

表 3-32　抬举性心尖搏动与剑突下搏动的检查方法与临床意义

搏动	检查方法与临床意义
心尖部抬举性搏动	①医生将手指尖端稍用力地按在心尖搏动处,心脏收缩时可使手指端抬起且持续至第二心音开始,是左心室肥厚的可靠体征
	②左心室肥厚但左心室无增大者,抬举性心尖搏动见于锁骨中线内
	③左心室肥厚伴有左心室增大者,心尖搏动则向左下移位
剑突下搏动	①医生将手指平放于剑突下,向上后方加压,触诊有无搏动
	②搏动冲击指尖且吸气增强,则为右心室搏动
	③搏动冲击手指掌面且吸气时减弱,则为腹主动脉搏动

表 3-33　心前区震颤部位、时期及临床意义

部位	时期	临床意义
心尖部	舒张期	二尖瓣狭窄
心尖部	收缩期	重度二尖瓣关闭不全
胸骨左缘第2肋间	收缩期	肺动脉瓣狭窄
胸骨左缘第2肋间	连续性	动脉导管未闭
胸骨左缘第3、4肋间	收缩期	室间隔缺损
胸骨右缘第2肋间	收缩期	主动脉瓣狭窄

3)触诊心包摩擦感。①患者取前倾坐位,平静呼吸;②医生站在患者右侧,寻找患者的胸骨左缘第 4 肋间,并将右手手掌放置于胸骨左缘第 4 肋间处(此处触诊最清楚);③于收缩期、呼气末仔细触诊;④请患者屏住呼吸时再仔细触诊。

3. 叩诊

(1)叩诊方法

1)体位:患者取仰卧位或坐位。

2)体位与板指:患者取仰卧位时,医生站在患者右侧,左手板指与肋间平行(图 3-37);患者取坐位时,左手板指与肋间垂直(板指与心缘平行)(图 3-38)。

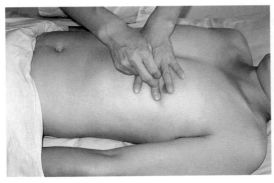
图 3-37　心脏叩诊法(患者取仰卧位)

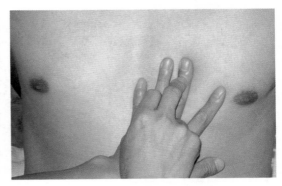
图 3-38　心脏叩诊法(患者取坐位)

3)叩诊顺序:①先叩诊心脏左界,再叩诊心脏右界;②叩诊心脏左界时,从心尖搏动外 2~3cm 处开始,由外向内进行叩诊,依次向上逐一肋间叩诊至第 2 肋间;③叩诊心脏右界时,先沿右锁骨中线自上而下叩出肝上界,于其上一肋间(一般为第 4 肋间)从右锁骨中线处由外向内进行叩诊,依次向上叩诊至第 2 肋间为止;④由外向内叩诊过程中,在叩诊音由清音变为浊音时的部位分别作标记;⑤用直尺测量各标记点与前正中线的垂直距离,同时测量左锁骨中线至前正中线的距离。

(2)注意事项

1)正确暴露胸部,要准确寻找肋间与心尖搏动。

2)采用间接叩诊法,叩诊力度要适中(轻叩诊),用力要均匀,有时需要重复叩诊几次才能正确判断心界的位置。

3)叩诊前,医生一定要将手搓热,以免患者受凉。

(3)叩诊内容:确定心脏浊音界及大血管的大小、形状及其在胸腔内的位置。影响心脏浊音界变化的因素及变化特点见表 3-34、表 3-35。

4. 听诊

(1)听诊方法

1)患者体位:患者常采取 4 种体位:平卧位、左侧卧位、坐位和前倾坐位(图 3-39~图 3-42)。平卧位适合全面的心脏听诊,左侧卧位主要用于听取心尖部低调杂音,坐位和前倾坐位适合听取主动脉瓣区高调反流性杂音。

表 3-34　心脏因素对心脏浊音界的影响

心脏因素	心脏浊音界变化
左心室增大	向左下扩大,心腰部加深近似直角,心脏浊音界呈靴形(主动脉形心)
右心室增大	轻度增大时无明显变化;显著增大时心脏相对浊音界向左右两侧扩大,以向左扩大明显
左、右心室增大	向两侧增大,且心脏左界向左下增大,呈普大形
左心房及肺动脉扩大	心腰部饱满或膨出,心脏浊音界呈梨形(二尖瓣形心)
心包积液	向两侧扩大,绝对浊音界与相对浊音界几乎相同,且随体位而改变,坐位时心界呈烧瓶形,仰卧位时心底部浊音区增大

表 3-35　心外因素对心脏浊音界的影响

心外因素	心脏浊音界变化
肺气肿或胸壁较厚	心脏浊音界变小,甚至消失
大量胸膜腔积液、气胸	患侧心脏浊音界消失,健侧心脏浊音界向外移位
胸膜粘连增厚、肺不张	心脏浊音界移向患侧
肺实变、肺肿瘤或纵隔淋巴结肿大	心脏浊音界与病变浊音区重叠,则心脏浊音界消失
大量腹膜腔积液、腹腔巨大肿瘤	心脏浊音界向左扩大
胃内气体增多	可干扰心脏左界下部的叩诊

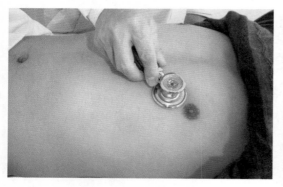

图 3-39　心脏听诊体位(仰卧位)

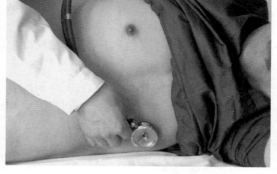

图 3-40　心脏听诊体位(左侧卧位)

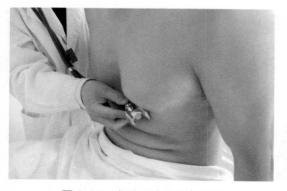

图 3-41　心脏听诊体位(坐位)

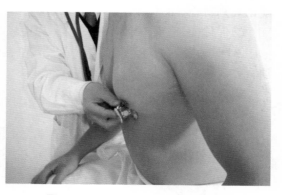

图 3-42　心脏听诊体位(前倾坐位)

2）选择听诊区及听诊顺序：心脏听诊区为4个瓣膜5个区。听诊时按逆时钟方向，从二尖瓣听诊区开始（因二尖瓣病变最常见，且辨别第一与第二心音最清楚），依次是肺动脉瓣听诊区、主动脉瓣听诊区、主动脉瓣第二听诊区、三尖瓣听诊区。

（2）听诊的注意事项：①环境安静，避免隔衣听诊。②选择适当的听诊器，听诊器的胶管不能打折。膜型胸件适合于听取高频声音，钟型胸件适合于听取低频声音。③听诊前一定要将听诊器胸件用手捂热，以免患者受凉。④听诊时可稍用力使胸件紧贴胸壁皮肤。⑤平静呼吸，有时亦可充分吸气后屏气进行听诊，以排除呼吸音对心音的干扰及呼吸对心脏的影响。⑥如病情允许，可请患者适当运动后再听诊。

（3）听诊内容：心脏的听诊内容包括心率、心律、心音、额外心音、心脏杂音及心包摩擦音等。

1）计数心率与检查心律，计数心率时以第一心音为准。心脏听诊能够确定的心律失常最常见的是期前收缩和心房颤动。

2）听取第一心音与第二心音，并予以鉴别（表3-36）。观察心音有无增强与减弱，注意心音的性质有无改变，有无心音分裂。

表 3-36　第一心音与第二心音的听诊特点

心音	特点
第一心音（S_1）	①音调较低；②音响较强；③性质较钝；④时间较长（持续约0.1s）；⑤与心尖搏动同时出现，与颈动脉搏动同步或几乎同步；⑥心尖部听诊最清楚
第二心音（S_2）	①音调较高；②音响较弱；③性质较清脆；④时间较短（持续约0.08s）；⑤在心尖搏动、颈动脉搏动之后出现；⑥心底部听诊最清楚

3）有无奔马律，有无开瓣音等。

4）有无心脏杂音。注意杂音听诊的要点，如杂音出现的部位，时期，性质，强度，传导，与体位、呼吸、运动的关系，杂音的分级强度（表3-37）。

表 3-37　心脏杂音强度分级

级别	强度	评价
1	最轻	很弱，所占时间很短，须在安静环境下仔细听诊才能听到
2	轻度	弱，但较易听到
3	中度	较响亮，容易听到
4	响亮	响亮
5	很响	更响亮，且向四周甚至背部传导，但听诊器离开胸壁则听不到
6	最响	极响亮，震耳，甚至听诊器离开胸壁一定的距离也可听到

5）有无心包摩擦音。心包摩擦音的特点：①声音粗糙，似手指擦耳郭声，近在耳边；②与心脏活动一致，收缩期与舒张期均能听到，以收缩期明显；③心前区均可闻及摩擦音，但常在胸骨左缘第3、4肋间心脏绝对浊音界以内最清楚，前倾坐位明显；④与胸膜摩擦音的主要区别是屏住呼吸后心包摩擦音存在，而胸膜摩擦音消失。

5. 周围血管征　周围血管征包括水冲脉、枪击音、杜柔（Duroziez）双重杂音和毛细血管搏动征，其特点见表3-38。

表 3-38 周围血管征的特点

周围血管征	特点
水冲脉	脉波骤起骤落,犹如潮水涨落,急促有力
枪击音	在四肢动脉,特别是股动脉或肱动脉处,闻及一种短促的如同射击时的声音
杜柔双重杂音	以听诊器膜型胸件稍加压力于股动脉或肱动脉上,可闻及收缩期与舒张期吹风样杂音
毛细血管搏动征	医生用手指轻压患者指甲末端或用清洁的玻片轻压患者的口唇黏膜,使其局部发白,可出现随着心脏搏动而有规律的红白交替现象

六、腹部检查

注意事项:①为了便于检查与记录,按照四分法和九分法将腹部分为四区和九区;②腹部检查采用视诊、触诊、叩诊、听诊四种方法,尤以触诊最为重要;③触诊中以器官触诊较难掌握,需要勤学苦练,多实践多体会;④为了避免触诊引起胃肠蠕动增加,使肠鸣音发生变化,腹部检查的顺序为视诊、听诊、触诊和叩诊,但记录时为了统一格式仍按视诊、触诊、叩诊和听诊的顺序。

(一) 视诊

1. 检查方法

(1)患者取低枕仰卧位,两上肢自然置于身体两侧。充分暴露全腹(上至剑突,下至耻骨联合。但暴露时间不宜过长,以免腹部受凉),其他部分应适当遮盖。

(2)医生站立于患者右侧,按照自上而下的原则,准确、全面地进行视诊。

(3)光线宜充足而柔和,从前侧方射入视野,有利于观察腹部的外形、肠型和蠕动波,以及腹部包块等。

2. 注意事项   ①进行腹部视诊前,嘱患者排空膀胱;②检查腹部时,不要急于触诊而忽略视诊。

3. 视诊内容

(1)观察腹部外形有无膨隆或凹陷。当全腹膨隆时,为了观察全腹膨隆的程度和变化,必要时需要测量腹围。

检查方法:①请患者排尿后平卧,用软尺经脐绕腹 1 周,测得的周长即为腹围(脐周腹围)。②测量其腹部最大周长(最大腹围)。定期测量腹围可以观察腹腔内容物(如腹膜腔积液)的变化。

除了肥胖、足月妊娠之外,全腹膨隆还可见于腹膜腔积液、腹腔内巨大包块、肠内积气、气腹等。

腹部局部隆起多由局部器官增大或包块所致。局部膨隆也可由于腹壁上的包块,而非腹腔内病变所致。其鉴别方法是嘱患者取仰卧位,做屈颈抬肩动作,使腹壁肌肉紧张,如膨隆更加明显,说明病变位于腹壁上。反之,病变在腹腔内。

(2)观察腹式呼吸运动有无增强与减弱。

(3)观察脐部形状。

(4)观察腹壁静脉有无充盈或曲张,并判断静脉血流方向。

1)检查方法:①患者取仰卧位;②选择一段无分支的腹壁静脉;③医生将一只手的示指和中指并拢按压在静脉上,然后示指紧紧按压静脉向外滑动,挤出该段静脉内血液,至一定距离后,中指按压不动,放松示指,看静脉是否充盈,如静脉迅速充盈,则血流方向是从示指端流向中指端;④采用同样的方法,放松中指,也可判断血流的方向。

2)异常静脉血流方向:①门静脉高压:腹壁曲张的静脉常以脐为中心向外放射,血流经脐静脉流入腹壁静脉,再流向四周(图3-43);②下腔静脉阻塞:腹壁曲张的静脉大多分布在腹壁两侧,脐水平以下腹部静脉的血流方向是由下而上(图3-44);③上腔静脉阻塞:脐水平以上曲张静脉的血流方向是由上而下。

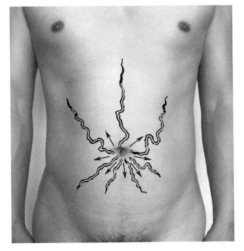

图 3-43　门静脉高压时腹壁静脉
分布和血流方向

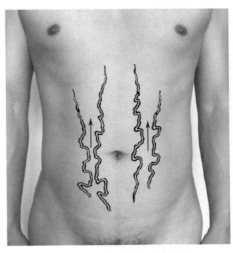

图 3-44　下腔静脉阻塞时腹壁静脉
分布和血流方向

(5)观察腹部有无胃肠型和蠕动波。

(6)观察全腹,注意腹部皮肤的颜色和完整性,有无皮疹、色素沉着、腹纹、瘢痕、疝等。腹部常见手术切口瘢痕见图3-45。

(二)听诊

1. 检查方法

(1)请患者排空膀胱,取仰卧位,双下肢屈曲,平静呼吸。医生站在患者右侧。

(2)医生将听诊器膜型胸件紧贴于腹壁,仔细听诊每个分区,尤其要注意上腹部、脐部、右下腹部等的听诊。

2. 听诊内容

(1)听诊肠鸣音

1)患者取仰卧位(放松),以右下腹部、脐上或脐下腹中线上作为听诊区,至少听诊2min,有时可能需要更长时

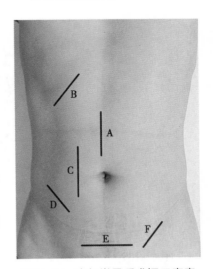

图 3-45　腹部常见手术切口瘢痕
A. 中线切口;B. 右肋缘下切口;C. 正中旁切口;D. 阑尾切除术瘢痕;E. 耻骨弓上切口;F. 疝修复切口

间,每个分区都要保证足够的听诊时间,才能确定肠鸣音是否消失。

2)可轻轻按压腹部或让患者饮水(或进食),促进肠蠕动而诱发肠鸣音。

3)仔细描述肠鸣音,是消失,还是响亮的咯咯音、偶发的咯咯音、细微的叮当音或响亮的叮当音。异常肠鸣音的特点及临床意义见表3-39。

(2)听诊血管杂音:在每个分区仔细听诊有无血管杂音。腹部动脉性杂音的听诊部位见图3-46。

表 3-39   异常肠鸣音的特点及临床意义

肠鸣音	特点	临床意义
亢进	肠鸣音每分钟达 10 次以上,且响亮、高亢,甚至呈叮当声或金属音	机械性肠梗阻
活跃	肠蠕动增强时,肠鸣音每分钟达 10 次以上,为音调不特别高亢的一阵快速的隆隆声	急性胃肠炎、服用泻药或胃肠道大出血、早期肠梗阻
减弱	数分钟才闻及 1 次	老年性便秘、腹膜炎、低血钾症、胃肠动力低下
消失	持续听诊 2min 未闻及肠鸣音,且刺激(用手指轻叩或搔弹)腹壁后仍无肠鸣音	弥漫性腹膜炎、麻痹性肠梗阻

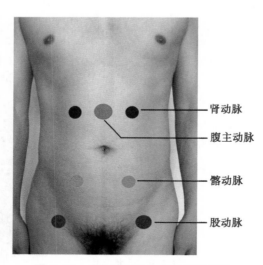

图 3-46   腹部动脉性杂音的听诊部位

(三) 触诊

腹部触诊的方法有浅部触诊法、深部触诊法、滑行触诊法、双手触诊法,有时也可采用冲击触诊法、钩指触诊法。腹部触诊的注意事项见表3-40。

1. 检查腹壁紧张度   自左下腹部开始触诊全腹,注意腹壁紧张度有无增强与减弱。但应特别注意最后触诊有病变的部位。

表 3-40　腹部触诊的注意事项

①患者排尿后取低枕仰卧位,双上肢自然置于身体两侧,两腿屈起并稍分开,放松腹肌

②患者做张口缓慢腹式呼吸,吸气时膈向下而腹部隆起,呼气时腹部自然下陷

③医生站在患者右侧,面向患者,其前臂与患者腹部表面尽量平行

④医生的手要温暖,指甲剪短,先以全手掌放于腹壁上,使患者适应片刻,然后以轻柔动作自左下腹开始逆时针方向进行检查。原则是先触诊健康部位,逐渐移向病变区域,并进行比较

⑤根据检查需要,患者选择合适的体位。检查脾脏时,患者可分别取右侧卧位;检查肾脏时患者可取坐位或立位

⑥边触诊边观察患者的反应与表情变化,对精神紧张或有痛苦者给予安慰和解释,亦可边触诊边与患者交谈,转移其注意力以减轻其腹肌紧张

2. 检查腹部压痛与反跳痛

(1)患者取仰卧位,充分暴露腹部,医生站在患者的右侧。

(2)请患者屈膝,尽量放松腹肌,双上肢置于躯干两侧,平静呼吸。

(3)医生用并拢的右手示、中指,由浅入深地按压被检查部位,观察患者是否有痛苦表情或疼痛。

(4)触诊腹部出现压痛后,医生手指可于按压部位稍停片刻,给患者一定的适应时间,然后迅速将手抬起,询问患者是否有疼痛或疼痛加重(即反跳痛),同时观察患者是否出现痛苦表情。

(5)腹部有压痛常为炎症、结石、结核、肿瘤等所致。反跳痛阳性提示炎症累及壁腹膜。当炎症未累及壁腹膜时,可仅有压痛而无反跳痛。

3. 触诊腹部器官

(1)肝脏触诊:可采用单手触诊法、双手触诊法和钩指触诊法。

1)患者取仰卧位,两下肢屈曲,双上肢置于躯干两侧,平静呼吸。

2)请患者做腹式呼吸。

3)单手触诊法:①医生站在患者右侧,右手掌放于患者的右侧锁骨中线的腹壁上,掌指关节自然伸直,手指并拢,使示指和中指的指端指向肋缘,也可用示指的桡侧对着肋缘;②自右髂前上棘水平开始,逐渐向肋缘方向触诊;③呼气时右手压向腹部深处,吸气时右手缓慢抬起(手指抬起的速度一定要慢于腹部隆起的速度),以迎接下移的肝缘;④如果未触及肝脏,将右手向上移动 1~2cm,再次触诊,反复进行这个触诊过程,右手逐渐移向肋缘,直到触及肝缘或肋缘为止(图 3-47)。

4)双手触诊法:医生用左手托住患者右后腰部(相当于第 11、12 肋骨与其稍下方的部位),大拇指张开,置于季肋上,触诊时左手向上推肝脏,右手进行触诊,触诊方法同单手触诊法(图 3-48)。

5)钩指触诊法:适用于儿童和腹壁薄软者。医生站在患者右肩旁,面向患者足部,将双手置于患者右侧肋缘下,双手第 2~5 指弯成钩状。嘱患者做腹式呼吸,医生随其深吸气,进一步屈曲指关节,使手指指腹更容易触及肝下缘。

6)除了触诊右侧肋下外,还要在剑突下进行触诊(自脐平面开始逐渐向上,触诊肝脏左叶)。

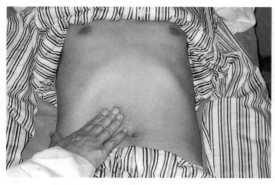

图 3-47　肝脏单手触诊法

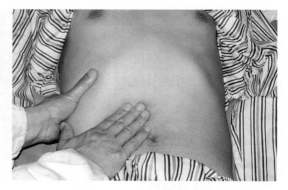

图 3-48　肝脏双手触诊法

7)在触及肝大时,应详细描述其大小、质地、表面情况及边缘、压痛、搏动、肝区摩擦感等。肝脏质地分级及其临床意义见表 3-41。

表 3-41　肝脏质地分级及其临床意义

质地	触诊手感	临床意义
质软	如触撅起的口唇	正常人
质韧	如触鼻尖	急性、慢性肝炎,脂肪肝、肝淤血、肝脓肿(囊性感)
质硬	如触前额	肝硬化、肝癌

8)注意事项:①从右髂前上棘水平开始触诊;②右手置于腹直肌外缘稍外侧;③以示指和中指的指端,或示指前端桡侧指腹触诊肝脏;④配合呼吸运动,患者吸气时触诊手指抬起的速度一定要慢于腹壁抬起的速度;⑤对大量腹膜腔积液的患者可采用冲击触诊法;⑥横结肠、腹直肌腱划、右肾下极易被误认为肝下缘;⑦肝大者应注意与肝下移相鉴别。

(2)胆囊触诊:常用的触诊方法有单手滑行触诊法和钩指触诊法。当胆囊增大未超过肋缘下,不能触及时,可通过墨菲征(Murphy sign)检查胆囊。

1)患者取仰卧位,两下肢屈曲,医生站在患者的右侧。

2)医生左手掌平放在患者右肋缘上,四指与肋骨垂直交叉,左手拇指放在右侧腹直肌外缘与右侧肋弓交界处。

3)左拇指用力按压腹壁,请患者深吸气。

4)观察患者的面部表情,如表情痛苦,突然停止深吸气动作,称墨菲征阳性(图 3-49),提示胆囊有炎症。

5)只有压痛而无吸气动作中断或停止,仅称为胆囊压痛。

(3)脾脏触诊:常采用双手触诊法,也可采用钩指触诊法。脾脏明显增大且位置较浅时,单手触诊法稍用力即可触及。

1)仰卧位双手触诊法:用于检查增大

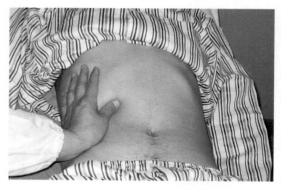

图 3-49　墨菲征检查方法

而位置较深的脾脏。①患者取仰卧位,两下肢屈曲,医生站在患者的右侧;②医生左手绕过患者腹部,手掌置于左后胸下部(约第 9~11 肋骨处),将脾脏从后向前托起;③医生右手手指并拢,平放于腹部(与左侧肋缘方向垂直或略平行),自正中线脐部以下朝向左肋缘进行触诊,配合患者的呼吸运动,在患者深吸气时,可感受到脾脏在手指下的移动(如同触诊肝脏一样),直到触及脾缘或左肋缘为止(图 3-50)。

　　2)右侧卧位双手触诊法:用于检查轻度肿大,且仰卧位不易触及脾脏时。患者取右侧卧位,两下肢屈曲。医生站在患者的右侧,触诊方法仰卧位双手触诊法(图 3-51)。

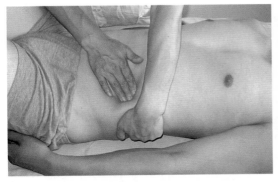

图 3-50　脾脏触诊法(仰卧位)

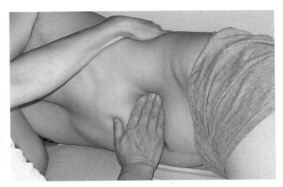

图 3-51　脾脏触诊法(右侧卧位)

　　3)触诊内容:应注意脾脏大小、形态、质地、表面情况、压痛、切迹、摩擦感等。

　　4)测量脾脏大小:如触及脾大,应测量 3 条线以判断其大小。脾大测量法见图 3-52,脾大的 3 条测量线的评价见表 3-42。

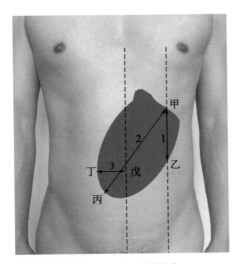

图 3-52　脾大测量法

表 3-42　脾大的测量线及评价

测量线	评价
第 1 线（甲乙线）	左锁骨中线与左肋缘交点至脾下缘的距离,轻度脾大只做第 1 线
第 2 线（甲丙线）	左锁骨中线与左肋缘交点至脾脏最远点的距离
第 3 线（丁戊线）	脾右缘至前正中线的最大距离（脾右缘超过前正中线以"+"表示,未超过以"−"表示）

（4）肾脏触诊:一般采用双手触诊法,也可采用单手触诊法。如果患者卧位时未触及肾脏,可采用站立位触诊。

1）患者取仰卧位,两下肢屈曲,腹部放松。

2）医生站在患者右侧,以左手掌托住患者右腰部,并向上托起。右手掌平放在患者的右上腹部,手指方向大致平行于右肋缘。于患者吸气时双手适当用力触诊肾脏（图 3-53）。如触及光滑钝圆的器官,可能为肾下极。如能在双手间触及更大部分,则可能感受到其蚕豆状的外形,且患者常有酸痛或类似恶心的不适感。

3）触诊左肾时,医生左手越过患者腹部前方而托住左腰部,右手掌横置于患者的左上腹部,配合呼吸进行左肾触诊。

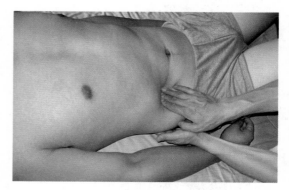

图 3-53　肾脏触诊法（双手触诊法）

4）如患者腹壁较厚或触诊不满意,可采用以下方法:患者吸气时,用左手向前冲击后腰部,如肾下移至两手之间时,则右手有被顶推的感觉;与此相反,也可用右手向左手方向做冲击动作,左手也可有同样的感觉。

（5）膀胱触诊:膀胱触诊多采用单手触诊法。正常膀胱位于盆腔内,不易触及。当膀胱增大,超出耻骨联合上缘时才能被触及。

（6）胰脏触诊:正常胰腺在上腹部相当于第 1、2 腰椎处,胰头及胰颈位于腹中线偏右,而胰体、胰尾在腹中线左侧。

4. 检查腹部包块　腹壁包块可采用浅部触诊法,而腹腔内包块可采用深部触诊法进行检查。在正常腹部可触及到腹直肌肌腹和腱划、腰椎椎体、骶骨岬、乙状结肠粪块、横结肠及盲肠等。触诊腹部包块应注意包块的部位、大小、形态、质地、压痛、移动度。

5. 检查腹部液波震颤（波动感）

（1）患者取去枕仰卧位,双下肢屈曲,平静呼吸。医生站在患者右侧,面向患者头部。

（2）医生的左手掌面贴于患者腹壁的右侧,以右手并拢屈曲的四指指端,迅速叩击患者的左侧腹壁（或以指端冲击触诊腹壁）,如腹膜腔内有大量液体时,叩击腹壁时即有一种水样波动冲击到右侧腹壁,贴于右侧腹壁的左手掌便可感受到一种波动感。

（3）为防止腹壁本身的振动传至对侧,可请另一人（或患者本人）将手掌尺侧缘压于患者脐部腹中线上,以阻止腹壁振动的传导（图 3-54）。

（4）腹腔游离液体超过 3 000ml 时才能检查出液波震颤。检查腹膜腔积液特异度最高的体征是液波震颤,灵敏度最高的则是移动性浊音。

6. 检查振水音

(1)患者取仰卧位,双下肢屈曲,正确暴露腹部。医生站在患者右侧。

(2)医生以一耳凑近患者的上腹部,同时以冲击触诊法振动患者的左上腹部,即可听到胃内气体与液体互相撞击的声音。也可将听诊器膜型胸件置于上腹部进行听诊。

(3)正常人在餐后或饮用大量液体后可出现振水音,但若在清晨空腹时或餐后6h以上仍有振水音,则提示幽门梗阻或胃扩张。

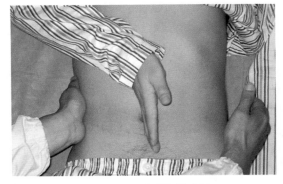

图 3-54 液波震颤检查法

(四)叩诊

一般采用间接叩诊法。①在四分区内,从左下腹部开始,按逆时针方法叩诊整个腹部;②叩诊时应熟知各个器官的大体定位;③最后叩诊腹部疼痛区域;④叩诊时不仅要注意触痛明显的部位,也要注意浊音、鼓音和实音的位置。

1. 检查腹部叩诊音的变化 正常情况下,腹部大部分区域叩诊为鼓音,只有肝、脾所在的部位叩诊为浊音或实音。注意腹部鼓音区有无缩小或扩大。

2. 检查腹腔器官大小与位置

(1)肝脏叩诊:包括肝界和肝区叩击痛。

1)请患者取仰卧位(或坐位)。医生站在患者的右侧。若患者取仰卧位时,双下肢要屈曲。

2)正确暴露腹部,并寻找胸部线性标志和肋间。

3)肝界的叩诊:①在右锁骨中线、右腋中线和右肩胛线上叩诊肝上界,由肺部向腹部叩诊。清音转为浊音时的位置,即为肝上界(肝脏相对浊音界),再向下叩诊1~2肋间,浊音变实音的位置,即为肝脏绝对浊音界(肺下界)。②由腹部鼓音区沿右锁骨中线或前正中线向上叩诊,鼓音变浊音时的位置即为肝下界。

4)叩诊法确定的肝下界较触诊法高1~2cm。

5)测量肝脏上下径(正常为9~11cm)。

6)检查肝区叩击痛。医生的左手掌置于患者的右侧前胸下部,右手握拳叩击左手背2~3次(图3-55),如果叩诊不满意可再连续叩诊几次。

(2)胆囊叩诊:胆囊被肝脏遮盖,不能用叩诊方法检查其大小,仅能检查胆囊区有无叩击痛。医生右手中指(板指)置于患者的右肋缘、第9肋顶端和腹直肌外缘组成的区域内,采用间接叩诊法检查胆囊有无叩

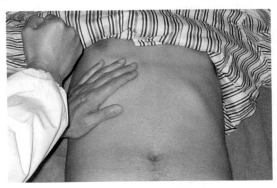

图 3-55 肝区叩击痛检查方法

击痛。

（3）脾脏和胃泡鼓音区叩诊

1）请患者取右侧卧位，双下肢屈曲。医生站在患者右侧，寻找线性标志和肋间。

2）采用间接叩诊法（轻叩），在左腋中线上，自上而下叩诊。

3）叩出脾前界。脾浊音区在第 9~11 肋间，前方不超过腋前线，脾脏宽度 4~7cm。

4）叩诊胃泡鼓音区。患者取仰卧位，医生在其左前胸下部肋缘以上进行叩诊。胃泡鼓音区约呈半圆形，其上界为膈、肺下缘，下界为肋弓，左界为脾脏，右界为肝左缘。

（4）肾脏叩诊：采用间接叩诊法检查肾脏有无叩击痛。

1）请患者取坐位或侧卧位，双下肢屈曲，医生站在患者后右侧。

2）医生的左手掌平放在患者的肾区（肋脊角处）。

3）医生右手握拳，用轻至中等强度的力量连续叩击左手背 2~3 次（图 3-56），检查肾区有无叩击痛，叩诊不满意时可连续叩诊几次。

4）叩诊两侧肾区的力量要均等。

（5）膀胱叩诊：采用间接叩诊法在耻骨联合上方进行叩诊，主要用于判断膀胱膨胀的程度。但注意膀胱内有尿液充盈时应与妊娠时增大的子宫、子宫肌瘤、卵巢囊肿的鉴别。

3. 检查腹部移动性浊音

（1）患者取仰卧位，双下肢屈曲，正确暴露腹部。医生站在患者右侧，采用间接叩诊法进行叩诊。

（2）医生自患者脐部向左侧腹部进行叩诊，当发现浊音时，板指在被叩诊部位固定不动。

（3）请患者向右侧卧位（嘱患者保持新的体位 30s），再叩诊，如呈鼓音，表明有移动性浊音。

（4）请患者取仰卧位，医生自患者脐部向右侧腹部叩诊，以进一步核实是否有移动性浊音。当发现浊音时，板指在被叩诊部位固定不动，嘱患者向左侧卧位（嘱患者保持新的体位 30s），再叩诊，如呈鼓音，则表明有移动性浊音（图 3-57~ 图 3-59）。

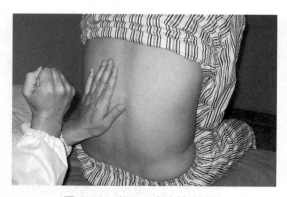

图 3-56 肾区叩击痛检查方法

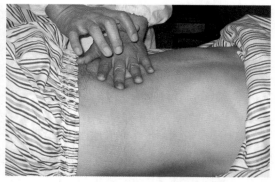

图 3-57 移动性浊音检查方法（仰卧位）

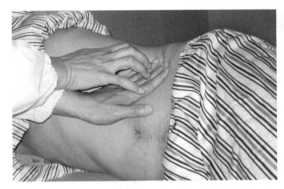

图 3-58　移动性浊音检查方法(右侧卧位)

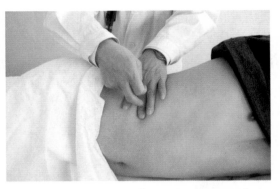

图 3-59　移动性浊音检查方法(左侧卧位)

七、生殖器、肛门与直肠检查

在临床实践中,不能忽视对生殖器、肛门与直肠的检查,但也只有在必要时进行检查。当男医生检查女患者时,一定要有第三人(医生或护士)在场陪伴,以免发生误会。检查前一定要向患者或 / 和家属解释检查的目的与意义,取得患者或 / 和家属的同意,并注意保护患者的隐私。

(一) 男性生殖器检查

男性生殖器检查采用视诊与触诊。请患者褪去腰臀部衣物并覆以被单,医生戴好无菌手套,分别检查患者在仰卧位、站立位时的生殖器有无异常。

1. 阴茎

(1)观察阴茎的大小、形态,有无弯曲。

(2)观察有无包茎或包皮过长。

(3)观察阴茎头和阴茎颈颜色变化,有无破损、充血、水肿、炎症及结节等,注意阴茎头有无包皮垢、乳酪样分泌物。用拇指和示指检查整个阴茎颈,注意有无触痛、硬结等。

(4)轻压阴茎头,观察尿道口有无红肿、分泌物、溃疡以及狭窄。若有异常分泌物,可留取标本送检。

2. 阴囊和睾丸

(1)请患者自己移开阴茎,并暴露阴囊,观察其大小。

(2)医生用双手展开患者阴囊表面褶皱,观察有无肿胀、疝、红肿、溃疡、静脉曲张等。

(3)注意睾丸的大小、形状、硬度、有无触痛及缺如等。医生用双手拇指、示指和中指触诊睾丸,并两侧对比(图 3-60)。若发现坚硬、不规则区域或肿物,则需进行睾丸透光度检查,并两侧对比。

(4)医生用拇指、示指从附睾到腹股沟环触诊精索,触诊有无结节、肿胀、触痛等(图 3-61)。

(5)医生用拇指、示指和中指触诊附睾,检查附睾的大小,有无结节和触痛等。

(6)检查前列腺的大小、表面、质地和中央沟等情况。①检查前向患者解释检查的目的、方法,以消除患者的恐惧;②请患者排空大小便,取肘膝位或左侧卧位,正确暴露检查部位;③检查会阴部、肛周、阴囊后皮肤有无异常;④医生右手戴手套,并涂以润滑剂;⑤将示指缓缓插入肛门,并向腹侧触诊,仔细检查前列腺是否肿大,是否有触痛、表明是否规则等。前列腺肿大分度见表3-43。

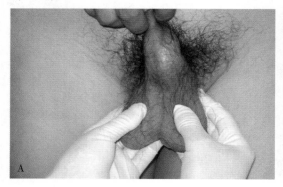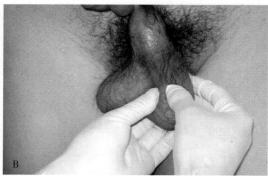

图 3-60　触诊睾丸方法

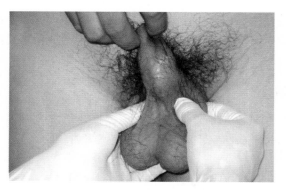

图 3-61　精索触诊方法

表 3-43　前列腺肿大的分度

分度	评价
Ⅰ度	前列腺突入直肠的距离为<2cm,中央沟变浅
Ⅱ度	前列腺突入直肠的距离为 2~3cm,中央沟消失
Ⅲ度	前列腺突入直肠的距离为>3cm,中央沟明显隆起,手指触不到其上缘

(二)女性生殖器检查

女性生殖器检查包括视诊和触诊,触诊方法有双合诊、三合诊和直肠 - 腹部诊。检查应注意:①患者取截石位,仰卧于检查台上;②排空膀胱;③防止交叉感染;④未婚女性行直肠 - 腹部诊;⑤医生要戴无菌手套检查外生殖器,同时可进一步检查内生殖器。

1. 外生殖器

(1)观察阴阜皮肤和毛发分布:医生用手分开毛发,观察皮肤有无破损或寄生虫。

(2)检查尿道口:医生用手分开阴唇,检查尿道口有无分泌物或溃疡。

（3）检查前庭：注意前庭大腺及腺管有无肿胀、红斑、扩大或分泌物。

（4）检查大阴唇和小阴唇：医生用拇指和示指分开大、小阴唇，检查阴唇有无红肿、触痛、色素脱失、结节和溃疡等。

（5）检查阴道：借助窥器仔细检查阴道黏膜、阴道分泌物等。观察子宫颈的颜色、位置、大小、形态，黏膜有无破损及分泌物情况等。

2. 子宫、卵巢和输卵管　子宫、卵巢和输卵管检查应采用双合诊法（未婚女性行肛腹诊），详细检查方法见专科检查。

（三）肛门与直肠检查

肛门与直肠检查以视诊和触诊为主，为了达到不同的检查目的，常需要患者采用不同的体位，肛门与直肠检查的常用体位见图3-62、图3-63，不同体位的特点及适用范围表3-44。肛门与直肠检查所发现的病变如包块、溃疡等应按时钟方向进行记录，并注明患者的体位。肘膝位时肛门后正中点为12点，前正中点为6点；而仰卧位时的时钟位则与此相反。

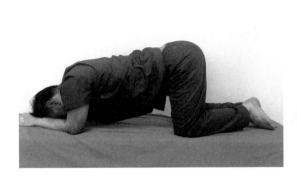

图 3-62　肘膝位

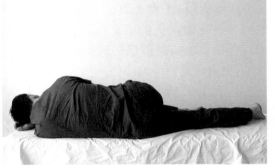

图 3-63　左侧卧位

表 3-44　肛门与直肠检查常用体位的特点及适用范围

体位	特点	适用范围
肘膝位	患者两肘关节屈曲置于检查台上，胸部尽量靠近检查台，两膝关节屈曲成直角跪于检查台上，臀部抬高	检查前列腺、精囊及内镜检查
左侧卧位	患者取左侧卧位，右下肢向腹部屈曲，左下肢伸直，臀部靠近检查台右边，医生位于患者的背后进行检查	检查病重、年老体弱或女性患者
仰卧位或截石位	患者仰卧于检查台上，臀部垫高，两下肢屈曲、抬高并外展	检查重症体弱患者、膀胱直肠窝，也可进行直肠双合诊
蹲位	患者下蹲呈排大便的姿势，屏气向下用力	检查直肠脱出、内痔及直肠息肉

1. 视诊　仔细观察肛门及其周围皮肤与皱褶，注意有无皮肤损伤、脓血、黏液、肛裂、瘢痕、外痔、瘘管口、溃疡或脓肿等。

2. 触诊　肛门与直肠的触诊通常称为肛诊或直肠指诊。

（1）检查方法：①请患者排空大小便，并取仰卧位、左侧卧位或肘膝位；②医生右手戴手套或右手示指戴指套,并涂以润滑剂;③将右手示指置于肛门外口轻轻按摩,待肛门括约肌放松后,再缓缓将示指插入肛门、直肠内。

(2)检查内容:①感受肛门及括约肌的紧张度;②检查肛管及直肠的内壁有无压痛、黏膜是否光滑,有无包块及搏动感;③男性还可触及前列腺及精囊,女性还可触及子宫颈、子宫和输卵管等。

八、脊柱与四肢检查

体格检查是脊柱与四肢疾病诊断最主要和最基本的方法。在充分暴露被检查部位及其对称部位后,采取视诊、触诊、动诊和量诊进行检查,必要时也要采取叩诊和听诊,按照先健侧后患侧、先主动后被动,先健处后患处(遇到局部有肿胀、疼痛或畸形部位时)的原则进行详细检查。有时局部表现也可能是全身疾病的反应,因此,在进行局部检查时,也不能忽视全身检查。

(一)脊柱检查

注意事项:①患者取坐位或站立位;②按照视诊、触诊和叩诊的顺序进行检查;③对颈椎损伤或疑似损伤的患者,必须用牢固的颈套限制颈部的活动,并立即对颈部进行检查;④对脊柱损伤或疑似损伤的患者,在进行移动或检查前,必须用一木板对脊柱进行固定制动,以免造成进一步的损伤。

1. **检查脊柱弯曲度** 观察脊柱有无侧弯、前后凸出畸形。①患者取站立位或坐位,医生用手指沿脊椎的棘突尖,以适当的压力往下划压,划压后皮肤出现1条红色充血痕,以此痕为标准,观察脊柱有无侧弯;②患者取站立位或坐位,侧面观察脊柱有无前后突凸畸形。

2. **检查脊柱活动度** 观察脊柱的活动情况及有无异常改变。①患者取直立站位、骨盆固定;②请患者作前屈、后伸、侧弯、旋转等动作,观察脊柱的活动度;③正常人脊柱有一定的活动度,颈椎、腰椎活动度最大,胸椎活动度较小,骶椎、尾椎几乎无活动性。

3. **检查脊柱压痛与叩击痛**

(1)压痛:①患者取坐位,身体稍向前倾;②医生站在患者的右侧,以右手拇指从枕骨粗隆开始,自上而下逐个按压脊柱棘突及椎旁肌肉,观察有无压痛,并以第7颈椎棘突骨性标志计数病变椎体的位置。

(2)叩击痛

1)直接叩击法:①患者取坐位,身体稍向前倾。②医生站在患者的右侧,用中指或叩诊锤垂直叩击各椎体的棘突(图3-64),过程中椎体有无叩击痛。叩击痛多用于检查胸椎、腰椎病变,但是颈椎骨关节损伤的检查慎用此法,以免进一步加重损伤。

2)间接叩击法:①患者取坐位。②医生站在患者的右侧。③将左手掌置于患者头顶部,右手半握拳,以小鱼际肌部位叩击左手背,观察脊柱有无疼痛(图3-65)。脊柱叩击痛阳性见于脊柱结核、脊柱骨折及椎间盘突出症等,且叩击痛的部位多为病变部位。

4. **脊柱检查的几种特殊试验**

(1)颈椎检查的特殊试验:颈椎检查特殊试验的检查方法、阳性反应与临床意义见表3-45。

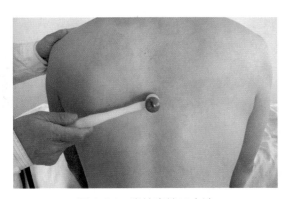

图 3-64 脊柱直接叩击法

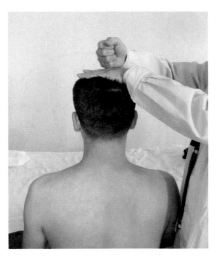

图 3-65 脊柱间接叩击法

表 3-45 颈椎检查特殊试验的检查方法、阳性反应与临床意义

试验	检查方法	阳性反应	临床意义
椎间孔挤压试验	患者取端坐位,医生双手重叠放于其头顶部,向下加压,观察颈部疼痛及放射痛	颈部疼痛,或上肢放射痛	颈椎病及颈椎间盘突出症
前屈旋颈试验	请患者头颈部前屈,并左右旋转,观察颈椎是否有疼痛	颈椎疼痛	颈椎小关节退行改变
压颈试验	患者取仰卧位,医生以双手手指按压患者两侧颈静脉	颈部及上肢疼痛加重	根性颈椎病
旋颈试验	患者取坐位,头略后仰,并自动向左、右做旋颈动作	头昏、头痛、视力模糊等	椎动脉型颈椎病

(2)腰骶椎检查的特殊试验

1)膝关节摇摆试验:患者取平卧位,屈膝、屈髋,双手抱于膝前。医生手扶患者双膝,左右摇摆,如腰部疼痛多见于腰骶部病变。

2)拾物试验:将一物品放在地上,嘱患者拾起。正常人可两膝伸直,腰部自然弯曲,俯身将物品拾起。如患者先以一手扶膝蹲下,腰部挺直地用手接近物品,此即为拾物试验阳性(图 3-66)。多见于腰椎病变,如腰椎间盘突出症、腰肌损伤及炎症。

3)直腿抬高试验(Lasegue 征):①患者取仰卧位,双下肢伸直。②医生站在患者的右侧。③医生一手置于患者一侧大腿伸侧,另一手握其踝部,将该侧下肢抬高(膝关节伸直),询问患者有何不适、何时出现不适,并两侧对比(图 3-67)。正常人下肢可抬高至 70° 以上。如果抬高不足 70° 出现疼痛,且疼痛放射至大腿和小腿后外侧,则为阳性。

在直腿抬高试验阳性时,缓慢降低患肢高度,待放射痛消失。再被动背屈患侧踝关节以牵拉坐骨神经,如出现放射痛称为加强试验阳性。

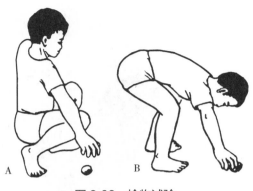

图 3-66　拾物试验
A. 阳性；B. 正常

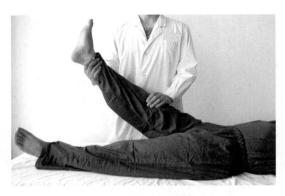

图 3-67　直腿抬高试验

4) 屈颈试验 (Linder 征)：①患者取坐位，双下肢伸直；②医生站在患者的右侧；③医生一手置于患者胸前，另一手置于枕后，缓慢、用力使其颈前屈，若出现下肢放射痛则为阳性。

5) 股神经牵拉试验：①患者取俯卧位，髋关节、膝关节伸直；②医生站在患者的右侧；③医生将其一侧下肢抬起，使髋关节过伸，如大腿前方出现放射痛为阳性 (图 3-68)，可见于高位腰椎间盘突出症 (腰$_{2\sim3}$ 或腰$_{3\sim4}$)。

6) 骨盆回旋试验：①患者取仰卧位，上下肢伸直。②医生站在患者的右侧。③医生将患者髋关节和膝关节过度屈曲，臀部离开床面，使腰部被动前屈 (图 3-69)。如有疼痛则为阳性，提示腰部软组织损伤或腰骶椎病变，腰椎间盘突出症则为阴性。

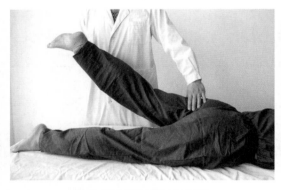

图 3-68　股神经牵拉试验

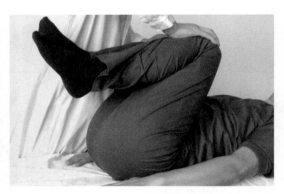

图 3-69　骨盆回旋试验

7) 幼儿脊柱活动检查法：患儿仰卧，医生双手抓住患儿双踝，并向上提，如有椎旁肌痉挛，则脊柱生理性前凸消失，呈样板样强直为阳性 (图 3-70)，常见于脊柱结核。

(二) 四肢检查

四肢检查以关节检查为主，每个关节的检查方法各不相同。但是，一般遵守一个常用的顺序，即视诊、触诊、动诊、量诊等。

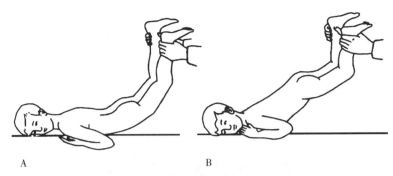

图 3-70　幼儿脊柱活动检查法
A. 正常；B. 僵直

1. **上肢**　观察各关节有无畸形及活动情况。

(1)肩关节：①嘱患者向前、向上伸直双臂，再向后伸直双臂，观察肩关节前屈、后伸功能。②嘱患者双臂垂于体侧，并向两侧平伸并向上举过头。嘱患者双臂置于胸前，由一侧向另一侧摆动，以观察肩关节的外展和内收功能。③嘱患者屈肘后做外展动作，先将手置于脑后，再向下运动至腰后侧，以观察肩关节的外旋和内旋功能。

1)杜加斯征（Dugas 征）：在正常情况下将手搭到对侧肩部，其肘部可以贴近胸壁，称 Dugas 征阴性。有肩关节脱位时，将患侧肘部紧贴胸壁时，手掌搭不到健侧肩部；或手掌搭在健侧肩部时，肘部无法紧贴胸壁，称为 Dugas 征阳性。Dugas 征还可用于判断肩关节脱位复位是否成功。

2)疼痛弧试验：冈上肌腱有病变时，在肩外展 60°~120° 范围内肩部有疼痛，因为在此范围内肌腱与肩峰下面摩擦、撞击，此范围以外则无疼痛。常用于诊断肩周炎。

(2)肘关节：①请患者固定上臂，尽力屈臂用手触肩，以观察肘关节屈曲功能。②请患者伸直手臂，观察其外展功能。③请患者将肘关节置于屈曲位，嘱其旋转手臂使手掌对地，再嘱其反方向旋转手臂使手掌向上，观察肘关节旋前和旋后功能。

腕伸肌紧张试验（Mills 征）：患者肘部伸直，腕部屈曲，将前臂旋前时，肱骨外上髁处疼痛为阳性（图 3-71），常见于肱骨外上髁炎。

(3)腕关节：请患者向下屈腕检查屈曲功能，伸直手腕以检查外展功能。嘱患者伸直手腕以检查尺侧和桡侧运动。

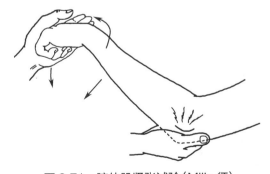

图 3-71　腕伸肌紧张试验（Mills 征）

1)握拳尺偏试验（Finkelsein 试验）：请患者拇指握于掌心，使腕关节被动尺偏，桡骨茎突处疼痛则为阳性。为桡骨茎突狭窄性腱鞘炎的典型体征。

2)腕挤压试验：患者腕关节处于中立位，使之被动向尺侧偏并挤压，下尺桡关节疼痛则为阳性。多见于腕三角软骨损伤或尺骨茎突骨折。

2. **下肢**

(1)测量下肢长度：下肢全长测量是判断下肢是否缩短的最有价值的单项检查，但是，其结果本身不能判断病变的位置。检查方法：①患者取仰卧位，双下肢伸直；②医生站在患者的右侧；③将皮尺金属头置于髂前上棘，拉紧皮尺量至内踝中心或下缘（图3-72），两侧对比，反复测量直到取得准确恒定的结果；④注意骨盆倾斜可影响测量结果。

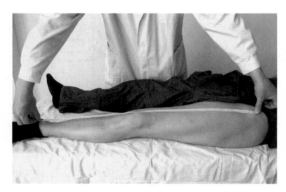

图 3-72　下肢长度测量

（2）髋关节：观察髋关节的外形，注意髋关节的运动功能（表3-46）。

表 3-46　髋关节各种运动的检查方法与正常反应

运动功能	检查方法	正常结果
屈曲功能	患者取仰卧位，屈膝（或伸膝），用力使膝关节靠近胸前（全髋关节置换术患者除外）	90°（伸膝） 120°（屈膝）
外展功能	患者取仰卧位，双下肢伸直，嘱患者向两侧平移下肢远离中轴线	40°~50°
内收功能	患者取仰卧位，双下肢伸直，一侧下肢保持外展位，另一侧下肢由中轴线向对侧移动	20°~30°
旋转功能	患者取仰卧位，一侧膝关节屈曲，嘱患者分别向内侧和外侧转动下肢，同样方法检查另一侧下肢	40°（内旋） 45°（外旋）
伸展功能	患者取俯卧位或直立站位，嘱患者伸直下肢，并尽力向后方运动	30°（过伸）

检查髋关节的其他试验

1）骶髂关节分离试验：又称为"4"字试验。①患者取仰卧位，双下肢伸直。②医生站在患者的右侧，并将患者一侧下肢屈曲，并使其外踝置于对侧髌骨上方。③医生用手下压其膝部，若同侧髋关节出现疼痛即为阳性（图3-73）。"4"字试验检查髋关节屈曲、外展和外旋三种运动，阳性说明髋关节有病变或内收肌痉挛。

2）托马斯征（Thomas征）：①请患者取仰卧位，充分屈曲一侧髋关节、膝关节，并使大腿紧贴腹壁，同时，使腰部紧贴于床面（图3-74）；②医生站在患者的右侧；③请患者将另一下肢伸直平放，若患者伸直的下肢不能平放在床上，或伸直下肢时身体向前移动，胸椎从床上抬起或腰部弓起，称为托马斯征阳性，提示髋部病变和腰肌挛缩。

3）大腿滚动试验（thigh rolling test）：患者取仰卧位，医生将一手掌放患者大腿上轻轻使其反复滚动，急性关节炎时可引起疼痛或滚动受限。

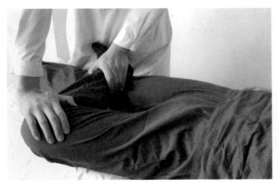

图 3-73　骶髂关节分离试验

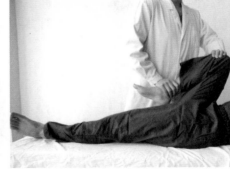

图 3-74　托马斯征

4）骨盆挤压分离试验：患者取仰卧位，从双侧髂前上棘处对向挤压或向后外分离骨盆，引起骨盆疼痛为阳性（图 3-75）。见于骨盆骨折。须注意检查时手法要轻柔，以免加重骨折端出血。

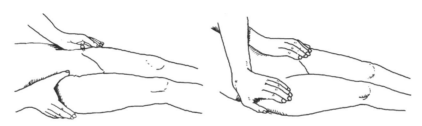

图 3-75　骨盆挤压分离试验

5）特伦德伦堡试验（Trendelenburg test）：患者取站立位，背向医生，健肢屈髋、屈膝上提，用患肢站立，如健侧骨盆及臀褶下降为阳性（图 3-76）。多见于臀中、小肌麻痹，髋关节脱位及陈旧性股骨颈骨折等。

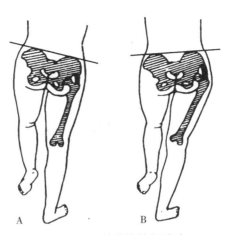

图 3-76　特伦德伦堡试验

6）膝高低征（Allis sign）：患者取仰卧位，屈髋、屈膝，两足平行放于床面，足跟对齐，观察双膝的高度，如一侧膝比另一侧高时，即为阳性（图3-77）。见于髋关节脱位、股骨或胫骨短缩。

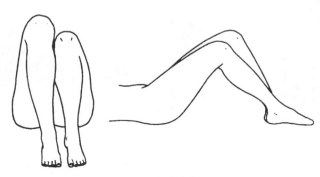

图3-77 膝高低征

7）望远镜试验：患者取仰卧位，下肢伸直，医生一手握住患侧小腿，沿身体纵轴上下推拉，另一手触摸同侧大转子，如出现活塞样滑动感为阳性，多见于儿童先天性髋关节脱位。

（3）膝关节：检查膝关节时应脱去长裤，两侧对比观察有无畸形以及运动情况。

1）屈曲功能：患者取直立站位，请患者屈膝，并用力使足跟接触臀部。

2）半月板研磨试验：患者取俯卧位，膝关节屈成90°，医生用力下压患者小腿，并且做内旋和外旋运动（图3-78），使股骨和胫骨关节面之间发生摩擦，若外旋产生疼痛，提示为内侧半月板损伤。此后将小腿上提，并做内旋和外旋运动，如外旋时引起疼痛，提示为内侧副韧带损伤。本试验在检查髋关节强直患者的半月板时有意义。

3）浮髌试验：①请患者取仰卧位，双下肢伸直放松；②医生站在患者的右侧；③医生用一手的拇指和中指在髌骨上方压迫髌上囊，另一手拇指和中指在髌骨下方，将液体挤入关节腔内，示指反复垂直按压髌骨（但示指不能离开髌骨皮肤），在髌上囊处有浮动感，示指可以感到下压时髌骨碰触关节面，松开时髌骨浮起，即为浮髌试验阳性，提示膝关节内有中等量（50ml）以上的积液（图3-79）。

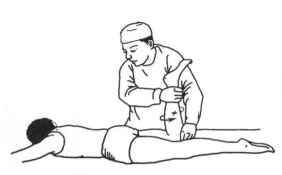

图3-78 半月板研磨试验

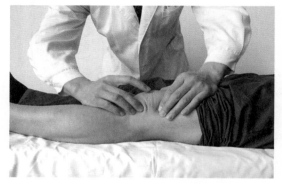

图3-79 浮髌试验

4）拇指指甲滑动试验：医生以拇指指甲背面沿髌骨表面自上而下滑动，如有明显疼痛，可疑为髌骨骨折。

5)侧方应力试验:①患者取仰卧位,膝关节伸直;②医生站在患者的右侧;③医生一手握住踝关节向外侧推抬,另一手置于膝关节外上方向内侧推压,使内侧副韧带紧张度增加,如膝关节内侧疼痛为阳性,提示内侧副韧带损伤,如向相反方向加压,膝关节外侧疼痛,提示外侧副韧带损伤(图3-80)。

6)抽屉试验:患者取仰卧位,膝关节屈曲90°,足尖向前伸直,医生用双手握住胫骨上段,作前拉和后推,并注意胫骨结节前后移动的幅度(图3-81)。前移增加表示前交叉韧带断裂;后移增加表示后交叉韧带断裂。

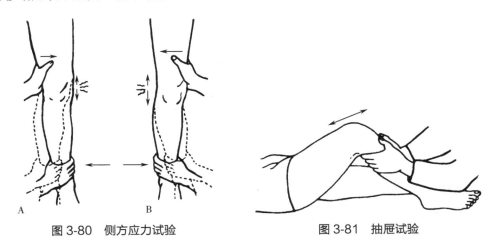

图3-80 侧方应力试验　　　　　　　　　图3-81 抽屉试验

7)半月板旋转试验(McMurray-Fouche试验):患者取仰卧位,患侧髋膝完全屈曲,医生一手放在其关节外间隙处作触诊,另一手握住足跟后作小腿大幅度旋转运动,内旋环转检查外侧半月板,外旋环转检查内侧半月板,在维持旋转位置下将膝关节逐渐伸到90°(McMurray试验)。注意发生响声时的角度。若在关节完全屈曲位下发生响声,表示半月板后角损伤;关节伸到90°左右时才发生响声,表示为体部损伤。再在维持旋转位置下逐渐伸直至微屈位(Fouche试验),此时发生响声,表示可能有半月板前角损伤(图3-82)。

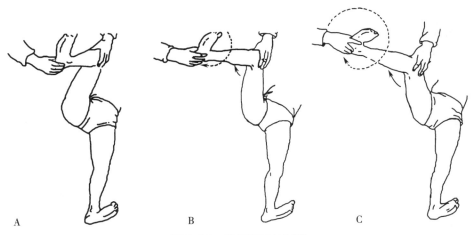

图3-82 半月板旋转试验

8)蹲走试验：主要用来检查半月板后角有无损伤。嘱患者蹲下走鸭步,并不时变换方向,或左或右(图 3-83)。如患者能很好地完成这些动作,可以除外半月板后角损伤。如果因为疼痛不能充分屈曲膝关节,蹲走时出现响声及膝部疼痛不适,为阳性。半月板后角破裂患者在蹲走时弹响声是很明显的。本试验仅适用于检查青少年患者,特别适用于大规模健康体检时检查半月板有无损伤。

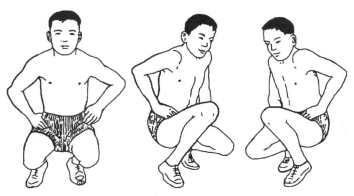

图 3-83　蹲走试验

(4)踝关节与足：检查时脱去患者鞋袜,左右对比观察。首先在不负重的情况下观察足弓是否正常、踝关节是否肿胀。足印对检查足弓、足的负重点及足宽很重要。

九、神经系统检查

(一)脑神经检查

脑神经共有 12 对,按其功能可分为三类：①特殊感觉神经：嗅神经、视神经、前庭蜗神经。②单纯运动神经：动眼神经、滑车神经、展神经、副神经、舌下神经。③混合神经(兼有运动和感觉功能)：三叉神经、舌咽神经、面神经、迷走神经。检查脑神经应按先后顺序进行,并注意左右对比,以免重复或遗漏。脑神经检查方法与正常结果见表 3-47~ 表 3-49。

表 3-47　脑神经(特殊感觉神经)检查方法与正常结果

脑神经	检查方法	正常结果
嗅神经	①观察患者鼻腔是否通畅,以排除局部鼻黏膜病变;②请患者闭目,并用手指压住一侧鼻孔,将松节油、薄荷水等物品置于另一侧鼻孔下,请患者说出所嗅到的气味;③采用相同方法检查对侧	可以识别气味,并能正确命名
视神经	采用通用的国际标准视力表检查视力,采用手试对比法或视野计检查视野	视力正常、视野完整
前庭蜗神经	①听力：粗测法检查听力;②前庭功能：采用旋转试验、外耳道灌注冷水、热水试验等检测眼球震颤反应	正常可听见口哨声或表针滴答声眼球运动正常,并能保持平衡,无头晕或眩晕症状

表 3-48 脑神经(单纯运动神经)检查方法与正常结果

脑神经	检查方法	正常结果
动眼、滑车、展神经	①检查瞳孔大小、形状和对光反射检查动眼神经;②医生将示指置于患者眼前 30cm 处,并嘱患者头部固定不动,随着示指移动而转动眼球	双侧瞳孔等大等圆、对光反射存在
副神经	请患者做耸肩及转头动作,医生给予一定的阻力,比较两侧胸锁乳突肌的力量和对称性	眼球各方向运动保持平滑、一致双肩、颈部在不同方向对阻力的抵抗是一致的
舌下神经	①嘱患者伸舌,观察有无伸舌偏斜、舌肌萎缩及肌束颤动;②嘱患者张口左右晃动舌头,再向鼻端、颌侧伸舌;③医生用压舌板在舌一侧施加阻力,并嘱患者用力推动压舌板,两侧对比舌肌力量;④嘱患者发"d,t,n,l"音,观察发音变化	伸舌居中,舌左右、上下运动一致,左右抵抗力一致,发音清晰

表 3-49 脑神经(混合神经)检查方法与正常结果

脑神经	检查方法	正常结果
三叉神经	①面部感觉:患者闭目,采用针、棉签以及冷水和热水试管测试面部(额、颊、颌)皮肤的痛觉、触觉和温度觉,并进行两侧及内外对比	对轻触和尖锐刺激都有感知
	②角膜反射:采用直接角膜反射、间接角膜反射检查方法,观察眼睑闭合反应	直接反射、间接反射均存在
	③运动功能:观察患者的咬肌、颞肌有无萎缩,然后双手同时触摸两侧咬肌或颞肌,嘱患者做咬牙及咀嚼动作,注意两侧收缩力是否相等。再嘱患者张口,以上下门齿缝为标准,观察张口时下颌有无偏斜	颌部闭合时两侧对称,张口时有抵抗
面神经	①运动功能:观察患者两侧额纹、眼裂、鼻唇沟和口角是否对称。嘱患者做睁眼、闭眼、皱眉、示齿、鼓腮、吹哨动作,观察动作是否正常完成,比较两侧面肌收缩是否对称	面部运动和力量对称
	②味觉:嘱患者伸舌,用棉签分别蘸取糖、盐、奎宁、乙酸溶液涂于舌前部的一侧。患者不能讲话或缩舌,嘱其指出事先在纸上写好的"甜、咸、苦、酸"之一。每种溶液测试完毕,用温水漱口。采用相同的方法检查对侧并比较	舌两侧味觉一致
舌咽神经和迷走神经	①检查患者说话有无声音嘶哑、鼻音;②嘱患者张口,仔细观察其软腭及悬雍垂位置;③请患者发"啊"音,检查两侧软腭上抬是否有力,悬雍垂有无偏斜;④咽反射:用棉签或压舌板轻触左、右咽后壁黏膜	声音响亮清脆;当患者发"阿"音时,软腭、悬雍垂抬起,且悬雍垂居中;咽反射可引出

(二)运动功能检查

1. 检查握力　如果患者意识清楚,可检查其双手握力。医生伸出双手,嘱患者尽最大力量握住医生的手指,并比较两侧手臂肌力(优势手的握力一般高于对侧)。

2. **检查肌力**　请患者抬高一侧肢体,医生从相反的方向检查患者的抗阻力量。如果患者意识丧失,可对每个甲床加压,观察患者是否有躲避动作,以检查每个肢体的肌力。肌力分级与临床表现见表 3-50。

表 3-50　肌力分级与临床表现

分级	临床表现
0	未发现肌肉收缩,肢体完全瘫痪
1	仅可见微弱的肌肉收缩,但不能产生动作
2	肢体能在床面上移动,但不能对抗重力主动运动(不能抬离床面)
3	肢体能对抗重力主动运动(抬离床面),但不能抵抗阻力
4	肢体能对抗重力和部分阻力主动运动
5	肢体能对抗重力和完全阻力主动运动(正常肌力)

3. **检查肌张力**　请患者肌肉放松,医生根据触摸肌肉的硬度,或对两侧肢体进行屈曲和外展活动,判断肌张力。

4. **观察不自主运动**　患者在意识清楚的情况下,随意肌不自主收缩所产生的一些无目的的异常动作,如震颤、舞蹈样运动、手足徐动、偏侧投掷运动等。

5. **检查共济运动**　常用的共济运动检查试验的方法及临床意义见表 3-51。

表 3-51　共济运动常用的检查试验的方法及临床意义

试验	检查方法	临床意义
指鼻试验	请患者手臂外展伸直,再以示指触摸自己的鼻尖,由慢到快、先睁眼后闭眼重复进行	①小脑病变:同侧指鼻不准;②感觉性共济失调:睁眼指鼻准确,闭眼时出现障碍
跟 - 膝 - 胫试验	患者取仰卧位,上抬一侧下肢,将脚跟置于另一下肢膝盖上,再沿胫骨前缘向下移动,先睁眼后闭眼重复进行,观察是其动作的协调性与稳定性	①小脑病变:动作不稳定;②感觉性共济失调:闭眼时动作障碍
快速轮替动作	请患者伸直手掌,并以前臂做快速旋前旋后动作,观察动作的协调性和速度	共济失调者动作缓慢、不协调
龙贝格征	请患者脚跟并拢站立,闭目,双手向前平伸,观察患者的姿势平衡	①小脑病变:身体摇晃或倾斜;②感觉性共济失调:睁眼能站稳,闭目时站立不稳

(三) 感觉功能检查

注意事项:①患者必须意识清醒;②医生应耐心向患者解释检查的目的与方法,以取得主动配合;③在安静环境中进行检查,使患者能认真体验和回答各种刺激的真实感受;④嘱患者闭目,以避免主观或暗示作用;⑤要注意两侧、上下、远近部位的对比,以及不同神经支配区的对比;⑥检查顺序是先感觉缺失部位、后正常部位。

1. 浅感觉与深感觉　浅感觉与深感觉的检查方法与临床意义见表 3-52。

表 3-52　浅感觉与深感觉的检查方法与临床意义

分类	感觉	检查方法	临床意义
浅感觉	痛觉	医生用大头针轻刺患者皮肤,询问患者是否疼痛及疼痛程度,注意两侧对比	痛觉障碍见于脊髓丘脑侧束损伤
	温度觉	用分别盛有热水(40~50℃)或冷水(5~10℃)的玻璃试管接触患者皮肤,嘱其辨别冷、热感	温度觉障碍见于脊髓丘脑侧束损伤
	触觉	用棉签轻触患者的皮肤或黏膜,询问有无感觉	触觉障碍见于脊髓丘脑前束和后索损伤
深感觉	运动觉	嘱患者闭目,医生用拇指和示指轻轻夹住患者的手指和脚趾两侧,向上或向下移动,请患者描述手指和脚趾移动的方向	运动觉障碍见于后索损伤
	振动觉	医生将振动着的音叉(128Hz)柄置于患者的骨突起处,如手指、脚趾、内外踝、膝盖、髂前上棘、髂后上棘、胸骨、桡骨茎突、尺骨茎突、鹰嘴等处,询问患者有无振动感觉,判断两侧有无差别	振动觉障碍见于后索损伤
	位置觉	嘱患者闭目,医生移动患者肢体至某一姿势,请其描述该姿势或用对侧肢体模仿	位置觉障碍见于后索损伤

2. 复合感觉　复合感觉的检查方法见表 3-53。

表 3-53　复合感觉的检查方法

感觉	检查方法
实体觉	嘱患者闭目,请患者触摸日常熟悉的物品,如钥匙、硬币、手表等,并说出物体的大小、名称和形状
定位觉	嘱患者闭目,医生用棉签轻触皮肤后,请其指出被触部位
两点分辨觉	嘱患者闭目,医生用钝脚分规的两脚同时接触皮肤,逐渐缩小两脚间距,直到患者感觉为一点时,测其两脚间距,两侧比较

(四) 神经反射检查

注意事项:①必须取得患者充分合作,避免紧张,体位保持对称、肌肉放松。②检查的部位和力度要一致,并两侧对比。③如两侧不对称或两侧有明显差异时的意义较大。反射的分级与临床表现见表 3-54。

表 3-54　反射的分级与临床表现

分级	临床表现
0(消失)	无反应(完全消失)
±(可疑)	强化时可引出反射

续表

分级	临床表现
1+（减低）	减弱 / 弱于正常
2+（正常）	正常
3+（增强）	活跃 / 高于正常

1. 浅反射

（1）角膜反射：①患者取坐位或仰卧位。②医生站在患者的右侧。③直接反射：嘱患者向内上方注视。医生用细棉签毛由角膜缘处轻触患者角膜，患者迅速出现眼睑闭合反应（闭眼）。④间接反射：刺激一侧角膜，对侧眼睑也迅速出现闭合反应。⑤直接、间接反射皆消失见于患侧三叉神经病变（传入障碍）。直接反射消失，间接反射存在，见于患侧面神经麻痹（传出障碍）。角膜反射完全消失，见于完全昏迷的患者。

（2）腹壁反射：①患者取仰卧位，双下肢屈曲，腹壁放松；②医生站在患者的右侧；③医生用钝头竹签在肋缘、平脐、腹股沟处，由外向内轻划腹壁皮肤（图3-84）；④正常反射活动表现为腹壁肌肉收缩。

（3）提睾反射：①患者取仰卧位（双下肢稍分开）或站立位，充分暴露会阴部和大腿内侧；②医生站在患者的右侧；③医生用钝头竹签由下而上（或由上而下）轻划股内侧上部皮肤，引起同侧提睾肌收缩，使睾丸上提。用同样方法检查另一侧（图3-85）。

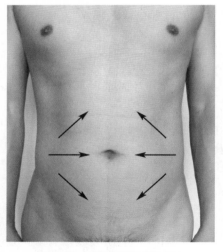

图 3-84　腹壁反射检查方法

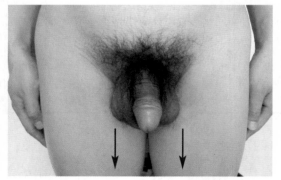

图 3-85　提睾反射检查方法

（4）跖反射：①患者取仰卧位（双下肢伸直）；②医生站在患者的右侧；③医生用钝头竹签由后向前轻划脚底外侧至小趾根部再转向蹒趾根部。

（5）肛门反射：①患者取肘膝位，充分暴露肛门；②医生站在患者的右侧；③医生用钝头竹签轻划肛门周围皮肤，引起肛门外括约肌收缩。

2. 腱反射　①检查时要取得患者合作，肌肉放松；②医生采用均等的叩击力量进行检查，并注意两侧对比。

（1）肱二头肌反射：①患者取坐位或卧位，肘关节自然放松屈曲45°。②医生站在患者的右侧。③医生将左手拇指或中指置于患者肱二头肌腱上。④以叩诊锤叩击医生的左拇指或中指（图3-86），观察肱二头肌肌腱反射。⑤反射活动表现为肱二头肌收缩，前臂快速屈曲。反射中枢为颈髓5~6节段，由肌皮神经支配。

（2）肱三头肌反射：①患者取坐位或卧位，上臂外展，肘部半屈曲于胸前。②医生站在患者的右侧。③医生左手轻托其肘部。④以叩诊锤叩击鹰嘴上方的肱三头肌肌腱（图3-87），观察肱三头肌肌腱反射。⑤反射活动表现为肱三头肌收缩，前臂伸展。反射中枢为颈髓6~7节段，桡神经支配。

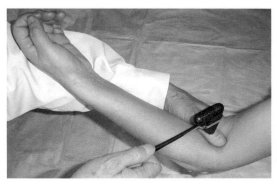

图3-86　肱二头肌反射检查方法（坐位）

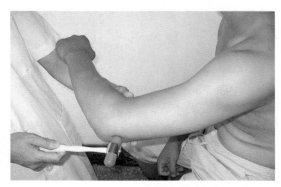

图3-87　肱三头肌反射检查方法（坐位）

（3）桡骨膜反射（肱桡肌反射）：①患者取坐位或卧位，手臂放松横放于腹部，腕关节自然放松。②医生站在患者的右侧。③医生以叩诊锤轻叩桡侧茎突（图3-88），观察肱桡肌收缩情况。④反射活动表现为肱桡肌收缩，肘关节屈曲，前臂旋前和手指屈曲。反射中枢为颈髓5~8节段，桡神经支配。

（4）膝反射：①患者取坐位时，膝关节屈曲90°，小腿下垂；患者取卧位时，医生用左手托其双侧腘窝处，使膝关节呈120°屈曲。②医生站在患者的右侧。③嘱患者全身放松。④医生以叩诊锤叩击患者髌骨下方的股四头肌腱（图3-89，图3-90），观察股四头肌收缩情况。⑤反射活动表现为股四头肌收缩，小腿伸展。反射中枢为腰髓2~4节段，股神经支配。

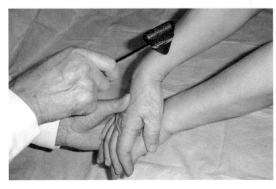

图3-88　桡骨膜反射检查方法（坐位）

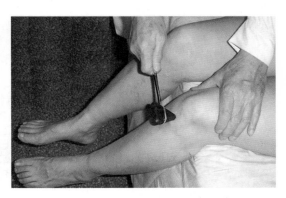

图3-89　膝反射检查方法（坐位）

（5）跟腱反射：①患者取仰卧位，髋及膝关节稍屈曲，下肢呈外旋。②医生站在患者的右侧。③医生用左手将患者足背屈成直角，以叩诊锤叩击跟腱（图3-91），观察腓肠肌收缩和踝部屈曲。④反射活动为腓肠肌收缩，足向跖面屈曲。反射中枢为骶髓1~2节段。

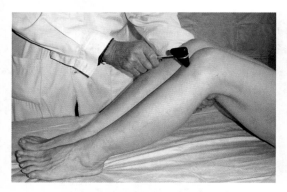

图 3-90　膝反射检查方法（卧位）

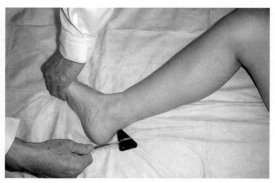

图 3-91　跟腱反射检查方法（仰卧位）

（6）阵挛

1）髌阵挛：①患者取仰卧位，下肢伸直。②医生站在患者的右侧。③医生用拇指和示指按住其髌骨上缘，突然快速将髌骨向下（向足部）推动数次（图3-92），停止（保持一定推力）。阳性反应为股四头肌有节律的收缩，使髌骨快速上下移动。

2）踝阵挛：患者取仰卧位，医生用左手托患者小腿后使膝部呈半屈曲，右手握其脚底快速向上用力使足背屈，2~3次后突然停止，并保持一定力量使足背屈（图3-93）。阳性反应为踝关节节律性地往复伸屈3次以上。

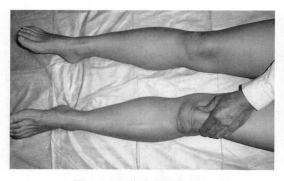

图 3-92　髌阵挛检查方法

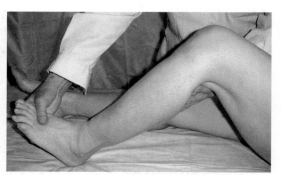

图 3-93　踝阵挛检查方法

3. 病理反射　常用的病理反射检查方法与反应见表3-55和图3-94~图3-98。

表 3-55　常用的病理反射检查方法与反应

反射	检查方法	反应
巴宾斯基征（Babinski 征）	患者取仰卧位，下肢伸直，用钝头竹签沿患者足底外侧缘，由后向前划至小趾根部，并转向内侧	踇趾背伸、其余四趾扇面展开

续表

反射	检查方法	反应
奥本海默征（Oppenheim 征）	患者取仰卧位，医生用拇指和示指沿患者胫骨前缘用力由上向下滑	姆趾背伸、其余四趾扇面展开
戈尔登征（Gordon 征）	用手以一定力量捏挤患者的腓肠肌	姆趾背伸、其余四趾扇面展开
查多克征（Chaddock 征）	用钝头竹签在患者外踝下方由后向前轻划至趾跖关节处	姆趾背伸、其余四趾扇面展开
霍夫曼征（Hoffmann 征）	医生左手握住患者腕部，使腕略背屈，以右手示指、中指夹住患者中指，以拇指迅速弹刮患者中指的指甲	反射中枢为颈髓 7~ 胸 1 节段，正中神经支配。阳性反应为其余四指掌屈动作

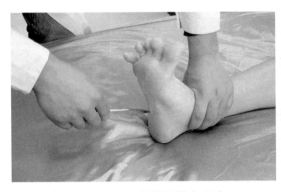

图 3-94　巴宾斯基征检查方法

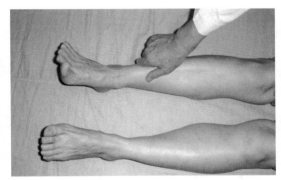

图 3-95　奥本海默征检查方法

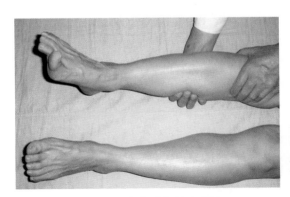

图 3-96　戈尔登征检查方法

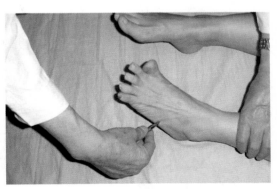

图 3-97　查多克征检查方法

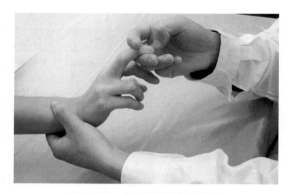

图 3-98　霍夫曼征检查方法

4. 脑膜刺激征　常见的脑膜刺激征检查方法与阳性反应见表 3-56 和图 3-99、图 3-100。

表 3-56　常见的脑膜刺激征检查方法与阳性反应

脑膜刺激征	检查方法	阳性反应
颈强直	患者取仰卧位,医生以一手托住其枕部,另一手置于其胸前,做屈颈动作,观察颏部是否能接触胸部	颈部阻力增加或颈强直,颏部不能接触胸部
克尼格征(Kernig 征)	患者取仰卧位,医生将其一侧下肢髋、膝关节屈曲成直角,再将其小腿抬高伸膝(正常人可达 135° 以上),观察伸膝有无疼痛等	伸膝受阻并伴有疼痛和屈肌痉挛
布鲁津斯基征(Brudzinski 征)	患者取仰卧位,下肢伸直,医生一手托起其枕部,另一手按于其胸前,观察头部屈曲时,膝关节与髋关节的变化	头部屈曲时,双髋与膝关节同时屈曲

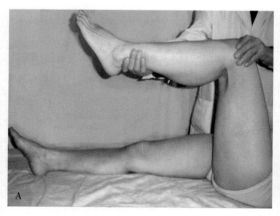
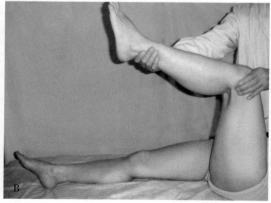

图 3-99　克尼格征检查方法

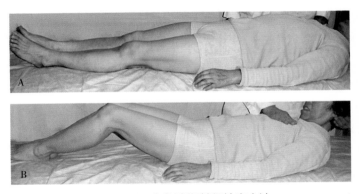

图 3-100 布鲁津斯基征检查方法

（五）自主神经功能检查

1. 一般检查 主要观察患者的皮肤、黏膜、毛发、指甲、出汗以及大小便情况。

2. 自主神经反射 通过检查眼心反射、卧立位试验、皮肤划痕试验、竖毛反射和发汗试验判断交感神经和副交感神经功能（表 3-57）。

表 3-57 自主神经反射检查方法与临床意义

检查内容	检查方法	临床意义
眼心反射	请患者安静卧床，双眼自然闭合，计数 1min 脉率，再嘱患者闭眼后双眼球下移，医生用手指压迫患者双侧眼球 20~30s，再计数 1min 脉率	正常时脉率可减慢 10~12 次 /min。脉率无改变提示迷走神经麻痹；脉率不减慢或反而加快提示交感神经功能亢进
卧立位试验	计数患者在平卧位时 1min 脉率，患者迅速起立再计数 1min 脉率	脉率增加 10~12 次 /min 提示交感神经兴奋性增高；脉率减慢 10~12 次 /min 提示迷走神经兴奋性增高
皮肤划痕试验	用竹签在患者皮肤上适度加压划一直线	正常反应：数秒钟后呈白线条，而后变为红线条。白线条持续超过 5min 提示交感神经兴奋性增高；红线条迅速出现并明显增宽隆起提示副交感神经兴奋性增高或交感神经麻痹
竖毛反射	将冰块置于患者颈部（或腋下）皮肤上，引起竖毛反应，7~10s 时最明显，以后逐渐消失	根据反射障碍的部位判断交感神经功能障碍的范围
发汗试验	用碘 1.5g、蓖麻油 10ml 与 95% 酒精 100ml 混匀，涂于皮肤，干燥后再敷以淀粉。皮下注射毛果芸香碱 10mg，引起出汗	出汗处皮肤变蓝色，无汗处皮肤颜色不变

（王元松）

第四章　临床基本操作技能

第一节　手术人员的无菌准备

一、外科洗手法

【适应证】

所有参加手术的人员都必须进行手术前的洗手。

【禁忌证】

手或臂部皮肤有破损或化脓性感染、上呼吸道感染者。

【操作前准备】

1. **物品准备**　洗手衣裤、洗手液、无菌毛巾或一次性纸巾、消毒液、三角巾、肥皂液、灭菌毛刷、纱布、灭菌王消毒液。

2. **医生准备**

(1)进手术室前剪短指甲,并去除甲缘下的积垢。

(2)穿洗手衣裤和清洁鞋,戴好口罩和帽子,口鼻、头发不外露。

(3)摘下手上及腕部的饰物。

【操作方法】

1. **七步洗手法**

(1)洗手:参照本章第七节的洗手方法。

(2)擦拭双手及手臂:用无菌毛巾或一次性纸巾依次擦干双手、手臂及肘。擦拭时,先擦双手,然后将三角巾搭在一侧手背上,另一只手持住三角巾的两个角,由手向肘顺势移动,擦去水迹,不得回擦;擦对侧时,更换三角巾,方法相同。此过程也可用暖风吹手设备吹干双手。

(3)消毒手臂:取消毒液(如消毒凝胶)5~10ml,搓揉双手至肘部,待药液挥发至干燥。

2. **肥皂刷手法**　肥皂刷手法是最经典的刷手法,但现已很少使用。

(1)清洗手臂:先将双手、腕、前臂、肘及肘上 10cm,按普通洗手法用肥皂及流水清洗1遍。

(2)刷洗手臂:①用无菌毛刷蘸取肥皂液,刷手至肘上 10cm,两手臂分段交替刷洗。②刷时稍用力,从指尖到手腕,从手腕到肘部,从肘部至肘上 10cm。先刷甲缘、甲沟、指蹼,再由拇指桡侧开始,渐次到指背、尺侧、掌侧,依次刷完双手手指;然后再分段交替刷左右手掌、手背、前臂直至肘上。③流水冲洗,冲洗时指尖朝上、肘部朝下,使水自手部流向肘部,不可由肘部再流向手部。④刷手时勿漏刷指间、腕部尺侧和肘窝部,至此一遍(3min)刷完。

⑤再更换毛刷按同法再刷洗 2 遍。共计 3 遍。

(3)擦干手臂：以无菌纱布擦拭手、前臂，每侧一条无菌毛巾，自手部往肘部擦拭，不可来回擦拭。

(4)消毒手臂：将手、前臂至肘上 7cm 浸入盛有消毒液的泡手桶内浸泡消毒。泡手时间因消毒液不同而异。

(5)待干：浸泡消毒后，保持拱手姿势待干。

3. 灭菌王刷手法　灭菌王是不含碘的高效复合型消毒液。

(1)清洗手臂：用清水冲洗干净双手、前臂至肘上 10cm。

(2)刷洗手臂：①取浸满灭菌王溶液的无菌纱布，刷洗双手指尖至肘上 10cm，两手臂分段交替刷洗。②刷时稍用力，先刷甲缘、甲沟、指蹼，再由拇指桡侧开始，渐次到指背、尺侧、掌侧，依次刷完双手手指。然后再分段交替刷左右手掌、手背、前臂直至肘上。③刷手时勿漏刷指间、腕部尺侧和肘窝部，至此一遍刷完。

(3)擦干手臂：刷洗完后，手指朝上肘朝下，流水冲净，用无菌毛巾从手擦拭至肘上，注意不可再向手部来回擦拭。拿毛巾的手不要触碰已擦拭过皮肤的巾面。同时注意毛巾不要擦拭未刷过的皮肤。另取一条毛巾擦干另一只手臂。

(4)消毒手臂：取浸满灭菌王溶液的无菌纱布再次涂擦双手至肘上 6cm，待干燥后穿手术衣及戴手套。

(5)保护刷洗后的手臂：刷手完毕后，保持拱手姿势，手臂不应下垂，也不可接触未经消毒的物品，否则应重新刷手消毒。

4. 连台手术的洗手　当进行无菌手术后的连台手术，若脱去手术衣、手套后，手未沾染血迹、未被污染，直接用消毒液涂抹 1 次即可(或重新洗手 1 遍，3min)。当进行感染手术后的连台手术，脱去手术衣、手套，更换口罩、帽子后，按前述"洗手法"重新洗手和消毒。

【注意事项】

1. 洗手的时间　七步洗手法全过程的每一步搓洗时间不少于 15s。

2. 冲洗方法　洗手后用流水冲去双手及手臂泡沫。冲洗时，双手抬高，让水由手、臂至肘部方向淋下。

3. 洗手消毒后手的位置　洗后的手、臂、肘部不可触及他物，如误触他物，视为污染，必须重新洗手。消毒后的双手应置于胸前，肘部抬高外展，远离身体，迅速进入手术间，避免受到污染。

4. 特殊部位的清洗　特别要注意彻底清洗戴戒指、手表和其他装饰品的部位。

二、穿无菌手术衣

【适应证】

所以参与手术的医务人员。

【操作前准备】

1. 物品准备　无菌手术衣包(由巡回护士打开)、无菌手套(由巡回护士备好)。

2. 医生准备　在穿无菌手术衣与戴无菌手套前，必须按照外科洗手法洗手，并涂擦消毒液后晾干。

【操作方法】

1. 前交叉式

(1)取手术衣：医生从已打开的无菌手术衣包内取出一件折叠的无菌手术衣。

(2)抖开手术衣：①在手术间内较空旷之处，面向敷料台穿衣。②先认准衣领，用双手提起衣领的两角，充分抖开手术衣。注意勿将手术衣的外面对着自己(图 4-1)。

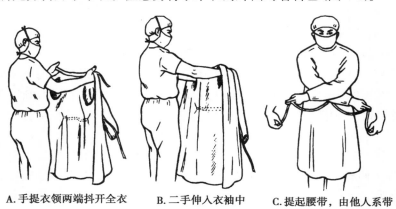

A.手提衣领两端抖开全衣   B.二手伸入衣袖中   C.提起腰带，由他人系带

图 4-1   穿无菌手术衣

(3)两臂进入袖筒：看准袖筒入口，将衣服轻轻抛起，双手迅速同时伸入袖筒内，两臂向前平举伸直。此时由巡回护士在后面拉紧衣带，双手即可伸出袖口。

(4)系好腰带和衣带：双手在身前交叉提起腰带，巡回护士在背后接过腰带，并协助系好腰带和后面的衣带。医生的双手不能超过腋中线及接触巡回护士的手。

2. 包背式

(1)取手术衣：医生从已打开的无菌手术衣包内取出一件折叠的无菌手术衣。

(2)抖开手术衣：①在手术间内较空旷之处，面向敷料台穿衣。②先认准衣领，用双手提起衣领的两角，充分抖开手术衣。注意勿将手术衣的外面对着自己(图 4-1)。

(3)两臂进入袖筒：看准袖筒入口，将衣服轻轻抛起，双手迅速同时伸入袖筒内，两臂向前平举伸直，巡回护士在后面协助穿衣，使双手伸出袖口。

(4)戴手套及系好腰带：戴好无菌手套后，解开腰带并将腰带递给巡回护士，巡回护士用无菌持物钳夹住腰带，医生环绕 1 周，使手术衣包绕其背部，最后由医生系紧腰带。

【注意事项】

1. 穿手术衣与戴手套的顺序   应先穿手术衣，再戴无菌手套。

2. 穿衣时手的位置   双手插入袖筒伸手向前时，手不可高举过肩。

3. 无菌要求   ①取手术衣时，手不得接触其他手术衣；②无菌手术衣接触到其他未消毒的物品，应立即更换；③穿上无菌手术衣和戴上无菌手套后，肩部以下、腰部以上、腋前线前及双上肢为无菌区。

三、戴无菌手套

【适应证】

参加手术的医务人员。

【操作前准备】

医生已穿好手术衣,选择大小合适的无菌手套。

【操作方法】

1. 取无菌手套 医生用左手取出手套包(或盒)内的无菌手套 1 副。取手套时只能捏住手套口的翻折部,不能用手接触手套外面。

2. 对好手套 取出手套后,使 2 只手套的拇指对向前方并靠拢。

3. 戴手套 先将右手插入右手手套内,并使各手指尽量深地插入相应指筒末端。再将已戴手套的右手指插入左侧手套口翻折部之下,将左侧手套拿稳,然后再将左手插入左侧手套内。

4. 整理袖口 整理双侧袖口,将手套套口翻折部翻转,并包盖于袖口上(图 4-2)。

5. 擦拭滑石粉 用蘸有生理盐水的湿纱布擦净手套外面的滑石粉。

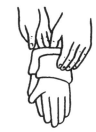 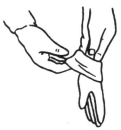 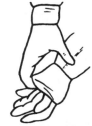

A.先右手插入手套内　　B.已戴好手套的右手指插入左手套　　C.将手套翻折部翻回
　　　　　　　　　　　　的翻折部,帮助左手插入手套内　　　盖住手术衣袖口

图 4-2　戴无菌手套

【注意事项】

1. 选择合适的手套 一定要选择适合自己手大小的手套,手套过大或过小均不利于手术操作。

2. 限制手的活动范围 在未戴手套之前,手不能接触手套外面;戴好手套后,手套外面不能接触皮肤。

第二节　手术区域的无菌准备

一、手术区消毒

【适应证】

凡是准备接受手术的皮肤或黏膜。

【禁忌证】

对某种消毒剂过敏者(但应更换其他消毒剂)。

【操作前准备】

1. 患者准备

(1)对拟做手术区域的皮肤或黏膜进行清洗、剃毛和消毒,并加以保护。剃毛时间以接近手术时间为宜(但一定要在患者进入手术室之前完成),注意勿损伤手术区的皮肤或黏膜。

(2)择期手术的患者应在手术前一天沐浴更衣,用肥皂水清洗皮肤,尤其是要彻底清除皮肤上的膏药、胶布粘贴痕迹,以及会阴部、脐窝处的积垢。

(3)颅脑手术应剃除全部或部分头发,并用 75% 酒精擦洗,用无菌巾包裹。

(4)非急症手术,若患者皮肤切口处有毛囊炎、疖肿等,应延期手术,以免造成切口感染。

2. 物品准备

(1)消毒液:由于手术部位和患者的年龄不同,消毒液的种类也不同(表 4-1)。

(2)其他:无菌棉球(或纱布)、无菌盘(或无菌碗)、卵圆钳。

表 4-1 不同年龄患者和不同手术部位消毒液的选择

年龄 / 部位	消毒液
婴幼儿	①皮肤消毒采用 5% 聚维酮碘(含 0.5% 有效碘)。②会阴部、面部消毒采用 2% 聚维酮碘(含 0.2% 有效碘)。该消毒剂不用脱碘
脑外科、骨科、心胸外科、普通外科手术野消毒	5% 聚维酮碘,或 0.75% 碘酊和 75% 酒精
成人会阴部手术野消毒	5% 聚维酮碘
颜面部器官手术野消毒	面部皮肤消毒采用 5% 聚维酮碘,口腔黏膜消毒采用 5% 聚维酮碘涂擦或 0.2%~0.5% 聚维酮碘(含 0.02%~0.05% 有效碘)含漱
植皮术对供皮区的消毒	1%~5% 聚维酮碘(含 0.1%~0.5% 有效碘)

3. 医生准备

(1)修剪指甲,进入手术室更换洗手衣裤,戴好口罩和帽子。

(2)完成术前洗手与消毒。

【操作方法】

1. 手术区消毒范围

(1)不同部位、不同性质手术有不同的手术消毒区,常见手术区消毒范围见表 4-2,图 4-3~图 4-10。

(2)体表小手术的消毒范围一般为手术切口周围 15~20cm 的区域,如有延长切口的可能,则应事先相应扩大皮肤消毒范围。

表 4-2 手术部位及消毒范围

手术部位	消毒范围
头部	头及前额
口唇部	面部、唇、颈部、上胸部
颈部	上至下唇,下至乳头,两侧至斜方肌前缘
锁骨部	上至颈部上缘,下至上臂上 1/3 处和乳头上缘,两侧过腋中线

续表

手术部位	消毒范围
胸部	上至锁骨及上臂 1/3 处,下过肋缘,前后过中线
上腹部	上至乳头连线,下至耻骨联合,两侧至腋中线
下腹部	上至剑突,下至大腿上 1/3,两侧至腋中线
腹股沟、阴囊	上至脐水平线,下至大腿上 1/3,两侧至腋中线
颈椎	上至颅顶,下至两侧腋窝连线
胸椎	上至肩,下至髂嵴连线,两侧至腋中线
腰椎	上至腋窝连线,下过臀部,两侧至腋中线
肾脏	上至腋窝,下至腹股沟,前后过中线
会阴部	上至耻骨联合,下至大腿上 1/3 内侧,肛门周围及臀部
四肢	周围消毒,上下各超过 1 个关节

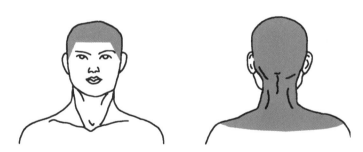

图 4-3 颅脑手术区消毒范围

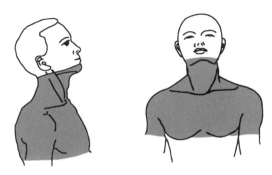

图 4-4 颈部手术区消毒范围

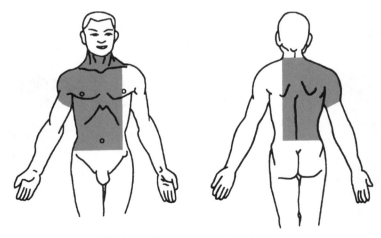

图 4-5　胸部(右)手术区消毒范围

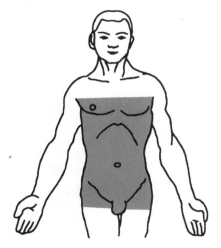

图 4-6　腹部手术区消毒范围

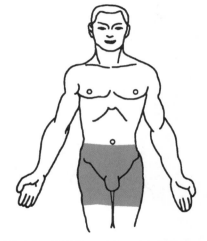

图 4-7　腹股沟和阴囊手术区消毒范围

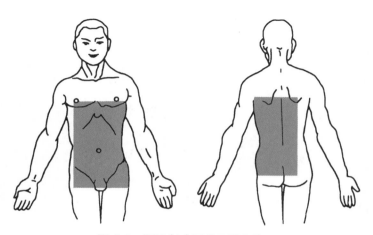

图 4-8　肾脏(左)手术区消毒范围

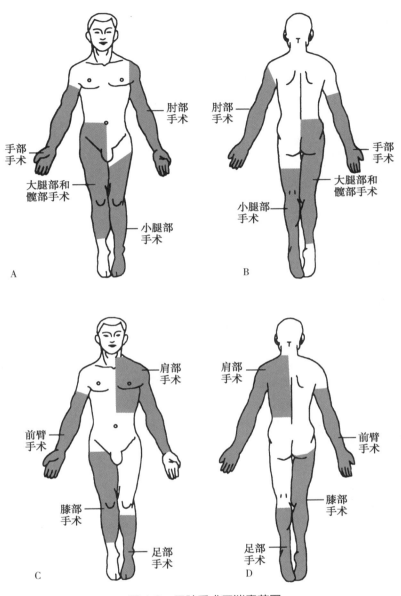

图 4-9　四肢手术区消毒范围

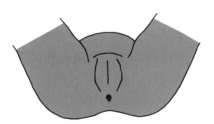

图 4-10　会阴手术区消毒范围

2. 消毒方式与原则

(1)消毒方式:①环形或螺旋形消毒:适用于小手术野的消毒;②平行或叠瓦式消毒:适用于大手术野的消毒。

(2)消毒原则:①离心性消毒:从手术区中心部向周围消毒,适用于清洁切口的消毒;②向心性消毒:从手术区外围向中心部消毒,适用于感染、污染伤口,肛门、会阴部的消毒。

3. 消毒

(1)根据手术要求,患者取舒适的体位,医生站在患者的右侧。

(2)检查手术区皮肤或黏膜情况。

(3)从器械护士手中接过消毒器具。

(4)通常需消毒 3 遍(以清洁切口为例)。

1)第 1 遍:一只手拿无菌碗,另一只手拿无菌卵圆钳(钳夹蘸有消毒液的棉球或纱布),由切口中心部皮肤开始,自上而下、自内而外涂擦,每次涂擦应稍有重叠,不可留有空白区。消毒至周围后不可再返回中心部。

2)第 2 遍:待第 1 遍消毒液干燥后,换无菌卵圆钳,以同样的方法再消毒 1 遍,但消毒范围应较前一遍略小 1~2cm。

3)第 3 遍:以同样的方法消毒第 3 遍。

【注意事项】

1. 消毒方向　若为感染伤口或肛门区手术,则由手术区周围向伤口或会阴、肛门处消毒。已经接触污染部位的消毒棉球或纱布,不可再返回清洁处。

2. 消毒技巧

(1)消毒腹部皮肤时,先在脐窝中滴数滴消毒液,待皮肤消毒完毕后再擦净脐窝。

(2)采用碘酊消毒时,棉球或纱布勿蘸取过多碘酊,以免流散他处,烧伤皮肤。另外,脱碘必须干净。

3. 选择消毒液　婴儿、面部、口腔、会阴等部位选用刺激性小的消毒液。

4. 无菌要求　医生的双手勿与患者皮肤或其他未消毒物品接触,消毒用过的卵圆钳不可放回手术器械桌上。

二、铺无菌巾单

【适应证】

所有实施手术的区域。其目的是暴露手术野,遮盖手术野以外部位,避免或减少手术中的污染。

【操作前准备】

1. 患者准备

(1)对患者进行麻醉,并根据手术需要为患者留置导尿管、选择相应体位,并对手术区域皮肤进行标记。

(2)手术区皮肤消毒。

2. 物品准备　根据手术不同,准备一套完整的无菌巾单,4 把巾钳。

3. 医生准备

(1)掌握患者的病情、拟定的手术方案,以及手术切口设计。

(2)按照外科洗手法洗手,若为清洁切口(Ⅰ类切口)则需戴无菌手套后再铺巾。

【操作方法】

1. 确定切口　医生站在患者的右侧,确定切口的位置。

2. 铺无菌巾

(1)用4块无菌巾,每块无菌巾折叠1/4,使之成双层,折叠处位于切口侧。

(2)铺无菌巾时,将无菌巾的折叠处朝下。

(3)第一块无菌巾在距皮肤10cm以上的高度铺盖住切口下方(如下腹部、会阴部),然后铺手术野对侧、手术野上方,最后铺靠近医生自己的一侧。

(4)铺好4块无菌巾后,用巾钳将无菌巾的交角处夹住,固定无菌巾,以防止其移动。

3. 铺中单　在助手的帮助下铺中单,中单的头侧超过麻醉架,足侧超过手术台。

4. 医生手消毒　铺好中单后,医生再次消毒手1遍,穿手术衣、戴无菌手套。

5. 铺大单

(1)由穿好手术衣、戴好手套的医生和器械护士覆盖大单,铺单者双手不要低于手术台面。

(2)将大单的孔对准手术区,先铺下身,再铺上身,头端盖过麻醉架,两侧和足端应垂下超过手术台边30cm。

【注意事项】

1. 铺无菌巾的顺序　医生未穿手术衣时,先铺对侧,后铺医生一侧。穿手术衣后,先铺医生一侧,再铺对侧。先铺"有污染"的一侧(例如会阴部、下腹部),再铺洁净区;先铺下方,再铺上方。

2. 巾单的移动方向　铺好无菌巾单后,不可随便移动,如位置不正确,只能由手术野向外移动,而不应向内移动。

3. 保持巾单干燥　在铺无菌巾单过程中和随后的手术中,应当保持各层巾单的干燥。

(张　锴)

第三节　手术基本操作技能

一、切开技术

【适应证】

需要手术治疗的患者。

【操作前准备】

1. 执刀方法　根据切开部位、切口长短等选择合适的执刀方法。

(1)执弓式:医生用示指压住刀背,用于胸腹部较大切口。

(2)执笔式:动作和力量放在手指,使操作轻巧,精细。

(3)握持式:下刀有力,用于坚韧组织的切开。

(4)反挑式:刀刃向上挑开组织,以免损伤深部组织及器官,常用于浅表脓肿的切开。

2. 切开前的准备

(1)切口的选择:选择合适的切口,复杂手术切口事先在预定切口区做好标记。

1)切口应选择于病变部位附近,通过最短路径以最佳视野显露病变。

2)切口应避免损伤重要的解剖结构如血管神经等,不影响其生理功能。

3)力求快速而牢固的愈合,并尽量美观,如颜面部手术切口应与皮纹一致,并尽可能选取较隐蔽的切口。

4)切口必须有足够的长度,能容纳必要的器械和方便手术操作,除腔镜手术外,切口宁大勿小,并且需要时应易于延长。应根据患者的体型、病变深浅、手术的难度及麻醉条件等因素来预计切口的大小。

(2)其他准备:手术刀的准备;手术区的消毒、麻醉和铺无菌巾单;医生的无菌准备等。

【操作方法】

1. 固定皮肤 小切口时医生用拇指及示指在切口两旁固定,使切口两侧的皮肤绷紧。较大切口时医生与助手用手在切口两旁或上下将皮肤固定。

2. 切开 将刀刃与皮面垂直,防止斜切,刀尖先垂直刺入皮肤,然后再转至与皮肤成45°角,均匀切开皮肤及皮下组织,直至预定切口的长度,再将刀转成90°与皮面垂直,将刀从切口提出。

3. 覆盖切口 切开皮肤和皮下组织后随即用手术巾覆盖切口周围(现多用无菌薄膜粘贴切口部位后再行切开),以隔离和保护伤口免受污染。

【注意事项】

1. 掌握递刀技巧 传递手术刀时,器械护士(或其他医生)应握住刀片与刀柄衔接处,背面朝上,将刀柄的尾部交给医生,切不可将刀刃朝向医生传递,以免刺伤医生。

2. 掌握用刀力度

(1)采用恰当的用刀力度,力求一次切开全层皮肤,使切口呈线状,切口边缘平滑,避免多次切割导致切口边缘参差不齐而影响愈合。

(2)用刀力度不可过猛,以免误伤深部重要组织。皮下组织宜与皮肤同时切开,并保持同一长度,若皮下组织切开长度较皮肤切口为短,则可用剪刀剪开。

二、分离技术

【适应证】

所有需要显露组织的部位,其目的是切除病变组织,保护正常及重要组织和器官。

【操作前准备】

血管钳、手术刀、手术剪、剥离器等。

【操作方法】

1. 锐性分离 是指用锐利器械(一般用手术刀或手术剪)进行的解剖分离。锐性分离必须在直视下进行,动作要准确、精细。常用于致密组织如腱膜、鞘膜和瘢痕组织的剥离。

(1)用刀分离:刀刃宜锋利,采用执笔式执刀,利用手指的伸缩动作(不是手腕或上肢动作)进行切割,刀刃沿组织间隙垂直短距离切开。

(2)用剪分离:在直视下看准非重要组织,再轻开剪口,用剪刀尖端的剪刃将组织剪开。

2. 钝性分离 钝性分离是用器械或手指伸入疏松的组织间隙,以适当的力量轻轻地逐步推开周围组织的分离技术。多用于疏松组织如正常组织间隙、较疏松的粘连、良性肿瘤或囊肿包膜外间隙等的分离。常用血管钳、闭合的解剖剪、刀柄、剥离子(用血管钳端夹持花生米大的纱布球,又称为花生米)、手指以及特殊用途的剥离器(如膜衣剥离器、脑膜剥离器)等。

手指分离是钝性分离中常用方法之一,用于在非直视情况下深部组织的分离,可借助于手指的"感觉"分离病变周围的组织,但动作不宜过大。

【注意事项】

1. 谨慎选择分离方法　要熟悉分离部位的解剖关系及病变性质。应根据具体情况,结合使用锐性分离和钝性分离。在未分辨清组织之前,不要轻易剪切,以免损伤重要组织和器官。绝不能粗暴地进行钝性分离,以免引起重要组织结构的损伤或撕裂。

2. 切勿损伤保留的组织或器官　操作要稳、准、轻、快、细。疏松及界限清晰的粘连组织应依照解剖间隙自然分离显露,由于炎症、肿瘤等原因导致局部粘连紧密或解剖界限不清,甚至变异的组织,分离应遵循避免损伤被保留组织和器官的原则。

三、止血技术

【适应证】

手术过程中的任何出血。

【操作前准备】

无菌纱布、无菌绷带、缝针、缝线、血管钳、手术镊、电灼器、化学凝胶、吸收性明胶海绵、药物(肾上腺素、麻黄素、凝血酶等)。

【操作方法】

1. 压迫止血法　最常用的止血方法。手术中可用干纱布或 40~50℃ 的生理盐水纱布压迫止血,一般需 5min 左右,必要时重复 2~3 次。对于广泛及汹涌的渗血且其他止血方法无效时,还可使用纱布填塞压迫止血法,即使用无菌干纱布或绷带填塞压迫止血。

2. 结扎止血法

(1)单纯结扎止血法:在手术中,对可能出血的部位或已见的出血点进行钳夹,结扎线要将所需结扎的组织完全套住,结扎时血管钳的钳尖一定要旋转提出,在收紧第一结时将夹提组织的血管钳放下并慢慢松开,第一个结完全扎紧后,再将血管钳松开并移去。

(2)缝合结扎止血法:为了避免结扎线脱落,或单纯结扎有困难时可采用缝合结扎止血法。对于重要的血管一般应进行缝扎止血,根据不同的部位和组织可采用不同的缝扎方法。

3. 电凝止血法　采用电灼器止血,常用的电灼器为高频电刀,电凝止血常用于多点位的小出血。止血时,电刀可直接电灼出血点,也可先用血管钳或镊子夹住出血点,再用电刀接触血管钳或镊子,通电 1~2s 即可,电灼时所有通电的金属器械不可接触其他组织。电刀的优点是不需要结扎,切割与止血同时进行,切口内不留异物,操作迅速,手术野干净清晰。

4. 局部药物或生物制品止血法　在手术创面进行充分止血后仍有渗血时,可采用局部药物和生物制品止血法。常用的药物有肾上腺素、麻黄素、凝血酶、化学凝胶等。生物制品有吸收性明胶海绵、生物止血凝胶和可溶性止血纱布等。

【注意事项】

1. 压迫止血法

(1)填塞处勿留死腔,要保持适当的压力。

(2)填塞时纱布数量一定要绝对准确可靠,要做到有序折叠,尾端露出体外。

(3)填塞物一般于手术后 3~5d 逐步松动取出,并且做好处理再次出血的一切准备。

(4)因其可能造成再出血及感染,不是理想的止血方法。

2. 单纯结扎止血法

(1)不能过快松开血管钳,否则可能导致结扎部位结扎线的脱落或结扎部位不准确。

(2)根据钳夹的组织多少以及血管粗细选择结扎线。

(3)对于粗大的血管要多重单独结扎,且同一血管的两道结扎须间隔一定的距离。

四、缝合技术

【适应证】

手术切口和适宜一期缝合的新鲜创伤伤口。

【禁忌证】

污染严重或已感染化脓的伤口。

【操作前准备】

1. 物品准备 ①缝线:1 号、4 号、7 号丝线线团或线段。②手术针:中号圆针、大号三角针数枚。③镊子:无齿镊和有齿镊各 1 把。④其他:线剪、持针器、小直血管钳各 1 把,无菌手套。

2. 医生准备

(1)缝合的种类:根据缝合后切口两侧的对合状态,缝合方法可分为单纯对合缝合、内翻缝合和外翻缝合,其中每一类又根据缝线是否具有连续性而分为连续缝合和间断缝合。

1)连续缝合:是指用一根缝线缝合整个伤口,在缝合起针、末针处各打一结。①优点:操作省时,节省缝线,创缘对合严密,止血彻底。②缺点:缝线的一处折断可使整个切口全部裂开。用于缝合后不能作间断拆线的皮肤切口,用于管道结构吻合时可能引起吻合口狭窄。一般不提倡使用或仅用于张力较小的不需拆线或一次性拆线的伤口缝合。

2)间断缝合:是指每缝一针打一个结,以多个独立的线结完成的缝合。①优点:操作简单、易于掌握,缝合牢固可靠,切口的张力由每个独立的结扣分担,拆开一针,不影响整个切口;②缺点:操作费时,所用缝线较多。

另外,吻合和钉合也属于缝合的范畴,前者是指将空腔脏器或管道结构作对合性缝合,维持其连续性;后者则指不用缝线而是借助于特殊器械即钉合器,完成的缝合或吻合,同样可恢复器官组织结构的连续性。

(2)缝合基本要领

1)所有的缝合都要有穿线(现已有缝针带线,无须穿线)、持针、进针、出针和打结等基本步骤。

2)医生接过夹针的持针器后,左手持镊固定或提取需缝合组织,右手握持针器将线尾顺势递给打结的助手(以便其捏住线尾)。针尖对准进针点,借助腕部和前臂的外旋力量于原位旋转持针器,顺着缝针的弧度将缝针刺入组织内,经组织的深面达对侧相应点,穿出缝针的头端部分,用镊子固定于原位。

3)用持针器钳夹针体,顺着缝针的弧度完全拔出缝针和带出缝线。

4)第一助手打结,第二助手剪线。

【操作方法】

1. **单纯间断缝合**　最常用、最基本的缝合方法,常用于皮肤、皮下组织、肌肉、腱膜和内脏器官等多种组织的缝合(图 4-11)。

2. **单纯连续缝合法**　可用于张力较小的胸膜或腹膜的关闭缝合(图 4-12)。

3. **连续锁边缝合**　亦称为毯边缝合,常用于胃肠道后壁全层缝合或整张游离植皮的边缘固定,现已很少使用(图 4-13)。

4. **外"8"字缝合**　由 2 个相连的间断缝合组成,缝扎牢靠,不易滑脱。常用于肌腱、韧带的缝合或较大血管的止血缝扎(图 4-14)。

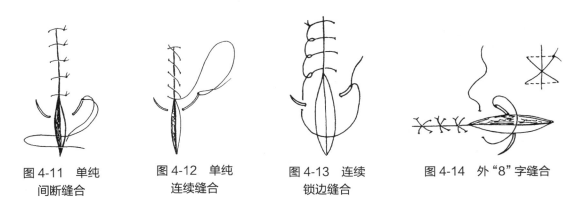

图 4-11　单纯　　图 4-12　单纯　　图 4-13　连续　　图 4-14　外"8"字缝合
间断缝合　　　　连续缝合　　　　锁边缝合

5. **皮内缝合**　分为皮内间断缝合和皮内连续缝合两种。选用细小三角针和细丝线(0号或 0/2 号),或细的可吸收缝线,缝针与切缘平行方向交替穿过切缘两侧的真皮层,最后抽紧(图 4-15)。

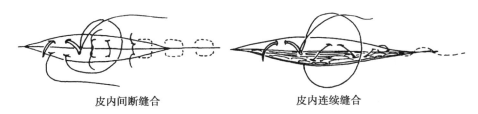

皮内间断缝合　　　　　　　　　皮内连续缝合

图 4-15　皮内缝合

6. **减张缝合**　可减少切口的张力,常用于较大张力切口的加固缝合(图 4-16)。如张力较大的腹部切口按照常规方法缝合后,可能发生切口裂开,可在常规减张缝合腹壁各层组织的同时,每间隔 2~3 针加缝一针减张缝合,针距 3cm 左右。其方法是采用粗丝线或不锈钢丝线,于切口一侧距切缘 2cm 处皮肤进针,达腹直肌后鞘与腹膜之间出针,再从切口对侧的腹直肌后鞘与腹膜之间进针,穿过除腹膜外的腹壁各层,达切口对侧皮肤的对应点出针。为避免缝线割裂皮肤,在结扎前缝线需套上一段橡皮管或硅胶管做枕垫,以减少缝线对皮肤的压强。

7. **贯穿缝扎**　多用于钳夹的组织较多、单纯结扎困难或线结滑脱导致严重并发症的组织结扎,如脾蒂的缝合结扎等。将钳夹组织的血管钳平放,从血管钳深面的组织穿过缝针,依次绕进针点两侧的钳夹组织后收紧结扎(图 4-17)。

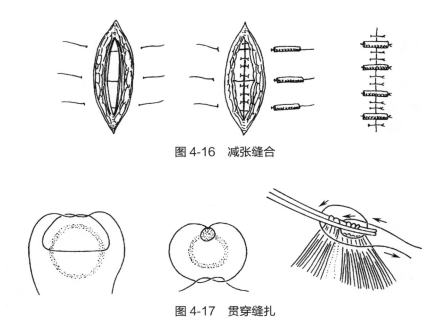

图 4-16　减张缝合

图 4-17　贯穿缝扎

8. **荷包缝合**　是小范围的内翻缝合,以欲包埋处为圆心,于浆肌层环形连续缝合 1 周,结扎后中心内翻包埋,其表面光滑,有利于愈合,且能减少粘连(图 4-18)。常用于阑尾残端的包埋、胃肠道小伤口和穿刺针眼的缝合、空腔脏器造瘘管的固定等。

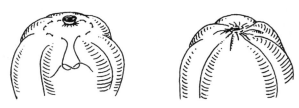

图 4-18　荷包缝合

9. **皮肤吻合器缝合**　皮下组织缝合后,用镊子对拢皮缘,并使皮肤略外翻隆起,将皮肤吻合器内的皮钉与切口垂直放置,向切口方向施以一定压力后,压下皮肤吻合器手柄,坚持约 1s 后松开,皮钉即钉合在切口皮肤上。如此反复将皮肤切口钉合。与缝合相比,皮肤钉合有快速而且组织反应小的优势。

【注意事项】

1. **选择合适的缝针与缝合方法**　根据不同的组织器官类型,选择合适的缝针、缝线和缝合方法。

(1)皮肤伤口的缝合宜选用三角针,软组织的缝合一般选用圆针。

(2)粗丝线可耐受较大的张力和避免脆性组织的割裂,细丝线可减少组织反应,可吸收缝线在伤口愈合后被机体组织吸收而不留异物,无损伤针线用于血管吻合,可避免在血管内壁形成血肿。

(3)内翻缝合一般用于胃肠道和膀胱的缝合,既避免了黏膜外露所致的伤口不愈合或瘘的形成,又可使伤口表面平滑,减少粘连。

2. 严防错位缝合和留死腔　组织分层缝合、严密对合、勿留死腔是保证伤口愈合的前提。不同的组织错位对合将致伤口不愈合,如表皮对筋膜、空腔脏器的黏膜对浆膜等都是导致伤口延迟愈合、伤口深面积液或伤口感染的主要原因。

3. 缝合要整齐美观　缝合的针距、边距应均匀一致,整齐美观,过密或过稀均不利于伤口愈合。

4. 缝合线结扎松紧有度　不同缝合对象的缝合线结扎的松紧度不同。

(1)血管缝合的缝合线结扎(打结)应稍紧一些,而皮肤切口的缝合结扎应以切口两侧边缘靠拢对合为准。

(2)缝线结扎张力过大,即结扎太紧易导致切口疼痛或局部血液循环障碍,组织肿胀、缺血坏死、切口感染,愈合后遗留明显的缝线瘢痕。

(3)缝线结扎张力过小,即结扎过松则不利于切缘间产生纤维性粘连,影响切口愈合,甚至遗留间隙或死腔而形成积液,导致伤口感染或延迟愈合。

五、结扎技术

【适应证】

需要术中止血、缝合的手术。

【操作前准备】

1. 物品准备　术中打结可徒手或借助器械来完成,主要物品是缝线和持针钳或血管钳。①徒手打结:在术中较为常用,可分为单手打结法和双手打结法,根据医生的习惯不同又将单手打结分为左手打结法和右手打结法;②器械打结:又称为持钳打结法,是借助于持针钳或血管钳打结的方法。

2. 结的分类　根据结的形态,结可分为单结、方结、三重结、外科结、假结、滑结(图 4-19)。

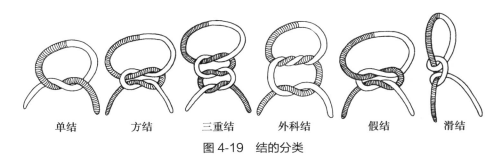

| 单结 | 方结 | 三重结 | 外科结 | 假结 | 滑结 |

图 4-19　结的分类

(1)单结:是结的基本组成部分,易松脱、易解开,仅用于暂时阻断,而永久结扎时不能单独使用单结。

(2)方结:因其结扎后较为牢固而成为外科手术中最常使用的结。它由 2 个相反方向的单结重叠而成,适用于较少的组织或较小的血管,以及各种缝合的结扎。

(3)三重结或多重结:在完成方结之后再重复 1 个或多个单结,使结更加牢固。适用于较大的血管、张力较大的组织间缝合后的结扎。使用肠线或化学合成线等易于松脱的线打结时,通常需要作多重结。

(4)外科结:在打第 1 个结时,结扎线穿绕 2 次,以增加线间的接触面积与摩擦力,再打第 2 结时不易松动或滑脱,因打此结比较费时,仅适用于结扎大血管。

(5)假结:由同一方向的 2 个单结组成,结扎后易于滑脱,不应采用。

(6)滑结:尽管其结的构成类似于方结,但是,由于医生在打结拉线时双手用力不均,导致一紧一松,甚至只拉紧一侧线头而用另外一侧线头打结,所完成的结并非方结,而是极易松脱的滑结,术中尤其要注意。

【操作方法】

1. 打结递线方法　术中打结递线方法有手递线法和器械递线法(图 4-20)。

(1)手递线法:适用于表浅部位的组织结扎,是指医生一只手握持线卷,将结扎线头绕过钳夹组织的血管钳,递给另一只手;也可将线卷绕过钳夹组织的血管钳递给另一只手。右利手者以左手握持线卷,左利手者以右手握持线卷。

(2)器械递线法:适用于深部组织的结扎,是指在打结前用一把血管钳夹住丝线的一端,将钳夹线头绕过钳夹组织的血管钳递给另一只手;也可将带线的血管钳绕过钳夹组织的血管钳递给另一只手,从而使双手握住线的两端打结。

递线后又根据结扎线的两端是否相交而分为 2 种:①交叉递线:第 1 个单结为右手示指结,打结后双手可直接拉紧结扎线,无须再作交叉;②非交叉递线:第 1 个单结为右手中指结,打结后双手需交叉以后才能拉紧结扎线。

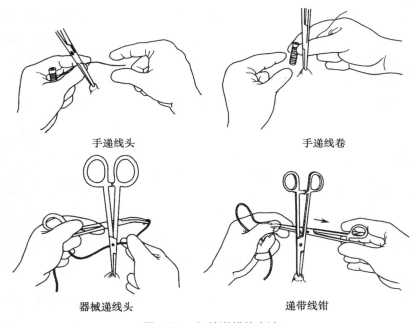

手递线头　　　　　　　　　　手递线卷

器械递线头　　　　　　　　　　递带线钳

图 4-20　打结递线的方法

2. 打结方法

(1)单手打结法:简便迅速的打结方法,易学易懂,应用最广泛。单手打结法又分为右手单手打结法(图 4-21)和左手单手打结法(图 4-22)。

右手单手打结法是外科手术中最常用和最基本的操作之一,打结的质量和速度对手术时间的长短、手术的安全以及患者的预后都会产生重要的影响。打结不正确可造成结的松动与滑脱,易导致出血或缝合的组织裂开不愈,给患者带来痛苦甚至危及生命。因此,熟练正确的打结法是医生所必备的基本技能。

(2)双手打结法:打结方便,牢固可靠,除了用于一般结扎外,还可用于深部或组织张力较大的缝合结扎(图4-23)。

(3)持钳打结法:使用血管钳或持针钳绕长线、夹短线进行打结,即所谓持钳打结法(图4-24)。可用于浅部、深部结扎。血管钳或持针钳既是线的延长,也是医生手的延伸。此法适用于线头太短,徒手打结有困难或打结空间狭小时的结扎;有时也是为了节省缝线和穿线时间。

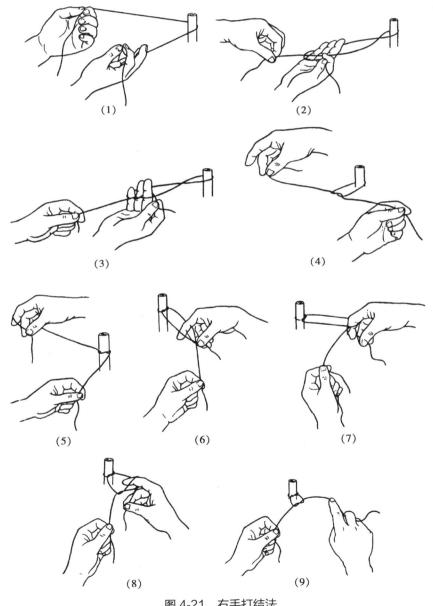

图 4-21　右手打结法

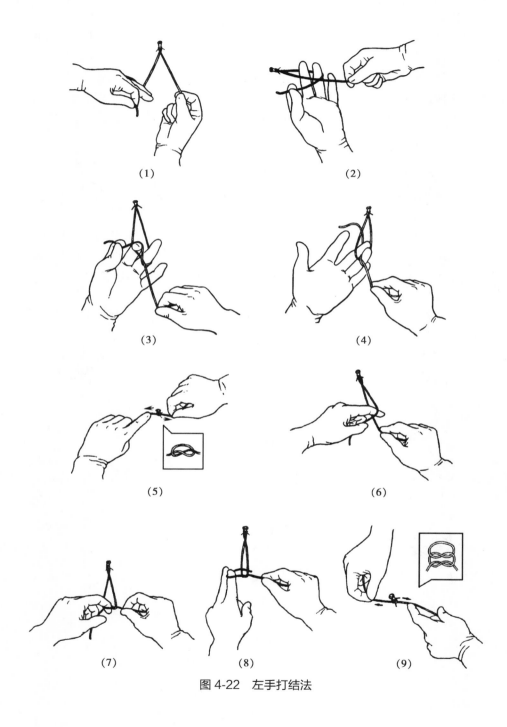

(1)   (2)

(3)   (4)

(5)   (6)

(7)   (8)   (9)

图 4-22   左手打结法

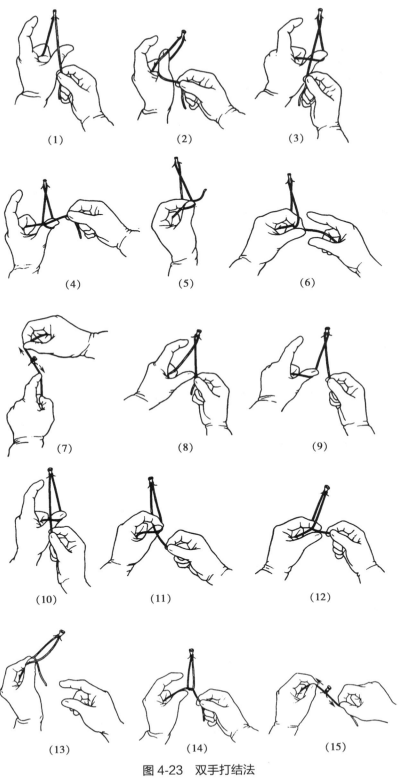

图 4-23　双手打结法

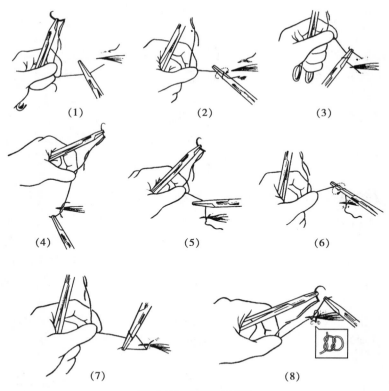

(1)　　　　　　　(2)　　　　　　　(3)

(4)　　　　　　　(5)　　　　　　　(6)

(7)　　　　　　　(8)

图 4-24　持钳打结法

(4)体外打结法:随着腔镜手术技术的临床应用,器械打结有了较大进展,体外打结已经十分普及。体外打结法是指打结线两端均被拉出体外,打结后重新放入体腔内的打结方法,这是由于在手术部位打结受限而发展出来的一种打结技术。

1)滑正结:在体外先打一个可滑动的单结,打结后以一只手拉住一根线,用另一只手的环指和小指握住另一根线,同时用拇指、示指和中指持推结器,将该线近线结处嵌入端槽,并用推结器滑行推进,在近结处反向推移,均匀用力收紧结扣。然后以相反的方向重复打第 2 个单结和第 3 个单结,可形成方结、外科结、三重结及多重结。

2)路德结(Roeder 结)或渔夫结:将缝线通过套管放入体内,末端留在体外,完成缝合后将两线平行从套管中取出,然后打多重滑结,缝线一端缠绕主导线数圈后推紧,然后用推结器通过缝线主导线将结推至正确位置,并将结打紧。

【注意事项】

1. 防止结松动或形成假结　无论采用何种打结方法,结都不能松动。相邻 2 个单结的方向必须相反,否则易打成假结而滑脱。

2. 掌握打结用力技巧

(1)打结时,两手用力点和结扎点三点应在一条直线上,如果三点连线成一定的夹角,在用力拉紧时易使结扎线折断。在收紧线结时,两手用力要均匀,如果一只手紧一只手松,则易成滑结而滑脱。

(2)深部打结时,因空间狭小而使两手难以同时靠近结扎处,此时可以在打结后以一只手拉住线的一端,另一线端可用另外一只手的示指在近结处反向推移,均匀用力收紧结。在结扎张力较大的组织时,在打第 2 结时第 1 结已松开,此时可在收紧第 1 结以后,助手用一把无齿镊夹住结,待收紧第 2 结时再移去无齿镊。

(3)打结时,必须沿着线的穿行方向用力拉紧,否则极易折断结扎线。

3. 选择合适的结扎线　根据打结处的深度和结扎对象,选择一段长短和粗细适当的结扎线,打结前用盐水浸湿以增加结扎线的韧性及摩擦力,既易拉紧又不易折断。

六、体表脓肿切开引流术

【适应证】

1. 体表局部化脓性感染伴脓肿形成,药物治疗无效的患者。

2. 局部炎性肿胀明显、皮肤表面紧张而光亮者;触诊时有明显压痛点及波动感的患者。

【禁忌证】

化脓性感染早期,脓肿尚未形成者或感染有吸收消散趋势者,药物治疗有效者,全身性出血性疾病的患者。

【操作前准备】

1. 患者准备　①核对患者,评估患者的病情,注意有无禁忌证;②告知患者或家属脓肿切开引流的目的、注意事项及可能的风险;③告诉患者配合要领;④术前清洁局部,剃除毛发等;⑤签署知情同意书。

2. 物品准备　①切开包(治疗碗、弯盘、无菌杯、无菌洞巾、无菌巾、巾钳,各种刀片、刀柄,血管钳、组织钳、组织剪、有齿镊,各种缝线、缝合针、持针器、纱布等);②药品:5% 聚维酮碘、2% 利多卡因;③其他:注射器、生理盐水、无菌凡士林纱布条、无菌橡胶管、抢救治疗车、无菌手套、胶布等。

3. 医生准备　①了解患者的病情,掌握切开引流的适应证和禁忌证;②戴好口罩、帽子,操作前洗手。

【操作方法】

1. 体位　根据脓肿的部位、切开的要求,协助患者取舒适的体位。

2. 消毒　医生洗手后,在无菌杯内放数个棉球或纱布,再由助手将 5% 聚维酮碘倒入无菌杯中。用 5% 聚维酮碘棉球或纱布由内向外消毒手术区 2 遍,消毒范围为以手术切口为中心直径 30cm 的区域。

3. 铺巾　医生再次洗手,穿手术衣、戴无菌手套,铺无菌洞巾,洞巾的中心对准手术区。

4. 麻醉　采用 0.25%~0.5% 利多卡因进行局部浸润麻醉。

5. 切开

(1)采用反挑式执刀法,将手术刀尖刺入脓肿波动最明显处,向上反挑一切口,即可见脓液流出,立即用注射器抽取适量脓液送检。

(2)脓液排尽后,用手指进入脓腔进行探查,了解脓腔的大小、深度、形状。如果脓腔内有多个分隔小腔,采用手指行钝性分离,使之形成一个大的单腔。根据探查情况,可考虑是否延长切口,并清除坏死组织。

6. 引流

(1)脓液排尽后,将凡士林纱布条的一端送入脓腔底部,充填脓腔,纱布条的另一端留置在脓腔外,加盖无菌纱布包扎。

(2)术后第一天要更换包扎敷料及引流条。根据引流量及脓腔愈合情况,逐渐更换引流条(换成盐水引流条),直至脓腔愈合为止。

(3)如果切口不能扩大或脓腔过大,可在脓肿两侧做对口引流,并充分敞开脓腔,依次采用3%过氧化氢和生理盐水冲洗脓腔。

7. 术后整理　整理床单位和协助患者整理衣被,帮助患者安置好舒适体位,告知患者注意事项。按照分类做好医疗垃圾处理。洗手,并做好记录。

【注意事项】

1. 麻醉时进针方向　局部麻醉时应从病灶远处逐渐向脓肿附近推进,避免针头接触感染区域。

2. 切口要求

(1)切口要在脓肿波动最明显处。切开的动作要轻柔,避免损伤血管而导致大出血;切忌挤压脓肿,以免造成感染扩散。

(2)切口方向要与大血管、神经干、皮纹平行,避免跨过关节,以免造成瘢痕挛缩而影响关节功能。

(3)切口要足够大。要充分考虑患者的体位与姿势,尽量取最低部位切开(便于引流)。切口不要穿过脓腔壁达到正常组织,以免造成感染扩散。

3. 止血要求　脓肿切开后常有渗血,若无活动性出血,一般用凡士林纱布条填塞脓腔压迫即可止血,不要用血管钳钳夹,以免损伤组织。

4. 引流要彻底

(1)引流口要宽敞无狭窄。放置引流条时,应把凡士林纱布的一端一直放到脓腔底部,不要放在脓腔口,以免阻塞脓腔、影响引流。引流条的外端应摊开,全部隔开切口边缘,不要只注意隔开切口的中央部分,以免切口两端过早愈合,使引流口缩小,影响引流。

(2)脓肿切开后经久不愈合,可能与引流不畅、异物或冷脓肿有关。

七、换药术

【适应证】

1. 手术前创面准备,需要对其局部进行清洁、湿敷的患者。

2. 手术后需要检查伤口愈合情况及有无感染的患者,手术后有外层敷料被血液或渗液浸透的患者。

3. 需要定时行局部外用药物治疗的患者。

4. 伤口局部敷料松脱、移位、错位,或包扎、固定失去应有作用的患者。伤口附近敷料被体液、排泄物、分泌物污染或浸湿的患者。

5. 肢体的伤口出现远端患肢水肿、胀痛等受压的患者。

6. 伤口已化脓感染,需要定时清除脓液、坏死组织和异物的患者。

7. 各种瘘管漏出物过多的患者。

8. 伤口内或体内安放引流物需要松动、部分拔除或全部拔出的患者。

9. 外科缝合伤口已愈合,需要拆除切口缝线的患者。

【操作前准备】

1. **环境准备**　换药前 30min 内不要扫地、铺床，避免室内扬尘。换药时保持病房安静。

2. **患者准备**　向患者及家属告知换药的目的、可能遇到的情况，消除患者的顾虑，取得患者的配合。

3. **物品准备**　①换药包(无菌治疗碗 2 个、弯盘 1 个、镊子 2 把、剪刀 1 把)，5% 聚维酮碘，或 2.5% 碘酊和 75% 酒精。②生理盐水棉球若干及生理盐水纱布 1~2 条；纱布块及干棉球若干；胶布与剪刀。③一次性治疗巾。④根据伤口情况可备引流物、血管钳、探针、绷带、凡士林纱布等。

4. **医生准备**

(1) 了解患者的情况，掌握适应证与禁忌证。

(2) 洗手、戴口罩、帽子，必要时戴无菌手套。

(3) 掌握换药时间。

1) 无菌手术后切口不放引流物者，可于术后 3~4d 更换第一次敷料，以观察有无出血、血肿、感染等。据情况再确定下次换药时间。若无异常，一般可延至伤口拆线时换药。

2) 无菌手术后切口放引流物者，可于术后 24~48h 更换第一次敷料，根据情况决定是否需去除引流物。

3) 感染伤口，分泌物较多时，每天换药 1 次。

4) 新鲜肉芽创面，隔 1~2d 换药 1 次。

5) 严重感染或放置引流物的伤口及粪瘘，应根据其引流量的多少，决定换药的时间。

6) 烟卷引流伤口每天换药 1~2 次，并在术后 12~24h 转动烟卷，并适时拔除引流。橡皮膜引流常在术后 48h 内拔除。

7) 橡皮管引流伤口术后 2~3d 换药，引流 3~7d 更换或拔除引流物。

【操作方法】

1. **核对患者**　核对患者床号、姓名、换药部位。

2. **体位**　协助患者取舒适体位，暴露伤口所在的部位，遮挡其他部位。

3. **揭开敷料**　在做好换药准备后，医生用手揭开外层敷料(应由伤口外侧向伤口方向揭去胶布)，将沾污敷料内面向上放在弯盘内。再用镊子轻轻揭去内层敷料(若粘连较紧，应先用盐水浸湿后再揭去，以免损伤肉芽组织或引起创面出血)。揭去内层敷料时应与伤口纵向保持一致，以免伤口裂开。

4. **暴露伤口**　检查伤口有无红肿、渗出等感染征象，有无坏死、化脓，肉芽组织的生长等。

5. **清理伤口**

(1) 采用双手执镊操作法。一把镊子直接接触伤口，另一把镊子专用于夹取无菌物品，并递给接触伤口的镊子，但两把镊子不可相接触。

(2) 先以 5% 聚维酮碘自内向外消毒伤口及周围皮肤 3 次，然后以盐水棉球轻轻清洗伤口，再用干棉球擦拭伤口及周围多余盐水。

1) 若为清洁伤口，由伤口中心向外周消毒。

2) 若为会阴部或化脓感染伤口，则由外周向感染区消毒 3 遍。已经接触污染部位的棉球，不可再返回清洁处。操作要轻柔，不要沿伤口张力方向涂擦，以防伤口裂开。伤口内部的分泌物应蘸吸干净,不应反复涂擦损伤肉芽组织。刺激性消毒液不能进入伤口内部。

3)高出皮肤或不健康的肉芽组织,可用剪刀剪平,或先用硝酸银棒腐蚀,再用生理盐水中和;或先用纯石炭酸腐蚀,再用 75% 酒精中和。肉芽组织有较明显水肿时,可用高渗盐水湿敷。

4)一般创面可用消毒凡士林纱布覆盖,必要时使用引流物,再加盖纱布或棉垫。

6. 包扎固定　用无菌干纱布覆盖伤口(纱布边缘距离伤口边缘 3cm 以上),下层纱布光面朝下,上层纱布光面朝上(一般 8~12 层纱布),以胶布固定。胶布固定的方向应与肢体或躯干长轴垂直(胶布边缘距离纱布边缘 0.5cm)。如创面广泛、渗液多,可加用棉垫。关节部位不易固定时可使用绷带包扎。

7. 术后整理　撤出换药用物,整理床单位和协助患者整理衣被,帮助患者安置好舒适体位,告知患者注意事项。更换下来的敷料集中放于弯盘内;冲洗换药碗、镊子,按照分类做好医疗垃圾处理。洗手,并做好记录。

【注意事项】

1. 严格无菌操作　坚持无菌操作的原则,凡是接触伤口的物品必须无菌,以防污染与交叉感染。各种敷料从容器内取出后不得再放回,污染敷料或用过的消毒棉球应单独存放,不应与无菌敷料混杂在一起。

2. 遵守换药顺序　坚持"四先四后"的原则,先无菌伤口,后污染伤口;先污染伤口,后感染伤口;先普通感染伤口,后特殊感染伤口;先缝合的伤口,后开放的伤口。

3. 换药动作要轻巧　操作过程要稳、准、轻,禁忌动作粗暴用力。禁止用干棉球擦洗创口,以防损伤肉芽组织。

4. 选择合适的用品　根据伤口情况准备换药用品和敷料,应物尽其用,避免浪费。

八、清创术

【适应证】

各种类型开放性损伤被视为新鲜伤口,具备以下条件者:①伤后 6~8h 以内者;②伤口污染较轻,不超过伤后 12h 者;③头面部伤口,一般在伤后 24~48h 以内,争取清创后一期缝合。

【操作前准备】

1. 患者准备

(1)清创前须对患者进行全面评估,如有休克,应先抢救,待休克好转后,再争取时间进行清创。

(2)如颅脑、胸部、腹部有严重损伤,应先予处理。如四肢有开放性损伤,应注意是否同时合并骨折。

(3)酌情应用镇痛药物,及时注射破伤风抗毒素。

(4)如伤口较大、出血多、污染严重,应预防性应用抗生素,根据不同种类的抗生素,在术前 0.5~1h 使用。若手术时间持续 3h 以上则术中追加 1 次抗生素,术后应用一定剂量的抗生素。

(5)与患者及家属沟通,告诉其清创的重要性、必要性,取得患者及家属的合作与配合,并签署有创操作的知情同意书。

（6）必要时给予患者实施麻醉。上肢清创可采用臂丛神经或腕部神经阻滞麻醉；下肢可采用硬膜外麻醉。较小较浅的伤口可采用局麻；较大复杂严重者则可采用全麻。

2. 物品准备　①无菌手术包、无菌软毛刷、止血带、无菌敷料、绷带等；②肥皂水、无菌生理盐水、5%聚维酮碘、3%过氧化氢溶液、2.5%碘酊、75%酒精、0.5%苯扎溴铵。

3. 医生准备　①了解病情，检查患者有无重要部位、血管、肌肉、神经、骨骼损伤；②戴好帽子、口罩、洗手，戴无菌手套。

【操作方法】

1. 清洗去污

（1）清洗皮肤：用无菌纱布覆盖伤口，再用汽油或乙醚擦去伤口周围皮肤上的油污。医生按常规方法洗手、戴手套。更换覆盖患者伤口的纱布，用软毛刷蘸消毒肥皂水刷洗皮肤，并用冷开水冲净。然后换另一把毛刷再刷洗一遍，用消毒纱布擦干皮肤。两遍刷洗共约10min。

（2）清洗伤口：去掉覆盖伤口的纱布，以生理盐水冲洗伤口，用消毒镊子或小纱布球轻轻除去伤口内的污物、血凝块和异物等。

2. 清理伤口　擦干皮肤，施行麻醉。用5%聚维酮碘或2.5%碘酊、75%酒精消毒皮肤，铺盖无菌手术巾。医生重新洗手、穿手术衣、戴手套后，即可清理伤口。

（1）浅层伤口：可将伤口周围不整皮肤缘切除0.2~0.5cm，切面止血，清除血凝块和异物，切除失活组织、血管和有明显挫伤的创缘组织（包括皮肤和皮下组织等），并随时用无菌生理盐水冲洗。

（2）深层伤口：彻底切除失活的筋膜和肌肉（肌肉切面不出血，或用镊子夹持后不收缩者，表示已坏死），尽量保留有活力的肌肉组织，以免切除过多而影响其功能。为了处理较深部伤口，有时可适当扩大伤口和切开筋膜，直至显露血循环较好的组织。

（3）伴有骨折的伤口：如伴有粉碎性骨折，应尽量保留骨折片，已与骨膜游离的小骨片则应予清除。

（4）浅部贯通伤出入口较接近的伤口：可切开伤道间的组织桥，使2个伤口变为1个伤口。如伤道过深，不可从入口处清理深部，而应从侧面切开清理伤道。

（5）有活动性出血的伤口：在清创前可先用血管钳止血，或临时结扎止血。待清理伤口时重新结扎，除去污染的线头。渗血可用温生理盐水纱布压迫止血，或用凝血酶等局部止血剂止血。

3. 修复伤口　清创后再用生理盐水清洗伤口。根据伤口污染程度、大小和深度等，决定伤口是开放还是缝合，是一期缝合还是延期缝合。

（1）未超过12h的清洁伤口可一期缝合。

（2）大而深的伤口，在一期缝合时应放置引流条。

（3）污染重或特殊部位不能彻底清创的伤口，应延期缝合，即在清创后先于伤口内放置凡士林纱布条，4~7d后，如伤口组织红润，无感染或水肿时，再作缝合。

（4）血运丰富、愈合力强、损伤时间虽长，只要无明显感染的头面部损伤，仍应争取一期缝合。

4. 术后处理

（1）根据全身情况给予输液或输血。

（2）合理应用抗生素，防止伤口感染，促使炎症消退。

（3）注射破伤风抗毒素。如伤口深、污染重，同时肌内注射气性坏疽抗毒血清。

（4）抬高伤肢，促使血液回流。注意观察伤肢血运、伤口包扎松紧是否合适、伤口有无出血等。

（5）根据引流情况，可在术后 24~48h 内拔除引流条。

（6）伤口出血或发生感染时，应立即拆除缝线，检查原因，及时处理。

（7）按照分类做好医疗垃圾处理。洗手，并做好记录。

【注意事项】

1. **伤口要反复清洗**　伤口清洗是清创术的重要步骤，必须反复使用大量生理盐水进行冲洗，务必使伤口清洁后再作清创术。选用局麻者，只能在清洗伤口后才能实施麻醉。

2. **清创要彻底**　清创时既要彻底切除已失去活力的组织，又要尽量爱护和保留存活的组织，以避免伤口感染，并促进伤口愈合，保存其功能。

3. **缝合要严谨**　缝合伤口时不要留有死腔，且张力不能过大。对重要血管损伤应修补或吻合；对断裂的肌腱和神经干应修整缝合。显露的神经和肌腱应以皮肤覆盖；开放性关节腔损伤应彻底清洗后缝合；胸腹腔的开放性损伤应彻底清创后，放置引流管或引流条。

九、开放性伤口止血包扎术

【适应证】

头面部、躯干、四肢开放性损伤的患者；周围血管创伤性出血的患者。

【禁忌证】

1. 气性坏疽等特殊感染的患者，禁用止血带。

2. 动脉硬化、糖尿病、慢性肾衰竭的患者，慎用止血带。

3. 局部骨折伴神经损伤的患者禁用加压包扎。

【操作前准备】

1. **患者准备**

（1）医生协助患者采取合适体位，充分暴露受伤部位。

（2）及时注射破伤风抗毒素。

（3）与患者及家属沟通，告知其开放性伤口止血包扎的目的、重要性和必要性，以及可能遇到的情况，取得清醒患者及家属的合作与配合，并签署知情同意书。

2. **物品准备**　无菌手术包、手术衣、无菌手套、无菌敷料、绷带、三角巾、止血带、记录牌、笔等。

3. **医生准备**　①了解患者的情况，掌握适应证与禁忌证，检查患者有无肌肉、神经、骨骼损伤；②戴好帽子、口罩、洗手，戴无菌手套。

【操作方法】

1. **止血**

（1）指压法：医生用手指压向患者出血部位的供应动脉近心端经过的骨骼体表位置，使血管闭合而阻断血流，以达到止血目的。指压法可用于中等或较大的动脉止血，但其止血效果较差，仅可用于临时性止血。适用于头、面、颈部及四肢的动脉出血（表 4-3）。

表 4-3　指压法止血的部位与压迫的动脉

出血部位	压迫的动脉
头顶	颞下颌关节上方的颞动脉
面部	下颌角处的面动脉
上肢	压迫上臂内侧的肱动脉
手部	腕部的尺动脉和桡动脉
下肢	腹股沟中点下方的股动脉
足部	踝部的足背动脉和胫后动脉

(2)加压包扎法:为最常用的急救止血方法。用于小动脉、静脉及毛细血管等小血管的出血。将无菌纱布垫放置于出血伤口,纱布垫要稍大于伤口并且完全覆盖伤口,外用绷带加压包扎。但注意包扎要适度,以能够止血为宜。

(3)填塞法:常用于颈部、臀部等较深层的软组织创伤出血及肌肉、骨折断端渗血,先在伤口处放置 1~2 层无菌纱布,再填塞无菌纱布条或绷带,再用绷带加压包扎,加压包扎范围要超出伤口范围,松紧度以能够止血为宜。

(4)止血带法

1)常用于四肢大动脉的出血,或经其他急救止血无效的出血。

2)将橡皮管止血带、弹性橡皮带(驱血带)或充气止血带绑缚于伤口近心端,绑扎止血带时先在绑扎止血带处放置棉垫或衣物等,然后绑扎患肢 2~3 圈。

3)绑扎止血带的位置应为肢体无损伤处,例如上肢为上臂中上 1/3 处、下肢为大腿中上 1/3 处。

4)止血带松紧度以能控制出血、不能触摸到远端的浅表动脉搏动为宜,成人上肢止血带压力要小于 300mmHg、下肢小于 500mmHg,儿童可酌情减半。

5)每隔 45~60min 放松止血带 1 次,放松 3~5min 后再收紧止血带。

6)准确记录绑扎止血带的时间和部位,并有明显的标志。

2. 包扎

(1)绷带包扎法:包扎时以绷带的外面接触要包扎的受伤部位,掌握绷带的起点、终(止)点、着力点和走行方向(三点一走行),包扎用力要均匀,松紧适度(表 4-4)。

表 4-4　绷带包扎法的适用部位与方法

包扎法	适用部位	方法
环形包扎法	肢体较小部位,或其他包扎法的起始和末端固定	绷带缠绕包扎 3~4 圈,每一卷重叠盖住前一卷
螺旋包扎法	肢体粗细差别不大的部位	先环形包扎 2 圈,使绷带螺旋斜行缠绕,每圈压住前一圈的 1/3~1/2,包扎由远端开始,向近端包扎,指(趾)端要外露
"8" 字包扎法	手、膝、踝、肩关节等部位	先做环形包扎,再斜行绕,一圈向上、一圈向下,与前一圈在关节凹面交叉,每圈在关节前面压住前圈的 1/3~1/2
回返包扎法	头部、指(趾)末端、断肢残端等部位	先环形包扎,再将绷带反折 90°,反复反折覆盖全部伤口,最后行环形包扎,压住所有绷带反折处

(2)三角巾包扎法：采用直角等腰三角形布块，用于较大创面的包扎，操作简捷，能适应多个部位。但三角巾包扎法不便于加压，且包扎不够牢固。

1)头部包扎法：将三角巾底边折叠两层，置于前额，将顶角(直角)向后拉并盖住颅部，三角巾的两底角(45°锐角)经两耳上方，拉向枕后，压紧顶角，再将左右底角交叉向前在前额打结。

2)面部包扎法：三角巾顶角打结，放于头顶处，将三角巾罩于面部，底边套于额部并拉向枕部，两底角在枕部交叉，绕至颈前打结。在眼、口、鼻处剪开小孔。

3)膝关节包扎法：三角巾底边折叠，顶角向上盖住膝关节，两底角向后左右交叉，在关节上方或侧方打结固定。

4)手(足)包扎法：手(足)平放在三角巾中央，指(趾)端指向顶角，顶角反折盖住手(足)背，两底角左右交叉压住顶角在手(足)背部打结。

【注意事项】

1. 包扎前仔细检查伤口

(1)迅速准确暴露伤口，并检查有无脏器及骨折断端外露、神经损伤等，但不能加重损伤及污染伤口。

(2)开放性骨折不能直接复位，脱出的内脏不可直接纳回伤口，以防加重损伤及感染。

2. 严格无菌操作　直接覆盖伤口的纱布应严格无菌，没有无菌敷料则尽量使用相对清洁的材料。

3. 正确使用止血带

(1)止血带必须绑扎在伤口的近心端，绑扎上臂时不能过低，如绑扎在上臂中下 1/3 处易损伤桡神经；止血带不可直接与皮肤接触，要在皮肤表面添加衬垫物；绑扎止血带前，先将患侧肢体抬高，以增加回心血量；止血带不必缚扎过紧，以能止血为度，否则可能导致肢体缺血坏死；必须在显著的部位注明绑扎止血带的部位、时间。

(2)包扎伤口时的松紧度适宜，要牢靠，既要保证敷料固定和压迫止血，又不影响肢体的血液循环。包扎四肢时，如非特殊损伤，指(趾)端要外露，以观察肢端末梢血液循环情况，避免肢体缺血；包扎范围应超出伤口边缘 5~10cm。

4. 包扎打结和固定要科学

(1)绷带打结或固定部位应在肢体的外侧面或前面，结头不要打在伤口上，包扎部位应维持在肢体的功能位置。

(2)采用三角巾包扎时，三角的边要固定，角要拉紧，中心伸展，包扎贴实，打结牢固。

十、拆线术

【适应证】

1. 手术切口达到拆线时间，且切口愈合良好的患者。

2. 术后切口有红、肿、热、痛等明显感染的患者，切口下有血肿压迫重要脏器的患者。

【禁忌证】

有以下情况，可延迟拆线。

1. 严重贫血、消瘦、轻度恶病质者，严重水电解质紊乱尚未纠正的患者。

2. 切口愈合不良，或切口局部有明显水肿且持续时间较长的患者。

3. 伴有呼吸道感染、咳嗽持续加重的胸腹部手术患者。

4. 有糖尿病病史、服用糖皮质激素、腹压增高、大量腹膜腔积液的患者。

【操作前准备】

1. **环境准备**　拆线前 30min 内不要扫地、铺床,避免室内扬尘。拆线时保持病房安静。

2. **患者准备**　向患者及家属告知拆线的目的,可能遇到的情况,以消除患者的顾虑,取得患者的配合。

3. **物品准备**　①拆线包:治疗碗(盘)2 个,有齿镊子、无齿镊子各 1 把,或血管钳 2 把,线剪 1 把。②换药物品:5% 聚维酮碘,或 2.5% 碘酊和 75% 酒精;生理盐水棉球若干及生理盐水纱布 1~2 条;纱布块及干棉球若干;胶布与剪刀,无菌手套。

4. **医生准备**

(1) 掌握拆线时间,拆线时间应结合切口部位、局部血液供应情况、患者的年龄及营养状况、切口大小与张力等因素综合考虑。①头部、面部、颈部切口在术后 4~5d 拆线;②下腹部、会阴部 6~7d;③胸部、上腹部、背部和臀部 7~9d;④四肢 10~12d(近关节处还可适当延长时间);⑤减张缝合 14d;⑥已化脓伤口应立即拆线;⑦青少年可适当缩短拆线时间。

(2) 了解患者的情况,掌握拆线的适应证与禁忌证。

(3) 洗手、戴口罩、帽子,必要时戴无菌手套。

【操作方法】

1. **体位**　根据切口的位置与患者的状况,协助患者取舒适体位。

2. **消毒**　取下切口上的敷料,按换药的方法常规消毒切口区域。

3. **剪线**　左手持镊子将线结轻轻提起,右手将微微张开的线剪尖端插入线结与皮肤之间的间隙,张开线剪的前部在线结之下轻压皮肤,使原在皮内部分的缝线外露,然后靠近皮肤处剪断缝线。

4. **拉线**　沿切口方向快速轻巧地将缝线朝剪断侧拉出(图 4-25)。

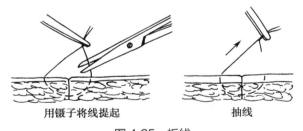

用镊子将线提起　　　　　　　　抽线

图 4-25　拆线

5. **覆盖切口**　拆线结束,用消毒棉球消毒切口,再盖以无菌纱布、胶布固定。

6. **术后处理**　按照分类做好医疗垃圾处理。洗手,并做好记录。

【注意事项】

拆线时不能使原来显露在皮肤外面的线段经过皮下组织,以免发生感染。

十一、术中剪线

【适应证】

任何术中有结扎或缝合的手术。

【操作前准备】

齿镊子、无齿镊子各 1 把,或血管钳 2 把,线剪 1 把。

【操作方法】

1. 提起双线尾　在打结完成后,医生将双线尾并拢,稍偏向左侧提起。

2. 剪线　助手用左手托住微微张开的线剪,将剪刀近尖端顺着缝线向下滑至结的上缘,再将剪刀向上倾斜 45°,然后将缝线剪断(图 4-26)。

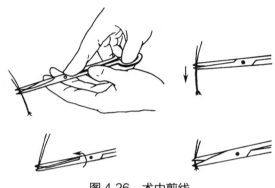

图 4-26　术中剪线

【注意事项】

1. 保持线剪恰当的倾斜角度　线剪倾斜的角度越大,遗留的线头越长;角度越小,遗留的线头越短。倾斜 45° 时,遗留的线头较为适中(2~3mm)。

2. 保持线头恰当的长度

(1)在深部组织结扎、较大血管的结扎和肠线或尼龙线所作的结扎,线头应稍留长一些,如丝线留 2~3mm,钢丝线留 5~6mm,肠线或尼龙线留 5~10mm 为宜。

(2)线头过短的线结易于滑脱,线头过长可导致组织对线头的异物反应。

(辛建军)

第四节　常用注射技能

一、皮内注射法

【适应证】

1. 实施药物过敏试验的患者。

2. 实施预防接种疫苗(如卡介苗预防接种)的患者。

3. 患者实施局部麻醉的起始步骤。

【禁忌证】

1. 对药物有过敏史的患者。

2. 皮内注射局部皮肤有感染、破溃的患者。

【操作前准备】

1. **环境准备** 环境要安静、整洁,注射前 30min 内未打扫室内卫生,且光线适宜。

2. **患者准备** ①患者知晓皮内注射的目的、注意事项及配合要点;②患者取坐位或卧位。

3. **物品准备** ①治疗车上层:注射盘内放安尔碘,75% 酒精或 0.1% 苯扎溴铵、无菌棉签、5ml 注射器 2 个、1ml 注射器 2 个、药液(按医嘱准备)、砂轮、0.1% 盐酸肾上腺素、无菌纱布(折断安瓿用),注射盘外放启瓶器(必要时)、弯盘、快速手消毒液、注射单;②治疗车下层:锐器盒、医疗垃圾桶、生活垃圾桶。

4. **医生准备** ①核对患者信息,评估患者的病情、注射部位皮肤情况及心理状态。②仪表整洁,洗手,修剪指甲,戴口罩、帽子。

【操作方法】

1. **查对医嘱及药物** 查对医嘱、注射单,核对药物的名称、浓度、剂量、用法;检查药物是否在有效期内、标签是否清楚,药物有无变色、沉淀、浑浊、絮状物,瓶装药物的瓶口有无松动,瓶体有无破损、漏液。

2. **抽取药液** 严格执行查对制度及无菌操作原则,抽取药液后单手套针帽。

3. **确认患者** 核对患者的床号、姓名、手腕带(PDA 扫描腕带)。

4. **选择注射部位** 注射部位应避开血管、瘢痕、炎症、硬结等处。根据皮内注射的目的选择注射部位,如药物过敏试验常选择前臂掌侧下段;预防接种常选用上臂三角肌下缘;局部麻醉则选择需要麻醉处。

5. **消毒皮肤** 用安尔碘(药物过敏试验时用 75% 酒精,若患者对酒精过敏则选用 0.1% 苯扎溴铵或灭菌注射用水)消毒皮肤,消毒范围至少是以注射点为中心直径 5cm 大小。

6. **再次查对** 再次查对患者信息、注射单和药物。

7. **注射** 医生左手绷紧局部皮肤,右手持注射器,针头斜面向上,与皮肤呈 5° 角刺入皮内。待针头斜面完全进入皮内后,放平注射器。左手拇指固定针栓,右手推动注射器活塞,将药物注入皮内(做药物过敏试验时,缓慢注入药液 0.1ml,使局部形成 1 个半球状皮丘,皮肤变白并显露毛孔),注意询问患者的感受。

8. **拔注射器** 注射完毕,迅速拔出注射器针头,勿按压注射部位。

9. **操作后查对** 操作后再次核对患者信息、注射单和药物。

10. **操作后处理**

(1)协助患者取舒适体位,向患者说明注意事项。

(2)观察患者有无不适,如有异常则需要及时处理。

(3)整理物品,按医院感染管理规范处理用过的物品。

(4)洗手并记录。

(5)如为药物过敏试验,15~20min 后观察局部反应并记录。

11. **药物过敏试验结果判读**

(1)阴性:皮丘消失或无红肿,全身无反应。

（2）阳性：局部皮肤出现红晕,硬块,皮丘直径大于 10mm,周围有伪足伴痒感,也可出现荨麻疹。

（3）强阳性：局部皮肤出现明显突起的风团或大丘疹,有时伴有周围充血,部分患者注射局部有热、麻、痒等感觉或全身反应,严重者可发生过敏性休克。

【注意事项】

1. 严格操作流程   皮内注射要严格执行查对制度和无菌操作原则。

2. 准备要充分

（1）进行药物过敏试验前,应详细询问患者有无药物过敏史,如患者对皮试药物有过敏史,则不可做皮试,并更换其他药物。

（2）若进行药物过敏试验,忌用碘类消毒剂,以免影响局部反应结果的观察。

（3）皮试药液需现用现配,剂量要准确,并备有 0.1% 盐酸肾上腺素等抢救药品及物品。

3. 掌握注射技巧   注射时进针角度不能过大,注入药量要准确。

4. 注射后处理要妥当   嘱患者注射后勿按揉注射部位,以免影响观察结果,如有不适,立即告知。

二、皮下注射法

【适应证】

1. 注射少量药物,用于不能或不宜经口服给药,而必须在一定时间内发生药效时（药物起效时间快于口服给药而又慢于肌内或静脉注射）。

2. 需要局部给药（如局部麻醉用药）的患者。

3. 需要预防接种疫苗（如麻疹疫苗、麻风疫苗、乙脑疫苗的预防接种）的患者。

【禁忌证】

1. 注射局部皮肤有感染、硬结的患者。

2. 对皮肤具有较强刺激性的药物。

【操作前准备】

1. 环境准备   环境要安静、整洁,30min 内室内未打扫卫生,且光线适宜。

2. 患者准备   ①患者知晓皮下注射的目的、注意事项及配合要点；②患者已取舒适体位。

3. 物品准备   ①治疗车上层：注射盘内放 1ml 或 2ml 注射器 2 个、药物（按医嘱准备）、安尔碘或 75% 酒精、无菌棉签、0.1% 盐酸肾上腺素、砂轮、无菌纱布（折断安瓿用）；注射盘外放弯盘、快速手消毒液、注射单。②治疗车下层：锐器盒、医疗垃圾桶、生活垃圾桶。

4. 医生准备   ①核对患者信息,评估患者的病情、注射部位皮肤情况及心理状态,注意有无禁忌证；②仪表整洁,洗手,修剪指甲,戴口罩、帽子。

【操作方法】

1. 查对医嘱及药物   查对医嘱、注射单,核对药物的名称、浓度、剂量、用法；检查药物是否在有效期内,标签是否清楚；检查药物有无变色、沉淀、浑浊、絮状物（若为中、长效或预混型胰岛素可见白色沉淀）,瓶装药液的瓶口有无松动,瓶体有无破损、漏液等。

2. 抽取药液   严格执行查对制度及无菌操作原则,抽吸药液后单手回套针帽。

3. **确认患者**　查对患者的床号、姓名及手腕带(PDA扫描腕带),并适当遮挡患者。

4. **选择注射部位**　注射部位要避开血管、瘢痕、炎症、硬结处,需要长期注射的患者,注意更换注射部位。根据患者具体情况可选择上臂三角肌下缘、两侧腹壁或大腿前侧和外侧。

5. **消毒皮肤**　用安尔碘消毒注射局部皮肤2遍(若注射胰岛素时,使用75%酒精),消毒范围至少是以注射点为中心直径5cm大小。

6. **再次查对**　再次查对患者信息、注射单和药物。

7. **注射**　①排尽注射器内的空气,医生左手环指与小指夹干棉签,左手拇指和示指绷紧注射部位的皮肤,右手以平执式持注射器,示指固定针栓,针尖斜面向上,与皮肤呈30°~40°角进针,进针深度为针梗的1/2~2/3;②右手固定针栓,左手拇指、示指抽动活塞,回抽无血液后,再缓慢推注药物,推注时要注意观察并询问患者的反应。

8. **拔注射器**　注射完毕,迅速拔出注射器针头,用干棉签轻按压针刺处片刻。

9. **操作后处理**

(1)再次查对患者信息、注射单及药物。

(2)协助患者取舒适卧位。向患者说明注意事项,观察患者有无不适,如有异常及时处理。

(3)整理物品,按照医院感染管理规范处理用过的物品。

(4)洗手并记录。

(5)如注射药物为胰岛素,应告诉患者进餐时间,常规胰岛素注射后15~30min可进餐。

【注意事项】

1. **选择合适的注射部位**

(1)选择注射部位时应当避开血管、炎症、破溃或有硬结的部位。

(2)需要长期注射的患者,应当有计划更换注射部位,以保证药物的充分吸收。

2. **掌握注射角度**　注射时进针角度不宜超过45°,以防刺入肌层。对于消瘦的患者可捏起皮肤并减少进针角度进行注射。

3. **保证药量准确**　注射药液不足1ml,用1ml注射器抽吸药液,以保证药物量的准确。

三、肌内注射法

【适应证】

1. 用于不宜或不能口服和静脉注射给药的药物,且要求比皮下注射更能迅速发挥药效时。

2. 对皮肤刺激性较强或药量较大,不宜做皮下注射的药物。

3. 需要预防接种疫苗(如百白破疫苗、乙肝疫苗等)预防接种的患者。

【禁忌证】

1. 注射部位皮肤有炎症、瘢痕、硬结或破溃患者。

2. 严重出凝血功能异常患者。

3. 破伤风发作期、狂犬病痉挛期患者,癫痫发作及不能合作的患者。

4. 不能肌内注射的药物。

【操作前准备】

1. **环境准备**　环境要安静、整洁,30min 内室内未打扫卫生,且光线适宜。

2. **患者准备**　①患者知晓肌内注射的目的、注意事项及配合要点;②患者取舒适体位。

3. **物品准备**　①治疗车上层:注射盘内放一次性注射器 2 个(规格视药量而定)、药物(按医嘱准备)、安尔碘、无菌棉签、0.1% 盐酸肾上腺素、砂轮、无菌纱布(折断安瓿用);治疗盘外放弯盘、快速手消毒液、注射单;②治疗车下层:锐器盒、医疗垃圾桶、生活垃圾桶。

4. **医生准备**　①核对患者信息,评估患者的病情、注射部位皮肤情况及心理状态,注意有无禁忌证;②仪表整洁,洗手,修剪指甲,戴口罩、帽子。

【操作方法】

1. **查对医嘱和药物**　查对医嘱、注射单,核对药物的浓度、剂量、用法;检查药物是否在有效期内、标签是否清楚;检查药物有无变色、沉淀、浑浊、絮状物;瓶装药物的瓶口有无松动,瓶体有无破损、漏液;同时注射两种以上药物时,注意药物配伍禁忌。

2. **抽取药液**　严格执行查对制度及无菌操作原则,抽吸药液后单手套针帽。

3. **确认患者**　查对患者的床号、姓名及手腕带(PDA 扫描腕带),适当遮挡患者。

4. **选择体位**　协助患者取舒适体位(如坐位或卧位),全身肌肉放松。患者取坐位时座椅可稍高,以便于操作。卧位可采取:①侧卧位:上腿伸直、放松,下腿稍弯曲;②俯卧位:足尖相对,足跟分开,头偏向一侧;③仰卧位:自然平卧。

5. **选择注射部位**　根据需要可选择臀大肌、臀中肌、臀小肌、股外侧肌、三角肌等。

(1)臀大肌注射法:①十字法:从臀裂顶点向左侧或右侧作一水平线,从髂嵴最高点作一垂直线,将臀部分为 4 个象限。外上象限除了内角区域(通过臀裂的水平线、通过髂嵴最高点的垂直线、髂后上棘至股骨大转子连线围成的三角区域)外均可作为注射部位;②连线法:髂前上棘和尾骨连线的外 1/3 处。

(2)臀中肌、臀小肌注射法:以示指尖和中指尖分别置于髂前上棘和髂嵴下缘处,髂嵴、示指、中指构成的三角区域,或髂前上棘外侧三横指处(以患者手指宽度为标准)为注射部位。

(3)股外侧肌注射法:大腿中段外侧(膝上 10cm,髋关节下 10cm,宽度约为 7.5cm)为注射部位。

(4)三角肌注射法:取上臂外侧,肩峰下 2~3 横指为注射部位。

6. **消毒皮肤**　用安尔碘消毒皮肤 2 遍,消毒范围至少以注射点为中心直径 5cm 大小。

7. **再次查对**　查对患者信息、注射单及药物。

8. **注射**

(1)排尽注射器内空气,医生左手环指与小指夹干棉签,左手拇指、示指绷紧注射部位的皮肤,右手持注射器,中指固定针栓,将针头迅速垂直刺入,刺入针梗的 2/3。

(2)右手固定针头,左手回抽无血液后,缓慢推注药液,注意观察并询问患者反应。

9. **拔注射器**　注射完毕,迅速拔出注射器针头,用干棉签轻按压针刺处片刻。

10. **操作后处理**

(1)再次查对患者信息、注射单及药物。

(2)协助患者取舒适卧位。向患者说明注意事项,观察患者有无不适,如有异常及时处理。

（3）整理物品，严格按照医院感染管理规范处理用过的物品。

（4）洗手并记录。

【注意事项】

1. **严格操作流程**　皮内注射要严格执行查对制度和无菌操作原则。

2. **选择合适的注射部位**　①注射部位应当避开炎症、硬结、瘢痕等部位；②对长期注射的患者，应有计划地交替更换注射部位，以避免或减少硬结的发生；③注射药物前一定要回抽，无回血时方可注射；④避免刺伤神经和血管；⑤2 岁以下幼儿一般选用臀中肌、臀小肌，不宜选用臀大肌，因其臀大肌尚未发育好，有损伤坐骨神经的危险。

3. **掌握注射技巧**

（1）注射时切勿将针头全部刺入，以防针梗从根部连接处折断。若针头折断，应先稳定患者情绪，并嘱患者保持原位不动，固定局部组织，以防断针移位，同时尽快用无菌血管钳夹住断端，并迅速取出；如断端全部埋入肌肉内，应立即请外科医生协助处理。

（2）推药过程中要固定好针栓，推注速度要慢，以防用力过大，导致针栓与针筒脱开，使药液外溢。

4. **注意配伍禁忌**　需要两种药物同时注射时，应注意药物配伍禁忌。

四、静脉注射法

【适应证】

1. 用于不宜口服、皮下或肌内注射的药物，或需要迅速发挥药效的药物。

2. 需要实施造影剂诊断性检查的患者。

【禁忌证】

1. 能以其他方式给药的药物，应尽量避免静脉注射。

2. 不能静脉注射的药物，如 10% 氯化钾注射液。

【操作前准备】

1. **环境准备**　环境要安静、整洁，30min 内病房未打扫卫生，且光线适宜。

2. **患者准备**　①患者知晓静脉注射的目的、操作过程、注意事项及配合要点；②患者取舒适体位。

3. **物品准备**　①治疗车上层：注射盘内放一次性注射器 2 个（规格视药量而定）、止血带、头皮针 2 个、安尔碘、无菌棉签、输液贴、一次性治疗巾、药物（按医嘱准备）、小垫枕、砂轮、无菌纱布（折断安瓿用）；注射盘外放弯盘、快速手消毒液、注射单。②治疗车下层：锐器盒、医疗垃圾桶、生活垃圾桶、盛有 1 000mg/L 有效氯的浸泡桶（浸泡非一次性止血带用）。

4. **医生准备**　①核对患者信息，评估患者的病情、注射部位皮肤、静脉情况及心理状态，注意有无禁忌证；②仪表整洁，洗手，修剪指甲，戴口罩、帽子。

【操作方法】

1. **查对医嘱和药液**　查对医嘱、注射单，核对药物的名称、浓度、剂量、用法；检查药物是否在有效期内、标签是否清楚；检查药物有无变色、沉淀、浑浊、絮状物；瓶装药液的瓶口有无松动，瓶体有无破损、漏液。

2. **抽取药液**　按照无菌操作原则，抽取药液，单手将针头套入针帽。

3. **确认患者**　查对患者的床号、姓名及手腕带(PDA 扫描腕带)。

4. **选择穿刺静脉**　要选择粗直、弹性好、易于固定的静脉,避开关节和静脉瓣。在穿刺部位下方垫一次性治疗巾和小枕头,扎止血带,选择血管,松开止血带。

5. **消毒皮肤**　用安尔碘消毒注射部位皮肤 2 遍,消毒范围至少为以注射点为中心直径 5cm 大小。

6. **扎止血带**　在穿刺部位上方(近心端)约 6cm 处扎止血带,止血带末端向上。必要时嘱患者握紧拳头,使静脉更充盈。

7. **再次查对**　查对患者信息、注射单及药物。

8. **静脉穿刺**　排尽空针及针头内的空气,医生以左手拇指固定静脉下端皮肤,右手持注射器,示指固定针栓,针头斜面向上,与皮肤呈 15°~30° 角,于静脉上方刺入静脉,见回血后,再沿静脉走行方向进针少许。

9. **固定**　松开止血带,并嘱患者松开紧握的拳头,固定针栓(如为头皮针,则采用输液贴固定)。

10. **注药**　根据患者年龄、病情及药物性质,掌握注入药液的速度,并观察患者局部和全身反应。

11. **拔注射器**　注射完毕,迅速拔出注射器针头,将干棉签置于穿刺点上,并按压穿刺点片刻。

12. **操作后处理**

(1)再次查对患者信息、注射单及药物。

(2)协助患者取舒适体位。向患者说明注意事项,观察患者有无不适,如有异常及时处理。

(3)整理物品,严格按照医院感染管理规范处理用过的物品。

(4)洗手并记录。

【注意事项】

1. **严格操作流程**　皮内注射要严格执行查对制度和无菌操作原则。

2. **保护好血管**

(1)对需要长期静脉给药的患者,应当保护血管,由远心端至近心端选择血管穿刺。

(2)如穿刺失败,需重新更换穿刺部位及针头。

3. **掌握药物的特点及其对组织的损伤**

(1)需要多种药物同时注射,应注意药物配伍禁忌。

(2)按年龄、病情及药物的性质,掌握注入药物的速度。注射过程中密切观察患者用药的反应,如注射洋地黄类强心药时,速度要缓慢、均匀。

(3)注射有强烈刺激性的药物时,应先注入生理盐水,确定针头在血管内后,再注射药物。药物注射完毕,再用生理盐水冲洗血管,防止因药物外渗而发生组织坏死。

（于　云）

第五节　常用穿刺操作技能

一、胸膜腔穿刺术

【适应证】

1. 胸膜腔积液需要明确诊断的患者。

2. 大量胸膜腔积液或积气压迫肺脏,需要抽出液体或气体缓解症状的患者。

【禁忌证】

有凝血功能障碍或重度血小板减少的患者,必要时可补充凝血因子或血小板纠正凝血功能后再行穿刺。

【操作前准备】

1. 患者准备　①患者或家属知晓穿刺的目的及注意事项;②已签署知情同意书。

2. 物品准备　①胸穿包、消毒用品(2.5% 碘酊,75% 酒精;或 0.5% 碘伏)、麻醉药(2%利多卡因 2ml 或 1% 普鲁卡因 2ml);②其他:注射器(2ml 或 5ml 的 1 支,20ml 或 50ml 的 1支),500ml 标本容器 2 个,胶布,无菌纱布,1 000ml 量筒或量杯 1 个(或用穿刺包中的试管盛取标本),无菌手套 2 副等。

3. 医生准备　①核对患者信息,评估患者的病情,测量生命体征,注意有无禁忌证;②了解患者病情、穿刺目的;③掌握胸膜腔穿刺操作技能及相关知识,并发症的诊断及处理;④戴口罩、帽子,操作前洗手。

【操作方法】

1. 体位　患者面向椅背骑跨在座椅上,前臂交叉置于椅背上,颏部置于前臂上。不能起床者可取 45° 仰卧位(半坐卧位),患侧上肢上举抱于枕部。

2. 选择穿刺点　胸部叩诊实音(或鼓音)最明显的部位,胸膜腔积液通常取肩胛线第8 肋间、腋后线第 7 肋间,或腋中线第 6 肋间,或腋前线第 5 肋间隙为穿刺点。中、小量积液或包裹性积液可结合 X 线或 B 超定位。气胸者取锁骨中线第 2 肋间或腋前线第 4~5 肋间。穿刺点可先用龙胆紫标记,但应避开局部皮肤感染灶。

3. 消毒　以穿刺点为中心,先用 2.5% 碘酊消毒 2 遍,消毒半径 10~15cm,消毒范围依次缩小,待消毒液干燥后,再用 75% 酒精消毒 1 遍。也可单用 0.5% 碘伏消毒 3 遍。最后一次消毒的范围要大于无菌洞巾的直径。

4. 铺无菌洞巾　医生戴无菌手套,铺无菌洞巾,并固定洞巾。无菌洞巾中心对准穿刺点。

5. 麻醉　用 2% 利多卡因沿选定的穿刺点下肋骨的上缘处进行浸润麻醉,直至壁胸膜。麻醉时先在穿刺点局部皮下注射形成皮丘后,再将注射器垂直于皮肤表面,缓慢刺入。每次注射麻醉剂前,必须间断回抽无鲜血后方可注射。

6. 穿刺　医生用血管钳夹闭穿刺针后的胶管,以左手示指、拇指固定穿刺部位的皮肤,右手将连接胶管的穿刺针在麻醉处缓慢刺入,当针锋阻力突然消失时,表明已进入胸膜腔。

7. 抽液(或抽气)

(1)穿刺针接上50ml注射器,打开夹闭的胶管,并用血管钳固定穿刺针,以防止穿刺针位置移动。

(2)缓慢抽液(或抽气),抽液(或抽气)完毕,助手再次用血管钳夹闭胶管,而后取下注射器。抽液时需将胸水注入量杯中计量。

8. 包扎固定　穿刺完毕,如治疗需要,可注入药物。抽吸完毕,用血管钳夹闭胶管,拔出穿刺针,穿刺部位覆盖无菌纱布,稍用力压迫片刻,用胶布固定好纱布。

9. 操作后处理

(1)协助患者整理衣物,恢复舒适卧位,测量患者的生命体征。感谢患者的合作,嘱患者好好休息。

(2)将所有物品整理好,放于指定位置。

【注意事项】

1. 严格操作流程　要严格执行查对制度和无菌操作原则,避免错误穿刺和造成胸膜腔感染。

2. 掌握穿刺技巧

(1)进针不可太深,避免肺损伤,引起液气胸。

(2)避免在第9肋间以下穿刺,以免刺破膈及损伤腹腔脏器。

(3)抽吸过程中要防止空气进入胸膜腔,始终保持胸膜腔负压。

(4)一次抽液不可过多,诊断性抽液50~100ml即可,立即送检常规、生化、细菌培养、药敏试验及脱落细胞检查。治疗性抽液(或抽气)首次不超过600ml,以后每次不超过1 000ml。如为脓胸,每次应尽量抽净,若脓液黏稠可用无菌生理盐水稀释后再行抽液。

3. 密切观察患者的反应　抽吸过程中密切观察患者的反应,如患者出现持续性咳嗽、气短、咳泡沫痰等现象,或有头晕、面色苍白、出汗、心悸、胸部压迫感或胸痛、晕厥等胸膜反应时,应立即停止抽液(或抽气),并尽快对症处理。

二、腹膜腔穿刺术

【适应证】

1. 原因未明的腹膜腔积液患者,需要检查积液的性质,协助确定病因或腹膜腔给药。

2. 大量腹膜腔积液需要穿刺放液治疗的患者,以减轻因大量积液引起呼吸困难或腹胀等。

【禁忌证】

1. 肝性脑病先兆的患者,穿刺放液可加速肝性脑病发作,导致严重电解质紊乱。

2. 腹膜炎广泛粘连的患者。

3. 妊娠中后期,巨大卵巢囊肿、棘球蚴病性囊性包块的患者。

【操作前准备】

1. 患者准备　①患者及家属已知晓穿刺的目的、术中注意事项及配合要求;②已签署知情同意书;③患者已排空膀胱(排尿)。

2. **物品准备**　治疗盘、穿刺包、皮尺、血压计、消毒液、无菌棉球、麻醉剂等。

3. **医生准备**　①与患者进行良好的沟通,询问患者有无麻醉药过敏史;②衣帽整洁、戴口罩,洗手;③检查患者的生命体征、腹部体征,测量腹围,观察病情变化。

【操作方法】

1. **患者体位**　根据患者的病情,请患者取坐位,或半坐位、平卧位、稍左侧卧位,适当遮挡患者。

2. **进一步确认腹膜腔积液**　医生再次对患者进行腹部检查,检查移动性浊音,进一步确认是否有腹膜腔积液。

3. **选择穿刺点**

(1)通常选择脐与左髂前上棘连线中、外 1/3 交点处,此处不易损伤腹壁动脉。

(2)脐与耻骨联合连线中点上 1.0cm,偏左或偏右 1.5cm 处。

(3)少量积液的患者取侧卧位,取脐水平线与腋前线交点,此处常用于诊断性穿刺。

(4)包裹性分隔积液,需在 B 超指导下定位穿刺。

4. **消毒**

(1)自穿刺点开始,由内向外常规消毒 3 遍,范围以穿刺点为中心直径为 15cm 大小,消毒范围依次缩小,不留白,最后一次消毒的范围要大于无菌洞巾的直径。

(2)戴无菌手套,铺无菌洞巾。

5. **麻醉**　以 2% 利多卡因于穿刺点自皮肤至壁腹膜逐层向下浸润麻醉(先在皮下打 1 个直径为 5~10mm 的皮丘)。

6. **穿刺**

(1)医生以左手示指与拇指固定穿刺部位皮肤,右手持穿刺针经麻醉路径垂直刺入皮肤后,以 45° 角刺入腹肌再垂直刺入腹膜腔,当针头阻力突然消失时,表示针尖已进入腹膜腔,即可抽取 20~100ml 积液于无菌容器中送检。

(2)术中观察患者的反应,并注意保暖。

7. **放液**

(1)诊断性穿刺可直接采用 20ml 或 50ml 无菌注射器和 7 号针头进行穿刺。

(2)大量放液可采用针尾连接胶管的 8 号或 9 号针头穿刺(助手用消毒血管钳固定针头,并夹闭胶管)。

(3)一般放液每次为 3 000~6 000ml,但肝硬化患者第一次放液不能超过 3 000ml。

8. **加压固定**　拔出穿刺针,穿刺部位覆盖无菌纱布,并以手指压迫数分钟,再用胶布固定。

9. **操作后处理**

(1)协助患者整理衣物,恢复舒适卧位,测量患者的生命体征、腹围,嘱患者平卧,并使穿刺针孔位于上方,以免积液漏出。感谢患者的合作,嘱患者好好休息。

(2)将所有物品整理好,放于指定位置。

【注意事项】

1. **掌握穿刺技巧**

(1)放液速度不宜过快、放液量不宜过多。必要时可在患者腹部加压沙袋,以防放液时腹压骤降、内脏血管扩张而造成血压降低,甚至发生休克。

(2)大量积液患者的腹膜腔压力太高,抽取大量腹膜腔积液后,可采用腹带加压包扎。

(3)在抽液或放液时发生积液流出不畅时,可适当变换患者的体位或稍微移动穿刺针。

2. 密切观察患者状态　放液前后均应测量腹围、脉搏、血压,观察病情变化。

3. 及时送检标本　对于实施诊断性穿刺患者的标本,要立即送检积液常规、生化、细菌培养和脱落细胞检查。

三、腰椎穿刺术

【适应证】

1. 中枢神经系统炎症性疾病患者的诊断与鉴别诊断。

2. 脑血管意外患者的诊断与鉴别诊断。

3. 需要通过腰椎穿刺诊断或经过鞘内注射化疗药物治疗的脑膜白血病患者。

【禁忌证】

1. 怀疑严重颅内压增高、脑疝或脑疝前期的患者。

2. 休克、衰竭或濒危患者。

3. 局部皮肤(穿刺点附近)有感染的患者。

【操作前准备】

1. 患者准备　①患者或家属已知晓腰椎穿刺的目的及可能的风险;②已签署知情同意书。

2. 物品准备　①腰椎穿刺包、消毒用品(2.5% 碘酊,75% 酒精;或 0.5% 碘伏)、麻醉药(2% 利多卡因 2ml 或 1% 普鲁卡因 2ml)。②其他:注射器(2ml 或 5ml 的 1 支),一次性测压管 1 支,无菌纱布,胶布,抢救车 1 个;无菌手套 2 副。如需鞘内注药,准备所需药物。

3. 医生准备　①核对患者信息,评估患者的病情,测量生命体征,注意有无禁忌证;②检查患者眼底,判断是否存在眼底水肿,查看患者颅脑 CT 及 MRI 影像资料;③掌握腰椎穿刺操作技能及相关知识,并发症的诊断及处理;④戴口罩、帽子,操作前洗手。

【操作方法】

1. 体位　患者侧卧于硬板床上,背部与床面垂直,头向前胸部屈曲,两手抱膝,使膝部紧贴腹部(躯干呈弓形)。或由助手于医生对面,用一只手搂住患者头部,另一只手搂住患者腘窝处,并用力抱紧患者,使其脊柱尽量后突,以增加椎间隙宽度。

2. 选择穿刺点　以髂后上棘连线与后正中线交会处为穿刺点,通常取第 3~4 腰椎棘突间隙,也可在其上一个或下一个椎间隙进行。

3. 消毒与麻醉　常规消毒皮肤 3 遍。医生戴无菌手套、铺无菌洞巾,以 2% 利多卡因自皮肤至椎间韧带作局部浸润麻醉。

4. 穿刺

(1)医生以左手拇指、示指固定穿刺点皮肤,右手持穿刺针于穿刺点处,以垂直背部方向缓慢刺入,穿刺针尾端向患者足侧偏斜 30°~45°。

(2)当针头穿过韧带与硬脊膜时,可感到穿刺阻力突然消失(成人进针深度为 4~6cm,儿童为 2~4cm),此时将针芯缓慢拔出,即可见无色透明脑脊液流出。

(3)如果无脑脊液流出,可轻轻旋转穿刺针,观察有无脑脊液流出。如仍无脑脊液流出,可注射 1ml 空气(但不要注射盐水或蒸馏水),一般可见到脑脊液流出。

5. 测压　当见到脑脊液即将流出时,接上测压管测量脑脊液压力,准确读数,亦可计数脑脊液滴数估计压力(侧卧位压力正常为 70~180mmH$_2$O 或 40~50 滴/min)。若压力不高,可请助手压迫患者一侧的颈静脉 10s,然后再压另一侧,最后同时按压双侧颈静脉,若脑脊液压力迅速升高约 1 倍,解除压迫后 10~20s,又迅速降至原来水平,表示蛛网膜下隙通畅。若压迫静脉后压力不升高,表示蛛网膜下隙完全阻塞。若压迫后压力缓慢上升,放松后又缓慢下降,表示蛛网膜下隙不完全阻塞。

6. 采集脑脊液　撤除测压管,采集脑脊液 2~5ml,送检脑脊液常规、生化及细菌培养等。

7. 治疗　如进行脑膜白血病治疗,通常以 4ml 生理盐水稀释氨甲蝶呤(MTX)10mg,加地塞米松 5mg,缓慢椎管内注射,边注射边回抽(用脑脊液不断稀释药物浓度),通常在 10min 内注射完毕。

8. 包扎固定　穿刺完毕,将针芯插入后一起拔出穿刺针,覆盖无菌纱布,胶布固定。

9. 操作后处理

(1)协助患者整理衣物,恢复舒适卧位,测量患者的生命体征,嘱患者去枕仰卧 4~6h,并多饮水以避免或减轻术后低颅压性头痛。感谢患者的合作,嘱患者好好休息。

(2)将所有物品整理好,放于指定位置。

【注意事项】

1. 掌握穿刺流程与技巧

(1)严格掌握禁忌证,严格无菌操作,穿刺时避免引起微血管损伤。

(2)穿刺时穿刺针的针尖斜面应平行于患者身体长轴,以避免损伤硬脊膜纤维,可减少穿刺后头痛。

(3)在鞘内给药时,应先放出等量脑脊液,然后再给予等量的药物注入,避免引起颅内压过高或过低性头痛。

2. 密切观察患者反应　穿刺时如患者出现呼吸减慢、脉搏减慢、面色苍白等反应,应立即停止操作。

四、骨髓穿刺术

【适应证】

1. 诊断与鉴别诊断　原因不明的肝、脾、淋巴结大患者;原因不明的发热、恶病质的患者;原因不明的骨痛、骨质破坏和紫癜的患者;外周血细胞一系、二系或三系增多(或减少)的患者;外周血出现幼稚细胞的患者。

2. 观察疗效　造血系统疾病定期复查、化疗后疗效观察的患者。

3. 为骨髓移植提供足量骨髓的供者。

【禁忌证】

1. 血友病及有严重凝血功能障碍的患者。

2. 骨髓穿刺局部皮肤有感染的患者。

3. 妊娠中晚期的孕妇。

【操作前准备】

1. 患者准备　①患者或家属已知晓骨髓穿刺的目的及需要配合的事项;②已签署知情

同意书。

2. **物品准备**　①骨髓穿刺包、消毒用品(2.5%碘酊,75%酒精;或0.5%碘伏)。麻醉剂(2%利多卡因2ml或1%普鲁卡因2ml);②其他:注射器(2ml或5ml 1支,10ml或20ml 1支),干净玻片6~8张和推片1张,胶布,无菌纱布,无菌手套2副,抗凝管数支(其中1个为EDTA抗凝用于融合基因检测,其余均为肝素抗凝)。

3. **医生准备**　①核对患者信息,怀疑有凝血功能障碍者,穿刺前应做凝血功能检查,以决定是否适合穿刺;②掌握骨髓穿刺操作技能及相关知识;③戴口罩、帽子,操作前洗手。

【操作方法】

1. **穿刺部位选择**

(1)髂前上棘:常取髂前上棘后上方1~2cm处作为穿刺点,此处骨面较平,容易固定,操作方便,且安全。

(2)髂后上棘:位于腰5和骶1水平旁约3cm处一圆钝骨性突出,此处穿刺容易成功且安全,因患者看不到,可减轻其恐惧感,是最常用的穿刺点,特别是为骨髓移植提供大量骨髓时,常首先将此部位作为穿刺点。

(3)胸骨柄:当上述部位穿刺失败时,可选择胸骨柄。胸骨骨髓液含量丰富。但此处骨质较薄,其后方有心房及大血管,穿刺的危险性大,较少选用。

(4)腰椎棘突:位于腰椎棘突突出处,此处骨髓成分好,但穿刺难度大,极少选用。

2. **体位**　胸骨及髂前上棘穿刺时患者取仰卧位,髂后上棘穿刺时取侧卧位,腰椎棘突穿刺时取坐位或侧卧位。

3. **消毒与麻醉**　常规消毒皮肤3遍。医生戴无菌手套、铺无菌洞巾。用2%利多卡因作局部浸润麻醉直至骨膜,以穿刺点为中心,对骨膜进行多点麻醉(麻醉一个面,而非一个点),以防穿刺点与麻醉点不符时而引起疼痛。

4. **穿刺**

(1)将骨髓穿刺针固定器固定在适当长度上(髂骨穿刺约1.5cm,肥胖者可适当放长,胸骨柄穿刺约1.0cm)。

(2)医生以左手拇指、示指固定穿刺部位皮肤,右手持穿刺针与骨面垂直刺入(若为胸骨柄穿刺,针尖指向患者头部,针头斜面朝向髓腔,穿刺针与骨面成30°~40°角斜行刺入),当接触到骨质后,左右旋转穿刺针,缓缓钻透骨质,当感到穿刺阻力消失,且穿刺针已固定在骨质内时,表示穿刺针已进入骨髓腔。

5. **抽液**　用干燥的20ml注射器,将内栓退出1cm,拔出穿刺针的针芯,接上注射器,用适当力度缓慢抽吸,可见少量红色骨髓液进入注射器内(抽吸量以0.1~0.2ml为宜)。

如未能抽得骨髓液,可能是针腔被皮肤、皮下组织或骨片填塞,也可能是进针太深或太浅,针尖未在髓腔内,此时应重新插上针芯,稍加旋转、再钻入少许或再退出少许,拔出针芯,如见针芯上带有血迹,再行抽吸可望获得骨髓液。

6. **涂片与培养**

(1)取下注射器,将骨髓液注于载玻片上,由助手迅速制备涂片5~6张,用于细胞形态学及细胞化学染色检查。

(2)如需做骨髓培养,再接上注射器,抽吸骨髓液2~3ml注入培养液内。

7. **加压固定**　骨髓液抽取完毕,重新插入针芯。左手取无菌纱布置于穿刺处,右手将穿刺针拔出,并将无菌纱布敷于针孔上,按压 1~2min 后,再用胶布加压固定。

8. 操作后处理

(1)协助患者整理衣物,恢复舒适卧位,感谢患者的合作。测量患者的生命体征,嘱患者 3d 内不要洗澡,以保持穿刺部位的清洁和干燥。

(2)将所有物品整理好,放于指定位置。

【注意事项】

1. 掌握穿刺力度与技巧

(1)穿刺针进入骨质后避免摆动过大,以免折断。

(2)胸骨柄穿刺不可垂直进针,不可用力过猛,以防穿透内侧骨板。

(3)抽吸骨髓液时,逐渐加大负压。做细胞形态学检查时,抽吸量不宜过多,否则使骨髓液稀释,但也不宜过少。

2. 及时送检　　骨髓液抽取后应立即制成骨髓涂片,同时制备 2~3 张血涂片一同送检。多次干抽时应进行骨髓活检。

(随　萍)

第六节　置　管　术

一、胃管置入术

【适应证】

1. 对昏迷或极度厌食而无法经口进食,需要行营养治疗的患者。

2. 急腹症有明显胃肠胀气、急性胃扩张、上消化道穿孔及幽门狭窄,需要行胃肠减压的患者。

3. 行较大腹部手术,需要术前准备的患者。

4. 非腐蚀性毒物中毒需要进行洗胃解毒的患者。

【禁忌证】

严重的颌面部损伤、食管静脉曲张、近期食管腐蚀性损伤、各种原因的鼻腔阻塞、食管或贲门的狭窄或梗阻,严重呼吸困难,精神异常和极度不合作的患者。

【操作前准备】

1. 患者准备　　①患者及家属知晓胃管置入的目的及注意事项;②患者熟悉置管时的配合要领;③取下活动义齿(如有);④已签署知情同意书。

2. 物品准备　　治疗碗、消毒胃管、弯盘、钳子、20ml 注射器、纱布、治疗巾、无菌手套、液体蜡油、棉签、胶布、夹子及听诊器。

3. 医生准备　　①核对患者信息,评估患者的病情,注意有无禁忌证;②戴好口罩、帽子,操作前洗手。

【操作方法】

1. **患者体位**　患者取坐位或半卧位。不能坐起者可取右侧卧位；昏迷者取去枕平卧位（头后仰）；中毒者可取左侧卧位或仰卧位。

2. **测量胃管长度**　取出胃管，检查胃管是否通畅，测量胃管拟置入的长度，注意标记测量后胃管置入的刻度。胃管置入长度相当于从患者的鼻尖到耳垂，再到胸骨剑突的长度，或从患者的前额发际到胸骨剑突的长度，成人一般为 55~60cm。

3. **置管**

(1)于患者颌下铺治疗巾，将弯盘置于患者的口角处。检查鼻腔、清洁鼻孔。

(2)医生戴无菌手套。

(3)医生用液体蜡油润滑胃管前段，左手持纱布托住胃管，右手持胃管前段，沿选定的鼻孔置入胃管，先稍向上而后平行，再向后下缓慢置入到咽喉部（14~16cm）时，嘱患者做吞咽动作，在吞咽时顺势将胃管置入，直到达到预定长度。

(4)初步固定胃管，嘱患者张口，检查胃管是否盘曲在口腔内。

4. **检查胃管的位置**

(1)抽：胃管末端连接注射器向外抽吸，如有胃液抽出，表示已插入胃内。

(2)听：用注射器向胃管内注入 10~20ml 空气，同时用听诊器听诊胃部，如有气过水声，则表示胃管已插入胃内。

(3)看：将胃管末端置于有水的治疗碗内，观察水中有无气泡逸出，如果无气泡逸出，表明胃管在胃内；若有连续的气泡逸出且与呼吸相一致，表示胃管误入气管内。

5. **固定**

(1)确认胃管在胃内后，将鼻孔处的胃管用胶布缠绕 2 周做标记，并固定于鼻翼两侧。

(2)用纱布拭去患者口角的分泌物，撤去弯盘、摘手套。

(3)再用胶布将胃管固定于患者的面颊部。

(4)将胃管末端折叠用纱布包好，用夹子夹住，撤去治疗巾。

(5)将用纱布包好的胃管末端置患者枕旁备用。

6. **操作后处理**

(1)协助患者整理衣物，并恢复其舒适卧位，感谢患者的合作，嘱患者好好休息。

(2)将所有物品整理好，放于指定位置。

7. **置管后的处理**

(1)保护胃管：注意保持胃管通畅，记录每天的引流量及性质。

(2)鼻饲：①对长期鼻饲者，每天要进行口腔护理，并定期更换胃管；②每次鼻饲前均应检查胃管的位置是否正确；③鼻饲后 30min 内患者不能翻身。

(3)胃肠减压：胃管远端接负压吸引装置。

(4)洗胃：①胃管可连接洗胃管或电动吸引器；②洗胃需要反复灌洗，直至洗出液澄清无味为止；③在洗胃过程中，如果患者出现腹痛、血性清洗液或休克等，应立即停止洗胃，及时进行止血或抗休克处理。

(5)防胃管脱落：密切观察胃管是否松动或脱落，如果胶布松动应及时更换，以防胃管脱落。

8. **拔管**　操作或治疗结束后，及时拔出胃管，以减轻患者的不适。

(1)将弯盘置于患者颌下,轻轻揭去固定胃管的胶布。

(2)夹紧胃管末端,用纱布包裹好近鼻孔端的胃管,边拔管边将其盘绕在纱布中。

(3)胃管全部拔出后,将其放入弯盘内。

(4)清洁患者的口鼻及面部,嘱患者好好休息。

【注意事项】

1. 掌握胃管置入的技巧

(1)置管动作要轻、稳,特别要注意置管的过程是"咽",不是"插",尤其是在通过食管狭窄处时更要配合患者的吞咽动作,以免损伤食管黏膜。

(2)对于昏迷患者,在置管前将患者的头部后仰,在胃管到达咽喉部时,用左手将患者头部托起向前屈(使下颌紧贴胸骨柄,增大咽喉部通道的弧度),可使胃管顺利进入胃内。

2. 及时观察患者的反应　在置管过程中,若患者出现恶心呕吐,应立即停止置管,嘱患者深呼吸,以分散患者的注意力,缓解紧张情绪。如果出现呛咳、呼吸困难、发绀等,提示胃管误入气管,应立即拔出胃管,休息片刻后再重新置管。

二、三腔二囊管置入术

【适应证】

用于抢救食管胃底静脉曲张破裂大出血,一般止血措施难以控制的患者。

【禁忌证】

1. 严重的高血压、冠心病、心功能不全患者,胸腹主动脉瘤患者。

2. 病情危重或极度不合作的患者。

3. 咽喉部、食管病变难以完成置管的患者。

【操作前准备】

1. 患者准备　①患者及家属知晓三腔二囊管置入术的目的及注意事项;②签署知情同意书。

2. 物品准备　①三腔二囊管(胃气囊管、食管气囊管、胃管、胃气囊、食管气囊);②50ml注射器、血管钳、镊子、治疗盘、无菌纱布、液体石蜡、500g沙袋(或500ml生理盐水)、治疗碗、无菌手套、棉签、压舌板、绷带、宽胶布等;③血压计、听诊器。

3. 医生准备　①核对患者,评估患者的病情,特别要注意患者的生命体征和意识状态,注意有无禁忌证;②戴好口罩、帽子,操作前洗手,戴手套。

【操作方法】

1. 患者体位　患者取仰卧位,头偏向一侧,或取侧卧位。

2. 检查三腔二囊管　取出三腔二囊管,检查气囊是否漏气(胃囊注入200~300ml气体,食管囊注入100~150ml气体),导管是否通畅;分别标注3个腔的通道,并进行长度标记(插入长度自起始端标注65cm,或自二囊衔接处标记55cm)。

3. 置管

(1)将三腔二囊管的前端和气囊表面涂以液体石蜡,用注射器抽尽囊内残气后夹闭导管。

(2)铺无菌治疗巾,检查患者鼻腔,并清洁、润滑鼻孔。

(3)将三腔二囊管经鼻孔插入,到达咽部时嘱患者做吞咽动作,使三腔二囊管顺利进入

65cm 标记处。当进入 65cm 处或抽吸胃管有胃内容物时,表明管的头端已进入胃内。

4. 胃气囊注气

(1)使用 50ml 注射器向胃气囊内注入 200~300ml 空气,使胃气囊膨胀,用血压计测量胃气囊内压力,并使压力保持在 40~60mmHg,用血管钳将胃气囊的管口钳住。

(2)将三腔二囊管缓慢向外牵拉,在牵拉过程中感觉到有中等弹性阻力时,表明膨胀的胃气囊已压于胃底部。

(3)适度拉紧三腔二囊管,用胶布将其固定在患者面部,或用 500g 沙袋通过滑轮固定于床头的牵引架上。

5. 胃气囊减压抽液

(1)胃气囊首次充气持续压迫 24h 后,每 12h 需要减压 15~30min。

(2)减压前,给患者服用液体石蜡 20ml,10min 后将三腔二囊管向胃内略送入,使气囊与胃底黏膜分离,去除血管钳,让气囊内气体自行缓慢放出。

(3)用注射器从胃管内抽出内容物,观察有无活动性出血,如果有活动性出血,立即充气压迫。

(4)如果无活动性出血,10~20min 后继续充气压迫 12h;12h 后,给患者服用液体石蜡 20ml,再次放气减压,留管观察 24h 后,如果无出血,即可拔管。

(5)拔管前,必须给患者服用液体石蜡 20ml(以防胃黏膜与气囊粘连),抽净气囊内的气体,再缓缓拔出三腔二囊管。

6. 食管气囊注气

(1)胃气囊内注气后仍有出血时,再向食管气囊内注入 100~150ml 空气(使膨胀的气囊压迫食管下段)。

(2)用血压计测量食管气囊内压力,使压力保持在 35~45mmHg,用血管钳将食管气囊的管口钳住。

(3)食管气囊充气压迫 8~12h 后,放气减压 15~30min。

7. 拔管

(1)出血停止 24h 后,先将食管气囊内的气体放出,放松牵引;再放出胃气囊内的气体,继续观察有无出血。

(2)观察 24h 后无出血,给患者服用液体石蜡 20ml,抽尽二囊内的气体,再缓缓拔出三腔二囊管。

(3)观察 2 个囊壁上的血迹,了解出血的部位。

8. 操作后处理

(1)协助患者整理衣物,恢复其舒适卧位,感谢患者的合作,嘱患者好好休息。

(2)将所有物品整理好,放于指定位置。

【注意事项】

1. **选择置管时机** 最好在出血间歇期进行置管,以免胃内容物反流引起窒息。

2. **按时放气减压** 气囊充气压迫 24h 后,应放气减压,以免压迫时间过久导致黏膜糜烂。注意气囊是否漏气,以免达不到压迫止血的目的。

3. **调整牵引力的大小** 牵引力量不宜过大,以防压迫过重引起黏膜糜烂。

4. **密切观察患者的反应** 术中、术后密切观察患者的生命体征,特别是注意有无心律失常和呼吸困难等,一旦出现,立即处理。

三、导尿术

【适应证】

1. **解除尿潴留** 前列腺增生、昏迷等原因引起尿潴留而需要导尿的患者。

2. **尿液分析** 需要从膀胱导出不受污染的尿标本进行细菌培养的患者。

3. **观察肾功能** 需要观察肾功能的休克或病情危重的患者

4. **手术前准备** 盆腔器官手术的患者,需行全麻的手术的患者。

5. **膀胱疾病的诊断** 需要测量膀胱的容量、压力、冷热感、本体感觉,或注入造影剂、探测尿道有无狭窄、检查残余尿量,观察每小时尿量变化、鉴别尿闭及尿潴留等的患者。

6. **护理** 昏迷、尿失禁或会阴部损伤保留导尿管的患者。

7. **治疗** 膀胱内药物灌注或膀胱冲洗的患者。

【禁忌证】

急性尿道炎,急性前列腺炎,急性附睾炎等的患者。

【操作前准备】

1. **环境准备** 选择安静的操作环境,尤其注意保护患者隐私。男医生为女性患者导尿时,必须有女性医护人员或家属在场。

2. **患者准备** ①患者及家属已知晓导尿的目的及注意事项;②已自行初步清洗外阴。

3. **物品准备** 一次性无菌导尿包,包含了导尿所需的所有物品,如消毒所用的清洁手套 1 副、治疗碗 1 个、小药杯 1 个、无菌持物钳 2 把、液体石蜡棉球 1 包、纱布数块、内含 20ml 生理盐水的 20ml 注射器 1 支、0.5% 碘伏棉球 2 包或 0.1% 苯扎溴铵无菌棉球、无菌洞巾,导尿管,无菌手套、无菌尿液引流袋等。另外,根据不同用途还需准备弯盘、中单、橡胶单、留标本所需的试管及试管架、胶布、别针、便盆等。

4. **医生准备** ①核对患者,评估患者的病情,注意有无禁忌证等;②戴好口罩、帽子,操作前洗手。

【操作方法】

1. **清洁外阴** 先用肥皂液清洗患者外阴;男性患者要翻开包皮清洗。

2. **体位** 医生站在患者右侧,患者取仰卧位,协助患者脱去对侧裤腿,并盖在近侧下肢,上半身及对侧下肢用浴巾或盖被遮盖。嘱患者双下肢屈膝外展,臀下垫橡胶单及治疗巾(或一次性垫巾),弯盘置于近会阴处。

3. **打开导尿包** 核对并检查导尿包,打开导尿包首层,取出消毒用品。

4. **消毒**

(1)消毒外阴

1)男性患者:将消毒棉球倒入小方盘内置于弯盘后。医生右手持镊子夹取消毒棉球,依次消毒患者的阴阜、大腿内侧上 1/3、阴茎(自根部向尿道口消毒)、阴囊。

2)女性患者:将消毒液棉球倒入小方盘内置于弯盘后。医生右手持镊子夹取消毒棉球,依次消毒患者的阴阜、大阴唇。

(2)消毒尿道口

1)男性患者:医生戴无菌手套,左手取无菌纱布裹住患者的阴茎,并将包皮后推,暴露尿道口。自尿道口向外向后环形消毒尿道口、阴茎头和冠状沟数次(每一个部位换一个棉球)。将污染的棉球、纱布置于弯盘内。消毒完毕,脱下手套,并将垃圾置于垃圾桶内。

2)女性患者:医生戴无菌手套,左手取无菌纱布,分开并固定患者的小阴唇,消毒小阴唇和尿道口。将污染的棉球、纱布置于弯盘内。消毒完毕,脱下手套,并将垃圾置于垃圾桶内。

5. 开包铺巾　医生进行手消毒。①将无菌导尿包置于患者两下肢之间,按照无菌要求打开导尿包的治疗巾;②医生戴无菌手套,取出洞巾,铺于患者的会阴处(男性患者要露出阴茎),使洞巾和治疗巾内层形成连续的无菌区域。

6. 检查用品　按照操作顺序,排列好用品,避免操作时跨越无菌区。将导尿管置于方盘内,检查引流袋。

7. 润滑导尿管　取出导尿管,用润滑液棉球润滑导尿管前端 2~3cm,根据需要连接导尿管与引流袋的引流管。

8. 再次消毒

(1)男性患者:取消毒棉球置于弯盘内,将弯盘置于患者会阴处,医生左手用无菌纱布裹住患者阴茎,将包皮向后推,暴露尿道口。医生右手持镊子夹取消毒棉球,再次消毒尿道口、龟头和冠状沟数次(每一个部位换一个棉球)。将污染的棉球、镊子置于弯盘内。

(2)女性患者:取消毒棉球置于弯盘内,将弯盘置于患者会阴处,医生左手用无菌纱布分开并固定小阴唇,医生右手持镊子夹取消毒棉球,消毒小阴唇,再次消毒尿道口。将污染的棉球、镊子置于弯盘内。

9. 插导尿管

(1)男性患者:①医生左手继续用纱布裹住患者阴茎,并将阴茎提起,使之与腹壁呈 60°角,右手将导尿管和方盘移至近会阴处。②嘱患者张口缓慢深呼吸,医生用另一镊子夹持导尿管前端,对准尿道口,轻轻将导尿管插入尿道内 20~22cm,见尿液流出后再插入尿道1~2cm。将尿液收集于引流袋内。需做细菌培养者,留取中段尿 5ml 于无菌试管中送检。③若为留置导尿管,则见尿后再插入 5~7cm,并向导尿管气囊内注入与气囊等体积的无菌生理盐水,轻拉导尿管感到有阻力,提示导尿管固定于膀胱内。

(2)女性患者:①医生左手继续用纱布分开并固定小阴唇,右手将导尿管和方盘移至近会阴处。②嘱患者张口缓慢深呼吸,医生用另一镊子夹持导尿管前端,对准尿道口,轻轻将导尿管插入尿道内 4~6cm,见尿液流出后再插入 1~2cm。将尿液收集于引流袋内。需做细菌培养者,留取中段尿 5ml 于无菌试管中送检。③若为留置导尿管,则见尿后再插入5~7cm,并向导尿管气囊内注入与气囊等体积的无菌生理盐水,轻拉导尿管感到有阻力,提示导尿管固定于膀胱内。

10. 插管后处理

(1)若为一次性导尿,将导尿管夹闭后再缓慢拔出,避免导尿管内尿液流出而污染衣物和床单位。

(2)若需要留置导尿时,向导尿管气囊内注入与气囊等体积的无菌生理盐水固定尿管,或接上无菌引流袋,挂于床侧。

(3)撤下洞巾,擦净外阴,整理好导尿用物品,并放置于垃圾桶内。撤出橡胶单和治疗巾。

(4)医生脱去手套,用手消液消毒双手,并协助患者整理好衣物和床单位。

(5)清理用物,并及时将尿液送检。

(6)洗手,做好导尿记录。

【注意事项】

1. **严格操作流程**　严格无菌操作,避免医源性感染;适当遮挡患者,保护患者的隐私。

2. **掌握插管技巧**　插入导尿管时动作要轻柔,防止损伤尿道黏膜。若插入时有阻挡感可更换方向再插,男性尿道有 2 个弯曲(耻骨前弯、耻骨下弯)和 3 个狭窄部位(尿道内口、尿道膜部和尿道外口),应按解剖特点,变换阴茎位置,以利于插入。

3. **选择合适的导尿管**　选择导尿管的粗细要适宜,对小儿及疑有尿道狭窄者,导管宜细。

4. **控制导尿的速度**

(1)当尿液流出不畅时,可轻压膀胱区,尽量使膀胱排空,然后用血管钳夹闭导尿管再缓慢拔出,以防止尿液流出污染衣物。

(2)对膀胱过度充盈者,排尿宜缓慢,不宜按压膀胱区,以免骤然降压引起排尿性晕厥。

5. **做好导尿管的管理**

(1)留置导尿时,应选择带有气囊的导尿管,每 5~7d 宜更换 1 次导管,再次插管前应让尿道松弛数小时,再重新插入。

(2)留置导尿超过 48h,应定期检查尿液,若出现尿液白细胞增多,应以无菌药液每天冲洗膀胱 1 次。

四、灌肠术

【适应证】

1. **解除梗阻**　各种原因引起便秘及肠积气等造成肠道梗阻的患者。

2. **清洁肠道**　结直肠疾病需要检查及手术前准备的患者或分娩前作准备的孕妇。

3. **高热降温**　高热而需要灌入低温液体降温的患者。

4. **减轻中毒**　需要稀释并清除肠道内有毒物质,以减轻中毒症状的患者。

【禁忌证】

妊娠、急腹症、胃肠道出血、严重心血管疾病等患者。

【操作前准备】

1. **患者准备**　①患者或家属已知晓灌肠的目的及注意事项;②灌肠前排空膀胱。

2. **物品准备**　①治疗盘,一次性灌肠器 1 套,肛管,血管钳,液体石蜡,棉签,卫生纸,手套,小橡胶单和治疗巾 1 套(或一次性尿垫),水温计。②弯盘,便盆及便盆巾。③ 0.1%~0.2% 肥皂液或生理盐水(成人每次用量为 500~1 000ml),温度为 39~41℃。降温时的温度为 28~32℃,中暑时用 4℃等渗盐水。

3. **医生准备**　①核对患者,评估患者的病情,特别注意患者的生命体征、意识状态、肛门及肛周皮肤黏膜情况,注意有无禁忌证;②戴好口罩、帽子,操作前洗手。

【操作方法】

(以成人大量不保留灌肠术为例)

1. **患者体位**　患者取左侧卧位,双膝屈曲,脱裤至膝部,充分暴露臀部,将患者臀部移至床边,并遮挡患者。

2. **垫治疗巾**　检查并打开灌肠器包,将橡胶单和治疗巾垫于患者臀下,将弯盘置于肛门旁。

3. **准备灌肠器**　将灌肠器挂于输液架上,灌肠器内倒入灌肠液,其液面距离患者肛门40~60cm。

4. **润滑肛管**　医生戴手套,润滑肛管前端,排气后夹管。

5. **插管并灌肠**　医生左手持卫生纸将患者臀部分开,暴露其肛门,嘱患者缓慢深呼吸,医生右手持肛管轻轻插入肛门内7~10cm,左手固定肛管,右手开放管夹,使灌肠液缓缓灌入肠道内。

6. **观察灌肠效果与患者反应**　观察灌肠器内液面下降情况及患者反应,如液面停止下降,多由于肛管前端孔道被粪便阻塞所致,可移动肛管或挤压肛管使其通畅。

7. **拔管**　当灌肠液即将灌完时,夹闭肛管。医生左手分开臀部,右手用卫生纸包裹肛管,轻轻将其拔出,并放入弯盘内。擦净患者的肛门及周围皮肤。

8. **操作后处理**

(1)协助患者整理衣物,恢复舒适卧位,嘱患者保留灌肠液5~10min(降温灌肠,液体要保留30min)后再排便,不能下床的患者给予便盆排便。感谢患者的合作,嘱患者好好休息。

(2)整理好所有物品,并将其放于指定位置。

【注意事项】

1. **选择合适的灌肠液**　根据患者情况选择合适的灌肠液,并掌握灌肠液的温度、浓度和用量,灌肠的流速、压力等。

2. **密切观察患者的反应**　如患者感觉腹胀或有便意,可嘱患者张口深呼吸,并降低灌肠器的高度以减慢流速,减轻腹压;如患者出现面色苍白、出冷汗、剧烈腹痛等症状可能与肠痉挛或出血有关,应立即停止灌肠,并及时处理。

3. **特殊情况的处理**　肝性脑病患者禁用肥皂水灌肠,以减少氨的产生和吸收;充血性心力衰竭和水钠潴留患者禁用生理盐水;伤寒患者的灌肠液不宜超过500ml,其液面不得高于肛门30cm。

(王红巧)

第七节　隔离与防护技术

一、洗手方法

【适应证】

接触患者前、无菌操作前、体液暴露后、接触患者后、接触患者的周围环境后的医务人员。

【操作前准备】

1. **环境准备**　清洁、宽敞。

2.**物品准备**　流动水洗手设备、清洁剂、干手物品,必要时备护肤用品。

3.**医生准备**　衣帽整齐,修剪指甲,取下手、腕部的饰品。

【**操作方法**】

1.**准备**　打开水龙头,调节合适的水流和水温。

2.**湿手**　在流水下使双手充分淋湿。

3.**涂洗手液**　取洗手液 3~5ml,均匀涂抹至整个手掌、手背、手指和指缝。

4.**洗手**　认真揉搓双手至少 15s(具体操作步骤不分先后),注意清洗双手所有皮肤,包括手指、指尖、指缝和腕部。

(1)掌心相对互相搓:两手掌心相对,手指并拢互相揉搓。

(2)掌心手背交替搓:掌心对手背,两手手指交错相互揉搓,并两手交换进行。

(3)掌心相对搓指缝:两手掌心相对,手指交错相互揉搓指缝。

(4)弯曲手指搓关节:一只手手指弯曲关节,放于另一只手手掌心内,用鱼际肌和掌心揉搓指关节,并两手交换进行。

(5)交替搓洗大拇指:一只手握住另一只手大拇指旋转揉搓,并两手交换进行。

(6)掌心包绕搓指尖:将一只手 5 个手指尖并拢放在另一只手手掌心,旋转揉搓指尖,并两手交换进行。

(7)两手交替洗腕部:一只手握住另一只手手腕部旋转揉搓,并两手交换进行。

5.**冲洗**　用流水彻底冲洗双手及腕部,如水龙头为手拧式开关,则应采用防止手部再污染的方法关闭水龙头。

6.**干手**　用一次性纸巾或小毛巾彻底擦干双手,或用干手机干燥双手。采用合适的护肤用品涂擦双手。

【**注意事项**】

1.**掌握洗手和卫生手消毒的时机**

(1)当手部有血液或体液等肉眼可见的污染时,应用洗手液和流水进行洗手。

(2)当手部无肉眼可见污染时,可用速干手消毒剂消毒双手,方法与洗手方法相同。

2.**选择合适的水温和水流**　要选择流水洗手,并注意调节合适的水温、水流,并避免污染周围环境。

二、穿脱隔离衣

【**适应证**】

1.接触感染性疾病(如传染病、多重耐药菌感染)的医务人员。

2.在进行诊疗、护理操作时,可能受到患者的血液、体液、分泌物、排泄物污染的医务人员。

3.实行保护性隔离的患者,如大面积烧伤患者、骨髓移植患者等。

【**操作前准备**】

1.**物品准备**　隔离衣 1 件,挂衣架,洗手及手消毒设施。隔离衣的规格是否合适,有无破洞、潮湿,挂放是否得当。

2.**医生准备**　①了解患者的病情,隔离的种类、隔离措施等;②衣帽整洁,修剪指甲,取下手表,卷袖过肘、洗手、戴口罩。

【操作方法】

1. 穿隔离衣

(1)取隔离衣:右手持衣领取下隔离衣,清洁面朝向自己,衣领两端向外折齐,对齐肩缝,露出袖子内口。

(2)穿衣袖:右手持衣领,左手伸入袖内,右手将衣领向上拉,使左手露出。左手持衣领,右手伸入袖内举手将衣袖上抖(但注意衣袖勿接触面部)。

(3)系衣领:双手由衣领中央顺着边缘向后将领带系好(注意袖口不可接触面部、衣领及帽子)。

(4)系袖口:扣好袖口。

(5)系腰带:将隔离衣的一侧(约在腰部以下 5cm 处)逐渐向前拉,见到衣边捏住边缘,再用同样方法捏住另一侧的边缘(注意勿将手触及衣服的内面),双手在背后将两侧边缘对齐,在身后向一侧折叠,一只手按住折叠处,另一只手解开腰带并将腰带移至背后,双手交替进行,并将腰带在背后交叉后,回到前面打一活结。

(6)戴手套:按照戴无菌手套的要求戴好手套。

2. 脱隔离衣

(1)脱手套:按脱手套法脱去手套。

(2)解腰带:解开腰带,在腰部前面打一活结。

(3)解袖口:松开袖口,在肘部上拉衣袖,并将部分衣袖塞入衣袖内,露出前臂及双手。

(4)消毒双手:按外科手消毒法消毒前臂与双手。

(5)解衣领:解开领口,注意保持衣领清洁。

(6)脱衣袖:右手伸入左侧衣袖内拉下衣袖超过左手(用清洁手拉衣袖内的清洁面),再用遮盖着衣袖的左手握住右侧隔离衣袖的外边,将衣袖拉过手。双手交替握住袖子,逐渐从袖口退出,清洁面朝外(挂在半污染区时),对齐肩缝,衣边对齐折好。

(7)挂隔离衣:双手持衣领将隔离衣挂在衣架上。

(8)操作后处理:如脱下的隔离衣不再使用,将衣服的清洁面向外,卷好投入污衣袋内。

(9)洗手:按规范方法洗手。

【注意事项】

1. 保持衣领的清洁   在穿隔离衣的整个过程中,保持衣领清洁,系、解衣领时污染的袖口不可触及衣领、面部和帽子。

2. 明确穿脱隔离衣的区域

(1)只在规定的区域内穿脱隔离衣。

(2)穿隔离衣进入污染区后,不得再进入清洁区。

3. 注意挂隔离衣的规范   如果脱下的隔离衣挂在半污染区,要清洁面朝外;如果挂在污染区,污染面朝外。

4. 及时更换隔离衣

(1)必须每天更换隔离衣,如隔离衣有破损、潮湿或污染,应立即更换。

(2)特殊感染时应穿一次性隔离衣,防止二次污染。

三、穿脱防护服

【适应证】

进入需要二级防护区域工作的医护人员。

【操作前准备】

1. **准备用物**　一次性帽子、一次性医用防护口罩、防护服、护目镜、乳胶手套、手消液、一次性鞋套、医疗垃圾桶。

2. **医生准备**　仪表端庄、着装整洁(分体衣、工作鞋)。

3. **环境准备**　环境整洁清洁区,穿衣镜、板凳。

【操作方法】

1. **穿防护服**

(1)洗手、戴帽子:按照要求进行洗手和戴一次性帽子,佩戴后整理帽子至头发、耳朵全部被包裹。

(2)戴医用防护口罩:一只手托住口罩外侧面,将口罩紧贴面部,另一只手拉下方系带至颈后双耳下,拉上方系带至头顶部,注意避免系带压迫耳朵。塑鼻夹并检查口罩的密闭性。

(3)检查防护服:检查防护服的有效期、包装袋的完整性和型号,打开防护服后,拉开防护服的拉链,将拉链拉至合适位置。

(4)穿防护服:先穿下半身,再穿上半身(注意避免防护服接触地面),后戴防护帽,将防护服拉链完全拉上,密封拉链口。若防护服未能完全贴合面部,可用胶带辅助固定,确保皮肤黏膜完全被防护用品遮盖。

(5)戴护目镜:一只手托住护目镜,另一只手拉系带至头顶部,调整位置和舒适度。

(6)戴手套:检查手套的有效期、包装袋的完整性和型号,检查有无破损,穿戴后确保防护服袖口完全被包裹。手套如有破损,应及时更换。

(7)穿鞋套。

2. **脱防护服**

(1)手卫生和摘护目镜:从污染区进入第一缓冲区,先进行手卫生,再摘护目镜。双手提起护目镜后方系带摘下护目镜,并将护目镜置于指定消毒容器内。摘护目镜全过程要避免触碰护目镜前侧面。

(2)再次手卫生。

(3)脱防护服:打开防护服拉链密封,一只手拎住同侧衣领,另一只手拉开拉链,摘掉防护帽后拎另一侧衣领,顺势向外后方、由上向下边脱边卷起防护服(连同手套、鞋套一起)形成包裹状,将脱下的防护服放入医疗垃圾桶内。

(4)第三次手卫生后,进入第二缓冲区。

(5)摘一次性帽子:提起帽顶由后向前摘下,将帽子放入医疗垃圾桶内。

(6)第四次手卫生。

(7)摘医用防护口罩:先摘取口罩下方系带,随后再摘取上方系带,避免触碰口罩外侧面。将口罩放入医疗废物容器内。

(8)手卫生后戴一次性医用外科口罩,进入清洁区。

【注意事项】

1. 严格穿脱防护服的流程

(1)医生必须经过专门培训,并掌握正确的防护技术,才能进入隔离区开展工作。

(2)严格按照区域要求,在不同区域内穿戴不同防护用品,离开时按照要求正确脱防护用品,并正确处理使用过的用品。

(3)离开隔离区前,对医生佩戴的眼镜进行消毒处理。

2. 及时更换防护用品

(1)医用防护口罩的效能可持续 6~8h,如有污染或潮湿,要及时更换。

(2)防护服、手套如有渗漏或破损,应立即更换。

(王红巧)

第五章　诊断性检查结果判读

患者首次就诊时几乎都是诊断未明的。虽然,医生从病史采集和体格检查中所得到的资料可能对疾病诊断提供重要依据,并据此进行相应的治疗,但仍需要更多的临床检查信息来完善诊疗计划。此时,医生主要依靠的就是诊断性检查,也称为辅助检查。

诊断性检查结果会对医生诊断疾病提供很大的帮助,尤其为诊断和鉴别诊断提供重要的依据;有时依靠检查结果可能对组织器官的功能作出判断,并在检查的同时也可进行有效的治疗。因此,医生应该在有效的病史采集和体格检查的基础上,选择合理的诊断性检查,并对检查结果进行科学分析,以获取更多有价值的诊断信息。

诊断性检查的作用有以下三个方面。

1. **筛查疾病**　诊断性检查对疾病的筛查非常重要,可以帮助医生评估疾病的危险因素和早期发现疾病等。

2. **诊断疾病**　诊断性检查有助于诊断或排除无症状性疾病:①在未出现症状和体征时进行早期诊断;②各种疾病可能的鉴别诊断;③确定疾病的分级(期)是否为活动性。

3. **患者管理**　诊断性检查有助于患者的管理:①评估疾病的程度和预后;②监测疾病的发展过程;③监测疾病的复发;④选择合适的药物和调整治疗方案。

第一节　诊断性检查的选用原则与注意事项

一、诊断性检查的选用原则

虽然诊断性检查对疾病的筛查、诊断和患者管理非常重要,但是,诊断性检查设备的等级、检查操作难度,操作人员技术水平、熟练程度,适应证和禁忌证是否恰当等因素,均可影响诊断性检查结果的准确性和应用效果。因此,选择诊断性检查时,应当充分考虑其可能的利弊与成本(表5-1),并遵循从简单—复杂、一般—特殊、无创—有创、经济—昂贵的原则。选择诊断性检查时应注意:①临床意义;②适应证和禁忌证;③检查时机;④灵敏度和特异性;⑤安全性和患者的可接受程度;⑥成本与效益等。

许多疾病的诊断需要选择诊断性检查,以获得更有效的诊断依据。无创、无痛苦、无风险的检查易为患者接受,但若某些有创检查具有微创、痛苦与风险不大、费用并不昂贵,甚至对疾病诊断至关重要等特点,亦可将其列为首选的诊断性检查。许多疾病诊断的"金标准"均依靠病理学或介入检查结果支持,这类具有一定风险的有创检查,也应该成为首选的检查方法。

表 5-1　诊断性检查的利弊与成本

①与检查有关的潜在不适可造成检查中断（如在接受胃镜、肠镜、支气管镜检查时产生的不适感，会导致患者拒绝检查）

②某些诊断性检查具有致病或致死的危险性（如脑血管造影会导致 1% 的患者发生脑卒中）

③某些检查结果可能会要求患者做进一步的检查或定期随访，使患者的经济负担增加、危险性增大或检查的不适感加重

④假阳性、假阴性结果可能会导致错误的诊断或进行不必要的再检查，使患者心理创伤加重，甚至采用错误的或不必要的治疗

⑤检查费用可能太高，或性价比不合理，造成资源浪费

⑥诊断或筛选检查可以确诊一些尚未被发现的无症状性疾病，增加了诊疗的困惑和患者的负担

二、诊断性检查的注意事项

1. 检查前

（1）掌握适应证和禁忌证：无适应证的检查是无效的检查。

（2）选择合理的检查方法：一项好的检查，在疾病存在时检查结果始终是呈阳性的，并对这种疾病具有特异性。合理的检查方法有以下特点：①检查项目具有可操作性，并且可被准确而可靠地重复；②检查的准确性和精确度已被确认；③与"金标准"对比，已对检查方法设定了可靠的灵敏度和特异度；④花费少、风险低；⑤已建立了恰当的参考区间；⑥若检查是一组检查的一部分，该检查的独立作用已被确认。

（3）尊重患者及家属的知情权：检查前要加强医患沟通，做好患者的心理工作，要告知患者检查的方法、意义及可能存在的危险，并征得患者及家属的同意，取得患者与家属的理解、支持与合作。必要时要与患者及家属签署《检查知情同意书》，并作为重要的医疗文书，妥善保管。

2. 检查中

（1）体贴关怀患者：根据检查项目的要求，可与患者适当交谈，以缓解患者的紧张与不安情绪。检查过程中患者感觉不适或发生意外时，立即查找原因，并积极采取有效的措施予以处理。

（2）注意保护自己：因为患者所有的标本（体液、血液或分泌物）都有潜在的传染性。因此，应采取必要的措施保护自己，同时也要保护参与检查的患者和其他医务人员。

（3）发现有价值的检查结果：密切观察和详细记录检查结果。

3. 检查后

（1）关心体贴患者：检查完毕，整理好患者的衣服，感谢患者的合作，并根据具体情况将患者送出检查室，交给患者家属或送检的医护人员。

（2）寻找有价值的诊断信息：认真分析检查结果，排除干扰因素（内部因素和外界因素），寻找有诊断或鉴别诊断价值的信息。

（3）注意检查的局限性：没有绝对完美的诊断性检查，医生必须充分意识到诊断性检查的结果，会受到多种疾病以外因素的影响，如操作特点、检查的灵敏度与特异度、人群中该病

的患病率等。因此,医生必须结合患者的病史及体格检查结果来分析与解释检查结果,以达到有效诊断疾病的目的。

(刘成玉)

第二节　心电图检查

一、心电图描记

【适应证】

1. 各种心律失常患者的诊断与鉴别诊断;心肌梗死患者的诊断,以进一步了解梗死部位、范围及其演变过程。

2. 心房肥大、心室肥厚、心肌损伤、心肌缺血、电解质紊乱等患者的辅助诊断。

3. 手术麻醉、药物作用观察、抢救危重患者等。

【操作前准备】

1. 环境与设备准备　①室内保持温暖,以免患者因寒冷而引起肌电干扰;②使用交流电源的心电图机必须接地线;③心电图机周围不要摆放其他电器;④检查床不宜过窄,以免因患者紧张而引起肌电干扰。

2. 患者准备　①患者已知晓检查的目的与意义;②患者取仰卧位,四肢平放,全身放松。

3. 医生准备　①检查前核对患者信息;②戴口罩、帽子,操作前洗手。

【操作方法】

1. 处理皮肤　将患者两腕关节屈侧上方约 3cm 处,及两内踝上部约 7cm 处,涂抹导电胶或盐水,也可用 75% 酒精仔细擦净皮肤上的油脂。

2. 安置电极　分别将导联电极按规定连接肢体与胸部。①肢体导联:从右上肢至右下肢,顺时针分别连接红、黄、绿、黑色电极;②胸导联:利用 6 个吸球放置于胸前特定部位,V_1 位于胸骨右旁第 4 肋间,V_2 位于胸骨左旁第 4 肋间,V_3 位于 V_2 和 V_4 连线中点,V_4 位于左锁骨中线第 5 肋间,V_5 位于左腋前线与 V_4 同一水平,V_6 位于左腋中线与 V_4 同一水平。

3. 描记

(1) 开机并确定信息:接通电源,输入患者信息(姓名、性别、年龄)、记录时间(年、月、日、时、分)、病区及床号等。

(2) 确定走纸速度与灵敏度:选择走纸速度为 25mm/s,标准灵敏度 1mV=10mm。在记录过程中,如果某些导联心电图电压太高,超出图纸范围时可降低电压,如选择灵敏度 1mV=5mm。

(3) 记录心电图:①记录肢体导联和胸导联心电图,婴幼儿可做 9 个导联(肢体导联 6 个,胸导联 V_1、V_3、V_5);②一般各导联记录 3~5 个心室波;③部分心律失常(期前收缩、传导阻滞等)可延长记录时间;④如怀疑有右心病变或后壁心肌梗死,应及时加做右胸导联

（V_{3R}~V_{6R}）或后壁导联（V_7~V_9）。

【注意事项】

1. 选定检查时机   检查前患者要休息 10~15min，除急症外一般应避免于饱餐后或吸烟后检查。

2. 安置电极要准确牢固

（1）安置肢体导联和胸导联电极一定要准确无误，尤其是不能接错左上肢和右上肢导联电极。

（2）如记录中遇基线不稳及干扰时，应检查导联线与心电图机的连接或电极是否松脱。胸部电极不能吸附太紧、太久，以免损伤患者皮肤。

3. 确保患者配合检查   在心电图记录过程中，请患者不要移动四肢及躯体，必要时请患者屏气以记录胸导联心电图。

二、心电图分析程序

1. 阅读心电图   按顺序将心电图摆好，观察标记是否清晰，是否存在伪差，导联有无接错，基线有无移动，标准灵敏度是否准确。

2. 判断心律与心率

（1）判断心律：找出 P 波，确定心律。根据有无 P 波、P 波形态，及其与 QRS 波的关系等，判断基本节律是窦性心律或异位心律。

（2）计算心率

1）心律规整：只需测量 1 次心动周期值（R-R 间距值或 P-P 间距值），即得到每分钟心脏激动次数。每分钟心率 =60/R-R 或 P-P（s），或按 R-R 或 P-P 间距查表即可得到心率。

2）心律不齐：①可以查看 30 大格（共 6s）内的 QRS 或 P 波数，乘以 10，即为每分钟的心室率或心房率；②测量 5 个以上 R-R 或 P-P 间距，以其平均值计算每分钟心室率或心房率。

3）估算心率：根据 R-R 或 P-P 间距的大格数（每格 0.2s）可估算心率值，心率 =300/ 大格数。

3. 确定心电轴

（1）目测法：根据 Ⅰ、Ⅲ 导联 QRS 波群主波方向可快速地判断心电轴（表 5-2）。

表 5-2   目测法判断心电轴的方法

Ⅰ 导联 QRS 波群主波方向	Ⅲ 导联 QRS 波群主波方向	心电轴
向上	向上	不偏
向上	向下	左偏
向下	向上	右偏
向下	向下	不确定

（2）计算法：分别计算 Ⅰ、Ⅲ 导联的 QRS 波振幅的代数和，然后在 Ⅰ、Ⅲ 导联轴上相应位置画出垂直线，求得两条垂直线的交叉点。电偶中心与该交叉点相连即为心电轴，该轴与 Ⅰ 导联轴正侧的夹角即为心电轴的角度。也可将测算的 Ⅰ、Ⅲ 导联 QRS 波振幅的代数和值直接查表求得心电轴。

4. 观察与测量各波段　观察 P 波、QRS 波群、ST 段和 T 波的形态、方向、电压,测量 P-R 间期、QT 间期,并判定有无异常。

5. 熟悉心电图的正常变异

(1)P 波变异:如 P 波偏小,常无临床意义;儿童 P 波常偏尖;由于体位和激动点位置关系,Ⅲ、aVF 导联 P 波低平或轻度倒置时,若 Ⅰ 导联 P 波直立,aVR 导联 P 波倒置,则并非异常。

(2)QRS 波群变异:QRS 波群振幅随着年龄增加而递减;儿童右室电位较占优势;心脏呈横位时 Ⅲ 导联易见 Q 波;"顺钟向转位"时,V_1、V_2 导联易出现 QS 波形;呼吸可导致交替电压现象。

(3)ST-T 变异:青年人易见 ST-T 段轻度斜形抬高;有自主神经功能紊乱者可出现 S-T 段压低;体位、情绪、饮食等也可引起 T 波振幅降低;儿童和成年女性 V_1~V_3 导联的 T 波倒置较常见。

6. 审阅申请单　申请单上提供了初步的临床诊断,必要时医生应亲自询问病史和进行必要的体格检查,根据患者的年龄、性别、症状及体征,综合分析心电图结果,再做出心电图诊断。

三、正常心电图波形特点及参考区间

正常心电图波形特点及参考区间见表 5-3。

表 5-3　正常心电图波形特点及参考区间

波段	项目	参考区间
P 波	位置	一定出现在 QRS 波群之前
	形态	①P 波呈光滑钝圆形,可有轻度切迹;②P 波方向在 aVR 导联绝对倒置,Ⅰ、Ⅱ、aVF、V_4~V_6 导联均直立,其余导联可倒置、双向或低平
	时间	<0.12s
	电压	①肢导<0.25mV,胸导<0.20mV;②若 V_1 导联 P 波为双向时,Ptf V_1>−0.04mm·s
P-R 间期		① 0.12~0.20s;②年龄越大或心率越慢,其 P-R 间期越长
QRS 波群	形态	①肢导:Ⅰ、Ⅱ、aVF 导联 QRS 波群主波向上,aVR 导联 QRS 波群主波向下,Ⅲ、aVL 导联变化较多
		②胸导:自 V_1 至 V_6 导联 R 波逐渐增高,S 波逐渐变浅。V_1、V_2 导联多呈 rS 型,R/S<1,V_5、V_6 导联多呈 qR 型或 Rs 型,R/S>1,V_3、V_4 导联多呈过渡区波形,R/S≈1
	时间	0.06~0.10s,最宽不超过 0.11s
	电压	①肢导:R_{aVL}<1.2mV,R_{aVF}<2.0mV,R_{aVR}<0.5mV,$R_Ⅰ$+$R_Ⅲ$<2.5mV
		②胸导:R_{V_1}<1.0mV,Rv_1+Sv_5<1.2mV,R_{V_5}<2.5mV,R_{V_5}+Sv_1<4.0mV(男)或 3.5mV(女)
		③ 6 个肢导 QRS 波群振幅不应都小于 0.5mV,6 个胸导不应都小于 0.8mV,否则称为低电压
	VAT	V_1 导联 VAT<0.03s,V_5 导联<0.05s
	Q 波	①振幅:除 aVR 导联外,不超过同导联 R 波的 1/4;②时间:<0.04s;③形态:无切迹,V_1、V_2 导联可能呈 QS 型

续表

波段	项目	参考区间
ST 段		在任何导联中,ST 段下移不应超过 0.05mV。肢导和 V_4~V_6 导联 ST 段上移不应超过 0.1mV,V_1~V_3 导联不应超过 0.3mV
T 波	形态	①钝圆,占时较长,为前肢较长、后肢较短;②T 波方向常与 QRS 波群的主波方向一致;③在 Ⅰ、Ⅱ、V_4~V_6 导联均直立,在 aVR 导联倒置,其他导联可直立、倒置或双向
	电压	以 R 波为主的导联中,不应低于同导联 R 波的 1/10。心前区导联可高达 1.2~1.5mV
QT 间期		0.32~0.44s,QTc ≤ 0.44s
u 波		在 T 波后 0.02~0.04s,其方向与 T 波一致,但不应高于同导联 T 波,V_2~V_4 较清楚

四、异常心电图判读

(一)心房肥大

1. 左心房肥大

(1)P 波 ≥ 0.12s,常呈双峰型,峰间距离 ≥ 0.04s,尤其以 Ⅰ、Ⅱ、aVL 导联改变明显。

(2)V_1 导联 P 波常呈正负双向,$PtfV_1$ ≤ −0.04mm·s(图 5-1)。

(3)左心房肥大多见于二尖瓣狭窄,所以左心房肥大的 P 波又称为"二尖瓣 P 波"。

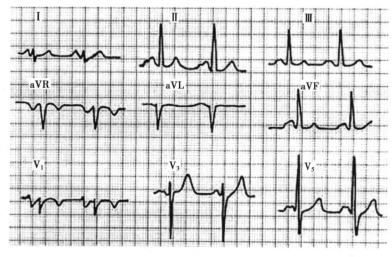

图 5-1　左心房肥大心电图

2. 右心房肥大

(1)肢体导联 P 波(尤其以 Ⅱ、Ⅲ、aVF 导联明显)高尖,电压 ≥ 0.25mV。

(2)V_1、V_2 导联 P 波直立 ≥ 0.15mV,如 P 波呈双向时,其振幅的算术和 ≥ 0.20mV。

(3)P 波时间正常(<0.12s)(图 5-2)。

(4)右心房肥大多见于肺源性心脏病,所以右心房肥大的 P 波又称为"肺型 P 波"。

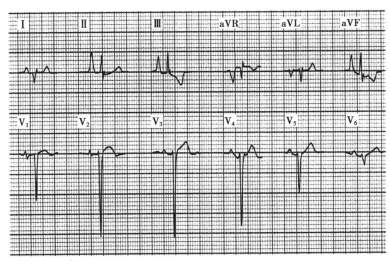

图 5-2　右心房肥大心电图

3. **双心房肥大**　兼有左心房肥大、右心房肥大的心电图表现,即 P 波高大、增宽,呈双峰型,电压 ≥ 0.25mV,时间 ≥ 0.12s。

(二)心室肥厚

1. **左心室肥厚**

(1)左心室高电压:①肢体导联:$R_{aVL}>1.2mV$,或 $R_{aVF}>2.0mV$,或 $R_I>1.5mV$,或 $R_I+S_{III}>2.5mV$;②胸导联:R_{V_5} 或 $R_{V_6}>2.5mV$,或 $R_{V_5}+S_{V_1}>3.5mV$(女)~4.0mV(男)(图 5-3)。

(2)心电轴:可出现心电轴左偏。

(3)QRS 时间:$VAT_{V_5}>0.05s$,QRS 时间达 0.10~0.11s,但一般<0.12s。

(4)ST-T 改变:在 R 波为主的导联(V_5、V_6、aVL、aVF)出现 ST 段下降>0.05mV,T 波低平、双向或倒置。

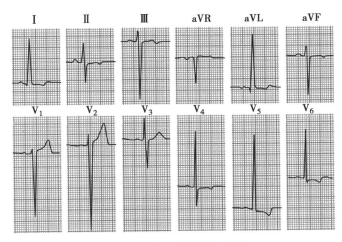

图 5-3　左心室肥厚心电图

当 QRS 波群电压增高同时伴有 ST-T 改变者称为左心室肥厚伴劳损。在心电图诊断中,QRS 波群电压增高是左心室肥厚的一个重要特征。在左心室高电压的基础上,结合其他阳性指标之一,一般可以成立左心室肥厚的诊断。符合条件越多及超过正常范围越大,诊断的可靠性越大。如仅有 QRS 波群电压增高,而无其他任何阳性指标者,应慎重诊断左心室肥厚,必须结合病史进行综合分析。

2. 右心室肥厚

(1)右心室高电压:①V_1 导联 R/S≥1;②R_{V_1}>1.0mV 或 R_{V_1}+S_{V_5}>1.2mV;③R_{aVR}>0.5mV 或 R/S≥1(图 5-4)。

(2)心电轴:右偏≥+90°,显著肥厚者可>+110°。

(3)QRS 波群时间:多正常,VAT_{V_1}>0.03s。

(4)ST-T 改变:V_1~V_3 导联 ST 段压低,伴 T 波双向或倒置。

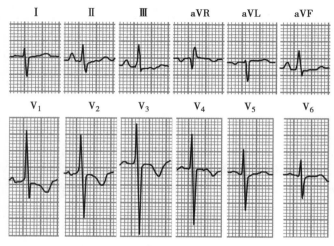

图 5-4　右心室肥厚心电图

当右心室高电压同时伴有 ST-T 改变者称为右心室肥厚伴劳损。QRS 波群形态及电压的改变和心电轴右偏是诊断右心室肥厚的可靠指标。阳性指标越多,则诊断的可靠性越大。心电图诊断右心室肥厚的准确性较高,灵敏度较低。但是,一旦出现典型的右心室肥厚心电图表现,则表示右心室肥厚已相当明显。

3. 双侧心室肥厚　心电图诊断双心室肥厚的灵敏度差,可表现为"正常"心电图、单侧心室肥厚心电图和双侧心室肥厚心电图(图 5-5)。

(三)心肌缺血

1. T 波改变

(1)T 波高大直立:当心内膜下心肌缺血时,在相应的导联上常表现出高耸直立的 T 波。

(2)T 波倒置:心外膜下心肌缺血时(包括透壁性心肌缺血),面向缺血区的导联表现出 T 波倒置,甚至双支对称或倒置逐渐加深。

(3)T 波低平或双向:心脏双侧对应部位心内膜下心肌均缺血,或心内膜和心外膜下心肌同时缺血时,可以表现为 T 波低平或双向等。

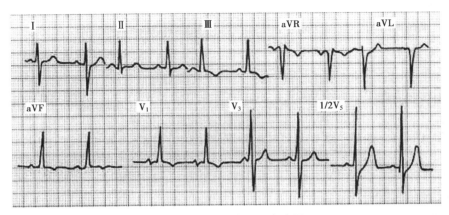

图 5-5 双侧心室肥厚心电图

2. ST 段改变 心肌缺血可仅表现为 ST 段改变或 T 波改变,也可同时出现损伤型 ST-T 改变。

(1)急性冠状动脉供血不足:缺血部位导联显示 ST 段压低(水平型或下斜型 ≥0.10mV)和 / 或 T 波倒置(图 5-6,图 5-7)。

(2)变异型心绞痛:暂时性 ST 段抬高,并常伴有高耸 T 波和对应导联的 ST 段下移。如 ST 段持续抬高,提示有发生心肌梗死的可能。

(3)慢性冠状动脉供血不足:可出现持续和较恒定的缺血型 ST 改变(水平型或下斜型 ≥0.05mV)和 / 或 T 波低平、正负双向和倒置。

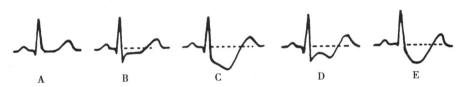

图 5-6 缺血型 ST 段下降类型示意图
A. 正常 ST 段 B. 水平型 ST 段降低 C. 下斜型 ST 段降低
D. 弓背型 ST 段降低 E. 下陷型 ST 段降低

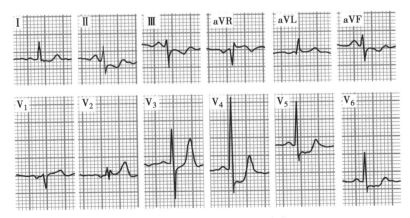

图 5-7 心肌缺血的 ST 段变化

（四）心肌梗死

1. 基本图形

（1）缺血型改变：面向缺血区导联的 T 波多呈典型的直立、巨大且前后两支对称的曲线，少数可仅有 T 波相对增高，两支不一定对称或出现冠状 T 波。

（2）损伤型改变：ST 段逐渐抬高，并与 T 波融合，形成弓背向上、高于基线的单向曲线。

（3）坏死型改变：表现为面向坏死区的导联出现异常 Q 波或 QS 波。

缺血型改变较常见，但对心肌梗死诊断的特异性较差；损伤型改变对 AMI 诊断的特异性较强，但也可见于变异型心绞痛；典型坏死型改变（异常 Q 波或 QS 波）是心肌梗死较可靠的诊断依据。若 3 种改变同时出现，则心肌梗死的诊断基本成立。

2. 心肌梗死的图形演变及分期

（1）超急性期：①高尖 T 波；② ST 段上斜型抬高，有时可与高耸直立 T 波相连形成单向曲线；③无异常 Q 波。

（2）急性期：①异常 Q 波；② ST 段呈弓背向上抬高，抬高显著者可呈单向曲线，继而逐渐下降至基线或接近基线；③直立的 T 波逐渐降低，可演变为缺血型冠状 T 波，并逐渐倒置达最深。

（3）亚急性期：① ST 段基本恢复到基线；②异常 Q 波持续存在；③倒置的 T 波逐渐变浅，直至恢复正常或倒置的 T 波趋于恒定不变。

（4）陈旧期：ST 段和 T 波不再变化，仅有异常 Q 波或 QS 波，此期异常 Q 波或 QS 波是陈旧性心肌梗死的唯一证据。一般梗死后异常 Q 波可持续存在。

3. 心肌梗死的定位诊断　根据异常 Q 波或 ST 段移位出现的导联来确定心肌梗死的部位（表 5-4）。

表 5-4　常见心肌梗死的定位诊断

部位	I	II	III	aVR	aVL	aVF	V₁	V₂	V₃	V₄	V₅	V₆	V₇	V₈	V₉
前间壁	±				±		+	+	+	±					
前壁	±				±			±	+	+	±				
侧壁	±				±						+	+			
高侧壁	+				+										
广泛前壁	±				±		+	+	+	+	+	±			
后壁													+	+	+
下壁		+	+			+									

注：+：该导联中出现异常 Q 波或 ST 段的移位，±：该导联中可能出现异常 Q 波或 ST 段的移位

急性下壁和后壁心肌梗死心电图变化见图 5-8，急性广泛前壁心肌梗死心电图变化见图 5-9，急性前间壁心肌梗死心电图变化见图 5-10，急性前壁心肌梗死心电图变化见图 5-11，急性广泛前壁和高侧壁心肌梗死心电图变化见图 5-12。

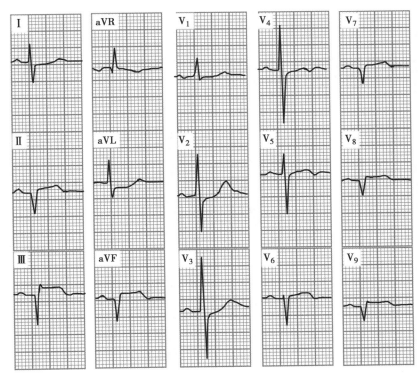

图 5-8　急性下壁和后壁心肌梗死心电图

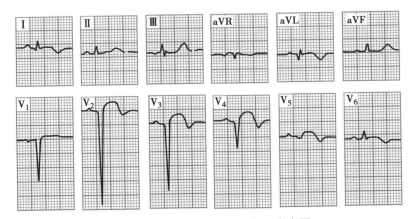

图 5-9　急性广泛前壁心肌梗死心电图

（五）窦性心律失常

1. 窦性心律　①P 波呈钝圆形,在 I、II、aVF 导联直立,aVR 导联倒置;②P 波规律出现,频率为 60~100 次 /min(婴幼儿可达 130~150 次 /min);③P-R 间期 0.12~0.20s;④P-P 间距固定,在同一导联上 P-P 间距相差<0.12s(图 5-13)。

2. 窦性心动过速　①具有窦性心律的特点;②心率>100 次 /min(图 5-14)。

3. 窦性心动过缓　①具有窦性心律的特点;②心率<60 次 /min(图 5-15)。

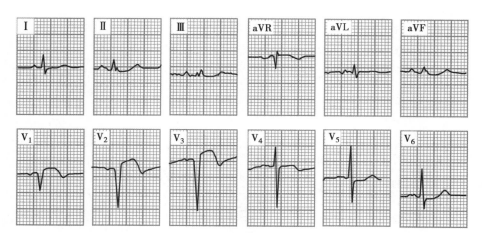

图 5-10   急性前间壁心肌梗死心电图

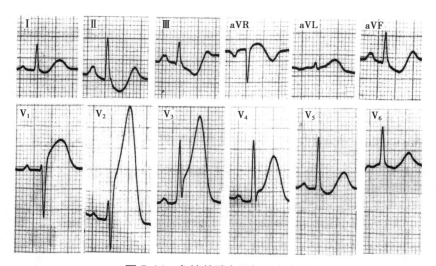

图 5-11   急性前壁心肌梗死心电图

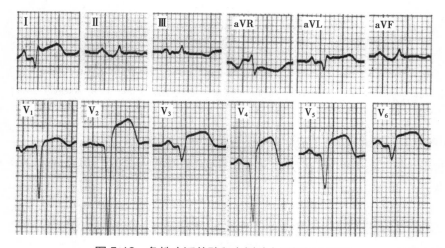

图 5-12   急性广泛前壁和高侧壁心肌梗死心电图

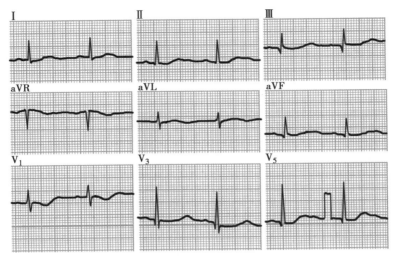

图 5-13 正常窦性心律心电图

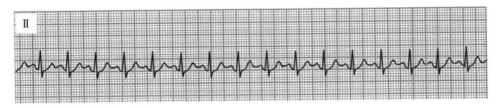

图 5-14 窦性心动过速心电图

4. **窦性心律不齐** ①具有窦性心律的特点；②在同一导联 2 个 P-P 间距相差>0.12s（图 5-15）。

5. **窦性静止或窦性停搏** ①具有窦性心律的特点；②规律的 P-P 间距中突然出现 P 波脱落，形成长 P-P 间距，且长 P-P 间距与正常 P-P 间距不成倍数关系（图 5-16）。

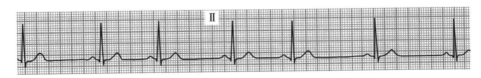

图 5-15 窦性心动过缓和窦性心律不齐心电图

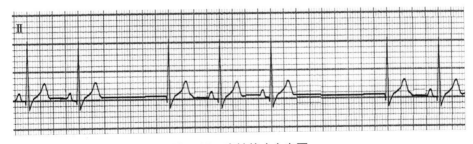

图 5-16 窦性静止心电图

（六）期前收缩

1. 室性期前收缩 ①提早出现的 QRS 波群前无 P 波或无相关 P 波；② QRS 波群宽大畸形，时间>0.12s，T 波方向常与 QRS 主波方向相反；③代偿间歇完全（图 5-17）。

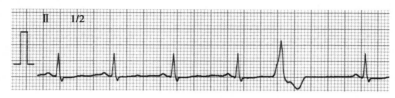

图 5-17 室性期前收缩心电图

若在 2 次正常窦性搏动之间插入 1 个室性期前收缩，其后无代偿性间歇，称为间位性或插入性室性期前收缩。若在每次正常窦性搏动之后均出现 1 个室性期前收缩，称为室性期前收缩二联律；每 2 次正常窦性搏动之后出现 1 个室性期前收缩，称为室性期前收缩三联律，以此类推（图 5-18、图 5-19）。

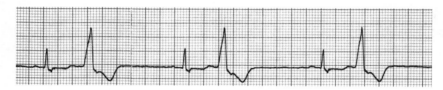

图 5-18 室性期前收缩二联律心电图

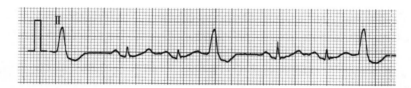

图 5-19 室性期前收缩三联律心电图

如果室性期前收缩是由 2 个以上的心室异位起搏点引起者称为多源性室性期前收缩。若联律间期固定、形态各异则称为多形性期前收缩。

频发（>5 次 /min）、联律、成对、连续出现、多形性、多源性室性期前收缩，期前收缩的 QRS 波群形态宽而低、有顿挫（时间>0.18s，电压<1.0mV），R on T 或 R on P 性室性期前收缩多为病理性，且多为更严重心律失常的先兆。

2. 房性期前收缩 ①提前出现的 P′ 波，其形态与窦性 P 波不同；② P′-R 间期>0.12s；③提前出现的 QRS 波群形态多正常；④代偿间歇多不完全（图 5-20）。

3. 交界性期前收缩 ①提前出现的 QRS 波群，其形态多正常，其前无窦性 P 波；②逆行 P′ 波可出现于 QRS 波群之前（P′-R 间期<0.12s）、之后（R-P′ 间期<0.20s），或与 QRS 波群相重叠而不易辨认；③代偿间歇多完全（图 5-21）。

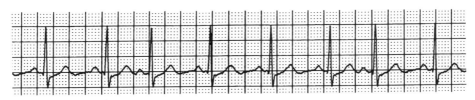

图 5-20　房性期前收缩心电图

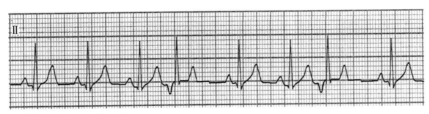

A. 逆行P波在QRS波之前

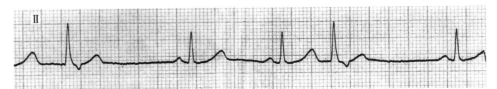

B. 逆行P波在QRS波之后

图 5-21　交界性期前收缩心电图

(七) 逸搏

当高位起搏点因病变或受到抑制而出现停搏、频率减慢时，或因为传导受阻，而导致高位起搏点的冲动不能下传时，低位起搏点会保护性的发放冲动，激动心房或心室，此现象称为逸搏。按低位起搏点部位不同可分为房性、交界性和室性逸搏，其中以交界性逸搏最为常见。图 5-22 为一名下壁心肌梗死患者发病时心电图，第一跳为窦性心律，后面接连两跳 P 波消失，但 QRS 波群形态与窦性时一致，为交接区逸搏心律，之后再次恢复窦性心律。其原因是下壁心肌梗死病灶累及窦房结动脉，导致窦房结缺血，因发病时间尚短，窦房结功能尚存在，所以诊断为间歇性窦性停搏、交界区逸搏。

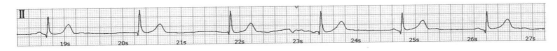

图 5-22　交界性逸搏心电图

(八) 阵发性心动过速

1. **阵发性室上性心动过速**　①连续 3 个或 3 个以上快速而规则的 QRS 波群，形态及时间正常，当伴有室内差异传导时，QRS 波群变宽；②心率为 160~250 次 /min，节律绝对规则；③ P' 波不易辨认；④常伴有继发性 ST-T 改变 (图 5-23)。

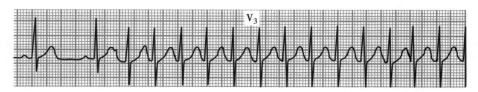

图 5-23   阵发性室上性心动过速心电图

2. 阵发性室性心动过速   ①连续 3 个或 3 个以上快速、宽大畸形的 QRS 波群,时间常大于 0.12s;②心室率为 140~220 次 /min,节律可稍不规则;③常无 P 波,如有 P 波,其频率比 QRS 波群频率慢,且 P-R 间期不固定,形成房室分离;④常伴有继发性 ST-T 改变(图 5-24);⑤偶尔有心房激动夺获心室(QRS 波群提前出现,形态似窦性心律)或发生室性融合波(QRS 波群形态介于窦性心律与室性异位心律之间)。

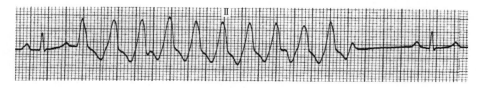

图 5-24   阵发性室性心动过速心电图

3. 扭转型室性心动过速   一系列宽大畸形的 QRS 波群围绕基线不断扭转其主波的方向,且呈周期性改变,频率为 180~250 次 /min(图 5-25)。

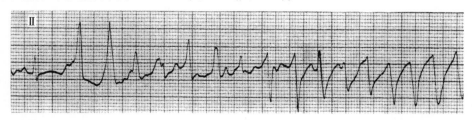

图 5-25   扭转型室性心动过速心电图

(九)扑动与颤动

1. 心房扑动及颤动

(1)心房扑动:① P 波消失,代之以振幅大小一致、间隔规则、之间无等位线的锯齿状扑动波(F 波),频率 250~350 次 /min;②房室传导比例多为 2:1、3:1 或 4:1,心室律规则(有时传导比例不固定,心室律可不规则);③ QRS 波群形态和时间正常,当伴有室内差异传导时,QRS 波群则变宽(图 5-26)。

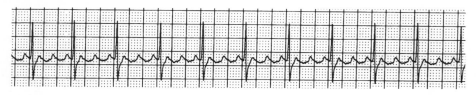

图 5-26   心房扑动心电图

（2）心房颤动：①P波消失，代之以大小、形态不一的颤动波（f波），频率为350~600次/min；②心室律绝对不规则；③QRS波群形态和时间正常，当伴有室内差异传导时，QRS波群则变宽（图5-27）。

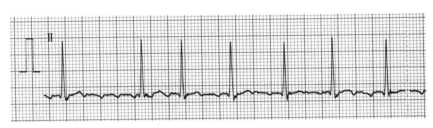

图5-27　心房颤动心电图

2. 心室扑动及心室颤动

（1）心室扑动：P波、QRS波群与T波不能分辨，代以均齐、宽大、连续的正弦波，其频率为200~250次/min。

（2）心室颤动：P波、QRS波群与T波消失，代以形态、振幅均完全不规则的连续波动，频率200~500次/min（图5-28）。

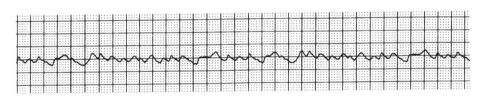

图5-28　心室颤动心电图

（十）房室传导阻滞

1. 一度房室传导阻滞　①P-R间期≥0.20s。②每个P波后均有一相关QRS波群。P-R间期可随年龄、心率而发生明显变化（图5-29）。

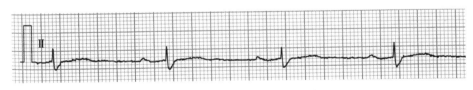

图5-29　一度房室传导阻滞心电图

2. 二度房室传导阻滞

（1）二度Ⅰ型房室传导阻滞［莫氏Ⅰ型（Mobitz Ⅰ）］：P-R间期逐渐延长，R-R间距逐渐缩短，直至脱漏一次QRS波群，漏搏后传导阻滞得到一定恢复，P-R间期又趋缩短，之后又再逐渐延长，直至再次心搏脱落。如此周而复始的现象，又称为文氏（Wenckebach）现象（图5-30）。

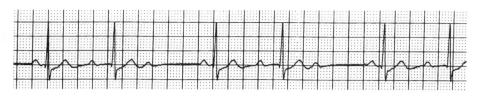

图 5-30 二度 I 型房室传导阻滞心电图

(2)二度 II 型房室传导阻滞 [莫氏 II 型(Mobitz II)]: P-R 间期固定不变(可正常亦可延长),部分 P 波后脱漏 QRS 波,成为 2:1、3:2、3:1 或 4:3 等房室传导。凡连续出现 2 次或 2 次以上的 QRS 波群脱漏者,称为高度房室传导阻滞,如 3:1、4:1 传导的房室传导阻滞。二度 II 型易发展成三度房室传导阻滞(图 5-31)。

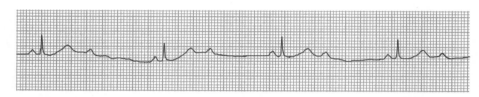

图 5-31 二度 II 型房室传导阻滞心电图

3. 三度房室传导阻滞 即完全性房室传导阻滞。P-P 间距和 R-R 间距各自保持固有的规律性,P 波与 QRS 波群互不相关(P-R 间期不固定),P 波频率大于 QRS 波频率(图 5-32)。

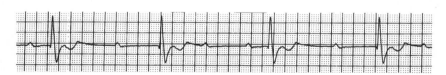

图 5-32 三度房室传导阻滞心电图

(十一)束支与分支传导阻滞

1. 右束支传导阻滞 ① QRS 波群 ≥ 0.12s。② V_1、V_2 导联 QRS 波群呈 rsR′ 型,或呈宽大并有切迹的 R 波,此为最具特征性的改变;V_5、V_6、I 导联出现宽而粗钝的 S 波。③ V_1、V_2 导联 ST 段压低,T 波倒置;I、V_5、V_6 导联 ST 段抬高,T 波直立(图 5-33)。④若图形符合上述特征,但 QRS 波群时间<0.12s,称为不完全性右束支传导阻滞。

2. 左束支传导阻滞 ① QRS 波群时间 ≥ 0.12s,V_5、V_6 导联 VAT ≥ 0.06s。② V_1、V_2 导联呈宽而深的 QS 波或 r 波低小的 rS 波,III、aVF、aVR 导联呈类似改变;I、aVL、V_5、V_6 导联 R 波增宽、顶峰粗钝或有切迹。③心电轴不同程度左偏。④以 R 波为主的导联 ST 段下降,T 波倒置或双向;以 S 波为主的 V_1、V_2 导联 ST 段呈上斜型抬高,T 波直立(图 5-34)。⑤若图形符合上述特征,但 QRS 波群时间<0.12s,称为不完全性左束支传导阻滞。

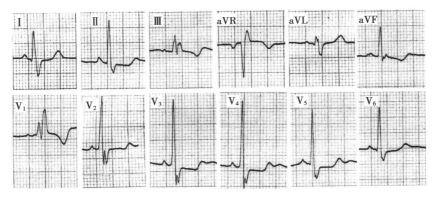

图 5-33　完全性右束支传导阻滞心电图

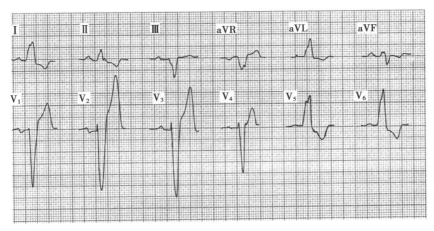

图 5-34　完全性左束支传导阻滞心电图

3. **左前分支传导阻滞**　①心电轴显著左偏,以 ≥ –45° 有较肯定的诊断价值;②Ⅱ、Ⅲ、aVF 导联 QRS 波群呈 rS 型,Ⅲ导联 S 波大于Ⅱ导联 S 波,aVL 导联的 R 波大于Ⅰ导联的 R 波,Ⅰ、aVL 导联呈 qR 型;③ QRS 波群时间正常或稍长,一般不超过 0.11s。

4. **左后分支传导阻滞**　①心电轴右偏在 +90°~+180°;②Ⅰ、aVL 导联 QRS 波群呈 rS 型,aVF、Ⅱ、Ⅲ导联 QRS 波群呈 qR 型,且 q 波时间<0.025s,Ⅲ导联 R 波大于Ⅱ导联 R 波;③ QRS 波群时间正常或稍长,一般不超过 0.11s。

（十二）预激综合征

1. **WPW 综合征**　① P-R 间期<0.12s;② QRS 波群增宽,时间 ≥ 0.12s;③ QRS 波群起始部有粗钝预激波（δ 波）;④多有继发性 ST-T 改变（图 5-35）。

2. **LGL 综合征**　LGL 综合征又称为短 P-R 综合征。心电图特征:① P-R 间期<0.12s;② QRS 波群时间正常,起始部无预激波（δ 波）。

3. **Mahaim 型预激综合征**　此种类型少见。心电图特征:① P-R 间期正常或延长;② QRS 波群增宽,时间 ≥ 0.12s,起始部有粗钝预激波（δ 波）。

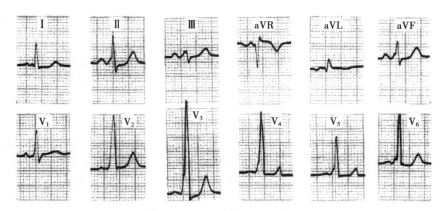

图 5-35　WPW 综合征心电图

（十三）药物与电解质紊乱对心电图的影响

1. 药物影响

（1）洋地黄效应或作用（图 5-36）：① ST-T 改变：在以 R 波为主的导联上，先出现 T 波低平、负正双向或倒置，伴有 ST 段下斜型压低，ST 段与 T 波融合呈"鱼钩型"（图 5-37）；② QT 间期缩短。

（2）洋地黄中毒或过量：主要表现为各种心律失常，如室性期前收缩、房室传导阻滞等。

（3）奎尼丁治疗剂量：① QT 间期延长；② T 波低平或倒置；③ u 波增高；④ P 波稍宽可有切迹，P-R 稍延长。

（4）奎尼丁中毒：① QT 间期明显延长；② QRS 波群时间明显延长；③心律失常，如房室传导阻滞、窦性心动过缓、窦性静止或窦房阻滞，严重者可发生扭转型室性心动过速，甚至心室颤动。

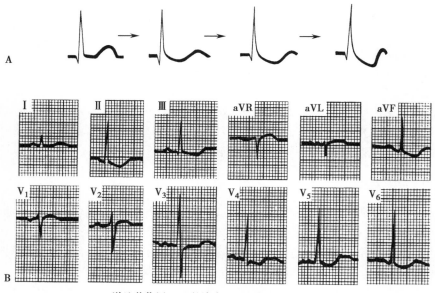

A. 洋地黄作用ST-T的演变　　B. 洋地黄效应心电图

图 5-36　洋地黄效应心电图

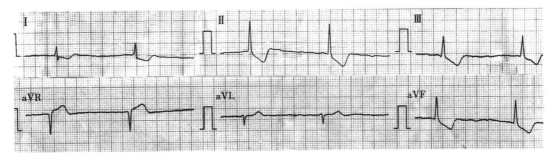

图 5-37　洋地黄效应 ST-T 改变（鱼钩型）

停止用药指征：① QRS 波群时间超过用药前的 25% 以上；②房室传导阻滞及明显的窦性心动过缓；③频繁严重的室性心律失常；④ QT 间期显著延长，当 QTc>0.50s 时应小心给药。

（5）普萘洛尔：窦性心率减慢，P-R 间期延长，QT 间期缩短。长期服用可引起窦房传导阻滞或房室传导阻滞。

（6）胺碘酮：窦性心率减慢，T 波增宽、钝圆形、有切迹，QT 间期延长。

2. 电解质紊乱的影响

（1）低钾血症：① ST-T 段变化：T 波降低、平坦或倒置，ST 段压低 ≥ 0.5mV；② u 波变化：u 波增高，出现 T-u 融合呈双峰状；③ QT 间期：正常或轻度延长；④各种心律失常：以窦性心动过速、期前收缩、阵发性心动过速等为常见。

（2）高钾血症：① T 波高尖，基底变窄，两支对称，呈"帐篷状"，在 Ⅱ、Ⅲ、V_2、V_3、V_4 最为明显；② QRS 波增宽，P 波低平，严重者 P 波消失，出现窦 - 室传导；③ ST 段下降；④心律失常，如窦性心动过缓、逸搏心律、室内传导阻滞、窦性静止，严重者出现室性心动过速、心室颤动。

（3）低钙血症：① ST 段平坦、延长，致使 QT 间期显著延长；②直立 T 波变窄、低平或倒置；③很少发生心律失常。

（4）高钙血症：① ST 段缩短或消失；② QT 间期缩短；③少数可见 u 波增高、T 波低平或倒置；④偶见窦性心动过速、期前收缩、阵发性心动过速等，严重者可发生室颤。

（张　帅）

第三节　　X 线检查

一、常见 X 线平片检查

（一）呼吸系统

1. 正常胸部　胸廓对称，气管及纵隔居中，双侧肋骨走行自然。双肺纹理清晰，双肺门不大，心影大小、形态未见异常。双侧膈顶光整，双侧肋膈角锐利（图 5-38，图 5-39）。

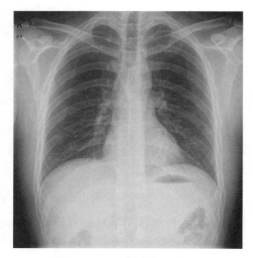

图 5-38　正常胸部正位片

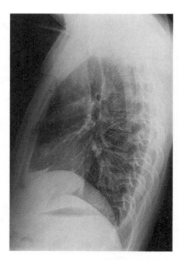

图 5-39　正常胸部侧位片

2. **肺炎**　右肺上叶条片状高密度实变影,邻近水平裂边缘清楚(图 5-40,图 5-41)。

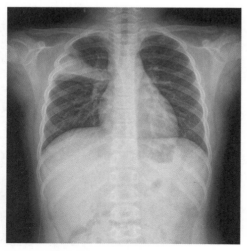

图 5-40　右肺上叶大叶性肺炎
（胸部正位片）

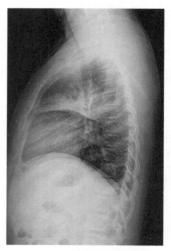

图 5-41　右肺上叶大叶性肺炎
（胸部侧位片）

3. **继发性肺结核**　双肺可见多发片状高密度影,以双上肺为著,边缘模糊,其内密度不均。左肺上叶病灶内见空洞影。双肺门上移(图 5-42)。

4. **肺癌**　左肺门区可见团块状致密影,凸向肺野,边缘清楚(图 5-43,图 5-44)。

5. **气胸**　左侧可见无肺纹理区,纵隔右移,左肺未见显示,左肺组织受压于肺门处形成肿块影(压缩 100%)(图 5-45)。

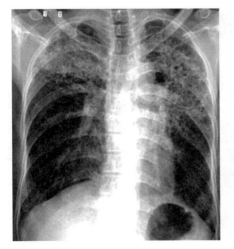

图 5-42　双肺继发性肺结核并左侧空洞形成
（胸部正位片）

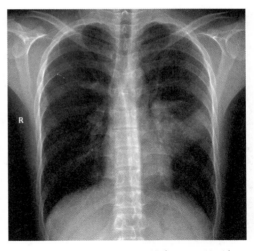

图 5-43　左肺中央型肺癌（胸部正位片）

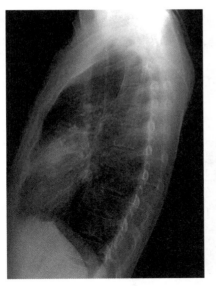

图 5-44　左肺中央型肺癌（胸部侧位片）

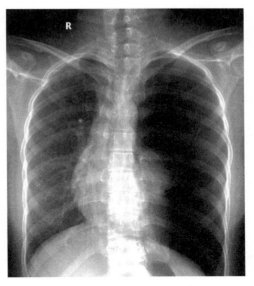

图 5-45　左侧气胸（胸部正位片）

6. **胸膜腔积液**　①左侧下肺野均匀致密影，上缘呈内低外高的弧形影，左侧肋膈角消失，左膈顶被掩盖（图 5-46）；②右侧下肺野均匀致密，上缘呈内低外高的弧形影，右侧肋膈角消失，右膈顶被掩盖（图 5-47）。

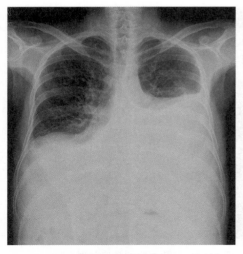

图 5-46　左侧胸腔积液（胸部正位片）

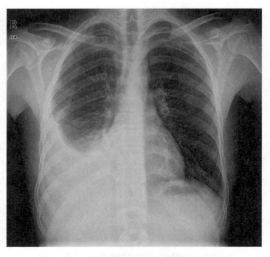

图 5-47　右侧胸腔积液（胸部正位片）

（二）循环系统

1. **正常心脏**　心脏右缘上方为上腔静脉，右心房构成心脏大血管右缘的下 1/2。左缘上方向外突起的部分为主动脉结，其下方为肺动脉段，此处即为心腰；肺动脉与左心室缘之间为左心耳（图 5-38）。

2. **二尖瓣型心脏**　心影呈"梨形"，左心房和右心室增大，左心室不大；主动脉结缩小，肺动脉段突出（图 5-48）。

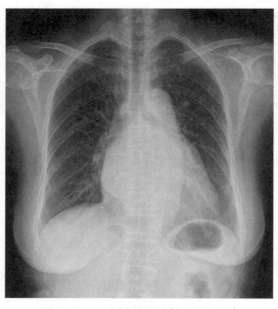

图 5-48　二尖瓣型心脏（胸部正位片）

3. **主动脉型心脏**　心影呈"靴形",以左心室增大肥厚及主动脉增宽、延长为主(图5-49)。

4. **普大型心脏**　心影向两侧呈球形增大,肺动脉段膨隆,主动脉结正常(图5-50)。

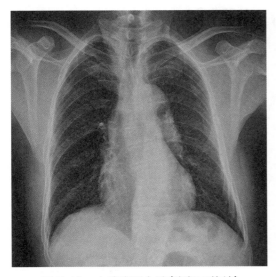

图5-49　主动脉型心脏(胸部正位片)

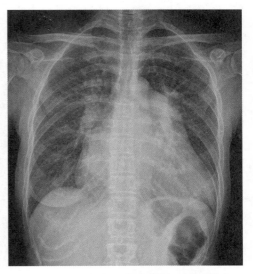

图5-50　普大型心脏(胸部正位片)

(三) 消化系统

1. **正常腹部**　腹部未见异常密度影,膈下未见游离气体,肠腔内未见明显气液平面(图5-51)。

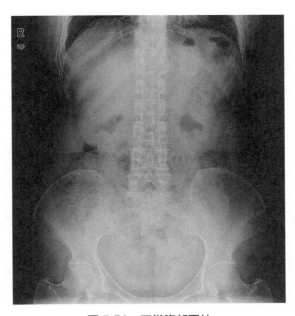

图5-51　正常腹部平片

2. **机械性肠梗阻**　腹部可见多个阶梯状排列气液平面（图 5-52）。

3. **消化道穿孔**　右侧膈下可见新月形透光影（图 5-53）。

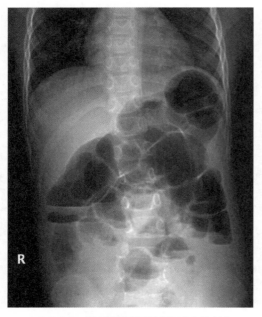

图 5-52　机械性肠梗阻（腹部立位片）

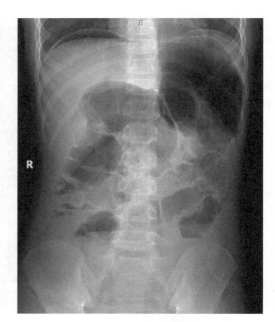

图 5-53　消化道穿孔（腹部立位片）

（四）泌尿系统阳性结石

1. **肾结石**　右侧肾门区可见"鹿角状"高密度铸型（图 5-54）。

2. **输尿管结石**　L_3 左侧横突下方左输尿管走行区可见斑点状高密度影（图 5-55）。

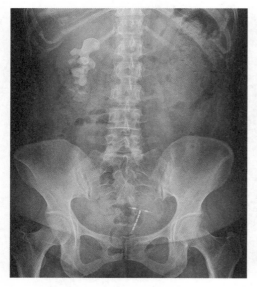

图 5-54　右肾结石（腹部正位片）

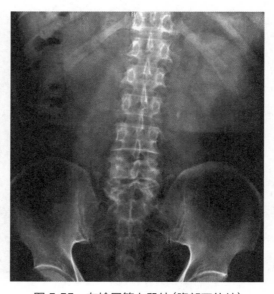

图 5-55　左输尿管上段结石（腹部正位片）

3. **膀胱结石** 膀胱及右肾区可见多发的、大小不等的、椭圆形高密度影,边缘清晰锐利(图 5-56)。

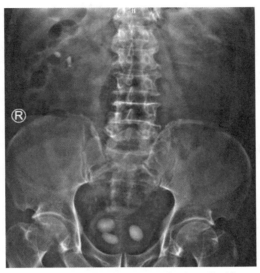

图 5-56 膀胱及右肾结石(腹部正位片)

(五) 运动系统

1. **正常骨** 正常骨皮质(边缘高密度)和骨松质(中心低密度)结构完整(图 5-57)。
2. **长骨骨折** 左侧胫骨、腓骨中下段骨质连续性中断,断端移位,邻近可见不规则骨片影(图 5-58,图 5-59)。

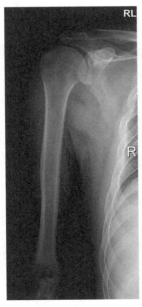

图 5-57 右侧肱骨
(正位片)

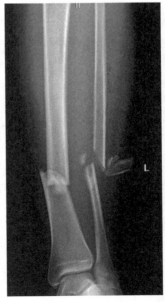

图 5-58 左侧胫骨、腓骨骨折
(正位片)

3. **肋骨骨折**　左侧肋骨可见多发的骨质连续性中断,断端移位(图 5-60)。

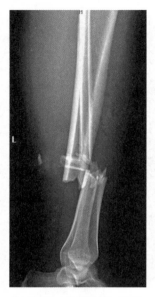

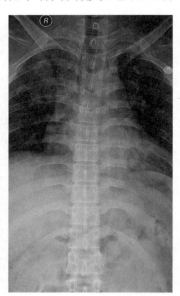

图 5-59　左侧胫骨、腓骨
双骨折(侧位片)

图 5-60　左侧多发肋骨骨折
(胸椎正位片)

二、常见胃肠道 X 线造影检查

1. **食管静脉曲张**　食管中、下段黏膜皱襞增粗、迂曲,呈串珠状充盈缺损,管壁边缘不规则,食管扩张,动度减弱(图 5-61)。

2. **食管癌**　食管中段可见不规则低密度充盈缺损,黏膜皱襞破坏、中断,管壁僵硬,管腔变窄(图 5-62)。

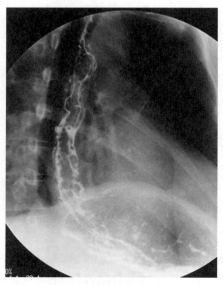

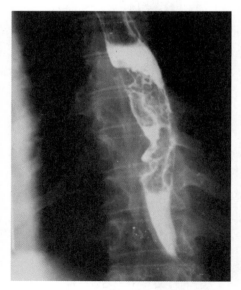

图 5-61　食管静脉曲张(食管钡餐造影)

图 5-62　食管癌(中段)(食管钡餐造影)

3. **胃溃疡** 胃小弯侧可见龛影,其边缘光滑整齐,底部平整,龛影口部可见"狭颈征"和"项圈征"(图 5-63)。

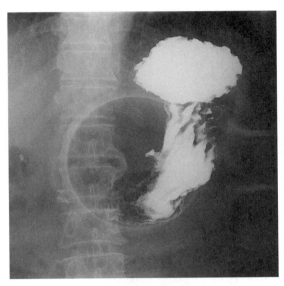

图 5-63 胃溃疡(上消化道钡餐造影)

4. **胃癌** 胃体部可见不规则龛影,边缘不规则,黏膜破坏中断。龛影位于胃轮廓内,龛影口部可见黏膜纠集(图 5-64)。

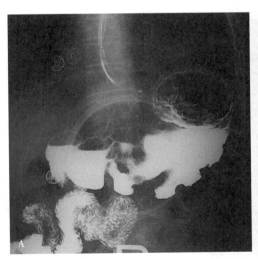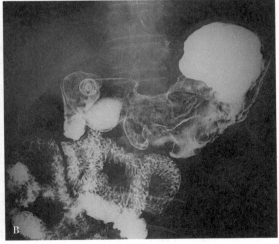

图 5-64 溃疡型胃癌(上消化道钡餐造影充盈像和黏膜像)

5. 结肠癌   升结肠可见不规则环形充盈缺损,黏膜皱襞破坏、中断,管壁僵硬,管腔局部狭窄(图 5-65)。

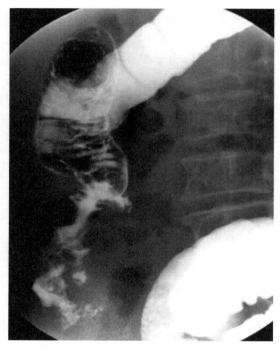

图 5-65   结肠癌(钡灌肠检查)

第四节   CT 检查

一、颅脑损伤 CT 检查

1. 颅骨骨折

(1)颅盖骨折:多为线形骨折、凹陷骨折,骨折片可陷入颅腔,压迫脑组织(图 5-66)。

(2)颅底骨折:大多数为线形骨折(图 5-67),常累及颅底孔道,从而损伤通过其内的神经、血管,可并发生鼻窦积血。

2. 急性硬膜外血肿   颅骨内板下可见梭形高密度影,边界锐利,血肿密度多均匀,其范围一般不超过颅缝(图 5-68)。若骨折跨越颅缝,血肿亦可跨过颅缝。

3. 急性硬膜下血肿   颅板下方可见新月形或弧形高密度影(图 5-69),血肿密度均匀或不均匀(与血清渗出和脑脊液相混有关)。硬膜下血肿范围广泛,不受颅缝限制。由于常合并脑挫裂伤,其占位效应显著。

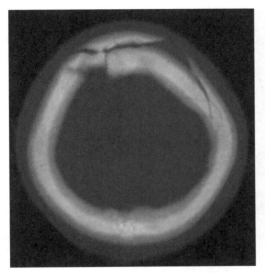

图 5-66　额骨粉碎性骨折

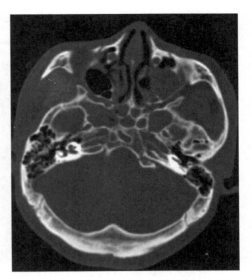

图 5-67　左侧枕髁及双侧上颌窦前壁骨折
并左侧上颌窦积血 / 积液

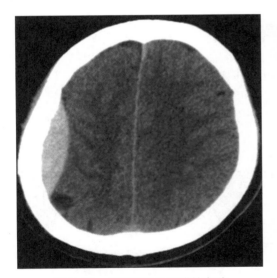

图 5-68　右顶部急性硬膜外血肿

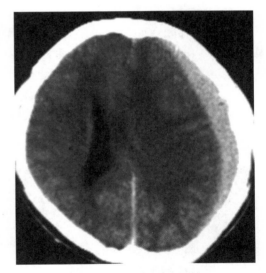

图 5-69　左额顶部急性硬膜下
血肿并中线结构右移

二、脑出血 CT 检查

脑内圆形、类圆形或不规则形高密度灶,CT 值在 50~80HU 之间,周围可见低密度水肿带环绕。血肿较大者可有占位效应(图 5-70)。随着时间的推移,血肿密度逐渐降低,病灶周围水肿减轻,最终形成小片状或裂隙状低密度区。

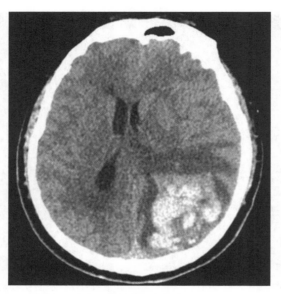

图 5-70   左枕顶叶脑出血并左侧侧脑室受压及中线结构右移

三、脑梗死 CT 检查

1. **脑动脉闭塞性脑梗死**   ①脑实质内低密度区,病变区分布与血管供应区相一致,呈楔形或扇形,同时累及皮质、髓质(图 5-71);②增强扫描呈典型的脑回状、条状强化;③病变早期占位效应明显,表现为同侧脑室受压,中线结构向对侧移位。

2. **腔隙性脑梗死**   双侧基底节区或丘脑区可见类圆形低密度灶,边界清楚,直径为 10~15mm,无明显占位效应(图 5-72)。发病后 4 周左右可形成脑脊液样低密度软化灶,同时出现病灶附近脑组织局部萎缩性改变。

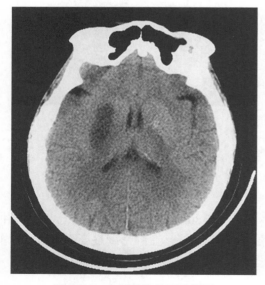

图 5-71   右侧基底节区脑梗死

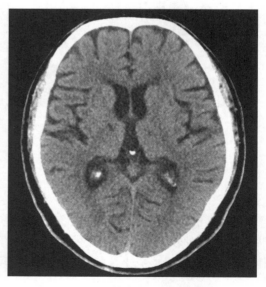

图 5-72   双侧基底节区腔隙性脑梗死

四、腹部外伤 CT 检查

1. 肝损伤

（1）肝包膜下血肿：肝脏周围可见新月形或双凸形磨玻璃样等密度或高密度影，边缘清楚，密度均匀或不均匀（图 5-73）。

（2）肝实质内血肿：肝实质内可见圆形或椭圆形的略高、相等或混杂密度影，无强化，随时间推移，病变缩小并密度降低（图 5-74）。

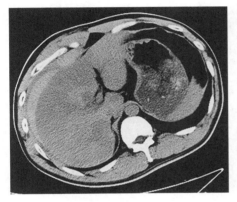
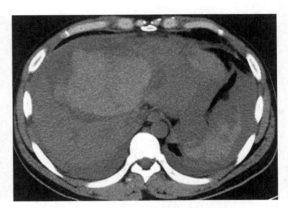

图 5-73　肝包膜下血肿　　　图 5-74　肝挫裂伤并肝内血肿、脾包膜
下血肿及双侧胸腔少量积液

2. 脾损伤

（1）脾包膜下积血 / 积液：脾缘处可见新月形或半月形略高密度影，随时间推移，血肿密度逐渐降低（图 5-74）。增强扫描显示脾实质强化而血肿不强化。

（2）脾内血肿：脾内可见圆形或椭圆形的略高、相等或混杂密度影（图 5-74，图 5-75），增强扫描显示脾实质强化，血肿不强化。

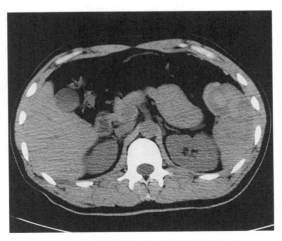

图 5-75　脾实质内血肿及包膜下血肿

3. 肾损伤

(1)肾被膜下血肿：与肾实质边缘紧密相连的新月形或双凸状高密度区,邻近肾实质受压和变形(图 5-76)。

(2)肾周血肿：肾脏周围的新月形高密度病变,范围较广。

(3)肾挫裂伤：肾挫伤表现为肾实质内混杂密度灶。肾撕裂伤表现为肾实质连续性中断,撕裂区可见血液和 / 或尿液外溢所致的不规则带状高、低或混杂密度影。

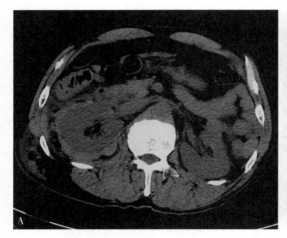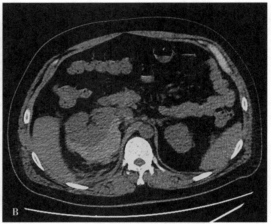

图 5-76　肾被膜下血肿

五、呼吸系统疾病 CT 检查

1. 肺炎

(1)大叶性肺炎：实变的肺组织呈肺叶或段分布的高密度影,其内可见空气支气管征,病变一侧边缘被胸膜所局限(图 5-77)。

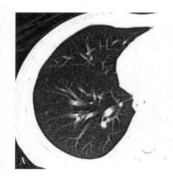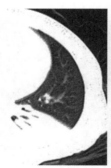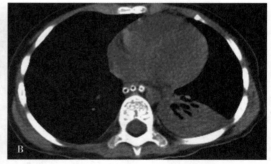

图 5-77　左肺下叶大叶性肺炎

(2)支气管肺炎：又称为小叶性肺炎,好发于双肺中下野内、中带,病灶沿支气管分布,呈多发散在细小的斑片状影,常合并阻塞性小叶性肺气肿或小叶性肺不张(图 5-78)。

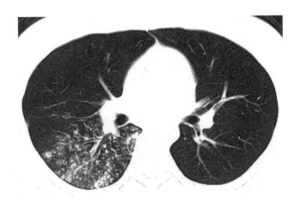

图 5-78 支气管肺炎

2. 肺结核

（1）原发型肺结核：①原发综合征：原发病灶、引流的淋巴管炎及增大的肺门淋巴结连接在一起，形成哑铃状，但不多见；②胸内淋巴结结核：纵隔及肺门淋巴结肿大，增强扫描可见环形强化（图 5-79）。

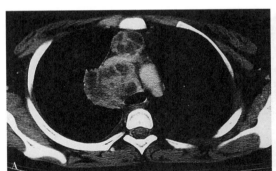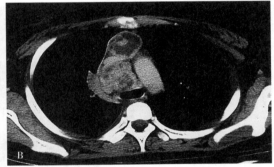

图 5-79 胸内淋巴结结核

（2）血行播散型肺结核：广泛分布于两肺的粟粒大小的结节状密度增高影，其特点为病灶分布、大小及密度均匀，即所谓"三均匀"（图 5-80）。

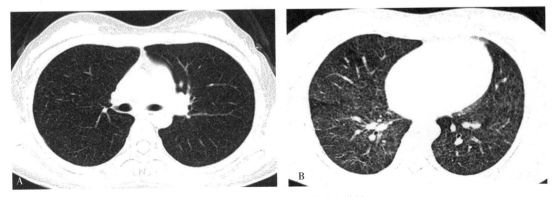

图 5-80 急性血行播散型肺结核

（3）继发性肺结核：①渗出浸润为主型：呈结节状或不规则斑片状影，边缘模糊，密度不均匀，病灶内或周围可见不规则钙化灶。②干酪为主型：结核球呈圆形、类圆形，多数密度不均匀，周边或中央可见钙化。病灶边缘清楚，周围常可见卫星病灶（图5-81）。③空洞为主型：空洞病灶周围有较多的索条状致密影，常见钙化。

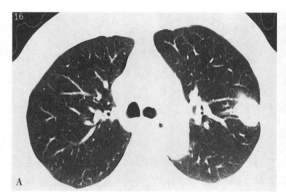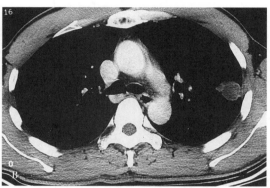

图 5-81　左肺上叶结核球

（4）结核性胸膜炎：多为单侧，主要表现为胸腔积液（图5-82），可为游离性、包裹性或叶间积液。后期胸膜可增厚并发生钙化。

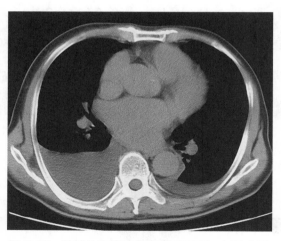

图 5-82　结核性胸膜炎（双侧胸腔积液，右侧明显）

3. 肺癌

（1）中央型肺癌：直接征象为肺门影增大，支气管腔内、外可见结节或肿块影，支气管壁不规则增厚，管腔呈鼠尾状狭窄或"锥形""杯口状"截断（图5-83）。间接征象表现为阻塞性肺气肿、肺炎及肺不张。

（2）周围型肺癌：呈分叶状结节或肿块影，边缘可见毛刺征（图5-84），内见空泡、邻近胸膜牵拉及支气管血管集束征。肿瘤在肺内血行转移形成多发结节状或粟粒状密度增高影。

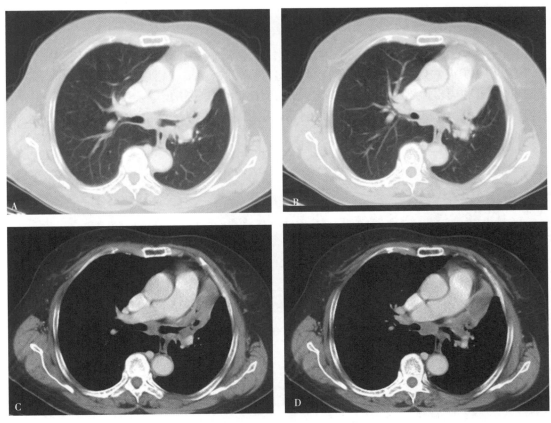

图 5-83 左肺上叶中央型肺癌

A、B. 左肺上叶中央型肺癌并左肺上叶支气管狭窄中断；
C、D. 左肺上叶中央型肺癌并左肺门及纵隔淋巴结转移

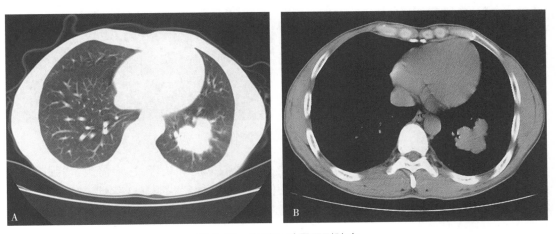

图 5-84 左肺下叶周围型肺癌

六、消化系统疾病 CT 检查

1. **肝癌** ①单发或多发的圆形、类圆形肿块,呈膨胀性生长,边缘有假包膜者则边缘清楚,这是肝细胞癌 CT 诊断重要征象;②肿块多为略低密度或等密度,其内坏死区及脂肪密度则更低,若肿瘤出血则为高密度;③增强扫描表现为"快进快出"现象,即动脉期呈明显不均匀斑片状、结节状强化,门脉及延迟期对比剂退出,强化程度相对正常肝实质呈低密度(图5-85);④常伴有肝硬化、脾大及门静脉高压等。

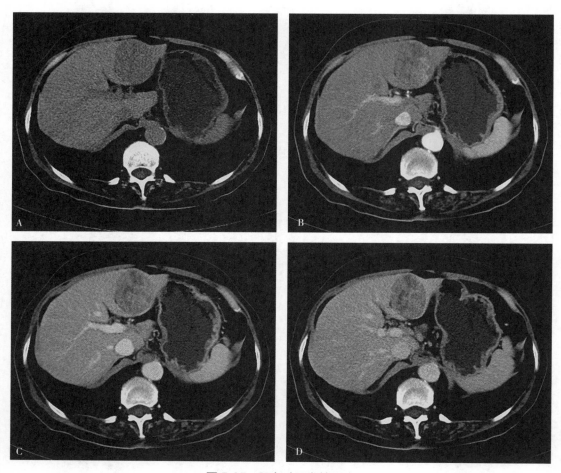

图 5-85 肝左叶原发性肝癌

2. **肝海绵状血管瘤** ①肝实质内圆形或类圆形低密度肿块影,边界清楚,增强扫描表现为"早出晚归"的特征,即动脉期肿瘤边缘出现结节状、棉絮状明显强化灶,接近同层面强化的大血管密度;②门脉期可见散在的强化灶相互融合,同时对比剂向肿瘤中心充填;③延迟期表现为肿瘤对比剂完全充填,且强化程度高于或等于周围正常肝实质(图 5-86);④肿瘤较大者可见无强化低密度区。

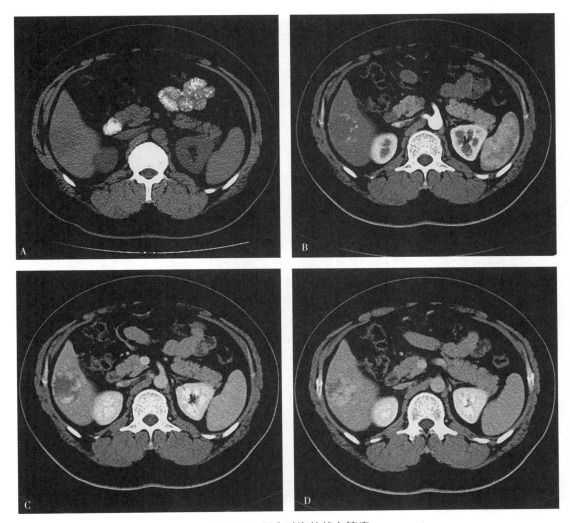

图 5-86　肝右叶海绵状血管瘤

　　3. 肝囊肿　①肝实质内类圆形低密度区,边缘清楚,囊内密度均匀,CT 值为 0~20HU (图 5-87);②对比增强检查后囊肿无强化,在周围强化的肝实质衬托下,囊肿边界更加清楚;③囊壁菲薄,一般不能显示;④若囊内有出血,则囊肿密度增高。

　　4. 急性胰腺炎　胰腺体积正常或增大,密度正常或略低,胰腺边缘模糊,周围脂肪间隙密度增高,可见少量积液。增强扫描显示胰腺强化尚均匀(图 5-88)。

　　急性坏死性胰腺炎的胰腺失去正常轮廓,密度不均,边缘欠清晰,增强扫描显示不均匀强化。胰周脂肪间隙模糊,腹膜及肾周筋膜增厚,可见多发坏死及积液(图 5-89)。

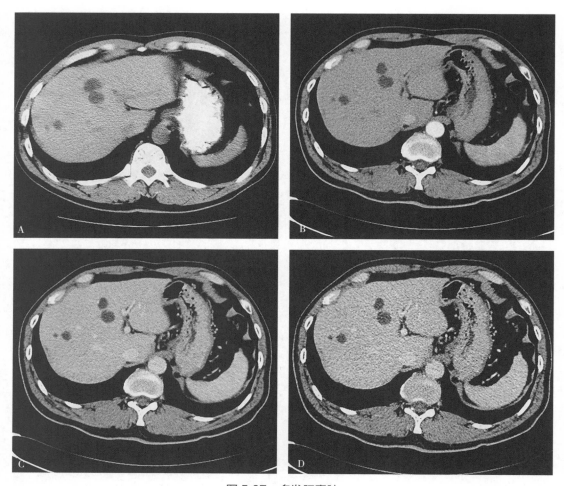

图 5-87　多发肝囊肿

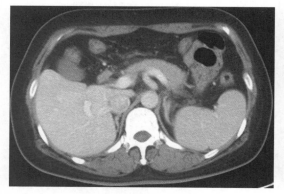

图 5-88　急性单纯性胰腺炎

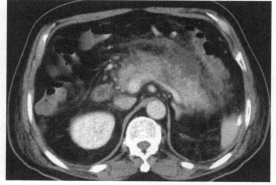

图 5-89　急性坏死性胰腺炎

（崔谊　牟鑫）

第五节　超声检查

一、肝脏超声检查

(一)肝硬化

1. 二维超声特点

(1)肝脏外形与表面:①外形:早期肝硬化无明显变化,典型肝硬化的肝脏体积缩小,左右叶均缩小或左叶代偿性增大;②表面:肝包膜呈锯齿状、结节状,边缘角变钝或不规则(图 5-90)。

(2)肝脏实质:实质回声增粗增强,分布不均匀,部分呈颗粒状、结节状改变,表现为0.5~2.0cm 大小的高回声或低回声结节。

(3)其他:脾大,厚径大于 4cm,长径大于 12cm,左肋下可及;腹水。

2. 彩色多普勒超声(CDFI)特点

(1)门静脉:肝内段无明显变化,肝外段多扩张,流速减慢,血流量减少;门静脉高压时主干内径 ≥ 1.4cm(图 5-91),晚期常在门静脉主干外出现侧支循环或 "反向血流"。

(2)肝动脉:较正常人易于发现,呈细小彩色支,是门静脉高压后的代偿性改变。

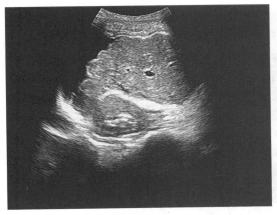

图 5-90　肝硬化
肝脏缩小,表面凹凸不平

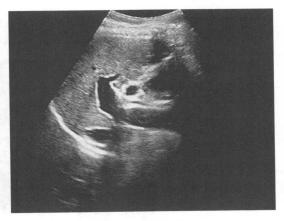

图 5-91　肝硬化
门静脉高压症,门静脉内径大于 1.4cm

(二)原发性肝癌

1. 二维超声特点　肝癌结节多呈圆形或类圆形,内部回声较复杂,可分为低回声型、等回声型、高回声型、混合回声型。体积较小(<3cm)者多表现为低回声型;由于生长速度快、内部合并出血坏死等原因,较大者(大于 5cm)的巨块型肝癌多表现为混合回声型(图 5-92)。

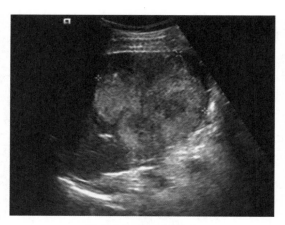

图 5-92   原发性肝癌
肿块呈不均匀略高回声

（1）块状型：以混合回声多见，多数边界清楚，形态规则，周边常伴有低回声晕。周围肝组织内可出现肝内播散的卫星灶。

（2）结节型：可单发或多发，肝癌结节多表现为不均匀高回声或低回声，边界不清，周边可无低回声晕。

（3）弥漫型：肝癌结节大小不一，弥漫散布于整个肝内，多为不均匀低回声，少数可为高回声，边界不清，周边无低回声晕，多伴有明显肝硬化。

2. **CDFI 特点**

（1）富血供型：较常见，肝癌结节内血流信号较丰富，脉冲多普勒可测及高速、高阻的动脉血流信号，阻力指数（RI）>0.6（图 5-93）。

（2）少血供型：较少见，肝癌结节内部无血流信号，脉冲多普勒也不易测到动脉血流。

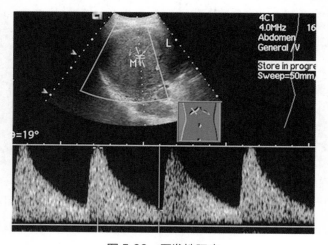

图 5-93   原发性肝癌
脉冲多普勒，检测到动脉血流，RI>0.6

3. **超声造影表现**

（1）快进快出：较常见，多见于中低分化肝细胞肝癌。①动脉期早期（10~20s）病灶即迅速出现显著的均匀性或不均匀性增强(图 5-94),早于且强于肝脏实质强化程度。②门脉期和延迟期病灶回声快速消退,呈低回声。这种典型的增强模式对诊断肝癌有较高的灵敏度和特异性。

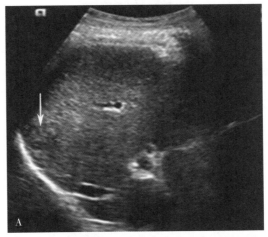

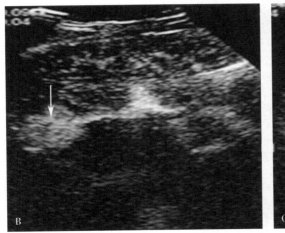
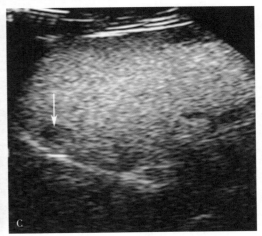

图 5-94　原发性肝癌
A. 二维超声显示肝右叶等回声结节;B. 超声造影显示病灶在动脉期快速增强呈高回声;
C. 超声造影显示病灶在门脉期快速消退呈低回声

(2)快进慢出:少见,多见于高分化肝细胞肝癌。在动脉期快速增强,门脉期和延迟期缓慢消退,呈等回声或低回声。

4. **转移征象**

(1)卫星癌结节:多见于巨块型肝癌,常发生在肝癌周边的肝组织内。一般为低回声,少数为高回声,直径多在 2cm 左右,数目不定。

(2)癌栓:以门静脉内癌栓较常见,也可出现在肝静脉、下腔静脉或胆管内。表现为血管内或胆管腔内团块状低至稍高回声的实性团块,可部分或完全充满管腔(图 5-95)。

(3)肝外转移:常有肝门部淋巴结和上腹部及腹膜后淋巴结转移。转移的淋巴结多表现为低回声,可相互融合成团块状。另外,还可有腹水、胸水等其他肝外转移征象。

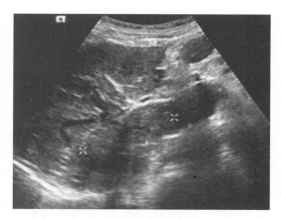

图 5-95   原发性肝癌
门静脉主干及右支内充满实性等回声栓子

二、胆囊超声检查

(一) 急性胆囊炎

1. **胆囊增大**   胆囊体积增大,形态饱满,前后径增大(大于 4cm)更有诊断意义。

2. **胆囊壁增厚**   囊壁增厚,回声不均匀,其间可见间断或连续的弱回声带(图 5-96),部分病情严重的患者可形成"双边"结构或"多层"结构。胆囊穿孔则表现为胆囊壁连续性中断,胆囊形态缩小,周围见液体回声。

3. **胆汁浑浊**   胆囊内透声差,可见细小密集或粗大的光点回声,呈絮状或斑片状;部分可见腔内结石。

4. **超声墨菲(Murphy)征阳性**   在检查过程中,用探头在胆囊体表投影区加压时患者诉说疼痛加重,或将探头深压胆囊区腹壁并嘱患者深吸气时,患者会因触痛加剧而突然屏气。

5. **胆囊周围炎**   胆囊周围可见少量细窄的无回声渗出(图 5-97)。胆囊穿孔时胆囊周围见较宽的无回声区,透声差。

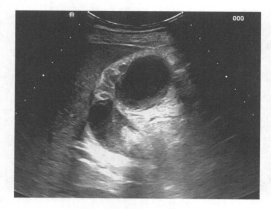

图 5-96   急性胆囊炎
胆囊壁增厚,回声不均匀,其间可见间断或
连续的弱回声带

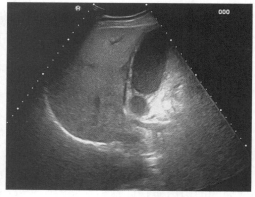

图 5-97   急性胆囊炎
胆囊周围见少量细窄的无回声渗出

（二）胆囊结石

1. 典型胆囊结石

（1）强回声：大小不等、多发或孤立存在于胆囊腔的弧形、新月形、半圆形、圆形团状强回声影（图 5-98）。

（2）后方声影：在结石后方出现一条无回声带即声影，是结石的特征性表现。

（3）随体位移动：结石的比重大于胆汁，因此当患者体位发生改变时，结石的位置也会发生改变，这是与胆囊壁占位相鉴别的关键特征。

2. 不典型胆囊结石

（1）充满型胆囊结石：胆囊内胆汁较少或无胆汁，胆囊内充满弧形或半月形强回声带，声像图仅表现为胆囊前壁呈弧形或半月状的强回声带，后方伴宽大的声影，胆囊后壁显示不清，形成典型的囊壁、结石、声影三联征（wall-echo-shadow sign）（图 5-99）。

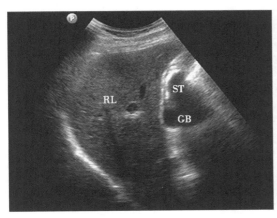

图 5-98　胆囊结石
胆囊腔内弧形强回声，后方伴声影

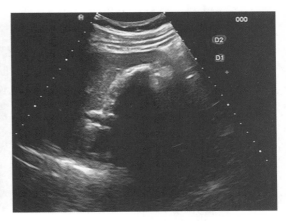

图 5-99　充满型胆囊结石

（2）胆囊颈部结石：胆囊颈部结石未发生嵌顿时，在胆汁的衬托下容易显示。若结石发生嵌顿，且其周围无胆汁衬托时，其强回声常显示不清，难以诊断，仅表现为胆囊体积增大，形态饱满，压痛明显。

（3）泥沙样结石：结石体积小，呈泥沙状平铺于胆囊底部或后壁，表现为沿胆囊底部或后壁分布的强回声带及后方的宽大声影。

（4）胆囊附壁结石：胆囊壁无明显增厚，附壁可见多发的微小强回声斑，其后方伴"彗星尾"征，且不随体位改变而移动，易与胆囊小息肉相混淆。

（三）胆囊癌

1. 小结节型　常见于胆囊颈部，自囊壁向腔内突起的乳头状中等回声结节，多为宽基底，表面不光滑（图 5-100），CDFI 可显示结节中心树枝状穿入性血流信号。

2. 蕈伞型　自胆囊壁向腔内突起的蕈伞状中等回声或低回声肿物，宽基底（图 5-101），局部胆囊壁连续性欠佳或中断，CDFI 显示肿物内可见血流信号。

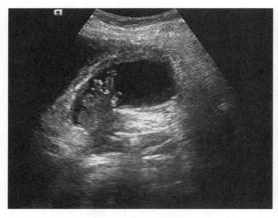

图 5-100　胆囊癌

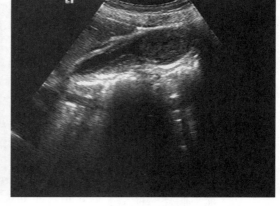

图 5-101　胆囊癌

3. 厚壁型　胆囊壁呈局限性或弥漫性不均匀增厚,回声不均匀,晚期胆囊壁形态僵硬,病变累及肝床时,胆囊壁与肝脏分界不清。

4. 实块型　多为胆囊癌晚期表现。胆囊增大,边缘不规则;胆囊内无胆汁充盈或见少量胆汁回声,可见较大的肿物,多为不均匀等回声、弱回声或低回声。部分可合并胆囊结石。病变浸润肝床时胆囊与肝脏及周围组织分界不清。

三、胰腺超声检查

(一)急性胰腺炎

1. 二维超声特点

(1)胰腺外形与表面:①外形:腺体增大或增厚,多数表现为弥漫性增大,少数表现为局限性增大,重症急性胰腺炎的腺体增大明显;②表面:胰腺边缘多光滑,形态不规则,边界模糊不清(图 5-102)。

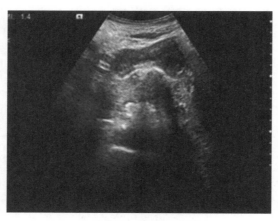

图 5-102　急性胰腺炎
胰腺增大,边缘欠整齐,内部回声不均匀

（2）胰腺实质：为不均匀低回声或极低回声，后方回声增强。当出血坏死时，其内部呈高低混合回声。

（3）胰管：轻度扩张或不扩张，当胰液外漏时扩张可消失或减轻。

（4）其他：胰周或胰腺内部可见假性囊肿，胰周、小网膜囊等积液。重症急性胰腺炎可伴有脓肿，脓肿早期病变回声增粗、不均匀，边界不清，随着病情发展变为低回声至无回声区，内部可见点状高回声。

2. CDFI 特点 由于急性胰腺炎的渗出和肠气干扰，胰腺内部血流显示困难。脓肿坏死区血流完全消失。

（二）慢性胰腺炎

慢性胰腺炎表现为胰腺呈弥漫性结节状改变（图 5-103）。

1. 胰腺外形 胰腺正常、增大或萎缩，可呈弥漫性或局限性。

2. 胰腺表面 胰腺边缘不整，形态僵硬、饱满。

3. 胰腺实质 实质回声增强、增粗，并可见钙化灶。

4. 胰管 不规则扩张，粗细不均，典型呈"串珠样改变"。

5. 胰腺假性囊肿 可发生在胰腺内或胰周，囊壁较厚而不规则，边界模糊，囊内可见弱回声。

（三）胰腺癌

1. 二维超声特点

（1）胰腺外形与表面：①外形：胰腺癌早期体积较小时无明显变化；体积增大时，表现为肿瘤所在部位胰腺局限性增大，呈结节状、团块状、分叶状或不规则状，边界不清，边缘可见浸润现象（图 5-104）。②表面：肿瘤较小时胰腺轮廓改变不明显，较大时胰腺形态明显异常，轮廓不清，呈蟹足状向周围浸润。

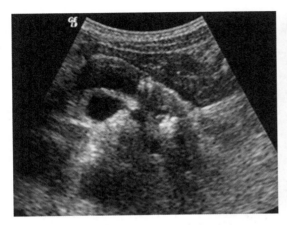

图 5-103 慢性胰腺炎
胰腺边界欠清，实质回声不均匀，主胰管扩张，
其内伴结石

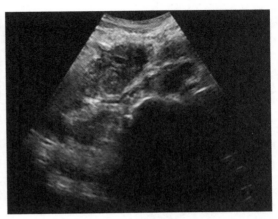

图 5-104 胰腺癌
胰头部肿块，形态不规则，边界欠清，
内部呈低回声

(2)胰管与胆管:胰管不同程度均匀性扩张;由于胰腺癌和增大的淋巴结浸润或压迫胆总管,导致远端胆管扩张。

(3)胰周血管的压迫和侵犯:肿瘤附近的血管被推移、挤压、变形,与周围器官表面的正常浆膜界面消失,淋巴结转移表现为胰周淋巴结肿大。

(4)晚期转移征象:腹膜后淋巴结肿大,肝内出现转移灶,胰腺后方软组织增厚,腹水等。

2. CDFI 特点   较大肿瘤内可探及点、线状血流信号,肿瘤较小时较难探及出血流信号。

四、肾脏超声检查

(一)肾细胞癌

1. 二维超声特点

(1)肾脏轮廓变化:肿瘤较小且未向外生长时无明显改变;瘤体突向包膜外可致肾脏局部结节样外凸;较大瘤体可导致肾脏部分轮廓增大,形态不规则。

(2)肾实质回声异常:可见结节样异常回声,边界多较清晰,内部呈低至高回声(图5-105)。由于出血或坏死液化,较大肿瘤内部可见透声欠佳的不规则液性暗区,部分瘤体可伴有钙化,其内见斑点状强回声。

(3)肾窦形态异常:肿瘤压迫或侵犯肾窦时,肾窦局部内凹、移位、中断,部分肿瘤可导致肾盂或相应肾盏积水,但程度较轻。

(4)肾静脉或下腔静脉癌栓:晚期较大肿瘤可表现为肾静脉和下腔静脉增宽,管腔内可见不规则的低或中等回声团块。

(5)转移征象:最常表现为肾门部淋巴结肿大,还可转移至输尿管、膀胱、肾上腺、肝脏等。

2. CDFI 特点   肿瘤内多可探及丰富、粗大的动脉性血流信号,周边血管受压呈"抱球征"(图5-106),偶可见动静脉瘘;少数肿瘤呈现乏血供表现,仅于周边探及少量血流信号。伴有肾静脉或下腔静脉癌栓时显示其内充盈缺损。

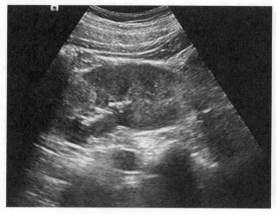

图 5-105   肾细胞癌
左肾上极略高回声结节,边界清

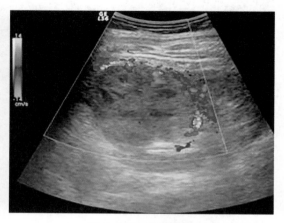

图 5-106   肾细胞癌
左肾可见不均匀低回声团块,CDFI:周边血流较丰富

（二）肾血管平滑肌脂肪瘤

1. 二维超声特点

（1）肾脏轮廓变化：肿瘤较小时无明显改变；较大的肿瘤会使肾脏形态改变，与周边组织分界清晰。

（2）肿瘤回声：以高回声为主，形态规则，边界清（图5-107），较大肿瘤的内部可呈高低回声相间的表现。少数合并出血坏死的肿瘤内部可出现不规则无回声区，有钙化者可见强回声伴声影。

（3）肾窦形态异常：生长在肾窦旁的肿瘤可压迫肾窦，使之移位、变形，若挤压肾盂、输尿管连接处可导致肾积水。

2. CDFI特点 肾血管平滑肌脂肪瘤内部难以检测到血流信号，少数较大肿瘤内可检测到少许血流信号。

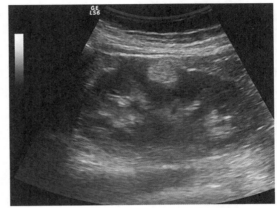

图5-107 肾血管平滑肌脂肪瘤
左肾中部高回声结节，形态规则，边界清

（三）肾结石

典型表现为肾窦内点状或团状强回声，多伴有声影（图5-108）。结石伴有梗阻时可引起近端积水，表现为无回声区（图5-109）。

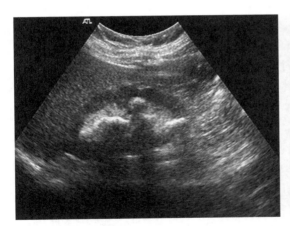

图5-108 肾结石
右肾窦内多发强回声团，伴声影

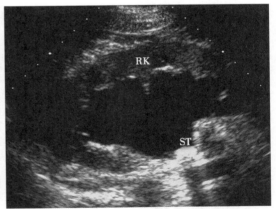

图5-109 肾结石伴肾积水
肾盂-输尿管连接处可见强回声团，肾盂中度积水

五、甲状腺超声检查

（一）慢性淋巴细胞性甲状腺炎（桥本甲状腺炎）

1. 典型慢性淋巴细胞性甲状腺炎的二维超声特点 ①甲状腺增大，以峡部明显

（图 5-110）；②回声弥漫性不均匀降低；③细条状及不规则网格状改变（特征性表现）；④部分伴结节样回声；⑤可与其他甲状腺疾病合并存在，常伴有乳头状甲状腺癌。

　　2. 不典型慢性淋巴细胞性甲状腺炎的二维超声特点：甲状腺大小可正常，内部回声不均匀，可见散在或弥漫分布的粟粒状或斑点状低回声。

　　3. CDFI 特点　典型桥本甲状腺炎的甲状腺血流较丰富。不典型桥本甲状腺炎的血流信号可正常或减少。

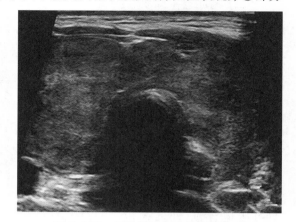

图 5-110　慢性淋巴细胞性甲状腺炎
腺体弥漫性增大，回声降低

（二）结节性甲状腺肿

　　1. 二维超声特点　双侧叶不对称性增大，结节可单发或多发，内部回声强弱不等，可伴囊变及钙化等，病情严重者不能显示正常甲状腺实质，常与其他甲状腺疾病合并存在（图 5-111）。

　　2. CDFI 特点　结节周围血流信号无特异性变化。

（三）甲状腺癌

　　1. 二维超声特点　①多呈不均匀极低回声结节（低于甲状腺周围肌层的回声），单发多见。②边界模糊，不规则，部分呈锯齿状或蟹足状（图 5-112）。③肿瘤内可出现点状或簇状砂砾样微钙化。④少见类型有囊性乳头状癌，表现为囊实性结节。弥漫硬化型乳头状癌表现为病变腺体内无具体结节，仅见弥漫沙砾样高回声，常累及一侧叶，也可跨叶累及。⑤可伴有同侧或双侧颈部淋巴结肿大，髓质消失，内可有囊性变及钙化。

　　2. CDFI 特点　较小肿瘤的内部血流不丰富，较大肿瘤内的血流较丰富，可见多发点条状血流信号，常可检测到高阻型动脉血流频谱。

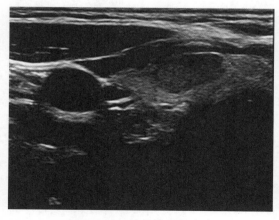

图 5-111　结节性甲状腺肿
低回声结节，形态规则，边界清晰

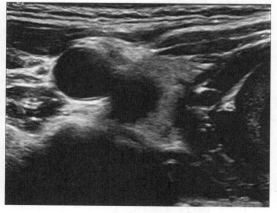

图 5-112　甲状腺癌
极低回声结节，形态不规整，边缘毛糙

六、乳腺超声检查

（一）乳腺纤维腺瘤

1. 二维超声特点　多为圆形或椭圆形低回声结节,瘤体较大时边缘呈大分叶状,边界规则,大部分有包膜,部分周边缺乏清晰的界面。内部回声多较均匀,后方回声多数增强,有侧方声影(图 5-113)。

2. CDFI 特点　多数纤维腺瘤为无血流或少血流型。

（二）乳腺癌

1. 二维超声特点

(1)边界不整,凹凸不平,有角状或蟹足样突起延伸至周边组织,部分肿瘤周边显示强回声带,界限不清(图 5-114)。

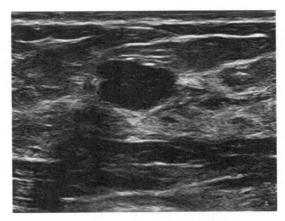

图 5-113　乳腺纤维腺瘤
低回声肿块,呈浅分叶状,边界清晰

(2)肿瘤内部一般呈不均匀低回声,部分肿瘤内可见簇状分布的砂粒样高回声。中心有液化或坏死时,可见无回声区。少数肿瘤呈等回声或高回声。

(3)后方回声多衰减。

(4)可伴有同侧腋窝或锁骨下淋巴结肿大,皮质增厚,髓质偏心或消失。

2. CDFI 特点　肿瘤内部及周边多可探及较丰富的彩色血流信号(图 5-115)。

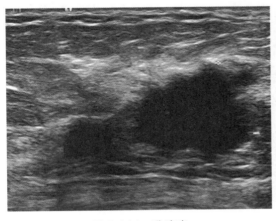

图 5-114　乳腺癌
低回声肿块,形态欠规则,与周围组织分界欠清

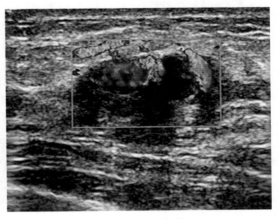

图 5-115　乳腺癌
CDFI:低回声结节内血流信号较丰富

七、子宫和卵巢超声检查

(一) 子宫肌瘤

1. 二维超声特点

(1) 肌壁间肌瘤:①体积较小的肌瘤不会导致子宫外形变化,多发肌瘤或肌瘤较大时的子宫体积增大,外形不规则。②子宫肌层中见结节状或漩涡状实性回声,呈球形,有假包膜,可呈低回声、等回声或高回声。球形和假包膜是鉴别肌瘤与腺肌瘤的依据(图 5-116)。③肌瘤向外发展,突出于子宫表面,肌瘤表面包以浆膜层。声像图特征是突出于子宫的低回声肿块,子宫变形。

(2) 浆膜下子宫肌瘤:浆膜下肌瘤向外发展,突出于子宫表面,肌瘤表面包以浆膜层。声像图特征是突出于子宫的低回声肿块,子宫变形(图 5-117)。

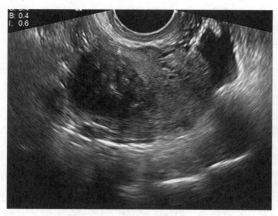

图 5-116　肌壁间肌瘤
肌壁间低回声结节,内回声不均匀,有假包膜

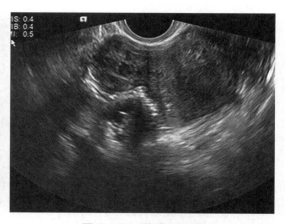

图 5-117　浆膜下肌瘤
浆膜下低回声结节,外突

(3) 黏膜下肌瘤:宫腔内有中高或中低回声区,与肌壁间有环状或半环状低回声带。如肌瘤脱向宫颈管或阴道时可见宫颈管扩张,内部可见不均匀肿块或肿块位于宫颈外口下方阴道内(图 5-118)。

(4) 子宫肌瘤变性:①囊性变:肌瘤内出现大小不等、形状不规则的不均匀低回声或囊腔(图 5-119)。②红色变:肌瘤回声更低伴压痛,常见于妊娠期。③钙化:肌瘤内可见环状或斑点状的强回声,伴后方回声衰减。④脂肪变性:回声增强,形态不规则。⑤肉瘤变:肿瘤短期内增大,边界不清,内部回声降低、杂乱,无声衰减。

2. CDFI 特点
肌壁间肌瘤可探及半环状或环状血流信号,并发出分支进入肿瘤内部。浆膜下肌瘤在与肌壁连接部位可探及彩色血流。黏膜下肌瘤可探及来自附着肌层的供血血管。肌瘤发生变性时,血流信号明显减少,尤其发生钙化的肌瘤周边及内部常无血流信号或仅有点状血流信号。肉瘤变时的血流信号丰富,RI<0.40。

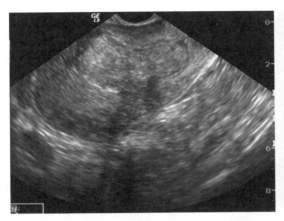

图 5-118　黏膜下肌瘤
略高回声结节,突入子宫腔内

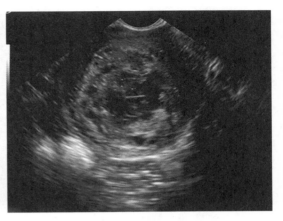

图 5-119　子宫肌瘤囊性变
低回声团块,内回声不均匀,可见囊腔

(二) 卵巢癌

1. 二维超声特点　多为实性或囊实性,形态不规则。其内部回声强弱不均或可见团块状回声,并有不规则液化区。囊壁不规则增厚或有突向囊腔内的实性回声,多合并腹水。

卵巢转移癌的形态较规则,多似肾形或保持卵巢外形,轮廓清晰,常为双侧,其内可见弥漫性中低回声或回声高低不均,并有囊性无回声区,伴大量腹水。

2. CDFI 特点　在肿瘤边缘、分隔实性区可探及丰富的血流信号,RI<0.40(图 5-120)。转移性肿瘤表面血流呈网状,内部血流丰富呈树枝状、团块状,局部可呈五彩状。肿瘤血管呈低阻动脉血流,RI<0.4(图 5-121)。

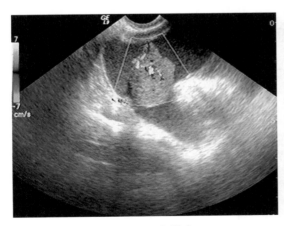

图 5-120　卵巢癌
囊实性肿块,形态不规则,CDFI:实性成分内
可探及血流信号

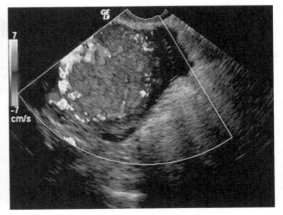

图 5-121　卵巢转移性癌
CDFI:表面血流呈网状,内部血流丰富呈树枝状

(三) 正常宫内早期妊娠

1. 明确早孕　宫腔内见到妊娠囊,呈双环征(图 5-122)。在早孕中,最早能观察到妊娠

囊的内容物为卵黄囊。正常卵黄囊为规则的高回声环状结构,直径约 3~5mm,内为无回声,随后胎芽出现在卵黄囊一侧。卵黄囊是宫内妊娠的标志,它的出现可以排除宫外妊娠时宫内的假妊娠囊。

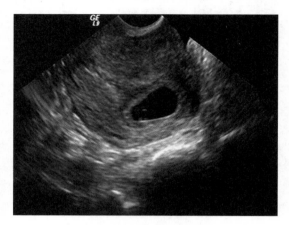

图 5-122　宫内早期妊娠
宫腔内见到妊娠囊,呈双环征

假妊娠囊轮廓不规则或不清楚,形状与宫腔一致,囊壁回声低,厚度不一,无双环征,内无胚芽和卵黄囊,有时可见少许点状回声。

2. 观察胚芽及心管搏动情况　经腹部超声在孕 42d、经阴道超声在孕 38d 就可以探及原始心管搏动。正常心率 100~180 次/min。小于 100 次/min 时需注意观察。胎芽长为 4~5mm 时,常规能检出心管搏动,相应孕周为 6~6.5 周。若胎芽长 ≥5mm 仍未见心管搏动,提示胚胎停止发育。

3. 观察羊膜囊　妊娠 7 周以后加大增益或经阴道超声检查可以显示羊膜囊。

4. 颈项透明层(NT)　颈项透明层是指胎儿颈部皮下的无回声带,位于颈后皮肤高回声带与深部软组织高回声带之间。胎儿 NT 增厚是产前筛查染色体异常、先天性心脏病及一些遗传综合征的超声指标。

(宁春平)

第六节　血液学检查

一、红细胞检查

(一)红细胞计数及血红蛋白

【参考区间】

红细胞和血红蛋白参考区间见表 5-5。

表 5-5　红细胞和血红蛋白参考区间

分组	红细胞($\times 10^{12}$/L)	血红蛋白(g/L)
成年男性	4.0~5.5	120~160
成年女性	3.5~5.0	110~150
新生儿	6.0~7.0	170~200

【临床意义】

1. 生理性变化　红细胞生理性变化的临床意义见表 5-6。

表 5-6　红细胞生理性变化的临床意义

分类	临床意义
年龄	新生儿明显增高,较成人高 35%;6 个月~2 岁婴幼儿因生长发育过快,造血原料相对不足,红细胞降低;某些老年人造血功能减退,红细胞降低
性别	男性 6~7 岁时最低,25~30 岁达到高峰;女性 13~15 岁达到高峰,21~35 岁时维持在最低水平
精神因素	感情冲动、兴奋、恐惧等可使肾上腺素水平增高,红细胞暂时性增多
气压降低	因缺氧刺激,使促红细胞生成素(EPO)浓度增高,红细胞代偿性增多
妊娠中晚期	血浆量明显增多,红细胞被稀释而降低(降低达 16%)
日间变化	一天内上午 7 时的红细胞数量最高
静脉血	静脉血红细胞数量比毛细血管血低 10%~15%
运动	剧烈运动和重体力劳动等,骨髓加速红细胞生成和释放,使红细胞增多

2. 病理性变化

(1)增多:红细胞病理性增多的临床意义见表 5-7。

表 5-7　红细胞病理性增多的临床意义

分类	临床意义
相对性增多	多见于血液浓缩,如严重呕吐、腹泻、大量出汗、大面积烧伤、慢性肾上腺皮质功能减退症、尿崩症、甲状腺功能亢进危象、糖尿病酮症酸中毒
绝对性增多	
继发性	① EPO 代偿性增多:由血氧饱和度降低所引起,增多的程度与缺氧程度成正比,见于肺气肿、肺源性心脏病、发绀型先天性心脏病,以及携氧能力低的异常血红蛋白病等
	② EPO 非代偿性增多:由于某些肿瘤或肾脏疾病引起 EPO 增多,如肾癌、肝细胞癌、卵巢癌、肾母细胞瘤、肾上腺皮质腺瘤、子宫肌瘤以及肾盂积水、多囊肾等
原发性	原因不明的骨髓增殖性疾病,如真性红细胞增多症

(2)减少:见于各种原因(造血功能障碍、造血原料不足、红细胞丢失或破坏过多)引起的贫血。根据血红蛋白减少的程度,将贫血分为 4 度:①轻度贫血:男性 $90 \leqslant Hb < 120g/L$;女性:$90 \leqslant Hb < 110g/L$。②中度贫血:$60 \leqslant Hb < 90g/L$。③重度贫血:$30 \leqslant Hb < 60g/L$。④极重度贫血:$Hb < 30g/L$。当 $RBC < 1.5 \times 10^{12}/L$,$Hb < 45g/L$ 时,应考虑输血。

(二) 红细胞形态

【参考区间】

双凹圆盘形,细胞大小均一,平均直径 7.2μm(6.7~7.7μm);瑞-吉染色为淡橙红色,血红蛋白充盈良好,呈正色素性;中心部位为生理性淡染区,其大小约为直径的 1/3;胞质内无异常结构。

【临床意义】

1. 正常形态红细胞　除健康人外,正常红细胞也可见于急性失血性贫血、再生障碍性贫血、白血病。

2. 异常形态红细胞　红细胞大小异常、红细胞形状异常、红细胞血红蛋白含量异常和红细胞异常结构与排列异常的临床意义见表 5-8~ 表 5-11。

表 5-8　红细胞大小异常的临床意义

异常	临床意义
小红细胞	健康人偶见。提示血红蛋白合成障碍,见于缺铁性贫血、珠蛋白生成障碍性贫血
大红细胞	叶酸及维生素 B_{12} 缺乏所致的巨幼细胞贫血,也可见于溶血性贫血、骨髓增生异常综合征(MDS)等
巨红细胞	常见于巨幼细胞贫血、MDS(甚至还可见直径大于 20μm 的超巨红细胞)
红细胞大小不均	常见于严重增生性贫血(尤其是巨幼细胞贫血)

表 5-9　红细胞形状异常的临床意义

异常	临床意义
球形红细胞	与红细胞膜异常有关,其渗透脆性增加。主要见于遗传性球形红细胞增多症、自身免疫性溶血性贫血、新生儿溶血病及红细胞酶缺陷所致的溶血性贫血等
椭圆形红细胞	与细胞膜异常有关,健康人约 1%。常见于遗传性椭圆形红细胞增多症、巨幼细胞贫血,偶见于缺铁性贫血、骨髓纤维化、镰状细胞贫血等
靶形红细胞	常见于低色素性贫血,尤其是珠蛋白生成障碍性贫血,也见于胆汁淤积性黄疸、脾切除后,以及制作血涂片未及时干燥、固定等
口形红细胞	健康人偶见(<4%)。常见于遗传性口形红细胞增多症,也可见于遗传性球形红细胞增多症及酒精性肝硬化等
镰状细胞	常见于镰状细胞贫血,血红蛋白 S 病,尤其是在缺氧的条件下可大量出现
棘形红细胞	常见于 β- 脂蛋白缺乏症,也可见于脾切除后、酒精性肝病、尿毒症等
锯齿形红细胞	由制备血涂片不当、高渗状态所致,也可见于尿毒症、肝脏疾病、丙酮酸激酶缺乏症等
泪滴形红细胞	健康人偶见,多见于骨髓纤维化,可见于珠蛋白生成障碍性贫血、骨髓病性贫血等
破碎红细胞	健康人小于 2%,多见于 DIC、微血管病性溶血性贫血、溶血尿毒症综合征、血栓性血小板减少性紫癜等
红细胞形态不整	常见于巨幼细胞贫血、MDS、红白血病等
咬痕细胞	常见于氧化损伤、葡萄糖 -6- 磷酸脱氢酶(G6PD)缺乏症等
水泡细胞	常见于氧化损伤、G6PD 缺乏症等
不规则收缩红细胞	常见于血红蛋白病、G6PD 缺乏症等

表 5-10 红细胞血红蛋白含量异常的临床意义

异常	临床意义
低色素性	缺铁性贫血、珠蛋白生成障碍性贫血、铁粒幼细胞贫血、血红蛋白病等
高色素性	巨幼细胞贫血、遗传性球形红细胞增多症等
嗜多色性	增生性贫血,尤其是溶血性贫血,也可见于贫血患者治疗有效时
着色不一	也称为双相性红细胞,多见同一标本出现低色素性与正色素性红细胞,如铁粒幼细胞贫血

表 5-11 红细胞异常结构与排列异常的临床意义

异常	临床意义
豪 - 乔小体	脾切除术后、功能性脾功能减退、巨幼细胞贫血、溶血性贫血等
卡波环	白血病、MDS、铅中毒、巨幼细胞贫血、溶血性贫血等
嗜碱性点彩红细胞	铅中毒、珠蛋白生成障碍性贫血等
帕彭海默小体	铁粒幼细胞贫血、血红蛋白病、功能性脾功能减退等
有核红细胞	增生性贫血(以溶血性贫血最常见)、骨髓转移性肿瘤、骨髓纤维化、严重缺氧等
缗钱状形成	多发性骨髓瘤、巨球蛋白血症等
红细胞自凝	冷凝集素综合征、自身免疫性溶血性贫血等

(三) 血细胞比容

【参考区间】

成年男性:0.40~0.50;成年女性:0.35~0.45;儿童:0.33~0.42;新生儿:0.47~0.67。

【临床意义】

血细胞比容(HCT)的临床意义与红细胞计数相似,HCT 降低是诊断贫血的指标。HCT 减少和增多的原因见表 5-12。

表 5-12 HCT 降低和增多的原因

HCT	机制	原因
降低	红细胞减少	各种原因的贫血、出血等
	血浆量增多	竞技运动员(生理性适应)、中晚期妊娠、原发性醛固酮增多症、过多补液等
增多	红细胞增多	真性红细胞增多症、肿瘤、缺氧、EPO 增多等
	血浆量减少	各种原因所致的液体丢失,如液体摄入不足、大量出汗、腹泻与呕吐、多尿等

(四) 红细胞平均指数

【参考区间】

不同人群红细胞平均指数的参考区间不同(表 5-13)。

表 5-13   不同人群红细胞平均指数的参考区间

类别	年龄	静脉血	末梢血
MCV/fl	28 天 ~<6 个月	73~104	73~105
	6 个月 ~<2 岁	72~86	71~86
	2 岁 ~<6 岁	76~88	76~88
	6 岁 ~<13 岁	77~92	77~92
	13 岁 ~18 岁	80~100	80~98
	>18 岁*	80~100	
MCH/pg	28 天 ~<6 个月	24~37	24~37
	6 个月 ~<6 岁	24~30	24~30
	6 岁 ~18 岁	25~34	26~34
	>18 岁*	27~34	
MCHC（g/L）	28 天 ~<6 个月	309~363	305~361
	6 个月 ~<18 岁	310~355	309~359
	>18 岁*	316~354	

注：* 为成人（WS/T 405—2012），不检测末梢血；其他为儿童（WS/T 779—2021）

【临床意义】

MCV、MCH、MCHC 的主要临床意义在于贫血的形态学分类和筛查贫血的原因，其在贫血形态学分类的意义见表 5-14。

表 5-14   贫血形态学分类及临床意义

贫血类型	MCV	MCH	MCHC	临床意义
正细胞性贫血	正常	正常	正常	急性失血性贫血、急性溶血性贫血、再生障碍性贫血、白血病等
大细胞性贫血	增高	增高	正常	叶酸、维生素 B_{12} 缺乏或吸收障碍
单纯小细胞性贫血	降低	降低	正常	慢性炎症、尿毒症
小细胞低色素性贫血	降低	降低	降低	慢性失血性贫血、缺铁性贫血、珠蛋白生成障碍性贫血等

（五）网织红细胞计数

【参考区间】

成人和儿童：0.5%~1.5%，绝对值（0.024~0.084）× 10^{12}/L；新生儿：2.0%~6.0%。

【临床意义】

网织红细胞（Ret）计数是反映骨髓造血功能的重要指标，Ret 及其参数对贫血类型的诊断、鉴别诊断及疗效观察等具有重要意义。Ret 的临床意义与评价见表 5-15。

表 5-15　Ret 的临床意义与评价

意义	评价
评价骨髓增生能力	Ret 增多：表示骨髓造血旺盛，见于增生性贫血，溶血性贫血增多尤为显著。 Ret 减少：是无效造血的指征，见于非增生性贫血（如再生障碍性贫血）、慢性病贫血
贫血疗效观察的指标	当贫血经过抗贫血治疗有效时，可出现网织红细胞反应，即 Ret 增高先于 RBC 和 Hb，于治疗 2~3d Ret 即升高，7~10d 达高峰，2 周以后逐渐降至正常水平
骨髓移植后监测	骨髓移植后第 21 天，如 Ret 大于 $0.015 \times 10^{12}/L$，表示无移植并发症
放疗和化疗的监测	机体接受放疗、化疗后，如出现骨髓抑制，Ret 降低；停止治疗，骨髓功能恢复后 Ret 逐渐恢复正常

（六）红细胞体积分布宽度

【参考区间】

RDW-CV：11.5%~14.5%，RDW-SD：(42 ± 5) fl。

【临床意义】

红细胞体积分布宽度（RDW）的主要临床意义在于贫血的形态学分类和筛查贫血的原因，其和 MCV 在贫血形态学分类的意义见表 5-16。

表 5-16　根据 MCV、RDW 的贫血形态学分类

MCV	RDW	贫血类型	常见疾病
增高	正常	大细胞均一性	再生障碍性贫血、MDS 等
	增高	大细胞不均一性	巨幼细胞贫血
正常	正常	正常细胞均一性	再生障碍性贫血、白血病、失血性贫血等
	增高	正常细胞不均一性	缺铁性贫血早期、混合型营养缺乏性贫血等
降低	正常	小细胞均一性	轻型珠蛋白生成障碍性贫血
	增高	小细胞不均一性	缺铁性贫血

（七）红细胞沉降率

【参考区间】

魏氏法：男性 0~15mm/h；女性 0~20mm/h。

【临床意义】

红细胞沉降率（血沉）对疾病诊断无特异性，对于观察病情的动态变化、鉴别良性与恶性肿瘤等具有参考价值。

生理性血沉增快受年龄、月经周期、妊娠等影响，病理性血沉增快的临床意义见表 5-17。病理性血沉减慢临床意义不大，见于真性红细胞增多症、充血性心力衰竭、红细胞形态异常等。

表 5-17 病理性血沉增快的临床意义

疾病	临床意义
组织损伤	如严重创伤和大手术后、心肌梗死后 3~4d 血清急性期蛋白迅速增多
恶性肿瘤	与肿瘤组织坏死、纤维蛋白原增高、感染和贫血有关
炎症疾病	急性细菌性感染、风湿病的活动期、结核病的活动期、风湿热的活动期、HIV 感染
自身免疫病	结缔组织病,血沉与 C 反应蛋白、类风湿因子、抗核抗体等具有相似的灵敏度
高球蛋白血症	多发性骨髓瘤、巨球蛋白血症、系统性红斑狼疮(SLE)、肝硬化、慢性肾炎
高胆固醇血症	动脉粥样硬化、糖尿病、黏液性水肿、原发性家族性高胆固醇血症
其他	神经退行性变性疾病、巨细胞性动脉炎和风湿性多肌痛

二、白细胞检查

(一)白细胞计数与细胞分类计数

【参考区间】

1. 白细胞计数　成人$(4\sim10)\times10^9/L$;新生儿$(15\sim20)\times10^9/L$;儿童$(5\sim12)\times10^9/L$。
2. 白细胞分类计数　成人白细胞分类计数参考区间见表 5-18。

表 5-18 成人白细胞分类计数参考区间

细胞	百分率(%)	绝对值($\times10^9/L$)
中性分叶核粒细胞(Nsg)	50~70	2.0~7.0
嗜酸粒细胞(E)	0.5~5.0	0.05~0.50
嗜碱粒细胞(B)	0~1	0~0.10
淋巴细胞(L)	20~40	0.8~4.0
单核细胞(M)	3~8	0.12~0.8

【临床意义】

1. 中性粒细胞

(1)生理性变化:中性粒细胞生理性变化受年龄,运动、疼痛和情绪影响,也受妊娠、分娩,以及日常活动(进餐、安静、活动等)影响,一天之内的数量变化可达 1 倍。吸烟者平均白细胞总数高于非吸烟者 30%。

(2)病理性增多:①反应性增多:反应性白细胞(中性粒细胞)增多的原因与临床意义见表 5-19,其中急性感染及炎症是最常见的原因。②异常增生性增多:是由造血组织中粒细胞大量异常增生并释放到外周血所致,主要见于白血病、骨髓增殖性疾病。

(3)病理性减少:中性粒细胞减少的病因很多(表 5-20),当粒细胞$<1.0\times10^9/L$ 时极易发生感染;当粒细胞$<0.5\times10^9/L$ 时,严重感染及疾病复发的危险性增加。

表 5-19　反应性白细胞（中性粒细胞）增多的原因与临床意义

原因	临床意义
急性感染	细菌、某些病毒、真菌、螺旋体、立克次体及寄生虫感染等
炎症	支气管炎、肾炎、肾盂肾炎、风湿性关节炎、风湿热、胰腺炎、甲状腺炎、皮炎等
组织损伤	严重外伤、大手术、大面积烧伤、急性心肌梗死等
血细胞破坏	严重血管内溶血（红细胞破坏产物刺激骨髓释放）
急性失血	消化道大出血、脾破裂,输卵管妊娠破裂等
急性中毒	急性镇静催眠药中毒、农药中毒、糖尿病酮症酸中毒及尿毒症等
恶性肿瘤	非造血系统恶性肿瘤,特别是肝癌、胃癌和肺癌等

表 5-20　中性粒细胞减少的原因

类别	原因
感染	病毒、革兰氏阴性杆菌（伤寒）、某些原虫感染,以病毒感染常见
造血系统疾病	再生障碍性贫血、骨髓转移癌、巨幼细胞贫血、粒细胞缺乏症等
理化损伤	接触放射线,应用氯霉素、抗肿瘤药物,苯、有机磷、汞、铅等中毒
脾功能亢进	脾边缘区淋巴瘤、脾脏的血管瘤、肝硬化、门静脉或脾静脉栓塞、心力衰竭等
自身免疫病	原发免疫性血小板减少症（ITP）、自身免疫性溶血性贫血、SLE、类风湿性关节炎等

2. 嗜酸性粒细胞

(1)增多：常见于过敏症及寄生虫感染,亦常见于某些恶性肿瘤、骨髓增殖性疾病。

(2)减少：长期使用糖皮质激素、促肾上腺皮质激素（ACTH）和肾上腺皮质功能亢进者,急性传染病早期、大手术及烧伤等应激状态时。

3. 嗜碱性粒细胞

(1)增多：见于过敏症和炎症性疾病、嗜碱性粒细胞白血病、骨髓增殖性疾病、内分泌系统疾病、重金属中毒、放射性损伤等。

(2)减少：见于过敏性休克、ACTH 或糖皮质激素应用过量以及应激反应等。

4. 淋巴细胞

(1)增多：急性细菌感染的恢复期、病毒感染、某些慢性感染如结核病恢复期或慢性期、急性淋巴细胞白血病和慢性淋巴细胞白血病急性期等淋巴细胞增多。再生障碍性贫血、粒细胞减少症及粒细胞缺乏症时淋巴细胞相对增高,而阿司匹林、氟哌啶醇、铅、左旋多巴、苯妥英等也可致淋巴细胞增高。

(2)减少：是指外周血淋巴细胞绝对值降低（成人<1.0×10^9/L）。淋巴细胞绝对减少主要见于应用肾上腺糖皮质激素、烷化剂、抗淋巴细胞球蛋白等治疗,以及放射线损伤、免疫缺陷病、无丙种球蛋白血症等。

5. 单核细胞　其减少一般无临床意义,病理性增多主要见于感染、结缔组织病、造血系统疾病、恶性肿瘤等。

（二）外周血液白细胞形态变化

1. 中性粒细胞形态变化

（1）中性粒细胞毒性变化：在病理情况下，中性粒细胞可发生大小不均、中毒颗粒、空泡形成、杜勒小体和退行性变等形态改变（表5-21）。

表5-21　中性粒细胞毒性变化及临床意义

毒性变化	临床意义
大小不均	常见于某些病程较长的化脓性炎症，与内毒素等因素作用于骨髓内早期中性粒细胞，使其发生顿挫性不规则分裂、增殖有关
中毒颗粒	常见于严重感染及大面积烧伤等情况。中毒指数愈大，感染、中毒的情况愈严重
空泡变性	常见于严重感染、败血症等
杜勒小体	常见于严重感染、妊娠、MDS 等
退行性变	常见于衰老和病变的细胞

（2）中性粒细胞的核象变化：健康人外周血液中的中性粒细胞主要以分叶核为主，杆状核小于 5%，无原始细胞和幼稚细胞。①核左移：外周血液中性杆状核粒细胞增多（>5%），有时还可出现晚幼粒、中幼粒或早幼粒等幼稚细胞，称为核左移。核左移常见于各种病原体所致的急性感染、急性溶血、急性中毒和白血病。②核右移：外周血液中 5 叶核以上的中性粒细胞>3% 称核右移，严重核右移常伴白细胞总数减少，是造血功能衰退的表现。核右移常见于巨幼细胞贫血、恶性贫血、感染、尿毒症、MDS、应用抗代谢药物等。

（3）巨多分叶核中性粒细胞：细胞胞体较大，直径达 16~25μm，核分叶过多，常超过 5 叶，甚至在 10 叶以上，核染色质疏松。常见于巨幼细胞贫血或应用抗代谢药物等。

（4）奥氏小体：奥氏小体对鉴别急性白血病的类型有重要价值。急性淋巴细胞白血病患者无奥氏小体，而急性粒细胞白血病和急性单核细胞白血病患者的白血病细胞中可见到奥氏小体。

2. 淋巴细胞形态变化

（1）异型淋巴细胞：健康人外周血液偶见异型淋巴细胞，其增多主要见于传染性单核细胞增多症、病毒性肝炎、流行性出血热、湿疹等病毒性疾病和过敏症。

（2）卫星核淋巴细胞：常见于接受较大剂量电离辐射、核辐射之后，或抗代谢药物等造成的细胞损伤。常作为致畸、致突变的客观指标之一。

三、血小板检查

【参考区间】

$(125\sim350) \times 10^9/L$。

【临床意义】

1. 生理性变化　血小板数量随着时间和生理状态的不同而变化，午后略高于早晨；春季低于冬季；平原居民低于高原居民；月经前降低，月经后增高；妊娠中晚期增高，分娩后降低；运动、饱餐后增高，休息后恢复；静脉血的血小板计数较毛细血管血高 10%。

2. 病理性变化　血小板数低于 $100 \times 10^9/L$ 称为血小板减少。血小板数超过 $400 \times 10^9/L$ 为血小板增多。血小板减少是引起出血的常见原因。病理性血小板减少和增多的原因及临床意义见表 5-22。

表 5-22　病理性血小板减少和增多的原因及临床意义

变化	原因	临床意义
减少	生成障碍	急性白血病、再生障碍性贫血、放射性损伤、巨幼细胞贫血等
	破坏过多	ITP、脾功能亢进、SLE 等
	消耗过多	DIC、血栓性血小板减少性紫癜等
	分布异常	脾大、血液被稀释等
	先天性	新生儿血小板减少症、巨大血小板综合征等
	其他	某些细菌和病毒感染，如伤寒、败血症和麻疹等
增多	原发性	慢性粒细胞白血病、原发性血小板增多症、真性红细胞增多症等
	反应性	急性化脓性感染、大出血、急性溶血、肿瘤等
	其他	外科手术后、脾切除术后等

四、骨髓细胞学检查

【参考区间】

正常骨髓象的参考区间见表 5-23，血细胞化学染色结果见表 5-24。

表 5-23　正常骨髓象的参考区间

项目	参考区间
增生程度	增生活跃，粒红比值为 (2~4)∶1
粒细胞系统	占有核细胞 40%~60%，其中原粒细胞<2%，早幼粒细胞<5%，中性中、晚幼粒细胞约各占 10%，杆状核粒细胞明显多于分叶核粒细胞，嗜酸性粒细胞<5%，嗜碱性粒细胞<1%。各阶段细胞形态无明显异常
红细胞系统	占有核细胞 20% 左右。其中原红细胞<2%，早幼红细胞<5%，中、晚幼红细胞约各占 10%。各阶段细胞形态无明显异常
巨核细胞系统	巨核细胞 7~35 个/片 (1.5cm×3cm)。其中，原始巨核细胞 0~5%，幼稚巨核细胞 0~10%，主要是颗粒型和产血小板型巨核细胞，血小板散在或成簇分布。细胞形态无明显异常
淋巴细胞系统	占有核细胞 20%（小儿可达 40%），主要是成熟淋巴细胞，原始淋巴细胞罕见，幼稚淋巴细胞偶见
单核及浆细胞	单核细胞<4%，浆细胞<2%，大多为成熟阶段细胞，细胞形态无明显异常
其他细胞	可见少量内皮细胞、成骨细胞、吞噬细胞、组织嗜碱细胞等，分裂象细胞少见，无其他异常细胞及寄生虫

表 5-24 血细胞化学染色结果

项目	结果
POX 染色	中性粒细胞越成熟阳性反应越强；嗜酸粒细胞呈强阳性反应
糖原染色	中性粒细胞越成熟，阳性程度越强；少数淋巴细胞、幼稚单核细胞、单核细胞、巨核细胞和血小板也可呈阳性反应
NAP 染色	阳性率<40%，积分值为 40~80
铁染色	细胞外铁：1+~2+。细胞内铁：阳性率为 25%~90%

【临床意义】

1. **骨髓增生程度**　骨髓增生程度分级及其临床意义见表 5-25。

表 5-25　骨髓增生程度分级及其临床意义

骨髓增生程度	有核细胞与成熟红细胞的比	有核细胞均数 /HP	临床意义
增生极度活跃	1：1	>100	白血病
增生明显活跃	1：10	50~100	白血病、增生性贫血
增生活跃	1：20	20~50	正常骨髓、非增生性贫血
增生减低	1：50	5~10	造血功能低下
增生极度减低	1：200	<5	再生障碍性贫血

2. **粒红比值**　粒红比值变化的临床意义见表 5-26。

表 5-26　粒红比值变化的临床意义

粒红比值	临床意义
正常	①正常骨髓象；②粒、红两系平行增多（红白血病）或减少（再生障碍性贫血）；③病变未累及粒、红两系的疾病，如多发性骨髓瘤、ITP、骨髓转移癌等
增高	可由粒系增多或红系减少所致。①急性或慢性粒细胞白血病；②急性化脓性感染、中性粒细胞性类白血病反应；③纯红细胞再生障碍
减低	可由粒系减少或红系增多所致。①粒细胞系减少，如粒细胞缺乏症；②红细胞系增多，如增生性贫血、真性红细胞增多症或继发性红细胞增多症等

3. **常用血细胞化学染色**

（1）过氧化物酶染色（POX）：主要用于急性白血病类型的鉴别。急性髓细胞性白血病（AML）患者 POX 多呈阳性反应，急性早幼粒细胞白血病患者 POX 呈强阳性反应；急性单核细胞白血病（AMOL）患者 POX 多呈弱阳性反应；急性淋巴细胞白血病（ALL）患者 POX 呈阴性反应。

（2）中性粒细胞碱性磷酸酶（NAP）染色：NAP 积分增加见于严重的化脓性感染、类白血病反应、再生障碍性贫血、真性红细胞增多症、慢性粒细胞白血病（加速期、急变期）、急性淋巴细胞白血病、慢性淋巴细胞白血病、恶性淋巴瘤等。NAP 积分下降见于病毒性感染、慢性粒细胞白血病慢性期、急性粒细胞白血病、MDS、阵发性睡眠性血红蛋白尿症（PNH）等。

（3）过碘酸 - 希夫反应（PAS）：又称为糖原染色。①红细胞系统异常的鉴别诊断：红血病或红白血病、MDS 呈阳性或强阳性，再生障碍性贫血、巨幼细胞贫血呈阴性；②急性白血病类型的辅助鉴别：AML、AMOL 和 ALL 的 PAS 表现形态不一致，有利于鉴别。

（4）铁染色：①鉴别缺铁性贫血与非缺铁性贫血：缺铁性贫血患者的细胞外铁减少甚至消失，铁粒幼细胞减少。非缺铁性贫血患者的细胞外铁和铁粒幼细胞正常或增多。②诊断铁粒幼细胞贫血：铁粒幼细胞贫血患者的细胞外铁显著增多，并出现环形铁粒幼细胞。③诊断 MDS：MDS 中的难治性贫血伴环形铁粒幼细胞增多，其环形铁粒幼细胞数量大于有核红细胞的 15% 以上，细胞外铁也常增多。

五、凝血功能及纤溶活性检查

【参考区间】

凝血功能及纤溶活性检查的指标与参考区间见表 5-27。

表 5-27　凝血功能及纤溶活性检查的指标与参考区间

指标	参考区间
PT	成人 11~13s，超过正常对照 3s 以上为异常，每个实验室必须建立相应的参考区间
APTT	25~35s，超过正常对照值 10s 以上为异常，每个实验室必须建立相应的参考区间
TT	16~18s，超过正常对照值 3s 以上为异常，每个实验室必须建立相应的参考区间
Fg	成人：2.00~4.00g/L，新生儿：1.25~3.00g/L
FDP	阴性（<5mg/L）
D-D	阴性（<250μg/L）

【临床意义】

1. 凝血酶原时间（PT）

（1）PT 延长：见于外源性 FⅡ、FⅤ、FⅦ、FⅩ 和纤维蛋白原降低，如 DIC、原发性纤溶亢进、维生素 K 缺乏和肝脏疾病等。

（2）PT 缩短：见于口服避孕药、高凝状态及血栓性疾病等。

（3）治疗监测：国际标准化比值（INR）是口服抗凝剂（如华法林）治疗的首选监测指标，INR 监测结果及其治疗评价见表 5-28。

表 5-28　口服抗凝剂抗凝治疗的 INR 监测结果及其治疗评价

INR	评价
>4.5	如果 Fg 和 PLT 仍正常，则提示抗凝过度，应减少或停止用药
≤4.5	同时伴有 Fg 和 / 或 PLT 降低时，则见于 DIC 或肝脏疾病等，应减少或停止口服抗凝剂
1.5~2.0	预防深静脉血栓形成，口服抗凝剂达到有效剂量的结果
2.0~3.0	治疗静脉血栓形成、肺栓塞、心脏瓣膜病，口服抗凝剂达到有效剂量的结果
3.0~4.5	治疗动脉血栓栓塞、心脏机械瓣膜置换，口服抗凝剂达到有效剂量的结果

注：INR=（患者 PT 值 / 对照组 PT 平均值）^{ISI}，ISI 为组织凝血活酶参考品 PT 与每批组织凝血活酶校正曲线的斜率。

2. **活化部分凝血活酶时间（APTT）**

（1）APTT 延长：①F Ⅷ,F Ⅸ 水平降低的血友病 A、B,F Ⅺ 缺乏症,血管性血友病；②严重的 F Ⅰ、F Ⅱ、F Ⅴ、F Ⅹ 缺乏,如严重肝脏疾病、维生素 K 缺乏症等；③原发性或继发性纤溶亢进；④口服抗凝剂、应用肝素等；⑤血液循环中存在病理性抗凝物质,如抗 F Ⅷ 或 F Ⅸ 抗体、狼疮抗凝物等。

（2）APTT 缩短：高凝状态和血栓性疾病,如 DIC 高凝期、心肌梗死、深静脉血栓形成等。

3. **凝血酶时间（TT）**

（1）TT 延长：①低（无）纤维蛋白原血症和异常纤维蛋白原血症；②肝素或类肝素样抗凝物,如肝素治疗、肿瘤和 SLE 等；③原发性或继发性纤溶亢进时,由于 FDP 增多对凝血酶有抑制作用,可导致 TT 延长。

（2）溶栓治疗的监测：使用链激酶、尿激酶等溶栓治疗时,TT 维持在其基础值的 1.5~2.5 倍,则可达到较好的治疗效果。

4. **纤维蛋白原（Fg）**

（1）Fg 增高：①感染：毒血症、肺炎、亚急性细菌性心内膜炎等；②无菌性炎症：肾病综合征、风湿热、风湿性关节炎等；③血栓前状态与血栓性疾病：糖尿病、AMI 等；④其他：恶性肿瘤,手术后、放射治疗后、妊娠晚期等。

（2）Fg 降低：①原发性纤维蛋白原减少或结构与功能异常：低（无）纤维蛋白原血症,异常纤维蛋白原血症等；②继发性纤维蛋白原减少：DIC 晚期、纤溶亢进、重症肝炎和肝硬化等。

（3）溶栓治疗的监测：使用链激酶、尿激酶等溶栓治疗时,一般认为 Fg 维持在 1.2~1.5g/L 为宜,若低于 1.0g/L,则有出血的可能。

5. **纤维蛋白（原）降解产物（FDP）**   阳性或增高见于原发性纤溶亢进或继发性纤溶亢进,如 DIC、肺栓塞、深静脉血栓形成、恶性肿瘤、器官移植排斥反应和溶栓治疗等。

6. **D- 二聚体（D-D）**   ① D-D 增高：DIC、深静脉血栓、肺栓塞、脑梗死、AMI、严重肝脏疾病、慢性肾炎、急性白血病等；②诊断深静脉血栓和肺栓塞：D-D 阴性可排除深静脉血栓和肺栓塞；③鉴别纤溶亢进：继发性（如 DIC）D-D 增高,原发性早期 D-D 正常。

六、血清铁及其代谢产物检查

【参考区间】

血清铁及其代谢产物检查的指标与参考区间见表 5-29。

表 5-29   血清铁及其代谢产物检查的指标与参考区间

指标	参考区间
血清铁	①男性：11~30μmol/L,女性：9~27μmol/L。②儿童：9~22μmol/L
血清总铁结合力	①男性：50~77μmol/L。②女性：54~77μmol/L
血清铁蛋白	①男性：15~200μg/L。②女性：12~150μg/L

【临床意义】

1. **血清铁**   降低见于：①铁缺乏,如缺铁性贫血；②慢性失血,如月经过多、消化性溃疡、恶性肿瘤、慢性炎症等；③需求增多，如婴幼儿生长期、哺乳期、妊娠期等；④其他，如严重感染、肝硬化、尿毒症、恶性肿瘤等。

血清铁增高可见于溶血性贫血、再生障碍性贫血、巨幼红细胞贫血、铅中毒、血色病、铁剂治疗等。

2. 血清总铁结合力　　总铁结合力（TIBC）增高常见于缺铁性贫血、红细胞增多症、妊娠后期、急性肝炎等。TIBC 降低见于肝硬化、慢性肝损伤、肾病综合征等。

3. 血清铁蛋白　　铁蛋白（SF）增高见于：①体内贮存铁增加：血色病、继发性铁负荷过大等。②铁蛋白合成增加：炎症、肿瘤、甲状腺功能亢进症等。③贫血：溶血性贫血、再生障碍性贫血、恶性贫血等。④组织释放增加：肝坏死、慢性肝病等。SF 降低常见于缺铁性贫血、大量失血、长期腹泻、营养不良等。

（林发全）

第七节　排泄物、分泌物及体液检查

一、尿液检查

【参考区间】

尿液检查指标与参考区间见表 5-30。

表 5-30　尿液检查指标与参考区间

指标	参考区间
颜色与透明度	新鲜尿液呈淡黄色、清亮透明
尿量	成人为 1 000~2 000ml/24h，婴幼儿按每千克体重计算约为成人的 3 倍，学龄前和学龄儿童按每千克体重计算为成人 2 倍
比重	成人 1.015~1.025，婴幼儿的尿比重偏低，空腹晨尿比重一般大于 1.020
蛋白质	阴性（≤150mg/24h）
尿糖	阴性（0.56~5.00mmol/24h）
酮体	阴性
尿胆红素与尿胆原	尿胆红素：阴性（≤2mg/L）。尿胆原：阴性或弱阳性（≤10mg/L）
红细胞	①直接涂片检查法：偶见 /HPF；②离心尿液检查法：0~3 个 /HPF
白细胞和脓细胞	①直接镜检：0~3 个 /HPF；②离心镜检：0~5 个 /HPF
上皮细胞	①肾小管上皮细胞：无；②移形上皮细胞：无或偶见；③鳞状上皮细胞：男性偶见，女性为 3~5 个 /LPF
管型	晨尿偶见透明管型

【临床意义】

1. **颜色与透明度**　生理情况下尿液颜色变化较大。①大量饮水、寒冷时尿量增多则颜色淡。②饮水少、运动、出汗等时尿量减少而颜色深。③食用大量胡萝卜、木瓜等可使尿液呈深黄色,食用芦荟则使尿液呈红色。④女性月经血的污染可使尿液呈红色。⑤部分药物对尿液颜色也有一定的影响(表5-31)。常见的病理性尿液颜色变化有红色、深黄色、白色等。

表5-31　部分药物对尿液颜色的影响

药物	尿液颜色
复合维生素B,四环素、维生素B$_2$、磺胺嘧啶、呋喃唑酮	黄色
呋喃妥因、奎宁、伯氨喹、磺胺类药物	深黄色或棕色
酚酞、苯妥英钠、利福平、氯丙嗪	红色
吲哚美辛、亚甲蓝、阿米替林	绿色
甲硝唑、甲基多巴、左旋多巴、异烟肼、山梨醇铁	暗黑色

(1)红色:以血尿最常见,还可见于血红蛋白尿、肌红蛋白尿、卟啉尿等(表5-32)。尿液内含有一定量的红细胞时称为血尿。1L尿液中含有1ml以上血液,且尿液外观呈淡红色或红色,称为肉眼血尿。

表5-32　红色尿液的种类、颜色变化及临床意义

种类	尿液颜色	临床意义
血尿	淡红色云雾状、洗肉水样或混有血凝块	①泌尿生殖系统疾病:如炎症、损伤、结石、出血或肿瘤等。②出血性疾病。③其他:如感染性疾病、结缔组织病、心血管疾病,某些健康人剧烈运动后的一过性血尿等
血红蛋白尿	暗红色、棕红色甚至酱油色	蚕豆病、PNH及血型不合的输血反应、阵发性寒冷性血红蛋白尿、行军性血红蛋白尿等
肌红蛋白尿	粉红色或暗红色	肌肉组织广泛损伤、变性,如急性心肌梗死、创伤等
卟啉尿	红葡萄酒色	常见于先天性卟啉代谢异常等

(2)深黄色:最常见于胆红素尿,尿液呈深黄色,振荡后泡沫仍呈黄色,胆红素定性试验阳性。深黄色尿液常见于胆汁淤积性黄疸及肝细胞性黄疸患者。但尿液放置过久后,胆红素被氧化为胆绿素使尿液呈棕绿色。

(3)白色:常见的白色尿液有乳糜尿、脓尿、菌尿、结晶尿。

(4)黑褐色:见于重症血尿、变性血红蛋白尿,也可见于高酪氨酸血症、酚中毒、尿黑酸尿症或黑色素瘤等。

(5)蓝色:主要见于蓝尿布综合征,主要是由尿液中过多的尿蓝母衍生物——靛青所致,也可见于尿蓝母、靛青生成过多的某些胃肠疾病。

(6)淡绿色:可见于铜绿假单胞菌感染。

2. **尿量**

(1)多尿:成人24h尿量超过2 500ml,小儿24h尿量超过3 000ml称为多尿。生理性多

尿见于习惯性多饮、精神紧张、受寒等。病理性多尿见于内分泌疾病(如尿崩症、甲亢等)、肾脏疾病(如慢性肾炎、慢性肾盂肾炎等)和代谢性疾病(如糖尿病)等。

(2)少尿与无尿:成人 24h 尿量少于 400ml(或每小时少于 17ml),学龄前儿童尿量少于 300ml/24h,婴幼儿尿量少于 200ml/24h,称为少尿;成人 24 小时尿量少于 100ml,小儿少于 30~50ml,或 12 小时无尿液排出,称为无尿。少尿与无尿主要由于肾前性、肾性和肾后性等因素所致(表 5-33)。

表 5-33　少尿与无尿常见的分类与临床意义

分类	临床意义
肾前性	休克、严重脱水、电解质紊乱、失血过多、大面积烧伤、高热、心力衰竭、肝硬化、严重创伤、感染、肾动脉栓塞及肿瘤压迫
肾性	急性肾小球肾炎、慢性肾炎急性发作、急性肾衰竭少尿期及各种慢性疾病所致的肾衰竭、急性间质性肾炎、急性肾小管坏死、肾移植术后排斥反应
肾后性	输尿管结石、损伤,肿瘤、前列腺增生、膀胱功能障碍等

3. 比重

(1)增高:见于出汗过多、脱水、急性肾小球肾炎、肾病综合征、糖尿病等。

(2)降低:见于大量饮水、慢性肾小球肾炎、肾小管间质性肾炎、慢性肾衰竭、尿崩症等;尿比重固定于 1.010 ± 0.003,提示肾脏浓缩稀释功能丧失。

4. 蛋白质

尿液蛋白质含量超过 100mg/L 或超过 150mg/24h,或用定性方法检查呈阳性反应称为蛋白尿。

(1)生理性蛋白尿:是指由于剧烈运动、劳累、受寒、发热、精神紧张、交感神经兴奋,以及体位改变等所致的暂时性蛋白尿,而肾脏或肾外器官无器质性病变,这种蛋白尿称为生理性蛋白尿,可分为功能性和体位性蛋白尿。①功能性蛋白尿:多见于青少年,尿蛋白定性不超过(+),定量不超过 500mg/24h。②体位性蛋白尿:又称为直立性蛋白尿,可能是直立时前突的脊柱压迫左肾静脉导致局部静脉压增高而引起,卧位休息后蛋白尿即消失。多发生于瘦高体型的青少年。

(2)病理性蛋白尿:各种肾脏及非肾脏疾病所致的持续性蛋白尿称为病理性蛋白尿(表 5-34)。

表 5-34　病理性蛋白尿的分类与临床意义

分类	临床意义
肾小球性蛋白尿	急性肾炎、肾缺血和糖尿病肾病
肾小管性蛋白尿	肾盂肾炎、间质性肾炎、重金属中毒、药物损害及肾移植术后等
混合性蛋白尿	糖尿病、系统性红斑狼疮等
溢出性蛋白尿	溶血性贫血、挤压综合征、多发性骨髓瘤等
组织性蛋白尿	肾小管受炎症或药物刺激等
假性蛋白尿	肾脏以下的泌尿道疾病如膀胱炎、尿道炎、尿道出血及尿液内混入生殖系统分泌物等

5. 尿糖

(1) 血糖增高性糖尿：①糖尿病：由糖尿病引起的糖尿最常见；②内分泌疾病：甲亢、垂体功能亢进、嗜铬细胞瘤、Cushing 综合征等；③其他：肝硬化、肝功能不全、胰腺炎、胰腺癌等。

(2) 血糖正常性糖尿：血糖正常，由于肾小管病变导致重吸收葡萄糖的能力降低，即肾糖阈下降而出现糖尿（又称为肾性糖尿）。见于慢性肾炎、肾病综合征、间质性肾炎等。

(3) 暂时性糖尿：暂时性糖尿可见于饮食性糖尿、妊娠性糖尿、应激性糖尿、新生儿糖尿和药物性糖尿等。

6. 酮体
尿液酮体阳性见于糖尿病性酮症、非糖尿病性酮症酸中毒、药物影响等。

7. 尿胆红素与尿胆原
尿胆红素、尿胆原检查主要用于黄疸的鉴别，其变化特点见表 5-35。

表 5-35　不同类型黄疸尿胆原和尿胆红素的变化特点

指标	健康人	溶血性黄疸	肝细胞性黄疸	胆汁淤积性黄疸
尿液颜色	淡黄	深黄	深黄	深黄
尿胆原	弱阳性 / 阴性	强阳性	阳性	阴性
尿胆素	阴性	阳性	阳性	阴性
尿胆红素	阴性	阴性	阳性	阳性

8. 有形成分检查

(1) 红细胞：离心尿液中红细胞增多，超过 3 个 /HPF，且外观无血色者，称为镜下血尿。其意义与肉眼血尿相同。

(2) 白细胞和脓细胞：尿液白细胞增多，超过 5 个 /HPF，称为镜下脓尿。白细胞增多主要见于肾盂肾炎、膀胱炎、肾移植排斥反应、药物性急性间质性肾炎、新月形肾小球肾炎、阴道炎、宫颈炎和附件炎等。

(3) 上皮细胞：①肾小管上皮细胞增多：提示肾小管有病变，见于急性肾小球肾炎、急进性肾炎、肾小管坏死性病变。②移行上皮细胞增多：提示泌尿系统相应部位病变，膀胱炎、肾盂肾炎时明显增多，并伴有白细胞增多。③鳞状上皮细胞增多：尿道炎时大量增多，并伴有白细胞或脓细胞增多。

(4) 管型：管型的体积越大、越宽，表明肾脏损伤越严重。但是，当肾脏疾病发展到后期，可交替使用的肾单位、肾小管和集合管浓缩稀释功能完全丧失后，则不能形成管型。所以，管型消失是病情的好转还是恶化，应结合临床综合分析。尿液常见管型的临床意义见表 5-36。

表 5-36　常见管型的临床意义

管型	临床意义
透明管型	健康人晨尿偶见，肾实质性病变时增多
红细胞管型	急性肾小球病变、肾小球出血
白细胞管型	肾脏感染性病变或免疫性反应

续表

管型	临床意义
上皮细胞管型	肾小管坏死
颗粒管型	肾实质性病变伴有肾单位淤滞
蜡样管型	肾单位长期阻塞、肾小管有严重病变、预后差
脂肪管型	肾小管损伤、肾小管上皮细胞脂肪变性
肾衰管型	急性肾衰竭多尿期,慢性肾衰竭出现提示预后不良
细菌管型	肾脏有细菌感染、肾脓毒性疾病
真菌管型	肾脏真菌感染
结晶管型	肾小管内结晶伴有肾衰竭、隐匿性肾小球肾炎

二、粪便检查

【参考区间】

粪便常规检查指标与参考区间见表 5-37。

表 5-37 粪便常规检查指标与参考区间

指标	参考区间
一般性状	①成人每天一般排便 1 次,约 100~300g,为成形软便,呈黄褐色,有少量黏液,有粪臭;②婴幼儿粪便可为黄色或金黄色糊状
细胞	无红细胞,偶见白细胞,少见柱状上皮细胞
食物残渣	偶见淀粉颗粒、脂肪小滴,可见少量肌肉纤维、结缔组织、弹力纤维、植物细胞和植物纤维
粪便隐血试验	阴性

【临床意义】

1. **量** 粪便量常随食物的种类、饮食量以及消化功能状态而变化。细粮和肉食者粪便量较少;粗粮和蔬菜为主者粪便量较多。

2. **性状** 病理情况下粪便性状改变及临床意义见表 5-38。

表 5-38 粪便性状改变及临床意义

粪便	特点	临床意义
稀汁便	脓样,含有膜状物	假膜性结肠炎
	洗肉水样	副溶血性弧菌食物中毒
	红豆汤样	出血性坏死性肠炎
	稀水样	艾滋病伴发肠道隐孢子虫感染
米泔样便	白色淘米水样,含有黏液片块	霍乱、副霍乱
黏液便	小肠病变,黏液混于粪便中;大肠病变黏液附着在粪便表面	肠道炎症或受刺激、肿瘤或便秘、某些细菌性痢疾
溏便	粥样、粗糙	消化不良、慢性胃炎、胃窦潴留

续表

粪便	特点	临床意义
胨状便	黏胨状、膜状或纽带状物	过敏性肠炎、慢性细菌性痢疾
鲜血便	鲜红色,滴落于排便之后或附在粪便表面	直肠癌、直肠息肉、肛裂或痔
脓血便	脓样、脓血样、黏液血样、黏液脓血样	细菌性痢疾、阿米巴痢疾、结肠癌、肠结核、溃疡性结肠炎
乳凝块	黄白色乳凝块或蛋花样	婴儿消化不良、婴儿腹泻
变形便	硬球形	习惯性便秘、老年人排便无力
	细条、扁片状	肠痉挛、直肠或肛门狭窄
	细铅笔状	肠痉挛、肛裂、痔、直肠癌

3. 颜色 粪便颜色可因进食种类不同而异,肉食者粪便偏黑褐色,进食过多绿色蔬菜者粪便呈暗绿色。粪便颜色变化及意义见表5-39。

表5-39 粪便颜色变化及意义

颜色	生理性	病理性
淡黄色	婴儿	胆红素增多,服用大黄、山道年、番泻叶
绿色	食用大量绿色蔬菜	胆绿素增多,服用甘汞、某些抗生素
白陶土色	食用大量脂肪	胆汁淤积性黄疸,服用硫酸钡、金霉素(大量)
红色	食用大量番茄、红辣椒、西瓜等	直肠癌、痔、肛裂等,服用利福平
果酱色	食用大量咖啡、可可、樱桃、桑葚等	阿米巴痢疾、肠套叠等
柏油色	食用动物血和肝脏等	上消化道出血,服用铁剂、活性炭等

4. 细胞 病理情况下,粪便中细胞增多的临床意义见表5-40。

表5-40 粪便中细胞增多的临床意义

细胞	临床意义
红细胞	①肠道下段的病变;②阿米巴痢疾有大量堆积、变性的红细胞,且数量多于白细胞;③细菌性痢疾红细胞形态多正常,数量少于白细胞,且分散存在
白细胞	以中性粒细胞为主。①肠炎时白细胞<15个/HPF,常分散存在;②细菌性痢疾、溃疡性结肠炎时白细胞大量增多,可见成堆的脓细胞;③肠易激综合征、寄生虫感染时嗜酸性粒细胞增多
吞噬细胞	急性细菌性痢疾、出血性肠炎等,吞噬细胞是诊断急性细菌性痢疾的主要依据之一
上皮细胞	大量增多或成片出现见于结肠炎、伪膜性肠炎
肿瘤细胞	结直肠癌

5. 粪便隐血试验 粪便隐血试验(FOBT)的临床意义与评价见表5-41。当FOBT阳性时,应及时检查出血源。如果未能查到出血源,则有可能为假阳性,应该在3~6个月之后

再重新进行 FOBT 检查,直至检查到出血源或排除出血为止。FOBT 阳性的临床诊断程序见表 5-42。

表 5-41　FOBT 的临床意义与评价

临床意义	评价
诊断消化道出血	凡是能引起消化道出血的疾病或损伤都可使 FOBT 呈阳性反应
鉴别溃疡与肿瘤	FOBT 对消化性溃疡诊断的阳性率为 40%~70%,且呈间断性阳性;FOBT 对消化道恶性肿瘤诊断的阳性率达 95%,且呈持续性阳性
恶性肿瘤筛查	① FOBT 常作为消化道恶性肿瘤的筛查试验
	②对 50 岁以上的无症状中老年人,每年做 1 次 FOBT,对早期发现消化道恶性肿瘤具有重要价值
	③ FOBT 作为消化道恶性肿瘤的筛查试验,其特异度不可能达到 100%,因此,FOBT 结果必须与临床其他资料结合分析,进行诊断与鉴别诊断

表 5-42　FOBT 阳性的临床诊断程序

诊断方法	项目	意义
体格检查	局部视诊	寻找痔、肛门周围组织或局部疾病
	肛门指诊	检查是否有息肉
实验室检查	肿瘤标志物	筛查消化道肿瘤
器械检查	结肠镜	检查良性、恶性肿瘤,感染性疾病、憩室炎和血管发育异常等
	胃镜	检查胃十二指肠溃疡、食管静脉曲张
	小肠镜	检查腹部疾病、憩室炎、血管发育异常等

三、脑脊液检查

【参考区间】

脑脊液检查指标与参考区间见表 5-43。

表 5-43　脑脊液检查指标与参考区间

指标	参考区间
一般性状检查	①透明度:清澈透明;②颜色:无色或淡黄色;③凝固性:无凝块、无沉淀
比重	腰椎穿刺:1.006~1.008
蛋白质	①定性:阴性或弱阳性;②定量:腰椎穿刺:0.2~0.4g/L
葡萄糖	腰椎穿刺:2.5~4.4mmol/L
氯化物	成人:120~130mmol/L;儿童:111~123mmol/L
细胞	①红细胞:无;②白细胞:成人 $(0~8) \times 10^6$/L,儿童 $(0~15) \times 10^6$/L;③有核细胞分类:多为淋巴细胞及单核细胞(两者之比为 7:3),偶见内皮细胞

【临床意义】

1. 一般性状检查

(1)透明度:结核性脑膜炎患者脑脊液常呈毛玻璃样微浊,化脓性脑膜炎常呈明显灰白色浑浊。健康人脑脊液可因穿刺损伤带入红细胞而呈轻度浑浊。

(2)颜色:常见脑脊液颜色变化及临床意义见表 5-44。

表 5-44　脑脊液的颜色变化及临床意义

颜色	临床意义
无色	健康人、病毒性脑炎、轻型结核性脑膜炎、脊髓灰质炎、神经梅毒
红色	穿刺损伤出血(最初几滴为红色,随后渐清)、蛛网膜下腔出血或脑室出血
黄色	陈旧性出血、黄疸、淤滞和梗阻,胡萝卜素、黑色素、脂色素增多
乳白色	脑膜炎奈瑟菌、肺炎双球菌引起的化脓性脑膜炎
淡绿色	铜绿假单胞菌、肺炎链球菌、甲型链球菌所引起的脑膜炎
褐色或黑色	黑色素瘤

(3)凝固性:化脓性脑膜炎患者脑脊液一般在 1~2h 内形成凝块或沉淀。结核性脑膜炎在 12~24h 形成膜状物。神经梅毒可出现小絮状凝块。蛛网膜下腔梗阻的脑脊液可呈黄色胶冻状,脑脊液同时存在胶样凝固、黄变症和蛋白质 - 细胞分离称为弗鲁安(Froin-Nonne)综合征,这是蛛网膜下腔梗阻的脑脊液特点。

2. 比重　脑脊液比重增高常见于各种颅内炎症,比重降低见于脑脊液分泌增多。

3. 化学检查

(1)蛋白质:脑脊液蛋白质阳性常见于脑组织和脑膜炎症性病变、椎管内梗阻等,强阳性见于脑出血、脑外伤等(血液混入脑脊液中)。

(2)葡萄糖:脑脊液葡萄糖降低见于:①急性化脓性脑膜炎、结核性脑膜炎、真菌性脑膜炎,葡萄糖含量越低,其预后越差;②脑肿瘤,尤其是恶性肿瘤;③神经梅毒;④低血糖。

(3)氯化物:氯化物降低见于:①细菌性脑膜炎和真菌性脑膜炎早期、结核性脑膜炎,后者的氯化物降低早于葡萄糖的降低。②呕吐、肾上腺皮质功能减退症和肾脏病变。③病毒性脑炎、脊髓灰质炎、脑肿瘤患者的脑脊液氯化物稍降低或不降低。氯化物增高见于:尿毒症、脱水、心力衰竭和浆液性脑膜炎等患者。

4. 细胞　脑脊液细胞数量增高见于中枢神经系统病变,其增多程度及细胞种类见表 5-45。

表 5-45　中枢神经系统病变时脑脊液细胞分类计数的变化

疾病	细胞数量	细胞种类
化脓性脑膜炎	↑↑↑	中性粒细胞为主
结核性脑膜炎	↑↑↑	早期以中性粒细胞为主,中期中性粒细胞、淋巴细胞和浆细胞并存,后期以淋巴细胞为主
病毒性脑膜炎	↑	淋巴细胞为主

续表

疾病	细胞数量	细胞种类
真菌性脑膜炎	↑或↑↑	淋巴细胞为主
肿瘤性疾病	↑或↑↑	红细胞、肿瘤细胞
寄生虫性疾病	↑↑或↑↑↑	嗜酸性粒细胞
脑室或蛛网膜下腔出血	↑↑↑	红细胞为主

注：↑轻度增高，↑↑中度增高，↑↑↑显著增高

四、浆膜腔积液检查

原因不明的浆膜腔积液大致可分为渗出液和漏出液。但是，有些浆膜腔积液既有渗出液的特点，又有漏出液性质，这些积液称为"中间型积液"。其形成的原因可能是：①漏出液继发感染。②漏出液长期滞留在浆膜腔，致使积液浓缩。③漏出液混有大量血液。因此，判断积液的性质除了依据实验室的检查结果外，还应结合临床其他检查结果，进行综合分析，才能准确诊断。漏出液与渗出液的鉴别见表5-46。

表5-46 漏出液与渗出液的鉴别

项目	漏出液	渗出液
病因	非炎症性	炎症性、外伤、肿瘤或理化因素刺激
颜色	淡黄色	黄色、红色、乳白色
透明度	清晰透明或琥珀色样	浑浊或乳糜样
比重	<1.015	>1.018
pH	>7.4	<7.2
凝固性	不易凝固	易凝固
Rivalta 试验	阴性	阳性
蛋白质含量（g/L）	<25	>30
积液蛋白/血清蛋白	<0.5	>0.5
葡萄糖（mmol/L）	接近血糖水平	<3.33
LDH（U/L）	<200	>200
积液 LDH/血清 LDH	<0.6	>0.6
细胞总数（×10⁶/L）	<100	>500
有核细胞分类	淋巴细胞为主，可见间皮细胞	急性炎症以中性粒细胞为主，慢性炎症或恶性积液以淋巴细胞为主
肿瘤细胞	无	可有
细菌	无	可有

五、阴道分泌物检查

【参考区间】
①外观：白色稀糊状，无味；②酸碱度：pH 4.0~4.5；③阴道清洁度：Ⅰ、Ⅱ度。

【临床意义】

1. **外观**　排卵期阴道分泌物增多，清澈透明、稀薄似鸡蛋清；排卵期2~3d后，分泌物减少、浑浊黏稠，行经前又增多；妊娠期分泌物也较多。病理情况下，阴道分泌物可出现颜色、性状以及量的变化（表5-47）。

表 5-47　阴道分泌物颜色与性状变化及临床意义

分泌物	颜色与性状	临床意义
黏稠透明样	大量无色、透明	卵巢颗粒细胞瘤和应用雌激素等药物治疗后
脓性	黄色、黄绿色，有臭味	阴道毛滴虫、化脓性细菌感染引起的慢性宫颈炎、老年性阴道炎、子宫内膜炎，以及阴道异物等
脓性泡沫样	黄色、黄绿色	滴虫性阴道炎
血性	红色，有特殊臭味	宫颈癌、宫颈息肉、子宫黏膜下肌瘤、老年性阴道炎、重度慢性宫颈炎及宫内节育器损伤等
黄色水样	病变组织变性、坏死	子宫黏膜下肌瘤、宫颈癌、输卵管癌
豆腐渣样	豆腐渣样或乳凝状小块	假丝酵母菌性阴道炎
奶油样	灰白色、稀薄均匀，黏稠度低	阴道加德纳菌感染

2. **酸碱度**　阴道分泌物pH增高见于：①阴道炎：由于病原微生物消耗糖原，阴道杆菌酵解糖原减少，导致pH增高；②幼女和绝经期女性：由于缺乏雌激素，阴道上皮变薄，且上皮细胞不含糖原，以及阴道内无阴道杆菌而使pH增高；③其他：由于羊水呈碱性（pH值7.0~7.5），如果发生胎膜早破，则阴道分泌物pH可大于7.0。

3. **阴道清洁度**　①阴道清洁度与女性激素的周期变化有关：排卵前期阴道趋于清洁。当卵巢功能不足或感染病原体时，阴道易感染杂菌，导致阴道清洁度下降，故阴道清洁度的最佳检查时间应为排卵期。②阴道炎：清洁度Ⅲ度提示炎症，如阴道炎、宫颈炎。清洁度Ⅳ度多见于严重阴道炎，如滴虫性阴道炎、淋菌性阴道炎等。

六、精液检查

【参考区间】

精液检查指标与参考区间见表5-48。

表 5-48　精液检查指标与参考区间

指标	参考区间
量	1.5~6ml/次
颜色与透明度	灰白色或乳白色，久未射精者可呈淡黄色，液化后为半透明样
凝固及液化	射精后精液立即凝固，液化时间<30min

续表

指标	参考区间
精子活动率	①射精 30~60min 内精子活动率为 80%~90%，至少>60%；②伊红染色精子存活率>58%
精子活动力	总活动力（PR+NP）≥40%，前向运动（PR）≥32%
精子计数	精子浓度≥15×10^9/L；精子总数≥39×10^6/ 次
精子形态	正常形态精子>4%

【临床意义】

1. **量**　根据精液量的变化可分为少精液症、无精液症和精液增多症，其临床意义见表 5-49。

表 5-49　精液量的变化与临床意义

变化	临床意义
少精液症	若 5~7d 未射精，精液量少于 1.5ml，视为少精液症。病理性减少见于雄激素分泌不足、副性腺感染等
无精液症	禁欲 3d 后精液量减少到 0.5ml，甚至排不出时，见于生殖系统的特异性感染（如淋病、结核）及非特异性炎症等。逆行射精时有射精动作，但无精液排出（逆行射入膀胱）
精液增多症	超过 6.0ml，常见于附属性腺功能亢进。精液增多可致精子浓度降低，不利于生育

2. **颜色和透明度**

(1)血性精液：凡是精液呈鲜红色、淡红色、暗红色或酱油色，并含有大量红细胞者，称为血性精液。常见于前列腺和精囊的非特异性炎症、生殖系统结核、肿瘤、结石，也可见于生殖系统损伤等。

(2)脓性精液：呈黄色或棕色，常见于精囊炎、前列腺炎等。

3. **凝固及液化**　精液凝固障碍见于精囊腺炎或输精管缺陷等，液化不完全见于前列腺炎。

4. **精子活动率和活动力**　精子活动率小于 40%，且活动力低下，则为男性不育症的主要原因之一。常见于：①精索静脉曲张、生殖系统感染；②应用某些抗代谢药物、抗疟药、雌激素、氮氮芥等。

5. **精子计数**　精液多次检查无精子时为无精子症（连续检查 3 次，离心后沉淀物中仍无精子）。常见于：①男性结扎术后；②睾丸病变：如精索静脉曲张、睾丸畸形等；③输精管疾病：如输精管阻塞、输精管缺如等；④内分泌疾病：如垂体、性腺功能亢进或减退等；⑤食物影响：如长期食用棉酚等；⑥其他：逆行射精、有害金属或放射性损害、环境因素等。

6. **精子形态**　异常形态精子数量过多常见于：①精索静脉曲张。②睾丸、附睾功能异常。③生殖系统感染。④应用某些化学药物，如乙二醇、重金属、雌激素等。⑤放射线损伤等。正常形态精子低于 15% 时，则体外受精率降低。

七、前列腺液检查

【参考区间】

前列腺液检查指标与参考区间见表 5-50。

表 5-50　前列腺液检查指标与参考区间

指标	参考区间
量	数滴至 2.0ml
颜色与透明度	白色、稀薄、不透明而有光泽的液体
酸碱度	pH 6.3~6.5，75 岁以后 pH 可略增高
白细胞	<10 个 /HPF
红细胞	偶见，<5 个 /HPF
磷脂酰胆碱小体	多量，均匀分布满视野
前列腺颗粒细胞	<1 个 /HPF
淀粉小体	随年龄增长而增加
滴虫	无
精子	可偶见

【临床意义】

1. **量**　①减少：见于前列腺炎；若前列腺液减少至采集不到，提示前列腺分泌功能严重不足，常见于某些性功能低下和前列腺炎；②增多：见于前列腺慢性充血。

2. **颜色和透明度**　①红色：提示出血，见于精囊炎、前列腺炎、前列腺结核、前列腺结石及前列腺癌等，也可由按摩过重引起；②黄色浑浊、脓性黏稠：提示化脓性感染，见于化脓性前列腺炎或精囊炎。

3. **酸碱度**　pH 增高见于前列腺液中混入较多精囊液或前列腺炎。

4. **有形成分**　前列腺液常见的有形成分及临床意义见表 5-51。

表 5-51　前列腺液常见的有形成分及临床意义

成分	临床意义
磷脂酰胆碱小体	前列腺炎时可见磷脂酰胆碱小体减少、成堆或分布不均；炎症较严重时磷脂酰胆碱小体被吞噬细胞吞噬而消失
前列腺颗粒细胞	增多多见于老年人、前列腺炎（可增加 10 倍，伴大量脓细胞）
淀粉样小体	一般无临床意义，可与胆固醇结合形成前列腺结石
红细胞	增多见于前列腺炎、前列腺结石、前列腺结核或肿瘤、前列腺按摩后
白细胞	增多并成簇，是慢性前列腺炎的特征之一
滴虫	发现滴虫可诊断为滴虫性前列腺炎
病原生物	相应感染

八、痰液检查

【参考区间】

无痰液,或仅有少量白色或灰白色泡沫样或黏液样痰液。新鲜痰液无特殊气味。痰液中无红细胞,可见少量中性粒细胞和少量上皮细胞。

【临床意义】

1. **量**　痰液量增多常见于支气管扩张症、肺脓肿、肺水肿和空洞性肺结核等。在疾病治疗过程中,如痰液量减少,一般提示病情好转;如有支气管阻塞使痰液不能排出时,虽然痰液量减少,但却表明病情加重。

2. **颜色**　病理情况下痰液颜色可发生改变,但缺乏特异性。痰液颜色改变的常见原因及临床意义见表 5-52。

表 5-52　痰液颜色改变的常见原因及临床意义

颜色	常见原因	临床意义
黄色、黄绿色	脓细胞增多	肺炎、慢性支气管炎、支气管扩张症、肺脓肿、肺结核
红色、棕红色	出血	肺结核、肺癌、支气管扩张症
铁锈色	血红蛋白变性	急性肺水肿、肺炎球菌性肺炎、肺梗死
砖红色	感染肺炎克雷伯菌	肺炎克雷伯菌肺炎
粉红色泡沫样	肺淤血、肺水肿	左心功能不全
烂桃样灰黄色	肺组织坏死	肺吸虫病
棕褐色	红细胞破坏	阿米巴肺脓肿、肺吸虫病
灰色、灰黑色	吸入粉尘、烟雾	矿工、锅炉工、长期吸烟者
无色(大量)	支气管黏液溢出	细支气管肺泡癌(黏液型)

3. **性状**　不同疾病产生的痰液可有不同的性状,其性状改变有助于临床诊断。痰液性状改变及临床意义见表 5-53。

表 5-53　痰液性状改变及临床意义

性状	特点	临床意义
黏液性	黏稠、无色透明或灰色	急性支气管炎、支气管哮喘、早期肺炎;白色黏痰、牵拉成丝见于白假丝酵母菌感染
浆液性	稀薄、泡沫状	肺水肿、肺淤血;稀薄浆液性痰液内含粉皮样物见于棘球蚴病
脓性	脓性、浑浊,黄绿色或绿色,有臭味	支气管扩张症、肺脓肿、脓胸向肺内破溃、活动性肺结核等
黏液脓性	黏液、脓细胞、淡黄白色	慢性气管炎发作期、支气管扩张症、肺结核等
浆液脓性	痰液静置后分4层,上层为泡沫和黏液,中层为浆液,下层为脓细胞,底层为坏死组织	肺脓肿、肺组织坏死、支气管扩张症
血性	痰液中带鲜红血丝、血性泡沫样痰、黑色血痰	肺结核、支气管扩张症、肺水肿、肺癌、肺梗死、出血性疾病等

4. **气味**   血腥味见于肺癌、肺结核等；粪臭味见于膈下脓肿与肺相通时、肠梗阻、腹膜炎等；恶臭见于肺脓肿、晚期肺癌、化脓性支气管炎或支气管扩张症等；大蒜味见于砷中毒、有机磷中毒。

5. **有形成分**   病理性痰液可见较多的红细胞、白细胞及其他有形成分，其临床意义见表 5-54。

表 5-54   痰液中常见有形成分及临床意义

有形成分	临床意义
细胞	①红细胞：支气管扩张症、肺癌、肺结核
	②白细胞：中性粒细胞增多见于化脓性感染；嗜酸性粒细胞增多见于支气管哮喘、过敏性支气管炎、肺吸虫病；淋巴细胞增多见于肺结核等
	③上皮细胞：鳞状上皮、柱状上皮、肺上皮细胞无临床意义，其增多见于呼吸系统炎症
	④肺泡巨噬细胞：肺炎、肺瘀血、肺梗死、肺出血
	⑤肿瘤细胞：肺癌
结晶	①夏科 - 莱登（Charcot-Leyden）结晶：支气管哮喘、肺吸虫病
	②胆固醇结晶：慢性肺脓肿、脓胸、慢性肺结核、肺肿瘤
	③胆红素结晶：肺脓肿
病原生物	寄生虫和虫卵：寄生虫病；分枝杆菌：肺结核；放线菌：放线菌病
弹性纤维	肺脓肿、肺癌

（姜忠信）

第八节   临床生物化学检查

一、常用肝功能检查

【参考区间】

常用肝功能检查的指标与参考区间见表 5-55~ 表 5-58。

表 5-55   血清蛋白质检查的指标与参考区间

指标	年龄	参考区间
总蛋白（TP）（g/L）	28 天 ~<6 个月	49~71
	6 个月 ~<1 岁	55~75
	1 岁 ~<2 岁	58~76
	2 岁 ~<6 岁	61~79
	6 岁 ~<13 岁	65~84
	13 岁 ~18 岁	68~88
	成人	65~85

续表

指标	年龄	参考区间
白蛋白（Alb）（g/L）	28 天 ~6 个月	35~50
	6 个月 ~<13 岁	39~54
	13 岁 ~18 岁	42~56
	成人	40~55
球蛋白（Glb）（g/L）	28 天 ~<6 个月	9~27
	6 个月 ~<1 岁	10~30
	1 岁 ~<2 岁	12~32
	2 岁 ~<6 岁	15~34
	6 岁 ~<13 岁	18~38
	13 岁 ~18 岁	19~40
	成人	20~40
白蛋白 / 球蛋白比值（A/G）	28 天 ~<6 个月	1.6~3.8
	6 个月 ~<1 岁	1.4~3.9
	1 岁 ~<2 岁	1.3~3.5
	2 岁 ~<6 岁	1.2~3.0
	6 岁 ~18 岁	1.2~2.5
	成人	1.2~2.4
前白蛋白（PA）（mg/L）	成人	男：200~430；女：180~350

表 5-56 血清蛋白电泳检查的指标与参考区间

方法	指标	参考区间（%）
琼脂糖凝胶电泳	白蛋白	59.8~72.4
	α_1 球蛋白	1.0~3.2
	α_2 球蛋白	7.4~12.6
	β 球蛋白	7.5~12.9
	γ 球蛋白	8.0~15.8
毛细管区带电泳	白蛋白	55.8~66.1
	α_1 球蛋白	2.9~4.9
	α_2 球蛋白	7.1~11.8
	β_1 球蛋白	4.7~7.2
	β_2 球蛋白	3.2~6.5
	γ 球蛋白	11.1~18.8

表 5-57 血清酶类检查的主要指标与参考区间

指标	年龄	参考区间（U/L）
丙氨酸氨基转移酶（ALT）	28 天 ~<1 岁	8~71
	1~<2 岁	8~42
	2~<13 岁	7~30
	13~18 岁	男：7~43；女：6~29
	成人	男：9~50；女：7~40
丙氨酸氨基转移酶（ALT）（含 5'- 磷酸吡哆醛）	28 天 ~<1 岁	10~80
	1~<2 岁	11~47
	2~<13 岁	8~30
	13~18 岁	男：8~46；女：6~29
	成人	男：9~60；女：7~45
天门冬氨酸氨基转移酶（AST）	28 天 ~<1 岁	21~80
	1~<2 岁	22~59
	2~<13 岁	14~44
	13~18 岁	男：15~40；女：13~33
	成人	男：15~40；女：13~35
天门冬氨酸氨基转移酶（AST）（含 5'- 磷酸吡哆醛）	28 天 ~<1 岁	29~80
	1~<2 岁	27~60
	2~<13 岁	18~45
	13~18 岁	男：15~40；女：13~33
	成人	男：15~45；女：13~40
γ- 谷氨酰基转移酶（GGT）	28 天 ~<6 个月	9~150
	6 个月 ~<1 岁	6~31
	1~<13 岁	5~19
	13~18 岁	男：8~40；女：6~26
	成人	男：10~60；女：7~45
碱性磷酸酶（ALP）	28 天 ~<6 个月	98~532
	6 个月 ~<1 岁	106~420
	1~<2 岁	128~432
	2~<9 岁	143~406
	9~<12 岁	146~500
	12~<14 岁	男：160~610；女：81~454
	14~<15 岁	男：82~603；女：63~327
	15~<17 岁	男：64~443；女：52~215
	17~18 岁	男：51~202；女：43~130
	成人	男：45~125；女：35~100（20~<50 岁），50~135（50~79 岁）
淀粉酶（AMY）	成人	35~135

表 5-58　胆红素检查的主要指标与参考区间

指标	参考区间
血清胆红素	成人：TB 3.4~17.1μmol/L；CB 0~6.8μmol/L；UCB 1.7~10.2μmol/L；CB/TB 0.2~0.4
尿液胆红素与尿胆原	胆红素：阴性；尿胆原：阴性或弱阳性

【临床意义】

1. **血清蛋白质**

(1) 肝脏损害：①中度以上活动性肝炎、肝硬化、原发性肝癌等常出现白蛋白减少、球蛋白增加，并随病情加重而更加明显；②严重肝功能损害时，白蛋白和球蛋白变化更明显，可出现 A/G 倒置；③血清白蛋白和 A/G 比值有助于评估病情的发展和预后；④病情恶化时白蛋白逐渐减少，A/G 比值下降，病情好转则白蛋白逐渐升高，A/G 比值也逐渐接近正常。

(2) 其他：肝外及其他全身性疾病也可引起血清蛋白变化（表 5-59）。

2. **血清蛋白电泳**　常见疾病血清蛋白电泳的变化及临床意义见表 5-60。

表 5-59　肝外及其他全身性疾病血清蛋白质的变化

血清蛋白质变化	病因
血清总蛋白和白蛋白增高	血液浓缩：急性脱水、肾上腺皮质功能减退症等
血清总蛋白和白蛋白减少	①蛋白质丢失过多：肾病综合征、大面积烧伤等；②蛋白质消耗过多：恶性肿瘤、甲亢、结核病等；③蛋白质摄入不足：营养不良或吸收障碍
血清总蛋白和球蛋白增高	①慢性感染性疾病：结核病、疟疾、黑热病等；②自身免疫病：系统性红斑狼疮、风湿热等；③ M 蛋白血症：多发性骨髓瘤、淋巴瘤等

表 5-60　常见疾病血清蛋白电泳的变化及评价

常见疾病	清蛋白	α_1	α_2	β	γ	评价
急性肝炎	↓	↓	↓	↓	↑	早期病变较轻时可无异常
慢性肝炎、肝硬化	↓	–	–	–	↑	γ 球蛋白升高显著，β 区到 γ 区可连成一片，出现 β-γ 桥
原发性肝癌	↓	↑	↑	–	–	白蛋白和 α_1 球蛋白区带间可出现一条甲胎蛋白带
多发性骨髓瘤	↓	–	–	–	↑	常见 β、γ 球蛋白区，偶见 α_2 区出现一特殊深染区带称 M 蛋白带
肾病综合征	↓	–	↑	↑	↓	α_2 及 β 球蛋白增高，清蛋白及 γ 球蛋白降低
系统性红斑狼疮	↓	–	–	–	↑	清蛋白降低，γ 球蛋白升高

注：↑：升高，↓：降低

3. **血清前白蛋白**　①降低：见于各种肝脏疾病，如肝炎、肝硬化、肝癌、胆汁淤积性黄疸、营养不良等；②升高：见于淋巴瘤等。

4. **血清胆红素**　血清 TB、CB、UCB 的临床意义与评价见表 5-61。

表 5-61　血清 TB、CB、UCB 的临床意义与评价

临床意义	评价
判断有无黄疸及程度	隐性黄疸或亚临床黄疸：TB 为 17.1~34.2μmol/L
	轻度黄疸：TB 为 34.2~171μmol/L
	中度黄疸：TB 为 171~342μmol/L
	重度黄疸：TB＞342μmol/L
判断黄疸类型	溶血性黄疸：TB 增高伴 UCB 增高，CB/TB＜0.2
	肝细胞性黄疸：TB、CB、UCB 均增高，CB/TB 为 0.2~0.5
	胆汁淤积性黄疸：TB 增高伴 CB 升高，CB/TB＞0.5

5. 尿液胆红素与尿胆原　胆红素阳性见于胆汁淤积性黄疸、肝细胞性黄疸，而溶血性黄疸为阴性。尿胆原阳性见于肝细胞性黄疸，溶血性黄疸为强阳性，而胆汁淤积性黄疸多为阴性。血液、尿液与粪便的胆红素代谢变化对黄疸的诊断和鉴别诊断具有重要价值（表 5-62）。

表 5-62　不同类型黄疸的鉴别诊断

标本	项目	正常人	溶血性黄疸	肝细胞性黄疸	胆汁淤积性黄疸
血清	总胆红素	正常	增高	增高	增高
	未结合胆红素	正常	增高	增高	正常/增高
	结合胆红素	正常	增高/正常	增高	增高
尿液	颜色	浅黄	深黄	深黄	深黄
	胆红素	阴性	阴性	阳性	阳性
	尿胆原	弱阳性/阴性	强阳性	阳性	阴性
粪便	颜色	黄褐	深色	黄褐或变浅	变浅或白陶土色
	粪胆素	正常	增高	降低/正常	降低/消失

6. 血清酶检查

（1）氨基转移酶：常见疾病 ALT、AST 的变化及临床意义见表 5-63。

表 5-63　常见疾病 ALT、AST 的变化及临床意义

常见疾病	ALT	AST	临床意义
急性病毒性肝炎	↑↑↑	↑↑	ALT 升高更明显，ALT/AST＞1；感染后 3~5 周转氨酶逐渐下降，ALT/AST 恢复正常，如不能恢复或反复波动半年以上提示转为慢性。急性重症肝炎初期 AST 升高显著，若病情恶化黄疸加深，转氨酶活性反而降低，出现"胆酶分离"现象，提示肝细胞大量死亡，预后差
慢性病毒性肝炎	↑/N	↑/N	轻度升高或正常，ALT/AST＞1，若 AST 升高显著，ALT/AST＜1，提示进入活动期

续表

常见疾病	ALT	AST	临床意义
酒精性肝炎	N	↑	ALT 接近正常,AST 升高
药物性肝炎、脂肪肝、胆汁淤积	↑/N	↑/N	转氨酶轻度升高或正常
肝硬化	不定	不定	升高程度与肝细胞坏死程度有关,代偿期可正常,失代偿期可轻、中度升高,终末期可正常或降低
心肌梗死	N	↑	AST 6~8h 后升高,18~24h 达高峰,4~5d 恢复正常;再升高提示范围扩大或新发

注:↑:升高,N:正常

(2)碱性磷酸酶:常见疾病 ALP 的变化及临床意义见表 5-64。

表 5-64 常见疾病 ALP 的变化及临床意义

分类	常见疾病	ALP	临床意义
肝胆疾病	胆汁淤积性黄疸、原发性肝癌、病毒性肝炎、肝硬化	↑~↑↑↑	ALP 持续升高应考虑肝脏有无占位性病变。其他肿瘤(如乳腺癌、卵巢癌等)出现 ALP 增高要警惕肝脏转移的可能
骨骼疾病	纤维性骨炎、骨细胞瘤、佝偻病、骨折愈合期	↑~↑↑↑	因成骨细胞功能旺盛、增生活跃引起 ALP 生成增多
其他	妊娠中晚期、生长中儿童	↑	生理性增高

注:↑:升高

(3)γ-谷氨酰基转移酶:常见疾病 GGT 的变化及临床意义见表 5-65。

表 5-65 常见疾病 GGT 的变化及临床意义

疾病	临床意义
胆管梗阻性疾病	GGT 是胆汁淤积、胆管梗阻的灵敏指标,胆汁淤积性黄疸、胆汁性肝硬化、肝癌压迫时,GGT 显著升高,升高程度与梗阻时间、严重程度呈正相关,并与 ALP、胆红素水平平行
急性肝炎、肝硬化	中度升高
慢性肝炎、肝硬化	持续升高提示病情活动或恶化,非活动期可正常
原发性肝癌	肿瘤压迫、癌细胞合成 GGT,尤其在肝癌结节增生时 GGT 升高
酒精性肝炎	酒精的诱导作用使 GGT 明显升高,急性比慢性升高更明显
药物性肝炎	受苯巴比妥、苯妥英、安替比林等影响,可导致 GGT 升高
脂肪肝、胰腺疾病	可轻度升高

(4)淀粉酶:AMY 变化可用于急性胰腺炎的诊断和急腹症的鉴别诊断。急性胰腺炎发作期血清淀粉酶显著升高,但持续时间较短,半衰期短(约 2h),于 24~72h 下降至正常;发病 12~24h 尿液淀粉酶升高,持续时间较长。临床上以血液 AMY 变化为主要诊断依据。当胰

腺组织迅速坏死时,血清 AMY 急剧下降。

AMY 增高还见于胰腺癌初期、胰腺外伤、急性腹膜炎、溃疡病穿孔、流行性腮腺炎、服用镇静剂、酒精中毒及肾功能衰竭等。

二、常用肾功能检查

【参考区间】

常用肾功能检查的指标与参考区间见表 5-66 和表 5-67。

表 5-66　常用肾功能血液检查的指标与参考区间

指标	年龄	参考区间
肌酐(Cr)(μmol/L)	28 天~<2 岁	13~33
	2~<6 岁	19~44
	6~<13 岁	27~66
	13~<16 岁	男:37~93;女:33~75
	16~18 岁	男:52~101;女:39~76
	19~<60 岁	男:57~97;女:41~73
	60~79 岁	男:57~111;女:41~81
内生肌酐清除率(Ccr)(ml/min)	成人	80~120
尿素(UREA)(mmol/L)	28 天~<6 个月	0.8~5.3
	6 个月~<1 岁	1.1~5.9
	1~<2 岁	2.3~6.7
	2~18 岁	男:2.7~7.0;女:2.5~6.5
	19~<60 岁	男:3.1~8.0;女:2.6~7.5
	60~79 岁	男:3.6~9.5;女:3.1~8.8
尿酸(UA)(μmol/L)	成人	男:208~428;女:155~357

表 5-67　常用肾功能尿液检查的指标与参考区间

指标	参考区间
浓缩稀释试验	① 24h 尿量 1 000~2 000ml;②最高尿比重应大于 1.020,最高与最低比重之差应在 0.009 以上;③昼尿量比夜尿量为(3~4):1;④夜尿量不应超过 750ml
尿渗量	①禁饮后 600~1 000mOsm/(kg·H_2O);②血浆渗量 275~305mOsm/(kg·H_2O);③尿液/血浆渗透量比值为(3~4.5):1

【临床意义】

1. 肌酐　肌酐浓度可作为 GFR 受损的指标,检查的灵敏度较血尿素(UREA)好,但并非早期诊断指标。血液肌酐测定的临床意义与评价见表 5-68。

2. 内生肌酐清除率　内生肌酐清除率测定的临床意义与评价见表 5-69。

表 5-68　血液肌酐测定的临床意义与评价

临床意义	评价
评价肾小球滤过功能	①急性肾衰竭 Cr 明显升高,且呈进行性,是器质性损害的指标,可伴少尿或非少尿
	②慢性肾衰竭 Cr 升高程度与病变严重性一致。代偿期:Cr<178μmol/L;失代偿期:Cr>178μmol/L;肾衰竭期:Cr>445~707μmol/L;尿毒症期:Cr>707μmol/L
鉴别肾前性和肾性少尿	①肾性少尿 Cr 常超过 200μmol/L,UREA 与 Cr 同时增高,UREA/Cr ≤ 10∶1(mg/dl)
	②肾前性少尿 Cr 不超过 200μmol/L,UREA 升高较快,Cr 不相应升高,UREA/Cr 常>10∶1(mg/dl)

表 5-69　内生肌酐清除率测定的临床意义与评价

临床意义	评价
判断肾功能损害	当 GFR 降低到参考区间的 50%,Ccr 可低至 50ml/min,但血肌酐、尿素仍正常。故 Ccr 是较早反映 GFR 的灵敏指标
评估肾功能	根据 Ccr 一般可将肾功能分为 4 期
	第 1 期(肾衰竭代偿期)Ccr 为 51~80ml/min
	第 2 期(肾衰竭失代偿期)Ccr 为 20~50ml/min
	第 3 期(肾衰竭期)Ccr 为 10~19ml/min
	第 4 期(尿毒症期或终末期肾衰竭)Ccr<10ml/min
指导临床治疗	①慢性肾衰竭 Ccr 为 30~40ml/min,应开始限制蛋白质摄入
	②慢性肾衰竭 Ccr<30ml/min,用氢氯噻嗪等利尿治疗常无效,不宜应用
	③慢性肾衰竭 Ccr 小于 10ml/min,应结合临床进行肾替代治疗,对袢利尿剂反应极差
	④肾衰竭时,可根据 Ccr 来调节由肾代谢或经肾排出药物的剂量和决定用药时间

3. 尿素　尿素(UREA)不是早期判断肾功能的指标,但慢性肾衰竭,尤其是尿毒症患者 UREA 增高的程度一般与病情严重性一致。血液 UREA 增高的临床意义与评价见表 5-70。

4. 血液尿酸　血液尿酸增高见于高尿酸血症、痛风、白血病及其他恶性肿瘤。

5. 浓缩稀释试验　浓缩稀释试验的临床意义与评价见表 5-71。

表 5-70　血液 UREA 增高的临床意义与评价

临床意义	评价
器质性肾功能损害	见于各种原因所致的慢性肾衰竭,根据病变程度 UREA 逐渐增高
	①肾衰竭代偿期 GFR 下降至 50ml/min,UREA<9mmol/L
	②肾衰竭失代偿期,UREA>9mmol/L
	③肾衰竭期,UREA>20mmol/L

续表

临床意义	评价
肾前性少尿	UREA 升高,但肌酐升高不明显,UREA/Cr(mg/dl)>10:1,称为肾前性氮质血症
蛋白分解或摄入过多	急性传染病、高热、上消化道大出血、大面积烧伤、严重创伤、大手术后和甲亢、高蛋白饮食等,但肌酐一般不升高

表 5-71   浓缩稀释试验的临床意义与评价

临床意义	评价
浓缩功能早期受损	夜尿>750ml 或昼夜尿量比值降低,而尿比重仍正常,可见于间质性肾炎、慢性肾小球肾炎、高血压肾病和痛风性肾病早期主要损害肾小管时
稀释浓缩功能严重受损	夜尿增多及尿比重无 1 次>1.018 或昼尿比重差值<0.009
稀释浓缩功能丧失	每次尿比重均固定在 1.010~1.012 的低值,称为等渗尿(与血浆比),表明肾只有滤过功能
肾小球病变	尿量少而比重增高、固定在 1.018 左右(差值<0.009),因此时原尿生成减少而稀释浓缩功能相对正常所致
尿崩症	尿量明显增多(>4L/24h)而尿比重均低于 1.006

6. 尿渗量

(1)了解远端肾小管浓缩稀释功能:Uosm 及 Uosm/Posm 为反映浓缩稀释功能较可靠的指标。Uosm 及 Uosm/Posm 均正常,则浓缩稀释功能正常;两者均下降,提示浓缩功能受损。Uosm/Posm 等于或接近 1 称为等渗尿,提示肾脏浓缩功能接近完全丧失。Uosm<200mOsm/(kg·H_2O)或 Uosm/Posm<1 称为低渗尿,提示浓缩功能丧失而稀释功能仍存在,如尿崩症。

(2)鉴别肾前性与肾性少尿:肾前性少尿时肾小管浓缩功能完好,故尿渗量较高,常大于450mOsm/(kg·H_2O);肾小管坏死致肾性少尿时尿渗量降低,常<350mOsm/(kg·H_2O)。

三、血糖及其代谢产物检查

【参考区间】

血糖及其代谢产物检查的指标与参考区间见表 5-72。

表 5-72   血糖及其代谢产物检查的指标与参考区间

指标	参考区间
空腹血糖(FPG)	成人:3.9~6.1mmol/L
口服葡萄糖耐量试验(OGTT)	① FPG 3.9~6.1mmol/L;②口服葡萄糖后 0.5~1h,血糖达高峰但是<11.1mmol/L;③ 2h 血糖(2hPG)<7.8mmol/L;④ 3h 血糖恢复至空腹水平
糖化血红蛋白(HbA_1c)	HbA_1c 4%~6%(高压液相色谱法)

【临床意义】

1. **血糖**   血糖不仅是诊断糖尿病的主要依据,也是判断糖尿病病情和疾病控制程度的主要指标。

（1）血糖增高：FPG 增高称为空腹血糖过高（IFG），FPG 超过 7.0mmol/L 称为高糖血症。根据 FPG 水平将高糖血症分为 3 度：轻度增高（7.0~8.4mmol/L），中度增高（8.4~10.1mmol/L），重度增高（>10.1mmol/L）。当 FPG 超过 8.9mmol/L（肾糖阈）时尿糖呈现阳性。

1）生理性增高：餐后 1~2 小时、高糖饮食、剧烈运动和情绪激动等。

2）病理性增高：病理性血糖升高的原因与临床意义见表 5-73。

表 5-73　病理性血糖升高的原因与临床意义

原因	临床意义
内分泌与代谢性疾病	如糖尿病、甲亢、肢端肥大症、皮质醇增多症、嗜铬细胞瘤和胰高血糖素瘤等
应激性因素	如颅内压增高、颅脑损伤、中枢神经系统感染、AMI、大面积烧伤、急性脑血管病等
药物影响	如噻嗪类利尿剂、口服避孕药、泼尼松等
肝脏和胰腺疾病	如严重的肝病、坏死性胰腺炎、胰腺癌等
其他	如高热、呕吐、腹泻、脱水和缺氧等

（2）FPG 降低：FPG 低于 3.9mmol/L 为低血糖。①生理性降低：饥饿、长期剧烈运动、妊娠期等；②病理性降低：病理性血糖降低的原因与临床意义见表 5-74。

表 5-74　血糖降低的原因与临床意义

原因	临床意义
胰岛素过多	如过量使用胰岛素、口服降糖药、胰岛 B 细胞增生或肿瘤等
对抗胰岛素激素分泌不足	如肾上腺皮质激素、生长激素缺乏
肝糖原贮存缺乏	如急性重型肝炎、急性肝炎、肝癌等
消耗性疾病	如严重营养不良、恶病质等
非降糖药物影响	如磺胺药、水杨酸、吲哚美辛等
其他	急性酒精中毒、特发性低血糖、先天性糖原代谢酶缺乏

（3）医学决定水平：①空腹 12 小时 FPG<2.8mmol/L 为低糖血症，可伴有出汗、颤抖、焦虑和虚弱等症状，慢反应时出现易怒、嗜睡、头痛等症状；② FPG ≥ 7.0mmol/L，可诊断糖尿病。

2. 口服葡萄糖耐量试验（OGTT）　诊断糖尿病通常不需要进行 OGTT。筛查妊娠糖尿病在妊娠 24 周和 28 周进行 OGTT。

（1）诊断糖尿病：符合以下条件者可诊断糖尿病。①有糖尿病症状，FPG ≥ 7.0mmol/L。② OGTT 2hPG ≥ 11.1mmol/L。③有临床症状，随机血糖 ≥ 11.1mmol/L。若临床症状不典型，需在不同时间重复检查确诊，但一般不主张做第 3 次 OGTT。

（2）判断糖耐量减退（IGT）：FPG<7.0mmol/L，2hPG 为 7.8~11.1mmol/L，且血糖达峰值时间延长至 1 小时后，血糖恢复正常时间延长至 2~3 小时后，同时伴有尿糖阳性者为 IGT。IGT 常见于 2 型糖尿病、妊娠糖尿病、重度肝病、甲亢、肥胖症及皮质醇增多症等，以及利尿剂、口服避孕药、糖皮质激素、苯妥英等影响。

(3)平坦型糖耐量曲线(葡萄糖升高减慢):FPG 降低,口服葡萄糖后血糖上升不明显,2hPG 不升高而仍处于低水平状态。常见于胰岛 B 细胞瘤、肾上腺皮质功能亢进症、腺垂体功能减退症。也可见于胃排空延迟、小肠吸收不良等。

3. 糖化血红蛋白(HbA₁c)

(1)评价糖尿病控制程度:HbA₁c 增高提示近 2~3 个月糖尿病控制不良,HbA₁c 愈高,血糖水平愈高,病情愈重。糖尿病控制良好者 2~3 个月检查 1 次,控制欠佳者 1~2 个月检查 1 次。

(2)筛查糖尿病:HbA₁c<6% 可排除糖尿病;HbA₁c≥6.5% 可诊断糖尿病。

(3)预测血管并发症:由于 HbA₁c 与氧的亲和力强,可导致组织缺氧,故其长期增高,可引起组织缺氧而发生血管并发症。

(4)鉴别高血糖:糖尿病所致高血糖其 HbA₁c 增高,而应激性高血糖 HbA₁c 正常。

四、血清脂质和脂蛋白检查

【参考区间】

血清脂质和脂蛋白检查的指标与参考区间见表 5-75。

表 5-75　成人血清脂质和脂蛋白检查的指标与参考区间

指标	参考区间
总胆固醇(TC)(mmol/L)	①理想范围:<5.18;②边缘性升高:5.18~6.19;③升高:≥6.22
三酰甘油(TG)(mmol/L)	①理想范围:<1.70;②边缘性水平:1.70~2.25;③增高:2.26~5.64;④很高:≥5.65
高密度脂蛋白胆固醇(HDL-C)(mmol/L)	①理想范围:≥1.04;②升高:≥1.55;③降低:<1.04
低密度脂蛋白胆固醇(LDL-C)(mmol/L)	①理想范围:<3.37;②边缘性升高:3.37~4.12;③升高:≥4.13
脂蛋白(a)[LP(a)](mg/L)	0~300

【临床意义】

1. **总胆固醇**　TC 作为诊断指标的特异性与灵敏性均欠佳,因而只能作为动脉粥样硬化的预防、发病估计、疗效观察的参考指标。

(1)TC 增高:①动脉粥样硬化所致的心、脑血管疾病;②各种高脂蛋白血症、胆汁淤积性黄疸、甲状腺功能减退症、肾病综合征、糖尿病等。

(2)TC 降低:①甲亢;②严重肝脏疾病,如肝硬化和急性重型肝炎等。

2. **三酰甘油**　应在空腹至少 8h 后静脉采血检查,以 12~14h 为宜,但不宜超过 16h。

(1)TG 增高:①冠心病;②原发性脂质异常血症、动脉粥样硬化症、肥胖症、糖尿病、痛风、甲状腺功能减退症、肾病综合征、高脂饮食和胆汁淤积性黄疸等。

(2)TG 降低:①低 β-脂蛋白血症和无 β-脂蛋白血症;②严重的肝脏疾病、吸收不良、甲亢、肾上腺皮质功能减退症等。

3. **高密度脂蛋白胆固醇**

(1)HDL-C 增高:HDL-C 与 TG 呈负相关,HDL-C 水平高的个体患冠心病危险性小,常用此指标评价发生冠心病的危险性。绝经前女性 HDL-C 水平较高,其冠心病患病率较男性和绝经后女性为低。

(2)HDL-C 降低：常见于动脉粥样硬化、急性感染、糖尿病、肾病综合征，以及应用雄激素、β-受体阻滞剂和孕酮等药物。

4. 低密度脂蛋白胆固醇

(1)LDL-C 增高：见于家族性高胆固醇血症、遗传性高脂蛋白血症、甲减、肾病综合征、胆汁淤积性黄疸、应用雄激素、β-受体阻滞剂、糖皮质激素等。

(2)LDL-C 降低：见于无 β-脂蛋白血症、甲亢、吸收不良、肝硬化等。

5. 脂蛋白(a)　LP(a)增高见于：①缺血性心、脑血管疾病；②心肌梗死、外科手术、急性创伤和急性炎症；③肾病综合征、尿毒症、糖尿病肾病等。

五、血清电解质检查

【参考区间】

血清电解质检查的指标与参考区间见表 5-76。

表 5-76　血清电解质检查的指标与参考区间

指标	年龄	参考区间
血钾（K）（mmol/L）	28 天 ~<2 岁	4.2~5.9
	2~<3 岁	3.9~5.4
	3~<16 岁	3.7~5.2
	16~18 岁	3.5~4.9
	成人	3.5~5.3
血钠（Na）（mmol/L）	28 天 ~<6 个月	135~150
	6 个月 ~<1 岁	134~143
	1~18 岁	135~145
	成人	137~147
血清总钙（Ca）（mmol/L）	28 天 ~18 岁	2.10~2.80
	成人	2.11~2.52
血清离子钙（mmol/L）	成人	1.10~1.34
血氯（Cl）（mmol/L）	28 天 ~<6 个月	100~116
	6 个月 ~18 岁	98~110
	成人	99~110

【临床意义】

1. 血钾　血钾浓度变化的发生机制与临床意义见表 5-77。

表 5-77 血钾浓度变化的发生机制与临床意义

分类	发生机制	临床意义
高钾血症	①摄入过多	如高钾饮食、静脉输注大量钾盐
	②排出减少	如急性肾衰竭少尿期、肾上腺皮质功能减退症、系统性红斑狼疮
	③细胞内钾外移增多	如组织损伤和血细胞破坏、缺氧和酸中毒、使用 β- 受体阻滞剂或洋地黄类药物
	④假性高钾	如血管外溶血等
低钾血症	①分布异常	如应用大量胰岛素、低钾性周期性瘫痪、碱中毒等
	②丢失过多	如频繁呕吐、长期腹泻、肾衰竭多尿期、肾小管性酸中毒、肾上腺皮质功能亢进症、长期应用呋塞米等利尿剂

2. 血钠 血钠浓度变化的发生机制与临床意义见表 5-78。

3. 血钙 血钙浓度变化的发生机制与临床意义见表 5-79。

表 5-78 血钠浓度变化的发生机制与临床意义

分类	发生机制	临床意义
高钠血症	①水分摄入不足	如进食困难、昏迷等
	②水分丢失过多	如大量出汗、烧伤、长期腹泻、呕吐、糖尿病性多尿
	③内分泌病变	如肾上腺皮质功能亢进症、原发性或继发性醛固酮增多症
	④摄入过多	过量注射生理盐水等
低钠血症	①丢失过多	如慢性肾衰竭多尿期和大量应用利尿剂
	②细胞外液稀释	如水钠潴留
	③消耗性低钠或摄入不足	如肺结核、肿瘤、肝硬化等慢性消耗性疾病,饥饿、营养不良、长期低钠饮食等

表 5-79 血钙浓度变化的发生机制与临床意义

分类	机制	临床意义
高钙血症	溶骨作用增强	原发性甲状旁腺功能亢进症、多发性骨髓瘤、急性骨萎缩骨折后和肢体麻痹等
	肾功能损害	急性肾衰竭的少尿期,钙排出减少而沉积在软组织中
	摄入过多或吸收增加	静脉输入钙过多、维生素 D 中毒等
低钙血症	成骨作用增强	甲状旁腺功能减退症等
	吸收减少或摄入不足	佝偻病、婴儿手足搐搦症、骨软化症、长期低钙饮食等

4. 血氯

(1)血氯增高:可发生在排出减少、血液浓缩、吸收增加、代偿性增高、低蛋白血症、摄入过多情况时,见于急性或慢性肾衰竭的少尿期、心功能不全、呼吸性碱中毒等。

(2)血氯降低:①摄入不足,如饥饿、营养不良、低盐治疗等。②丢失过多,如严重呕吐、腹泻、慢性肾衰竭、糖尿病以及应用噻嗪类利尿剂、慢性肾上腺皮质功能减退症、呼吸性酸中毒等。

六、心肌损伤标志物检查

【参考区间】

心肌损伤标志物检查的指标与参考区间见表 5-80。

表 5-80　心肌损伤标志物检查的指标与参考区间

指标	参考区间
CK（U/L）	男性 50~310，女性 40~200
CK-MB*（ng/ml）	男性<3.61，女性<4.87
LDH（U/L）	120~250
cTnT*（μg/L）	<0.014
cTnI*（μg/L）	<0.034
Mb*（ng/ml）	男性 28~72，女性 25~58

注：* 各实验室应建立自己的参考区间

【临床意义】

1. 肌酸激酶（CK）　血清 CK 浓度升高的原因与评价见表 5-81。CK 降低见于长期卧床、甲状腺功能亢进症、激素治疗等。

表 5-81　血清 CK 浓度升高的原因与评价

原因	评价
急性心肌梗死	① CK 在 AMI 发病 3~8h 即明显增高，峰值在 10~36h，3~4d 恢复正常
	②如果在 AMI 病程中 CK 再次升高，提示再次发生心肌梗死
	③发病 8h 内 CK 不增高，不能轻易排除 AMI
	④发病 24h CK 小于参考区间上限，可排除 AMI
心肌炎和肌肉疾病	心肌炎、多发性肌炎、横纹肌溶解症、进行性肌营养不良、重症肌无力
溶栓治疗	① AMI 溶栓治疗后出现再灌注，导致 CK 活性增高，使峰值时间提前
	②发病后 4h 内 CK 达峰值，提示冠状动脉的再通能力达 40%~60%
手术	心脏手术或非心脏手术后均可导致 CK 增高，其增高的程度与肌肉损伤的程度、手术范围、手术时间有密切关系

2. 肌酸激酶同工酶（CK-MB）

（1）AMI：CK-MB 对 AMI 早期诊断的灵敏度明显高于总 CK，其阳性检出率达 100%，且具有高度的特异性。CK-MB 在发病后 3~8 小时增高，9~30 小时达高峰，48~72 小时恢复到正常水平。与 CK 比较，其高峰出现早，消失较快，虽对诊断发病较长时间的 AMI 有一定困难，但对再发心肌梗死诊断有重要价值。CK-MB 高峰时间出现早者较出现晚者预后好。

（2）其他心肌损伤：见于心绞痛、心包炎、慢性心房颤动、安装起搏器等。

3. **乳酸脱氢酶（LDH）** LDH 检查的临床意义见表 5-82。

表 5-82　LDH 检查的临床意义

疾病	临床意义
心脏疾病	AMI 时 LDH 较 CK、CK-MB 增高晚（8~18h 开始增高），24~72h 达到峰值，持续 6~10d。病程中 LDH 持续增高或再次增高，提示梗死面积扩大或再次出现梗死
肝脏疾病	急性病毒性肝炎、肝硬化、胆汁淤积性黄疸，以及心力衰竭和心包炎时的肝瘀血、慢性活动性肝炎等 LDH 显著增高
恶性肿瘤	淋巴瘤、肺癌、结肠癌、乳腺癌、胃癌、宫颈癌等 LDH 均明显增高
其他	贫血、肺梗死、骨骼肌损伤、进行性肌营养不良、休克、肾脏病等 LDH 均明显增高

4. **心肌肌钙蛋白 T（cTnT）**

（1）诊断 AMI：cTnT 是诊断 AMI 的确定性标志物。AMI 发病后 3~6h cTnT 即升高，10~24h 达峰值，其峰值可为参考区间的 30~40 倍，10~15d 后恢复正常。

（2）判断微小心肌损伤：cTnT 浓度变化能检查到不稳定型心绞痛（UAP）患者发生的微小心肌损伤（MMD）。

（3）预测血液透析患者心血管事件：肾衰竭患者反复血液透析可引起血流动力学和血脂异常，及时检查血清 cTnT 浓度变化，可预测其心血管事件的风险。cTnT 增高提示预后不良或发生猝死的危险性增大。

5. **心肌肌钙蛋白 I（cTnI）** ①cTnI 灵敏度高于 CK，不仅能诊断 AMI，而且能检查微小损伤；②有较长的检查窗口期；③易于判断再灌注成功与否；④血液 cTnI 浓度与心肌损伤范围有较好相关性，可用于判断病情严重程度。

6. **肌红蛋白（Mb）** ①早期诊断 AMI 和心肌再梗死：AMI 患者发病后 30min~2h 即可升高，6~9h 达到高峰，24~36h 恢复正常，是 AMI 发生后出现最早的可检查的指标。在胸痛发作 2~12h 内，如 Mb 阴性可排除 AMI。因其消除很快，如再梗死发生，血清 Mb 可再次升高。②其他：骨骼肌损伤，如急性肌肉损伤、肌病、休克、急性或慢性肾衰竭。

七、血气分析

【参考区间】

血气分析指标与参考区间见表 5-83。

表 5-83　血气分析指标与参考区间

指标	参考区间
动脉血氧分压（mmHg）	80~100
肺泡 - 动脉血氧分压差（mmHg）	青年人 $P_{(A\text{-}a)}O_2$ 约为 15~20，随年龄增加而增大，不超过 30
动脉血氧饱和度（%）	91.9~99
混合静脉血氧分压（mmHg）	PvO_2 为 35~45，$P_{(a\text{-}v)}O_2$ 为 60
动脉血氧含量［mmol/L（ml/dl）］	8.55~9.45（19~21）

续表

指标	参考区间
动脉血二氧化碳分压（mmHg）	35~45
酸碱度	7.35~7.45，静脉血较动脉血低 0.03~0.05。动脉血最大范围 6.80~7.80
碳酸氢盐（mmol/L）	AB：21~28，SB：21~25
缓冲碱（mmol/L）	45~55
剩余碱（mmol/L）	±3
血浆 CO_2 含量（mmol/L）	静脉血为 22~27，动脉血为 19~25
二氧化碳结合力（mmol/L）	22~31
阴离子间隙（mmol/L）	8~16

【临床意义】

1. 动脉血氧分压（PaO_2）　PaO_2 主要用于判断是否缺氧及其程度。PaO_2 低于同龄人参考区间低限者，称为低氧血症。$PaO_2 < 60mmHg$，机体已处于失代偿边缘，也是诊断呼吸衰竭的标准。$PaO_2 < 40mmHg$ 为重度缺氧；$PaO_2 < 20mmHg$，则不能进行正常的有氧代谢。

（1）升高：氧气治疗。

（2）降低：①通气/灌流失调：哮喘、慢性阻塞性肺疾病（COPD）、肺不张、肺栓塞、弥漫性实质性肺疾病、呼吸道异物阻塞等；②肺泡通气不足：脊柱后凸侧弯、神经肌肉疾病、脑外伤等；③左 - 右分流：先天性心脏病；④药物：巴比妥类药物、阿片类药物。

2. 肺泡 - 动脉血氧分压差（$P_{(A-a)}O_2$）　$P_{(A-a)}O_2$ 变化的临床意义见表 5-84。

表 5-84　$P_{(A-a)}O_2$ 变化的临床意义

变化	临床意义
$P_{(A-a)}O_2$ 增大伴有 PaO_2 降低	表明肺本身受累所致的氧合障碍
	①右 - 左分流，或肺血管病变使肺内动 - 静脉解剖分流增加导致静脉血掺杂
	②弥漫性实质性肺疾病、肺水肿、急性呼吸窘迫综合征等导致的弥散障碍
	③阻塞性肺气肿、肺炎、肺不张或肺栓塞时
$P_{(A-a)}O_2$ 增大不伴有 PaO_2 降低	肺泡通气量明显增加，大气压、吸入氧气浓度与机体耗氧量不变时

3. 动脉血氧饱和度（SaO_2）　SaO_2 是判断机体是否缺氧的指标，但并不灵敏，而且有掩盖缺氧的潜在危险。

4. 混合静脉血氧分压（PvO_2）　$PvO_2 < 30mmHg$ 提示组织缺氧。$P_{(a-v)}O_2$ 减小说明组织摄取、耗氧能力障碍，利用氧能力降低；相反，$P_{(a-v)}O_2$ 增大提示组织需氧、耗氧增加。

5. 动脉血氧含量　①评估组织代谢状况；②推测心排血量（Q_T）；③ Qs/Q_T 对先天性心脏病有右 - 左分流、急性呼吸窘迫综合征的诊断和预后判断有重要价值。

6. 动脉血二氧化碳分压（$PaCO_2$）　$PaCO_2$ 反映整个 P_ACO_2 的平均值，$PaCO_2$ 升高提示

肺泡通气不足,$PaCO_2$ 降低提示肺泡通气过度。

(1)升高:呼吸性酸中毒:①肺泡通气量降低,如慢性阻塞性肺疾病(COPD)、呼吸抑制;②神经肌肉性疾病,如重症肌无力。

(2)降低:呼吸性碱中毒:如过度换气(焦虑)、败血症、肝病、发热、过度机械通气等。

7. 酸碱度　pH 值<7.35 为失代偿性酸中毒,pH 值>7.45 为失代偿性碱中毒。pH 值 7.35~7.45 可有 3 种情况:无酸碱失衡、代偿性酸碱失衡或混合性酸碱失衡。

8. 碳酸氢盐　标准碳酸氢盐(SB)是准确反映代谢性酸碱平衡的指标,一般不受呼吸的影响。实际碳酸氢盐(AB)增高可见于代谢性碱中毒,亦可见于呼吸性酸中毒经肾脏代偿时的反应,AB 降低既见于代谢性酸中毒,亦见于呼吸性碱中毒经肾脏代谢的结果。

9. 缓冲碱(BB)　BB 能反映机体对酸碱平衡紊乱时总的缓冲能力,它不受呼吸因素、CO_2 改变的影响。在血浆蛋白和 Hb 稳定情况下,BB 的增减主要取决于 SB。代谢性酸中毒时 BB 减少,代谢性碱中毒时 BB 增加。

10. 剩余碱(BE)　由于在测定时排除了呼吸性因素的影响,只反映代谢因素的改变,故 BE 的意义与 SB 大致相同。但因其反映的是总的缓冲碱的变化,故较 SB 更全面。

11. 血浆 CO_2 含量(T-CO_2)　T-CO_2 基本反映了 HCO_3^- 的含量。T-CO_2 受溶解 CO_2($PaCO_2$)影响虽小,但在 CO_2 潴留和代谢性碱中毒时,均可使其增加。相反,通气过度致 CO_2 减少和代谢性酸中毒时,又可使其降低,故在判断混合性酸碱平衡失调时,其应用受到一定的限制。

12. 二氧化碳结合力(CO_2-CP)　CO_2-CP 反映了体内的碱储备量,其临床意义与 SB 基本相同。

13. 阴离子间隙(AG)　①高 AG 代谢性酸中毒:以产酸过多为特征,常见于乳酸酸中毒、尿毒症、酮症酸中毒;②正常 AG 代谢性酸中毒:又称为高氯性酸中毒,可由 HCO_3^- 减少、酸排泄障碍或过多使用含氯的酸所致;③判断三重酸碱失衡:AG>30mmol/L 时肯定酸中毒;20~30mmol/L 时酸中毒可能性很大;17~19mmol/L 只有 20% 有酸中毒。

(朱京伟)

第九节　临床免疫学与病原学检查

一、常用肿瘤标志物检查

【参考区间】

常用肿瘤标志物的检查指标与参考区间见表 5-85。

表 5-85 常用肿瘤标志物的检查指标与参考区间

指标	参考区间
甲胎蛋白（AFP）	<25μg/L
癌胚抗原（CEA）	<5μg/L
前列腺特异抗原（PSA）	t-PSA<4.0μg/L，f-PSA<0.8μg/L，f-PSA/t-PSA>0.25
鳞状上皮细胞癌抗原（SCCA）	<1.5μg/L
糖链抗原 19-9（CA19-9）	<37kU/L
糖链抗原 50（CA50）	<20kU/L
糖链抗原 125（CA125）	<35kU/L
糖链抗原 15-3（CA15-3）	<25kU/L
糖链抗原 242（CA242）	<20kU/L
糖链抗原 72-4（CA72-4）	<6.9kU/L

注：各实验室应依据使用的检测方法建立自己的参考区间。

【临床意义】

1. 甲胎蛋白（AFP）

（1）肝脏疾病：原发性肝癌患者血清 AFP 升高，诊断阈值>300μg/L，但约有 10% 的原发性肝癌患者血清 AFP 为阴性。另外，病毒性肝炎、肝硬化患者 AFP 也可升高（20~200μg/L）。AFP 并不适于肿瘤的筛查，但其价值在于对有原发性肝细胞癌或生殖细胞肿瘤高风险的人群进行监测。

（2）妊娠：孕妇血清 AFP 异常升高，应考虑可能存在胎儿神经管缺损畸形。

（3）其他疾病：如生殖细胞肿瘤（睾丸癌、卵巢癌、畸胎瘤等）、胃癌或胰腺癌患者血清 AFP 也可升高。

2. 癌胚抗原（CEA） CEA 浓度明显升高主要见于胰腺癌、结直肠癌、乳腺癌、胃癌、肺癌等；病情好转时，CEA 浓度下降，病情加重时可升高。CEA 对肿瘤的筛查既不灵敏也不特异，但结直肠癌患者血清 CEA 的灵敏度高于其他肿瘤标志物，血清 CEA 常用于结肠癌患者术后随访。另外，CEA 轻度升高也可见于结肠炎、胰腺炎、肝脏疾病、肺气肿及支气管哮喘等。胃液和唾液 CEA 检查对胃癌诊断也有一定价值。

3. 前列腺特异抗原（PSA） 血清总 PSA（t-PSA）有 80% 以结合形式存在，20% 以游离形式存在的 PSA 称为游离 PSA（f-PSA）。

（1）前列腺癌：①60%~90% 前列腺癌患者血清 t-PSA 浓度明显升高，前列腺癌切除术后，90% 患者血清 t-PSA 浓度明显降低。②前列腺癌切除术后患者血清 t-PSA 浓度无明显降低或再次升高，提示转移或复发。③当 t-PSA 处于 4.0~10.0μg/L 时，f-PSA/t-PSA 比值<0.1 提示前列腺癌。PSA 常与直肠指诊、经直肠超声联合检查用于无明显症状的>50 岁男性的前列腺癌的筛查。

（2）前列腺良性病变：约有 14% 良性前列腺肿瘤、前列腺增生或急性前列腺炎等患者血清 PSA 浓度升高。

4. 鳞状上皮细胞癌抗原(SCCA)

(1)恶性肿瘤:宫颈癌、肺鳞状细胞癌、食管癌、卵巢癌和颈部鳞状上皮细胞癌等患者血清 SCCA 浓度增高,动态检测血清 SCCA 可用于恶性肿瘤的治疗效果、复发、转移或预后的评价。

(2)其他疾病:银屑病和特应性皮炎等皮肤病、肝脏良性疾病、乳腺良性疾病、肾衰竭、上呼吸道感染等患者血清 SCCA 浓度也可增高。

5. 糖链抗原 19-9(CA19-9)

(1)恶性肿瘤:①胰腺癌:CA19-9 是目前胰腺癌的首选肿瘤标志物。CA19-9 与 CEA 联合检查对胃癌诊断准确率可达 85%。CA19-9 浓度增高的程度与肿瘤的进展相关,连续检查血清 CA19-9 对胰腺癌病情进展监测、手术疗效、预后估计及复发诊断有重要价值。②其他:如胃癌、结直肠癌、肝癌和胆管癌、卵巢癌等患者血清 CA19-9 浓度也会增高。

(2)良性病变:急性胰腺炎、急性肝炎、原发性胆汁性胆管炎、肝硬化、胆石症等患者血清 CA19-9 浓度也会有不同程度增高。

6. 糖链抗原 50(CA50) 胰腺癌、原发性肝细胞癌、胆囊(管)癌、结直肠癌、胃癌、乳腺癌、卵巢癌等患者血清 CA50 浓度可不同程度的增高,特别是胰腺癌患者血清 CA50 浓度增高最为明显。另外,慢性肝胆疾病、溃疡性结肠炎、淋巴瘤、黑色素瘤、自身免疫病等患者血清 CA50 浓度也会增高。由于 CA50 与 CA19-9 有一定的交叉抗原性,所以 CA50 主要用于消化系统恶性肿瘤(胰腺癌、结直肠癌)的辅助诊断。

7. 癌抗原 125(CA125)

(1)恶性肿瘤:①卵巢癌:卵巢癌患者血清 CA125 浓度明显升高,其阳性率高达60%~90%,目前认为,CA125 是妇女卵巢浆液性囊腺癌的首选标志物;②其他:宫颈癌、乳腺癌、胰腺癌、胆管癌、肝癌、胃癌、结肠癌、肺癌等也有一定的阳性反应。

(2)良性病变:良性卵巢瘤、子宫肌瘤、子宫内膜异位症、盆腔炎、卵巢囊肿等患者血清 CA125 也可升高。肝硬化失代偿期患者血清 CA125 明显升高。妊娠 3 个月内血清 CA125 也可升高。

8. 糖链抗原 15-3(CA15-3)

(1)恶性肿瘤:①乳腺癌:早期患者血清 CA15-3 的阳性率低,0~Ⅰ 期为 0,Ⅱ 期<1%,Ⅲ期约为 12%,当患者有肿瘤多器官转移时的阳性率可达 78%。乳腺癌治疗有效者 CA15-3 浓度降低,其增高则提示病情恶化。②其他:肺癌、结肠癌、胰腺癌、卵巢癌、宫颈癌和原发性肝癌等也有一定的阳性反应。

(2)良性病变:如肝脏、胃肠道、肺脏、乳腺、卵巢等的非恶性疾病患者 CA15-3 也可呈阳性,但阳性率一般低于 10%。

9. 糖链抗原 242(CA242) CA242 浓度增高主要见于胰腺癌、胆囊癌、结直肠癌、胃癌患者,也见于结肠、胃、肝、胰腺和胆管的非肿瘤性疾病患者。此外,卵巢癌和肺癌患者CA242 阳性率较 CA50 高。

10. 糖链抗原 72-4(CA72-4)

(1)恶性肿瘤:①胃癌:胃癌患者血清 CA72-4 阳性率为 45%,且其浓度与胃癌分期有显著的相关性,一般在Ⅲ~Ⅳ期其浓度增高,伴有转移者阳性率更高。CA72-4 浓度在术后可迅速下降至正常水平。CA72-4 是监测胃癌患者病情、评价疗效和判断胃癌转移的首选标志物,其灵敏度优于 CEA 和 CA19-9(胃癌次选标志物),可与 CEA 或 CA19-9 联合应用。②其他:卵巢癌患者 CA72-4 阳性率为 67%、结直肠癌为 47%、胰腺癌为 47%、乳腺癌为 40%。

(2)良性病变:如胰腺炎、肝硬化、风湿病、卵巢囊肿、良性胃肠道疾病等良性病变患者血清 CA72-4 浓度会增高。

二、甲状腺激素检查

【参考区间】

甲状腺激素检查的指标与参考区间见表 5-86。

表 5-86　甲状腺激素检查的指标与参考区间

指标	参考区间
甲状腺素(TT_4)和游离甲状腺素(FT_4)	TT_4: 65~155nmol/L,FT_4: 10.3~25.7pmol/L
三碘甲状腺原氨酸(TT_3)和游离三碘甲状腺原氨酸(FT_3)	TT_3: 1.6~3.0nmol/L,FT_3: 6.0~11.4pmol/L
反三碘甲状腺原氨酸(rT_3)	0.2~0.8nmol/L
甲状腺素结合球蛋白(TBG)	15~34mg/L
甲状腺球蛋白抗体(TGAb)	阴性
促甲状腺素受体抗体(TRAb)	阴性
甲状腺过氧化物酶抗体(TPOAb)	阴性

【临床意义】

1. 甲状腺素(TT_4)和游离甲状腺素(FT_4)

(1)TT_4: TT_4 是判断甲状腺功能状态最基本的体外筛查指标,TT_4 常与促甲状腺激素(TSH)共同作为诊断甲减和甲亢的首选检查项目,也可以用于追踪接受抗甲状腺药物治疗的甲减患者。①增高:主要见于甲亢、先天性甲状腺素结合球蛋白增多症、原发性胆汁性肝硬化、妊娠,以及口服避孕药或雌激素等。②降低:主要见于甲减、单纯性甲状腺肿、低甲状腺素结合球蛋白血症等。此外,在甲亢治疗过程中,恶性肿瘤、糖尿病酮症酸中毒、心力衰竭等原因也可导致 TT_4 浓度降低。

(2)FT_4: FT_4 不受血浆 TBG 影响,诊断甲亢的灵敏度优于 TT_4。①增高:见于甲亢、甲亢危象、甲状腺激素抵抗感综合征等。②降低:主要见于甲减、应用抗甲状腺药物、糖皮质激素、苯妥英钠、多巴胺等。

2. 三碘甲状腺原氨酸(TT_3)和游离三碘甲状腺原氨酸(FT_3)

(1)TT_3: TT_3 是诊断甲亢非常灵敏的指标。① TT_3 增高:甲亢时 TT_3 可高出正常人 4 倍,而 TT_4 仅为 2.5 倍。也是诊断 T_3 型甲亢(T_3 增高而 T_4 不增高)的特异性指标,如甲状腺腺瘤、多发性甲状腺结节性增大。② TT_3 降低:可见于甲减,但降低不明显,有时甚至轻度增高。因此,T_3 不是诊断甲减的灵敏指标。

(2)FT_3: FT_3 增高对诊断甲亢最灵敏,早期或具有复发前兆的格雷夫斯病(Graves 病)的患者血清 FT_4 处于临界值,而 FT_3 已明显增高。T_3 型甲亢时 T_3 增高较 T_4 明显,FT_4 可正常,但 FT_3 已明显增高。FT_3 降低见于低 T_3 综合征、慢性淋巴细胞性甲状腺炎晚期、应用糖皮质激素等。

3. 反三碘甲状腺原氨酸（rT_3）

（1）rT_3 增高

1）甲亢：rT_3 增高诊断甲亢的符合率为 100%。

2）非甲状腺疾病：如 AMI、肝硬化、尿毒症、糖尿病等 rT_3 可增高。

3）药物影响：普萘洛尔、地塞米松等可致 rT_3 增高。当甲减患者应用甲状腺激素替代治疗时，rT_3、T_3 正常说明用药量合适；若 rT_3、T_3 增高，而 T_4 正常或偏高，提示用药过量。

（2）rT_3 降低

1）甲减：甲减患者 rT_3 明显降低，对轻型或亚临床型甲减诊断的准确性优于 T_3、T_4。

2）药物影响：应用抗甲状腺药物治疗时，rT_3 降低较 T_3 缓慢，当 rT_3、T_4 低于参考区间时提示用药过量。

4. 甲状腺素结合球蛋白（TBG）

（1）TBG 增高：非特异性增高常伴有 TT_3、TT_4 浓度升高，而 FT_3、FT_4 无明显变化，患者可无甲亢表现，如妊娠、口服避孕药、大剂量雌激素治疗、家族性 TBG 增多症等。甲减时 TBG 增高，但 TT_3、TT_4 含量降低。

（2）TBG 降低：常见于甲亢、肢端肥大症、肾病综合征、恶性肿瘤、严重感染等。也可见于大量应用糖皮质激素和雄激素等。

5. 甲状腺球蛋白抗体（TGAb）

TGAb 是诊断和鉴别诊断自身免疫性甲状腺炎的重要依据，TGAb 阳性见于 90%~95% 的桥本甲状腺炎，52%~58% 的甲亢和 35% 的甲状腺癌，30% 的风湿病。也见于重症肌无力、肝脏疾病、40 岁以上的健康女性。

6. 促甲状腺素受体抗体（TRAb）

TRAb 可作为检查 Graves 病及判断治疗效果和预后的一种可靠方法。TRAb 阳性见于 Graves 病、暂时性新生儿甲状腺毒症。在应用抗甲状腺药物治疗过程中，如 TRAb 持续阳性，不能停药，一旦停药便有复发的危险。

7. 甲状腺过氧化物酶抗体（TPOAb）

TPOAb 阳性见于桥本甲状腺炎、原发性黏液性水肿、Graves 病、原发性慢性肾上腺皮质功能减退症、慢性纤维性甲状腺炎。TPOAb 浓度与 TSH 浓度有关，TPOAb 阳性提示可能发生甲状腺功能衰竭。大约 10% 的健康人和非自身免疫性甲状腺疾病患者体内有低浓度的 TPOAb。

三、绒毛膜促性腺激素检查

【参考区间】

定性：阴性，定量：<2μg/L。

【临床意义】

多数孕妇停经 1 个月以后绒毛膜促性腺激素（hCG）呈阳性反应。hCG 定量检测可用于评价可疑异位妊娠和流产风险，异位妊娠者 hCG 低于正常妊娠者，流产者的 hCG 逐渐降低或转为阴性。hCG 含量升高主要见于妊娠、妊娠剧吐、滋养层肿瘤、某些胚胎肿瘤、某些肿瘤引起的异位 hCG 产生（胃、膀胱、肺、结肠和肝）。滋养层肿瘤切除后血清 hCG 含量无降低趋势提示有转移癌；由正常逐渐升高提示肿瘤复发。

四、自身抗体检查

【参考区间】

阴性。

【临床意义】

1. **抗核抗体（ANA）** ANA 是一组将自身各种细胞核成分作为靶抗原的自身抗体总称。系统性红斑狼疮（SLE）、药物性狼疮（DLE）、混合性结缔组织病（MCTD）、多发性肌炎（PM）及皮肌炎（DM）、原发性胆汁性肝硬化（PBC）、系统性硬化症（SSc）、类风湿性关节炎（RA）、桥本甲状腺炎和干燥综合征（SS）等 ANA 可呈阳性。未治疗的 SLE 的阳性率达80%；活动期的阳性率几乎为 100%；经激素治疗后阳性率可降低。故 ANA 是 SLE 的最佳筛查项目，该抗体阴性对排除 SLE 的价值较高，ANA 在其他自身免疫病的滴度较低，常作为筛查指标。常见自身免疫病 ANA 阳性检出率见表 5-87。

表 5-87　常见自身免疫病 ANA 阳性检出率

疾病	ANA 阳性率（%）
系统性红斑狼疮（SLE）（未治疗）	95
混合性结缔组织病（MCTD）	95~100
系统性硬化症（SSc）	80~90
干燥综合征（SS）	60~70
多发性肌炎（PM）及皮肌炎（DM）	30
类风湿性关节炎（RA）	20~30
自身免疫性肝病（ALD）	10~15

2. **抗 DNA 抗体**

（1）抗 dsDNA 抗体阳性：抗 dsDNA 抗体是 SLE 的特征性抗体，也是参与 SLE 发病的唯一的自身抗体。其阳性主要见于活动期 SLE，其阳性率为 70%~90%，特异性为 95%，是诊断、监测和治疗 SLE 的重要指标之一。

（2）抗 ssDNA 抗体阳性：抗 ssDNA 抗体阳性见于 SLE（阳性率 70%~95%），尤其是合并有狼疮性肾炎。另外，抗 ssDNA 抗体阳性还可见于重叠结缔组织病、药物诱导的狼疮和慢性活动性肝炎等，但无特异性。

3. **抗核小体抗体（AnuA）** AnuA 对 SLE 的诊断特异度可达 95%，且与 SLE 病情活动有关，联合检测抗 dsDNA 抗体和 AnuA 可提高 SLE 检出率。

4. **抗环瓜氨酸肽抗体（ACCPA）** ACCPA 对 RA 具有较高的特异性和灵敏度（68%~75%），即使是 RA 早期患者，其灵敏度也达到 40%~60%。ACCPA 不仅是 RA 早期诊断指标，而且是鉴别侵蚀性、非侵蚀性 RA 的灵敏指标，ACCPA 阳性患者较阴性患者更易出现或发展为严重的关节骨质破坏。联合检测 RF 和 ACCPA 可提高诊断的灵敏度。

5. **抗中性粒细胞胞质抗体（ANCA）** ANCA 是原发性小血管炎的特异性血清标志物，是该类疾病诊断、疗效观察、病情变化和复发的一项重要指标。其滴度与疾病活动性相关，滴度增高或持续增高常提示病情恶化或缓解后再发，动态监测 ANCA 对预测疾病复发具有重要意义。ANCA 阳性常见于韦格纳肉芽肿（WG）、新月体性肾小球肾炎、结节性多动脉炎等。此外，与 ANCA 阳性相关的疾病还有继发性血管炎、炎性肠病、SLE、RA、自身免疫性肝病等。

6. 抗心磷脂抗体（ACLA）　ACLA 阳性或持续升高与抗磷脂综合征（APS）密切相关。ACLA 阳性的 SLE 患者更易发生血管炎、溶血性贫血、心脏及中枢神经系统损害，ACLA 阳性的 SLE 女性患者更易形成血栓，妊娠期易发生流产。ACLA 在 RA 患者中也可出现，是观察是否伴发 APS 的重要指标。

7. 类风湿因子（RF）　常见的 RF 有 IgM 型、IgG 型、IgA 型和 IgE 型，IgM 型被认为是 RF 的主要类型，也是临床检验中最常测定的类型。RF 是 RA 患者血清中常见的自身抗体，高滴度有助于早期 RA 诊断。IgM 型 RF 效价>80IU/ml 并伴有严重关节功能障碍时，常提示 RA 预后不良。有部分 RA 患者血清 RF 一直呈阴性，RF 阴性不能排除 RA，这类患者关节滑膜炎较轻微，很少发展为关节外类风湿疾病。多种疾病 RF 的检出率见表 5-88。

表 5-88　多种疾病的 RF 阳性检出率

疾病	RF 阳性率（%）
类风湿性关节炎（RA）	79
干燥综合征（SS）	95
皮肌炎（DM）	80
系统性硬化症（SSc）	80
系统性红斑狼疮（SLE）	30
混合性结缔组织病（MCTD）	25

8. 抗角蛋白抗体（AKA）　AKA 对早期诊断 RA 具有重要意义，与 RF 联合检测能进一步提高诊断价值。AKA 是判断 RA 预后的一种标志性抗体，高滴度抗体常提示疾病较为严重。但是，AKA 灵敏度较低，阴性不能排除 RA。

五、病毒性肝炎免疫标志物检查

【参考区间】

甲型肝炎病毒（HAV）、乙型肝炎病毒（HBV）、丙型肝炎病毒（HCV）、丁型肝炎病毒（HDV）、戊型肝炎病毒（HEV）标志物：阴性。

【临床意义】

1. HAV 标志物　HAV 标志物检查指标的临床意义见表 5-89。

表 5-89　HAV 标志物检查指标的临床意义

检查指标	临床意义
HAVAg	粪便检查阳性可作为急性感染的证据
HAV-RNA	粪便检查阳性对早期确诊甲型病毒性肝炎具有特异性
抗 HAV-IgM	HAV 感染早期产生的抗体，发病后数天即可呈阳性，是新近感染的依据
抗 HAV-IgG	甲型肝炎发病后较晚出现的保护性抗体，持续多年或终生。抗 HAV-IgG 阳性表明既往感染，但人体已具有针对 HAV 的免疫力，常用于流行病学调查

2. HBV 标志物　HBV 标志物阳性的临床意义见表 5-90。临床常选用血清 HBV 表面抗原(HBsAg)、HBV e 抗原(HBeAg)、HBV 表面抗体(HBsAb)、HBV 核心抗体(HBcAb)、HBV e 抗体(HBeAb)作为检查指标,其临床意义见表 5-91。

表 5-90　HBV 标志物阳性的临床意义

检查指标	临床意义
HBsAg	只有抗原性,无传染性,是 HBV 感染的最早证据,在潜伏期即可呈阳性。发病 3 个月 HBsAg 尚未转阴提示易发展为慢性乙型肝炎或肝硬化。携带者 HBsAg 也呈阳性而肝功能正常
HBsAb	保护性抗体,表示对 HBV 有免疫力,见于乙型肝炎恢复期、既往感染、乙型肝炎疫苗接种后
HBeAg	在 HBV 复制时产生,并从感染的肝细胞内释放入血,阳性提示 HBV 在复制,有较强的传染性,持续阳性提示可能转为慢性乙型肝炎或肝硬化
HBeAb	常见于 HBeAg 转阴患者,提示 HBV 大部分被清除,传染性低,但并非保护性抗体,仍有传染性
HBcAg	存在于感染的肝细胞核内,并被 HBsAg 包裹,其阳性提示 HBV 复制活跃,传染性强
HBcAb	不是保护性抗体,表明 HBV 感染肝细胞后在复制,具有传染性。IgM 型是近期感染的指标,IgG 型是既往感染的指标
HBV-DNA	诊断乙型肝炎的直接依据,提示 HBV 复制并具有传染性

表 5-91　乙型肝炎五项检查结果与临床意义

HBsAg	HBsAb	HBeAg	HBeAb	HBcAb	临床意义
+	+	+	−	+	亚临床或非典型性感染早期;HBsAg 免疫复合物,新的不同亚型感染
+	+	−	+	+	亚临床型或非典型性感染
+	+	−	+	−	亚临床型或非典型性感染
+	+	−	−	+	亚临床型 HBV 感染早期;不同亚型 HBV 的二次感染
+	+	−	−	−	亚临床型 HBV 感染早期;不同亚型 HBV 的二次感染
+	−	+	+	+	急性 HBV 感染趋向恢复;慢性携带者
+	−	+	−	−	急性 HBV 感染早期或慢性携带者,HBV 复制活跃,传染性强
+	−	+	−	+	俗称"大三阳",急性或慢性乙肝,HBV 复制活跃,传染性强
+	−	−	+	+	俗称"小三阳",急性或慢性乙肝,HBV 复制减弱或停止
+	−	−	−	+	急性或慢性乙肝,HBV 复制减弱或停止
+	−	−	+	−	急性 HBV 感染趋向恢复;慢性 HBsAg 携带者易转阴
+	−	−	−	−	急性 HBV 感染早期,HBV-DNA 处于整合状态;慢性 HBV 携带者,传染性弱
−	+	−	+	+	HBV 感染恢复期

续表

HBsAg	HBsAb	HBeAg	HBeAb	HBcAb	临床意义
−	+	−	+	−	HBV 感染恢复期
−	−	+	+	+	急性 HBV 感染中期
−	+	+	−	+	非典型性急性感染
−	+	−	−	+	HBV 感染恢复期；既往感染，仍有免疫力
−	+	+	−	−	非典型性或亚临床型 HBV 感染
−	−	−	−	+	曾感染过 HBV，未产生或未能检出 HBsAb
−	−	−	+	+	急性 HBV 感染恢复期；既往感染过 HBV
−	−	+	−	+	非典型性急性感染
−	+	−	−	−	HBV 感染恢复期或接种过 HBV 疫苗
−	−	−	+	−	非典型性急性感染；HBcAb 出现之前的感染早期，HBsAg 滴度低而呈阴性，或呈假阳性
−	−	−	+	−	急性 HBV 感染趋向恢复
−	−	−	−	−	既往和目前未感染过 HBV

注：+：阳性，−：阴性

3. HCV 标志物　HCV 标志物检查指标的临床意义见表 5-92。
4. HDV 标志物　HDV 标志物检查指标的临床意义见表 5-93。
5. HEV 标志物　HEV-RNA 阳性对确诊戊型肝炎具有特异性，抗 HEV-IgM 阳性常见于 HEV 急性感染，抗 HEV-IgG 阳性见于 HEV 急性感染恢复期患者。

表 5-92　HCV 标志物检查指标的临床意义

检查指标	临床意义
HCV-RNA	对早期确诊丙型病毒性肝炎具有特异性
抗 HCV-IgM	常见于急性 HCV 感染，是诊断丙型肝炎的早期灵敏指标；在慢性 HCV 感染时，若抗 HCV-IgM 阳性表示有病变活动，常伴有 ALT 活性增高
抗 HCV-IgG	表明体内有 HCV 感染，但不能作为 HCV 感染的早期诊断指标

表 5-93　HDV 标志物检查指标的临床意义

检查指标	临床意义
HDV-RNA	对早期确诊丁型肝炎具有特异性，提示患者存在 HDV 感染及病毒复制
HDVAg	常见于急性丁型肝炎早期，慢性 HDV 感染时 HDV 抗原可呈波动性反复阳性
抗 HDV-IgM	常见于急性 HDV 感染
抗 HDV-IgG	常见于抗 HDV-IgM 降低之际，可在体内长期存在

（王　帅）

第六章 病历书写

第一节 病历书写的重要性与基本要求

病历是指医生在医疗活动过程中形成的文字、符号、图表、影像、切片等资料的总和,包括门(急)诊病历和住院病历。病历是临床医疗工作过程的全面记录和各种检查资料的总和,反映了疾病发生、病情演变、转归和诊疗的情况。病历是由临床医生根据病史采集、体格检查、诊断性检查等获得的资料,经过归纳、分析、整理而成的。病历书写是整个医疗工作的重要环节,书写完整、规范的病历是每个医生必须掌握的临床基本技能之一。在电子病历普及的情况下,医生(特别是医学生)书写规范的病历仍有十分重要的意义。

一、病历书写的重要性

1. **正确诊断疾病和决定治疗方案的重要依据** 病历是确定诊断、实施治疗、落实预防措施的资料,是评价医生诊疗水平的依据,也是患者再次患病时诊断与治疗的重要参考资料。

2. **临床教学的重要素材** 病历是临床教学的宝贵资料,是最生动的教材。医生通过病历书写,可以把所学的理论知识和临床实践密切结合起来,巩固所学知识,开阔视野,培养医生的逻辑思维能力及严谨的医疗作风和专业精神。

3. **临床科研的重要资料** 通过临床病例资料总结分析,寻求疾病发生与发展、治疗与转归的客观规律及内在联系,探讨治疗与预防、疾病与康复的关系,筛查新的医疗技术和治疗手段,进一步提高医疗水平。

4. **医院管理水平和医疗水平的反映** 病历中的许多内容是国家卫生统计的重要指标,可以客观地反映出医院工作状态、医疗质量、管理措施、医德医风等。

5. **患者健康档案及预防保健的原始资料** 通过对病历的分类统计和分析,可以了解医生贯彻"三级预防"的原则,防病防残措施的落实情况,及各种常见病、多发病的发生与发展情况,为制定和落实预防措施提供依据。

6. **处理医疗纠纷、鉴定伤残等的重要法律依据** 病历是具有法律效力的医疗文件,是有效保护患者和医生合法权益的重要文件。

二、病历书写的基本要求

2010 年原国家卫生部(现为国家卫生健康委员会)修订完善并印发的《病历书写基本规范》(卫医政发〔2010〕11 号),对各医疗机构的病历书写行为进行详细规范,以提高病历书写质量、保障医疗质量和安全,并提出了基本要求。

1. 病历书写应当使用蓝黑墨水、碳素墨水,需复写的病历资料可以使用蓝或黑色油水的圆珠笔。计算机打印的病历应当符合病历保存的要求。

2. 病历书写应当使用中文,通用的外文缩写和无正式中文译名的症状、体征、疾病名称等可以使用外文。

3. 病历书写应规范使用医学术语,文字工整,字迹清晰,表达准确,语句通顺,标点正确。

4. 病历书写过程中出现错字时,应当用双线划在错字上,保证原记录清楚、可辨,并注明修改时间,修改人签名。不得采用刮、粘、涂等方法掩盖或去除原来的字迹。上级医生有审查修改下级医生书写的病历的责任。

5. 病历应当按照规定的内容书写,并由相应医生签名。实习医生、试用期医生书写的病历,应当经过本医疗机构注册的医生审阅、修改并签名。进修医生由医疗机构根据其胜任本专业工作实际情况认定后,才能书写病历。

6. 病历书写一律使用阿拉伯数字书写日期和时间,采用24h制记录。

7. 对需取得患者书面同意方可进行的医疗活动,应当由患者本人签署知情同意书。

(1)患者不具备完全民事行为能力时,应当由其法定监护人签字。

(2)患者因病无法签字时,应当由其授权的人员签字。

(3)抢救患者时,在法定监护人或被授权人无法及时签字的情况下,可由医疗机构负责人或授权的负责人签字。

(4)因实施保护性医疗措施不宜向患者说明情况的,应当将有关情况告知患者近亲属,由患者近亲属签署知情同意书,并及时记录。

(5)患者无近亲属的或患者近亲属无法签署知情同意书的,由患者的法定代理人或关系人签署同意书。

8. 病历书写内容应该真实、客观。病历应客观真实地反映患者的病情及诊疗经过,应完整准确、重点突出、层次分明,不能主观臆想,更不能虚构。

9. 病历书写要及时,即按规定时间完成,各项记录应注明记录时间(年、月、日),急诊和抢救记录应注明时、分。

10. 书写格式要规范,项目要完整。病历应按规定格式书写,项目应填写齐全,各种表格栏内项目及每张记录用纸眉栏内及页码均须填写完整。度量衡单位一律采用中华人民共和国法定计量单位。各种检查报告单应按类别、日期顺序整理好归入病历。

三、电子病历

电子病历是指医务人员在医疗活动过程中,使用信息系统生成的文字、符号、图表、图形、数字、影像等数字化信息,并能实现存储、管理、传输和重现的医疗记录,是病历的一种记录形式,包括门(急)诊病历和住院病历。

电子病历就是指将传统的纸质病历完全电子化并超越纸质病历的管理模式,是借助计算机软件和硬件设备将患者的所有诊疗信息录入的病历。它具有数据采集、记录、加工、存储、管理和传送等功能,是医疗机构对门诊、住院患者(或保健对象)临床诊疗和指导干预等医疗服务的数字化记录。

电子病历的基本要求:①为操作人员提供识别手段,并设置相应权限;②设置医生审查修改的权限和时限;③显示医生电子签名;④为患者建立个人信息数据库;⑤具有严格的复制管理功能;⑥满足国家信息安全等级保护制度与标准;⑦为医院各项管理指标提供数据支持。

电子病历的优点是:①确保了病历书写的规范化及标准化。②提高医疗质量,保证患者每次诊疗过程的完整性、连贯性和一致性。③提高工作效率。电子病历减少了不必要的重复性过程,将医生从繁重的医疗文书书写中解放出来,把更多的时间用于诊疗工作。④提高医院管理水平。医院管理者通过电子病历系统可随时查询日常诊疗工作,为科学决策提供依据。⑤医疗信息共享。⑥降低了医疗费用。电子病历记录了患者既往就诊的全过程,可以避免重复性检查,减轻了患者的经济负担。

但是,随着电子病历应用的深入,也暴露出了许多问题。①法律地位问题:目前,国家尚缺乏对电子病历法律地位的明确规定。因此,在使用电子病历系统时,要及时打印电子病历,并由医生亲笔签字,以保证其法律效力。②保密与信息安全问题:只要知道医生用户名和密码,就可在医生工作站上调阅病历,甚至篡改病历,医疗安全和患者隐私得不到保障,有时还可造成虚假病历,或造成病历丢失等。③"剪切粘贴"问题:就是将某一天或其他患者的信息剪切下来,粘贴到另一天或另外患者的记录里,而不是重新整理。粘贴者并未仔细阅读、认真分析和思考,这对观察病情、制订治疗计划和评价效果、判断预后极为不利,甚至造成医疗事故。④医生的操作水平问题:由于医生的计算机操作水平参差不齐,在使用过程中常常发生死机、保存失败、信息丢失、输入速度过慢等问题,严重影响了电子病历的质量与诊疗效率。

因此,在充分发挥电子病历优势的同时,要严格按照《病历书写基本规范》书写,及时、准确、完整地记录,并按要求打印病历,使其具有法律效力。打印病历的字迹应清楚易认,符合病历保存期限和复印的要求。打印病历编辑过程中应当按照权限要求进行修改,已完成录入打印并签名的病历不得再修改。

第二节 病历的种类

一、门(急)诊病历

根据《病历书写基本规范》,门(急)诊病历书写要求如下。

1. 门(急)诊病历内容 包括门(急)诊病历首页、病历记录、实验室检查报告单、影像学检查资料等。

2. 门(急)诊病历首页 包括患者姓名、性别、出生年月日、民族、婚姻状况、职业、工作单位、住址、药物过敏史等。

3. 门(急)诊病历记录 分为初诊记录和复诊记录。每次就诊均应填写就诊日期(年、月、日),时间按 24h 计。急诊病历的就诊时间应该准确到分钟。初步诊断、诊断医生签名写于右下方。如需上级医生审核签名,则签在署名医生左侧并划斜线相隔,如 ×××/×××。所有的医生签名均为全名。

（1）初诊病历记录：①主诉：主要症状及持续时间；②病史：现病史要突出重点，并简要叙述与本次疾病有关的过去史、个人史及家族史；③体格检查：主要记录阳性体征及有助于鉴别诊断的阴性体征；④诊断性检查：实验室检查、特殊检查或会诊记录；⑤初步诊断：如暂不能明确，可在病名后用"？"；⑥处理措施：包括治疗方案，给药种类及时间，进一步检查，建议休假时间；⑦医生签名。

（2）复诊病历记录：①上次诊治后的病情变化和治疗效果，不可用"病情同前"字样；②体格检查重点记录原来阳性体征的变化和新的阳性发现；③需要补充的诊断性检查；④对 3 次不能确诊的患者，接诊医生应请上级医生会诊，上级医生应写明会诊意见及会诊日期、时间并签名；⑤对上次已确诊的患者，如诊断无改变，可不必再写诊断；⑥处理内容要求同初诊；⑦持通用门诊病历变更就诊医院、就诊科室，或与前次不同病种的复诊患者，应视作初诊患者，并按初诊病历要求书写病历；⑧医生签名。

4. 时间要求　门（急）诊病历记录由接诊医生在患者就诊时及时完成。

5. 急诊留观记录　对急诊患者因病情需要留院观察期间的记录，重点记录留观期间的病情变化和诊疗措施。记录要简明扼要，并注明患者去向。

6. 门（急）诊抢救记录　按照住院病历抢救记录书写内容及要求执行。急危重患者必须记录患者的生命体征、意识状态、诊断和抢救措施等。抢救无效死亡的患者，要记录抢救经过、死亡日期及时间、死亡诊断等，参加抢救的人员姓名、职称或职务等。

7. 疫情上报　对于法定传染病应注明疫情报告情况。

8. 填写住院证　门诊患者需要住院时必须填写住院证。

9. 笔迹要求　门诊病历、住院证可用圆珠笔书写，字迹应清晰可认。

二、住院病历

患者住院期间，医生必须书写住院病历。广义的住院病历包括完整病历（即狭义的住院病历）、住院病历首页、入院记录、病程记录、手术同意书、麻醉同意书、输血治疗知情同意书、特殊检查（治疗）同意书、病重（危）通知书、医嘱单、诊断性检查报告单、体温单、病理资料等。

1. 要求　住院病历一般由实习医生或住院医生书写，并要求在患者入院后 24h 之内完成。病历书写是临床实践技能的入门项目，要求每一位实习医生和住院医生必须掌握这项技能。但是，这并不是患者档案病历的必需内容，在临床实践工作中常常被入院记录所替代。

2. 格式与内容　住院病历格式与内容参见《诊断学（第 9 版）》（万学红、卢雪峰主编，人民卫生出版社，2018 年）。

三、常用的医疗文件

（一）入院记录

入院记录就是住院病历的简要形式，即患者住院时的病历记录，原则上其内容和要求与住院病历相同，但应简明扼要，重点突出。主诉、现病史与住院病历相同，其他病史和体格检查可以简明记录，省略系统回顾和摘要。入院记录必须由住院医生在患者入院 24h 内完成书写。

入院记录的内容及要求 ①一般项目。②病史:主诉、现病史、既往史、个人史、婚育史、月经史、家族史。③体格检查:按照系统顺序书写。④专科情况:根据需要记录专科特殊情况。⑤诊断性检查:入院前所做的与本次疾病相关的主要检查及其结果,要按时间顺序记录,如在其他医疗机构所做的检查,应注明机构名称和检查号。⑥初步诊断:经治医生根据患者入院时情况,综合分析得出的诊断。有多个初步诊断时,应分明主次。对待查患者应列出可能性较大的诊断。⑦医生签名。

(二) 再次或多次入院记录

是指患者因同一种疾病再次或多次入住同一医疗机构时书写的记录,其要求及内容基本与入院记录相同。主诉是记录患者本次入院的主要症状(或体征)及持续时间;现病史中要求首先对本次住院前历次住院诊疗经过进行小结,然后再书写本次入院的现病史。

(三) 24h 内入出院记录

患者入院不足 24h 出院的,可以书写 24h 内入出院记录,于患者出院后 24h 内完成。内容包括患者姓名、性别、年龄、职业、入院时间、出院时间、主诉、入院情况、入院诊断、诊疗经过、出院情况、出院诊断、出院医嘱,医生签名等。

(四) 24h 内入院死亡记录

对入院不足 24h 死亡的患者,要书写 24h 内入院死亡记录,于患者死亡后 24h 内完成。内容包括患者姓名、性别、年龄、职业、入院时间,主诉、入院情况、入院诊断、诊疗经过(抢救经过)、死亡时间、死亡原因、死亡诊断、医生签名等。

(五) 病程记录

病程记录是继入院记录之后,对患者病情和诊疗过程所进行的连续性记录。其内容包括患者的病情变化情况、重要的诊断性检查结果及临床意义、上级医生查房意见、其他科室医生的会诊意见、医生分析讨论意见、所采取的诊疗措施及效果、医嘱更改及理由、向患者及其家属告知的注意事项等。

1. **首次病程记录** 是指患者入院后由经治医生或值班医生书写的第一次病程记录,应当在患者入院后 8h 之内完成。首次病程记录的内容包括病例特点、拟诊讨论(诊断依据及鉴别诊断)、诊疗计划等。

(1)病例特点:应当在对病史、体格检查和诊断性检查进行全面分析、归纳和整理后写出本病例特征,包括阳性表现和具有鉴别诊断意义的阴性症状和体征等。

(2)拟诊讨论:根据病例特点,提出初步诊断和诊断依据;对诊断不明的病例要写出鉴别诊断并进行分析;并对下一步诊治措施进行分析。

(3)诊疗计划:提出具体的检查及治疗措施安排。

2. **日常病程记录** 是指对患者住院期间诊疗过程的经常性、连续性记录。由经治医生书写,也可以由实习医生或试用期医生书写,但需有经治医生签名。书写日常病程记录时,首先标明记录时间,另起一行记录具体内容。对病危患者应当根据病情变化随时书写病程记录,每天至少 1 次,记录时间应当具体到分钟。对病重患者,至少 2d 记录一次病程记录。

对病情稳定的患者,至少3d记录一次病程记录。

3. **上级医生查房记录**　是指上级医生查房时对患者的病情、诊断、鉴别诊断、当前治疗措施及疗效的分析,以及下一步诊疗意见等的记录。主治医生首次查房记录应当于患者入院48h内完成。内容包括查房医生的姓名、专业技术职务、补充的病史和体征、诊断依据与鉴别诊断的分析及诊疗计划等。主治医生日常查房记录间隔时间视病情和诊疗情况确定,内容包括查房医生的姓名、专业技术职务、对病情的分析和诊疗意见等。科主任或具有副主任医师以上专业技术职称医生查房的记录,其内容包括查房医生的姓名、专业技术职务、对病情的分析和诊疗意见等。

4. **疑难病例讨论记录**　是指由科主任或具有副主任医师以上专业技术职称的医生主持、召集有关医生,对确诊困难或疗效不确切病例讨论的记录。内容包括讨论日期、主持人、参加人员姓名及专业技术职称、具体讨论意见及主持人小结意见等。

5. **交(接)班记录**　是指患者的经治医生发生变更之际,交班医生和接班医生分别对患者病情及诊疗情况进行简要总结的记录。交班记录应当在交班前由交班医生书写;接班记录应当由接班医生于接班后24h内完成。交(接)班记录的内容包括入院日期、交班或接班日期、患者姓名、性别、年龄、主诉、入院情况、入院诊断、诊疗经过、目前情况、目前诊断、交班注意事项或接班诊疗计划、医生签名等。

6. **转科记录**　是指在住院期间,患者需要从一个科室转到另外一个科室时,经转入科室医生会诊并同意接收后,由转出科室和转入科室医生分别书写的记录。包括转出记录和转入记录。转出记录由转出科室医生在患者转出前书写完成(紧急情况除外);转入记录由转入科室医生于患者转入后24h内完成。转科记录内容包括入院日期、转出或转入日期,转出、转入科室,患者姓名、性别、年龄、主诉、入院情况、入院诊断、诊疗经过、目前情况、目前诊断、转科目的及注意事项或转入诊疗计划、医生签名等。

7. **阶段小结**　是指患者住院时间较长,由经治医生每月所作的病情及诊疗情况总结。阶段小结的内容包括入院日期、小结日期,患者姓名、性别、年龄、主诉、入院情况、入院诊断、诊疗经过、目前情况、目前诊断、诊疗计划、医生签名等。交(接)班记录、转科记录可代替阶段小结。

8. **抢救记录**　是指因患者病情危重,采取抢救措施时所作的记录。因抢救急危重症患者,未能及时书写病历的,有关医生应当在抢救结束后6h内据实补记,并加以注明。内容包括病情变化情况、抢救时间及措施、参加抢救的医生姓名及专业技术职称等,记录抢救时间应当具体到分钟。

9. **有创诊疗操作记录**　是指在临床诊疗活动过程中进行的各种诊断、治疗性操作(如胸膜腔穿刺、腹膜腔穿刺等)的记录。在操作完成后即刻书写,内容包括操作名称、操作时间、操作步骤、结果及患者一般情况,记录操作过程是否顺利、有无不良反应,术后注意事项及是否向患者说明,操作医生签名。

10. **会诊记录**　是指患者在住院期间需要其他科室或其他医疗机构协助诊疗时,分别由申请医生和会诊医生书写的记录。会诊记录应另页书写。内容包括申请会诊记录和会诊意见记录。申请会诊记录应当简要写明患者病情及诊疗情况、申请会诊的理由和目的,申请会诊医生签名等。常规会诊意见记录应当由会诊医生在会诊申请发出后48h内完成,急会诊时会诊医生应当在会诊申请发出后10min内到场,并在会诊结束后即刻完成会诊记录。

会诊记录内容包括会诊意见、会诊医生所在的科室或医疗机构名称、会诊时间及会诊医生签名等。申请会诊医生应在病程记录中记录会诊意见执行情况。

11. **术前小结**　是指在患者手术前,由经治医生对患者病情所作的总结。内容包括简要病情、术前诊断、手术指征、拟施手术名称和方式、拟施麻醉方式、注意事项,并记录手术者术前查看患者相关情况等。

12. **术前讨论记录**　是指因患者病情较重或手术难度较大,手术前在上级医生主持下,对拟实施手术方式和术中可能出现的问题,以及应对措施所作的讨论。讨论内容包括术前准备情况、手术指征、手术方案、可能出现的意外及防范措施、参加讨论者的姓名及专业技术职称、具体讨论意见及主持人小结意见、讨论日期、记录者的签名等。

13. **麻醉术前访视记录**　是指在麻醉实施前,由麻醉医生对患者拟施麻醉进行风险评估的记录。麻醉术前访视可另立单页,也可在病程中记录。内容包括患者的姓名、性别、年龄、科别、病案号,患者一般情况、简要病史、与麻醉相关的诊断性检查结果、拟行手术方式、拟行麻醉方式、麻醉适应证及麻醉中需注意的问题、术前麻醉医嘱、麻醉医生签字并填写日期。

14. **麻醉记录**　是指麻醉医生在实施麻醉中书写的麻醉经过及处理措施的记录。麻醉记录应当另页书写,内容包括患者一般情况、术前特殊情况、麻醉前用药、术前诊断、术中诊断、手术方式及日期、麻醉方式、麻醉诱导及各项操作开始及结束时间、麻醉期间用药名称、方式及剂量、麻醉期间特殊或突发情况及处理、手术起止时间、麻醉医生签名等。

15. **手术记录**　是指手术医生书写的反映手术一般情况、手术经过、术中发现及处理等情况的特殊记录,应当在术后24h内完成。特殊情况下由第一助手书写时,应有手术医生签名。手术记录应当另页书写,内容包括一般项目(患者姓名、性别、科别、病房、床位号、住院病历号或病案号)、手术日期、术前诊断、术中诊断、手术名称、手术者及助手姓名、麻醉方法、手术经过、术中出现的情况及处理等。

16. **手术安全核查记录**　是指在麻醉实施前、手术开始前和患者离开手术室前,手术医生、麻醉医生和巡回护士共同对患者的身份、手术部位、手术方式、麻醉及手术风险、手术使用物品清点等内容进行核对的记录,输血的患者还应对血型、用血量进行核对。应由手术医生、麻醉医生和巡回护士三方核对、确认并签字。

17. **手术清点记录**　是指巡回护士对患者术中所用血液、器械、敷料等的记录,应当在手术结束后即时完成。手术清点记录应当另页书写,内容包括患者姓名、住院病历号(或病案号)、手术日期、手术名称、术中所用各种器械和敷料数量的清点核对、巡回护士和手术器械护士签名等。

18. **术后首次病程记录**　是指参加手术的医生在患者术后即时完成的病程记录。内容包括手术时间、术中诊断、麻醉方式、手术方式、手术简要经过、术后处理措施、术后应当特别注意观察的事项等。

19. **麻醉术后访视记录**　是指麻醉实施后,由麻醉医生对术后患者麻醉恢复情况进行访视的记录。麻醉术后访视记录可另立单页,也可记录在病程记录中。内容包括姓名、性别、年龄、科别、住院病历号,患者一般情况、麻醉恢复情况、清醒时间、术后医嘱、是否拔除气管插管等,如有特殊情况应详细记录,麻醉医生签字并填写日期。

20. **出院记录**　是指经治医生对患者此次住院期间诊疗情况的总结,应当在患者出院后 24h 内完成。内容主要包括入院日期、出院日期、入院情况、入院诊断、诊疗经过、出院诊断、出院情况、出院医嘱、医生签名等。

21. **死亡记录** 是指经治医生对死亡患者住院期间诊疗和抢救经过的记录,应当在患者死亡后 24h 内完成。内容包括入院日期、死亡时间、入院情况、入院诊断、诊疗经过(重点记录病情演变、抢救经过)、死亡原因、死亡诊断等。记录死亡时间应当具体到分钟。

22. **死亡病例讨论记录** 是指在患者死亡 1 周内,由科主任或具有副主任医师以上专业技术职称的医生主持,对死亡病例进行讨论、分析的记录。内容包括讨论日期、主持人及参加人员姓名、专业技术职称、具体讨论意见及主持人小结意见、记录者的签名等。

23. **病重(病危)患者护理记录** 是指护士根据医嘱和病情对病重(病危)患者住院期间护理过程的客观记录。病重(病危)患者护理记录应当根据相应专科的护理特点书写,内容包括患者姓名、科别、住院病历号(或病案号)、床位号、页码、记录日期和时间、出入液量、体温、脉搏、呼吸、血压等病情观察、护理措施和效果、护士签名等。记录时间应当具体到分钟。

(六) 同意书与通知书

1. **手术同意书** 是指手术前,经治医生向患者告知拟施手术的相关情况,并由患者签署是否同意手术的医学文书。内容包括术前诊断、手术名称、术中或术后可能出现的并发症、手术风险、患者签署意见并签名、经治医生和术者签名等。

2. **麻醉同意书** 是指麻醉前,麻醉医生向患者告知拟施麻醉的相关情况,并由患者签署是否同意麻醉意见的医学文书。内容包括患者姓名、性别、年龄、住院病历号、科别、术前诊断、拟行手术方式、拟行麻醉方式,患者基础疾病及可能对麻醉产生影响的特殊情况,麻醉中拟行的有创操作和监测,麻醉风险、可能发生的并发症及意外情况,患者签署意见并签名、麻醉医生签名并填写日期。

3. **输血同意书** 是指输血前,经治医生向患者告知输血的相关情况,并由患者签署是否同意输血的医学文书。内容包括患者姓名、性别、年龄、科别、住院病历号、诊断、输血指征、拟输血成分、输血前有关检查结果、输血风险及可能产生的不良后果、患者签署意见并签名、医生签名并填写日期。

4. **特殊检查、治疗同意书** 是指在实施特殊检查、特殊治疗前,经治医生向患者告知特殊检查、特殊治疗的相关情况,并由患者签署是否同意检查、治疗的医学文书。内容包括特殊检查、特殊治疗项目名称、目的、可能出现的并发症及风险、患者签名、医生签名等。

5. **病危通知书** 是指因患者病情危重时,由经治医生或值班医生向患者家属告知病情,并由家属签名的医疗文书。内容包括患者姓名、性别、年龄、科室,目前诊断及病情危重情况,家属签名、医生签名并填写日期。一式两份,一份交家属保存,另一份归病历中保存。

(七) 医嘱单

医嘱单分为长期医嘱单和临时医嘱单。长期医嘱单内容包括患者姓名、科室、住院病历号、页码、起始日期和时间、长期医嘱内容、停止日期和时间、医生签名、执行时间、执行护士签名。临时医嘱单内容包括医嘱时间、临时医嘱内容、医生签名、执行时间、执行护士签名等。医嘱内容及起始、停止时间应当由医生书写。医嘱内容应当准确、清楚,每项医嘱应当只包含一个内容,并注明下达时间,应当具体到分钟。医嘱不得涂改,需要取消时,应当使用红色墨水笔标注"取消"字样并签名。一般情况下,医生不得下达口头医嘱。因抢救急危重症患者需要下达口头医嘱时,护士应当复诵一遍。抢救结束后,医生应当即刻据实补记医嘱。

(八) 诊断性检查报告单

诊断性检查报告单是指患者住院期间所做各种检查结果的记录。内容包括患者姓名、性别、年龄、住院病历号、检查项目、检查结果、报告日期、报告人员签名或印章等。

(九) 体温单

体温单为表格式,以护士填写为主。内容包括患者姓名、科室、床号、入院日期、住院病历号、日期、手术后天数、体温、脉搏、呼吸、血压、大便次数、出入液量、体重、住院周数等。

四、病历书写常见的问题

病历是规范化的医疗文件,其书写内容和格式都有严格的要求,认真写好病历是对每一个医生的基本要求。如果临床基本功不扎实、对病历的重要性认识不足,对病历书写的要求不熟悉,书写不认真等,都会出现病历书写错误。病历书写比较多见的错误有以下几类。

1. 内容不真实　例如入院记录与首次病程记录的症状、时间不一致,已截肢的患者写出双下肢无异常,扁桃体已摘除患者写出双侧扁桃体无肿大,还有男性患者写出月经史,女性患者写出睾丸肿大等。出现这类错误的原因多为没有认真采集病史资料,书写病历时凭想象臆造。

2. 内容不完整　例如漏签名,主诉无时限,漏写一些重要治疗记录,漏写药物过敏史、输血史,出院诊断中漏写次要诊断等,出现这类错误的原因多为病历资料不完整,对病历书写的内容和要求不熟悉。

3. 书写不规范　例如诊断名称、手术名称及药物名称不规范。将甲状腺腺瘤写成"甲瘤",地塞米松写成"地米",巩膜黄染写成"黄疸",发热写成"发烧"等。同一名字的签字有两种笔迹。出现这类错误的原因是临床基本技能训练不规范,对病历书写的要求不熟悉或不重视。

4. 书写记录不及时　包括入院记录、病程记录、手术记录、出院记录等,出现这类错误的主要原因是对及时完成病历书写的重要性认识不足。

5. 其他　如字迹潦草,包括病历书写和签名无法辨认,还有错别字、标点错误等。

总之,只要具有扎实的基础理论知识和临床技能,充分认识到病历的重要性,并熟练掌握病历书写的方法和要求,以认真负责的态度,加上反复训练,直至养成良好的习惯,就能写出合格的病历。

五、病历保存

病历不仅是患者健康和临床诊治的需要,也是重要的法律文件,必须妥善保存,以维护医患双方的合法权益。2013 年 11 月 20 日,原国家卫生计生委、国家中医药管理局印发《医疗机构病历管理规定(2013 年版)》,自 2014 年 1 月 1 日起施行。

　　病历包括门(急)诊病历和住院病历,均应当标注页码或电子页码,病历归档以后形成病案。门(急)诊病历原则上由患者负责保管,有条件的医疗机构经患者或其法定代理人同意后可负责保管。住院患者出院后,住院病历由病案管理部门统一保存、管理。病历在法律上享有特权,所有内容都应该被保护,未经授权的任何机构和个人不得擅自查阅患者病历。医生因科研、教学,患者或其委托代理人,因诊疗或医保、公安、司法、人力资源社会保障、保险以及医疗事故技术鉴定部门的办案要求,需要查阅、借阅或复印病历时,要按相关规定办理。发生医疗问题争议时,由医务科人员在患者或其有关人员在场的情况下封存病历,封存的病历由病案室负责保管。

　　门(急)诊病历由医疗机构保管的,保存时间自患者最后一次就诊之日起不少于 15 年;住院病历保存时间自患者最后一次住院出院之日起不少于 30 年。

(沈建箴)

第七章　诊　断　方　法

　　诊断是医生将病史采集、体格检查、诊断性检查所收集到的患者的临床资料,经过归纳整理、综合分析和推理判断,做出的符合患者客观实际的结论。诊断疾病是医生最重要、最基本的临床实践活动。诊断疾病的过程是逻辑思维的过程,是医生认识疾病及其客观发展规律的过程,也是体现医生的诊断思维、诊断行为和诊断艺术的过程,只有正确的诊断,才可能有准确、有效的治疗。正确的诊断需要医生具备渊博的医学知识和较强的决策能力。

第一节　诊断疾病的基本步骤

　　诊断疾病包括 4 个步骤:①收集临床资料;②分析、整合临床资料;③提出初步诊断;④验证初步诊断或提出修正诊断,从而确立诊断。

一、收集临床资料

　　1. **病史采集**　是诊断过程中最重要的工作,也是诊断的关键。高质量的病史应该完整、详尽、客观,反映患者所患疾病的真实情况。症状是病史的主体,症状的特点及其发生、发展和演变特点对诊断起着至关重要的作用。就诊前的诊治过程有时也可以为疾病诊断提供重要线索,有据可依的体格检查资料和辅助检查资料,也是病史采集的内容。

　　2. **体格检查**　应在病史采集的基础上进行体格检查,并要兼顾系统全面和重点突出两方面。规范而正确的体格检查所发现的阳性体征和重要的阴性体征是诊断的重要依据。同时,在体格检查中要注意补充和核实病史资料,边检查边询问,边检查边思考,使临床资料形成完整、可靠、互相支持的诊断证据链。

　　3. **诊断性检查**　在病史采集和体格检查的基础上,有针对性地选择必要的诊断性检查,并结合病史采集和体格检查结果来分析诊断性检查结果,可使诊断更加准确、更加可靠。

二、分析与整合临床资料

　　对病史采集、体格检查及诊断性检查所获得的各种临床资料进行分析和整合,是诊断过程中最重要的一个环节,它既涉及非常多的细节,又需要进行总结、归纳和提炼,并能在众多症状和体征中建立有意义的病理生理联系。

　　由于受对疾病的认识、民族习惯、文化素养、心理状态等因素的影响,以及疾病表现复杂多样,患者所诉说的病史常常是琐碎的、凌乱的,或主次不分、顺序颠倒,甚至有虚假、隐瞒或遗漏等。因此,医生必须对病史进行分析,对重点内容要反复核实与确认,并按照时间发展的主线进行归纳整理。

医生需要将体格检查的阳性体征和重要的阴性体征,按照定位的原则进行整合,对疾病的定位诊断提供重要信息。要重视新发阳性体征和陈旧阳性体征的鉴别与分析,也要重视原发疾病相关体征及其并发症的体征的识别及分析。

正确解读诊断性检查结果是十分重要的,且需要与病史采集和体格检查结果联系起来,进行综合分析与判断,切不可仅凭某项检查结果来诊断疾病。由于检查时机、标本采集方法,以及药物、仪器和检查技术等因素的影响,阴性结果往往不能直接排除疾病。因此,在分析诊断性检查结果时必须考虑:①假阴性和假阳性问题;②误差大小;③有无影响检查结果的因素,包括患者的特殊状态、检查方法等;④结果与其他临床资料是否相符等。

三、提出初步诊断

通过对各种临床资料进行综合分析和整合,运用推理(包括演绎推理、归纳推理、类比推理)、横向列举及模式识别等临床思维方法,把可能性较大的疾病梳理排列出来,将可能性最大、最能解释现有临床资料的疾病作为初步诊断(亦称为诊断假设或诊断印象)。当无法第一时间直接得出诊断假设时,要按照可能性的大小进行排序,保留二至三种疾病,并逐一进行鉴别诊断。由于受病情发展变化、临床资料完整性、诊断条件和医生认知水平的限制,初步诊断常有一定的片面性和局限性,只能作为对疾病进行必要治疗的参考依据,但也是确立或修正诊断的基础。

四、验证初步诊断或提出修正诊断,从而确立诊断

正确的诊断需要在诊治过程中加以验证或修正。提出初步诊断后,对患者给予必要的治疗,并仔细观察其病情变化。根据病情变化,确定需要进一步复查的项目或选择必要的特殊检查项目,为确立诊断或修正诊断提供更加可靠的依据。对于疑难、复杂或特殊病例,往往需要通过医生进一步查阅资料、上级医生查房、多专业会诊、病例讨论等形式,不断地认识、补充、修正,才能确定初步诊断。

第二节   临床诊断思维的原则与方法

一、临床诊断思维的原则

在疾病诊断过程中,必须掌握诊断思维的基本原则。

1. 常见病与多发病原则   当同时存在几种疾病的可能性时,首先应考虑常见病、多发病。这种选择原则符合概率分布的基本原理,可以减少误诊的机会。

2. "一元论"原则   对发现的大量阳性表现,结合各种临床资料进行综合分析,尽可能用一种疾病来解释所有的阳性表现,若确实不能用一种疾病解释时,再考虑可能存在其他疾病。

3. 器质性疾病原则   在对器质性疾病与功能性疾病的鉴别有困难时,首先要考虑器质

性疾病；在诊断功能性疾病时，一定要先排除器质性疾病。而有些患者可能同时存在器质性疾病和功能性疾病，这就要求医生在疾病诊治过程中，贯彻执行现代医学的生物 - 心理 - 社会医学模式，考虑到人的整体性，切忌眼中只有病而无患者。

4. 可治性疾病原则　当诊断可能存在两种以上的疾病时，如果一种疾病治疗效果好，而另一种目前尚无有效治疗办法，在诊断上应首先考虑前者，这样可最大限度地减轻患者痛苦。

5. 实事求是原则　在诊断疾病过程中，医生应尊重客观事实，避免将临床现象牵强附会地纳入个人主观理解的框架中，满足不切实际的诊断要求。

二、临床诊断思维的方法

1. 推理　是医生在获取临床资料或诊断信息之后到形成诊断结论的思考和决策过程。推理不仅是一种思维形式，也是一种认识疾病的方法和表达诊断依据的手段，合理的推理直接关系到患者安全与医疗质量。

(1)演绎推理：从一般规律、共性或普遍性的原则出发，推论出对个别事物的认识，得出新的结论的推理方法。结论是否正确，取决于临床资料的真实性。其中临床最常用的是假设演绎推理，整合患者已知的临床资料后，找到主要线索，提出可能的诊断假设，进而演绎出关于未知事实的预测，再通过实验加以检验，最终证明了假设演绎推理的诊断是正确的。

(2)归纳推理：从个别、特殊或具体的现象导出一般性或普遍性结论的推理方法。即在完成了病历资料的收集并整合后，根据有意义的临床信息，推导出初步诊断的过程。医生所搜集的每个诊断依据都是个别的，根据这些诊断依据而提出的初步诊断，就是由个别上升到一般，由特殊性上升到普遍性的过程和结果。

(3)类比推理：根据两种或两种以上疾病在临床表现上有某些相同或相似，但也有不同之处，经过比较、鉴别、推论而确定其中一个疾病的推理方法。临床上常用类比推理来进行鉴别诊断。

2. 横向举例　根据关键的临床表现考虑一系列疾病诊断的可能，逐一列举，再根据其他临床资料(如诊断性检查结果)，将可能诊断的范围逐渐缩小，最后得到最可能的诊断，以及需要与之鉴别的诊断或更为次要的可能诊断。该思维方法受限于接诊医生的知识面，横向联系越广泛、越精准，诊断结论则越可靠。

3. 对照　是将获得的临床资料逐一与疾病诊断标准对照而形成临床诊断，这就要求医生必须熟知疾病的诊断标准和具有丰富的临床实践经验。

4. 一证定论　包括两种情况，一是依据某个特异性现象来确定某种疾病，如骨髓细胞中发现奥氏小体，即可确定急性髓系白血病；二是根据某疾病不应存在的特异性现象，否定某种疾病，如骨髓细胞奥氏小体阳性，可否定急性淋巴细胞白血病。这需要医生对这些独特的现象具有正确的分辨能力和高度的把握能力。

5. 经验再现 / "组合"识别　医生在临床实践过程中积累的知识和技能称为临床经验，而临床典型或不典型的症状及体征，可以在医生的大脑中形成"组合"印象，当医生再遇到类似临床资料时，大脑就会归类于以往的经验，与"组合"印象进行匹配，有助于更加迅速地得出诊断假设。在诊断疾病的过程中，经验再现的例子很多，但应注意"同病异症"和"同症异病"的现象，避免以偏概全。经验再现只有和其他诊断疾病的思维方法结合起来，才能更好地避免误诊。

6. **注重循证医学的诊断方法**　循证医学是医学界倡导的新方法,其核心是临床诊疗应遵循最好的临床证据与临床实践,提倡在临床实践中发现问题,结合现有的评价和综合分析所得证据,正确应用最好的科学研究结果,指导疾病的诊断、治疗和预后。在临床诊断过程中,应用循证医学思维方法,在临床证据的基础上,结合医生的个人实践经验,就可以做出及时、准确的判断。

第三节　临床诊断的种类、内容和格式

一、临床诊断的种类

确定诊断的方法各有不同,可根据病史、体征,或通过实验室检查、影像学及病理学检查等建立诊断。

1. **直接诊断**　病情简单、直观,根据病史或体征,无须诊断性检查即能做出诊断。如荨麻疹、外伤、急性扁桃体炎、急性胃肠炎等。

2. **排除诊断**　如果患者的症状、体征不具有特异性,可能存在多种疾病,医生要深入检查、综合分析,不符实际的诊断要予以排除,保留可能的诊断,且需要进一步证实。

3. **鉴别诊断**　患者的主要症状、体征可能见于多种疾病,一时难以确定诊断,医生需要不断地进行比较和分析这些症状和体征,并搜集多种资料予以鉴别。

二、临床诊断的内容和格式

1. **病因学诊断**　根据典型临床表现,明确提出致病原因。如冠心病、肺结核、溶血性贫血等。病因诊断对疾病的发展、转归、治疗和预防都有指导意义,是最重要的、最理想的临床诊断内容。

2. **病理学诊断**　病理学检查是大多数疾病诊断的"金标准",是对病变的解剖部位、性质、组织结构变化的判断,如小细胞肺癌、弥漫大 B 细胞淋巴瘤、肾小球肾炎、病毒性心肌炎等,需要组织学检查,或由临床表现结合病理学检查进行确诊。

3. **病理生理学诊断**　是疾病引起的机体功能变化,如心功能不全、肝肾功能障碍等。病理生理学变化不仅是判断机体和脏器功能所必需的,而且也是判断预后和劳动力鉴定的指标。

4. **诊断的分型与分期**　不少疾病有不同的分型与分期,其治疗及预后意义各不相同,诊断中亦应予以明确。如血友病可分甲、乙、丙三型;肝硬化有肝功能代偿期与失代偿期之分。

5. **并发症的诊断**　是指由于原发疾病的发展,导致器官功能进一步损害,虽然这种损害与主要疾病性质不同,但在发病机制上有密切关系。如急性白血病并发颅内出血、糖尿病并发肾脏损害、眼底出血等。

6. **伴发疾病诊断**　伴发疾病是指与主要疾病同时存在,但是,并不相关的疾病,其对机体和主要疾病可能产生影响,如急性白血病伴发龋齿等。

有些疾病一时难以明确诊断,临床上常用主要症状或体征为主题的"待诊"作为临时诊断,如发热原因待诊、腹泻原因待诊、黄疸原因待诊等,对于待诊的患者,应尽可能根据对临床资料的分析和评价,提出一些诊断的可能性,按可能性大小排列,反映诊断的倾向性。如发热原因待诊:①病毒感染? ②淋巴瘤待排除。贫血原因待诊:①再生障碍性贫血? ②阵发性睡眠性血红蛋白尿? ③骨髓增生异常综合征(MDS)待排除。对"待诊"患者提出诊断的倾向性有利于合理安排进一步检查和治疗,并应尽可能在规定时间内明确诊断。如果没有提出诊断的倾向性,仅仅一个症状的待诊等于未作诊断。

第四节　临床常见诊断错误的类型和原因

医学是一门充满不确定的科学和可能性的艺术,不确定的主要原因之一是任何一种疾病的表现都有着日益增加的多样化。由于各种原因,诊断可能与疾病本质发生偏离而造成诊断错误。但是,在临床工作中,医生只要有严谨、认真、细致的工作态度和实事求是的工作作风,并且对患者发生的任何可疑现象进行科学严谨的分析与研究,再结合治疗性试验,可以极大地减少诊断错误的发生。常见诊断错误的类型见表 7-1。

表 7-1　常见诊断错误的类型

类型	评价
无过失错误	由于无法获得病史,患者故意隐瞒临床信息或临床表现不典型等原因造成的诊断错误
系统错误	由于缺乏必要的诊断设施、信息技术、有效沟通渠道,人员配备不足和管理不到位等造成的诊断错误
知识缺乏错误	由于缺乏专业知识,未掌握疾病的一般表现和特殊表现而造成的诊断错误
滥用诊断性检查错误	由于不能有效选择诊断性检查项目,以及不能正确理解和运用诊断性检查结果所造成的诊断错误
认知错误	临床推理过程中的潜意识错误或认知偏差造成的诊断错误

诊断错误的常见原因有:

1. 病史采集不完善　在疾病早期,患者仅有自觉症状而缺乏客观体征,这时体格检查、诊断性检查,甚至诊断性治疗均一无所获,而仔细地询问病史常可提供诊断线索。因此,病史采集不完善可造成诊断错误。病史采集不完善的原因有:①医生缺少经验和技巧,缺乏耐心,分析取舍不当;②患者诉说不清或故意隐瞒、夸大病情;③家属代诉病史,仅注意表面症状,或诉说病史时掺杂了主观臆断,不了解疾病发生和发展过程,使采集的病史不能真实反映疾病个体的特征和演变规律;④临床资料不完整,缺少关键资料,难以作深入细致的分析与讨论,造成诊断错误。

2. 体格检查不准确　体格检查是诊断疾病不可缺少的技能,是病史的验证与补充。诊断疾病需要完整的体格检查结果,既要系统地检查,更要围绕病史进行重点检查。如果医生不能认真、规范、全面地进行体格检查,势必导致阳性体征的漏检,致使诊断错误。为使检查准确、细致与全面,对重要部位可反复地检查,以排除因体位、饮食、心理因素等的影响,也可参照诊断性检查的结果再进行检查。为了获得更多的临床资料,在患者的病情变化时应反复进行检查。对一些易受患者心理状态影响的阳性体征要进行反复确认,确保体征的准确性。

3. 过分依赖诊断性检查　任何先进的检查手段都有其适应证和局限性,检查结果仅可做参考。如果不结合症状、体征,只依赖检查结果,可能得出错误的结论;不恰当地选择诊断性检查项目及检查时间,往往不能反映疾病的关键性变化,从而影响病情分析;对一次阴性结果就否定诊断,对诊断性检查不作必要复查,以及缺乏动态观察等,均可造成诊断错误。因此,一定要结合病情,对检查所得的阴性或阳性结果进行综合分析,排除可能的干扰因素。以正确的态度对待诊断性检查及结果,可减少诊断错误。

4. 思维方法不当　在诊断过程中,医生先入为主、主观臆断,不能客观、全面地收集、分析和评价临床资料,让个案经验或错误印象占据思维的主导地位,致使推理偏离疾病的本质,可导致诊断错误;过分强调或满足于个别症状与体征,以此作为诊断依据,而忽略了其他重要病史和检查结果,也会造成诊断错误。

5. 医学知识陈旧及知识面过窄　医生未能及时有效地学习与掌握新理论、新知识、新方法、新进展;在诊断疑难、复杂疾病时,对诊断标准不熟悉,易将符合诊断条件的疾病误诊。医生除了熟悉本专业理论知识外,还应具备多专业理论知识,对其他专业相关常见病的特点有所了解,以具备鉴别诊断的能力。

6. 其他　如患者的病情复杂或表现不典型,诊断设备及环境条件不具备,及复杂的社会、环境、宗教等因素,也是导致诊断错误的因素。疾病早期的特征性症状、体征尚未出现,临床表现常与其他疾病相混淆;发病初期对患者给予了不适当的治疗,干扰了病情发展,使症状表现相对较轻或不典型,也可造成诊断错误。医生对疾病的各种不典型表现认识不足,或对某些疾病出现的少见症状及特殊表现认识不足等也可造成诊断错误。

（许晓伟）

第八章 急救技术

一、成人心肺复苏术（单人施救者）

【适应证】

各种原因导致的心搏骤停的患者。

【禁忌证】

胸壁开放性损伤、肋骨骨折、心脏压塞的患者。

【操作前准备】

1. **环境准备** 清洁、宽敞、安全。如存在危险因素，应迅速将患者转移至安全环境，在保证所有人员安全的环境下进行心肺复苏。

2. **物品准备** 便携面罩（防护面罩）或纱布、必要时备硬木板。

3. **医生准备** 医生必须接受过基础生命支持的相关培训，发现患者突然倒地并失去反应，立即启动应急反应系统。

【操作方法】

1. **确定现场是否安全与评估患者**

(1)确认现场安全：现场对医生和患者都是安全的，医生已做好个人防护。

(2)检查患者反应：轻拍患者肩膀，并大声呼喊"您还好吗？"。

(3)启动应急反应系统：如患者无反应，应立即启动应急反应系统，并获取自动体外除颤器（AED）或除颤仪。

(4)检查呼吸（同时检查患者呼吸和脉搏）：观察患者胸部运动（5~10s）是否缺失或异常（无呼吸或仅出现叹息样呼吸）。

(5)检查脉搏：触摸颈动脉。

1)医生用靠近患者头侧手的示指和中指找到患者的甲状软骨。

2)将示指和中指滑到近医生一侧的甲状软骨和胸锁乳突肌之间的沟内，触摸颈动脉。

3)触摸颈动脉 5~10s（至少 5s，但不要超过 10s）。

2. **胸外按压** 如果在 10s 内未明显地感觉到脉搏，立即开始胸外按压。

(1)位置：医生位于患者的一侧。

(2)体位：将患者置于硬板床或地上，取平卧位，解开患者的上衣，充分暴露胸部。

(3)按压部位：胸部中央，胸骨下半部分（两乳头连线正中）。

(4)按压方法：医生将一只手的掌根放在按压部位，另一只手的掌根置于第一只手上，伸直双臂，使双肩位于双手的正上方，用力快速按压。

(5)按压深度：按压深度至少 5cm。在每次按压时，确保能垂直按压患者的胸骨。

(6)按压频率：100~120 次 /min（在 15~18s 内完成 30 次按压）。

(7)胸廓回弹：每次按压结束后，确保胸廓完全回弹。胸部按压和胸廓回弹时间大致相同(胸廓回弹时，医生的掌根不能离开患者的胸壁)。

3. 开放气道

(1)仰头提颏法

1)医生将一只手的手掌尺侧置于患者的前额，然后用手掌向后推动前额，使头部后仰。

2)医生将另一只手的示指、中指和环指，置于患者的颏部，提起下颌，使患者下颌、耳垂连线与地面垂直。

(2)推举下颌法：如果仰头提颏法未能开放患者的气道，或怀疑患者有脊髓损伤时，应采用推举下颌法。

1)医生双手分别置于患者的头部两侧，将双肘置于患者仰卧的平面上。

2)医生双手的示指、中指、环指分别置于患者的下颌角下方，用双手提起患者的下颌，使下颌前移。

3)如果患者双唇紧闭，医生用双手的拇指推开下唇，使患者嘴唇张开。

4. 人工呼吸　常用口对面罩人工呼吸或口对口人工呼吸。

(1)口对面罩人工呼吸

1)医生位于患者的一侧。

2)以鼻梁作参照，把面罩放在患者口鼻部。

3)仰头提颏法开放患者的气道。医生将靠近患者头顶的拇指和示指，放在面罩的边缘，另一只手的拇指放在面罩下缘，用面罩封住患者口鼻。

4)医生另一只手的其余手指放在下颌骨缘并提起下颌，以开放气道。

5)当提起下颌时，用力按住面罩的外缘，使面罩边缘密封于面部。

6)给予第 1 次人工呼吸(吹气 1s)，同时观察患者胸廓有无隆起。

7)给予第 2 次人工呼吸(吹气 1s)，同时观察患者胸廓有无隆起。

8)如果 2 次人工呼吸后，仍无法对患者进行通气，迅速恢复胸外按压。

(2)口对口人工呼吸

1)在患者口鼻部盖 1~2 层纱布或隔离膜。

2)医生用拇指和示指捏紧患者鼻孔(使用放在患者前额的手)。

3)医生自然吸气后，用双唇包住患者口周，使其完全不漏气。

4)给予第 1 次人工呼吸(吹气 1s)，同时观察胸廓是否隆起。放开口鼻，使胸廓自行回缩将气体排出。

5)给予第 2 次人工呼吸(吹气 1s)，同时观察胸廓是否隆起。

6)如果 2 次人工呼吸后，仍无法对患者进行通气，迅速恢复胸外按压。

5. 心肺复苏周期　以 30∶2 胸外按压／人工呼吸的比例进行心肺复苏，如有 AED(或除颤仪)，立即分析心律，当 AED(或除颤仪)显示可除颤心律(室颤／无脉性室速)时，立即进行除颤，并在除颤后立即进行高质量的心肺复苏，5 个循环或 2min 评估患者 1 次，并重复上述操作，直至患者恢复自主循环或复苏无效。

6. 操作后处理

(1)复苏成功后，为患者取舒适体位。

(2)密切观察病情变化，进行高级生命支持。

(3)做好记录。

【注意事项】

1. 胸外按压力度要适中　胸外按压力量不宜过大、动作不宜过猛,以免造成肋骨骨折。但按压力量也不宜过小,以免按压无效。

2. 避免胸外按压中断　在胸廓回弹(按压放松)时医生的掌根不能离开患者胸部,尽量减少按压中断。

3. 确保气道开放　仰头提颏开放气道时不要用力按压颏部下的软组织,以免堵塞气道;不要使用拇指提起颏部,不要完全封闭患者的口。

4. 做好自我防护　在给予人工呼吸时,应使用带防护装置面罩,可阻止患者呼出的气体、血液或体液进入医生的口腔。

5. 简易呼吸器的使用　在单人进行心肺复苏时,不宜使用简易呼吸器。

二、成人心肺复苏术(双人施救者)

【适应证】

各种原因导致的心搏骤停的患者。

【禁忌证】

胸壁开放性损伤、肋骨骨折、心脏压塞等的患者。

【操作前准备】

1. 环境准备　清洁、宽敞、安全。如有危险因素存在,应迅速将患者转移至安全环境,在保证所有人员安全的环境下进行心肺复苏。

2. 物品准备　便携面罩(防护面罩)或纱布、必要时备硬木板。

3. 医生准备　医生必须接受过基础生命支持的相关培训。发现患者突然倒地并失去反应后,立即启动应急反应系统。

【操作方法】

当有 2 名医生在现场时,医生甲陪伴患者并立即开始胸外按压,进行心肺复苏,医生乙则立即启动应急反应系统,并取得 AED(或除颤仪)。当医生乙返回后,立即使用 AED,并随后参与胸外按压和人工呼吸。2 名医生在每 5 个心肺复苏周期后交换职责(大约 1 次 /2min)。

医生甲

1. 位置　位于患者的一侧。

2. 职责

(1)确定现场是否安全与评估患者

1)确认现场安全:现场对医生和患者都是安全的,医生已做好个人防护。

2)检查患者反应:轻拍患者肩膀,并大声呼喊"您还好吗?"。

3)检查呼吸(同时检查患者呼吸和脉搏):观察患者胸部运动(5~10s)是否缺失或异常(无呼吸或仅出现叹息样呼吸)。

4)检查脉搏:触摸颈动脉 5~10s。如果在 10s 内未明显地感觉到脉搏,立即开始胸外按压。

（2）实施高质量的心肺复苏

1）每次按压深度至少 5cm。

2）按压频率 100~120 次 /min。

3）每次按压结束后,确保胸廓完全回弹(胸廓回弹时医生的掌根不能离开患者的胸壁)。

4）尽量减少按压中断,胸外按压中断时间要小于 10s。

5）避免过度通气。

6）胸外按压 / 人工呼吸次数的比例为 30∶2,并大声计数按压次数。

7）每 5 个周期或 2min 后,与医生乙交换职责,交换用时小于 5s。

医生乙

1. 位置　位于患者的头侧。

2. 职责

（1）启动应急反应系统:取回 AED 或除颤仪、简易呼吸器。

（2）开放气道:采用推举下颌法开放气道,如有必要可使用口咽通气道或鼻咽通气道。

（3）给予人工呼吸:使用简易呼吸器进行人工呼吸。给予 2 次人工呼吸,每次通气时间 1s,使患者的胸廓隆起。

（4）沟通:鼓励医生甲进行足够深、足够快的胸外按压,并使胸廓在每次按压后都完全回弹。

（5）交换职责:每 5 个周期或 2min 后与医生甲交换职责,交换用时小于 5s。

（6）心肺复苏周期:以 30∶2 胸外按压 / 人工呼吸的比例进行心肺复苏,如有 AED(或电除颤仪),立即分析心律。当 AED(或电除颤仪)显示可除颤心律(室颤 / 无脉性室速)时,医生乙立即进行除颤。在除颤后,2 名医生立即进行高质量心肺复苏,每 5 个循环或 2min 分析心律 1 次,并重复上述操作,直至患者恢复自主循环或复苏无效。

3. 操作后处理

（1）复苏成功后,为患者取舒适体位。

（2）密切观察病情变化,进行高级生命支持。

（3）做好记录。

【注意事项】

1. 胸外按压力度要适中　胸外按压力量不宜过大、动作不宜过猛,以免造成肋骨骨折。但按压力量也不宜过小,以免按压无效。

2. 避免胸外按压中断　胸外按压放松时医生的手掌根不能离开胸壁,尽量减少按压中断。

3. 确保气道开放　采用仰头提颏法开放气道时,不要用力按压颏部的软组织,以免堵塞气道;不要使用拇指提起颏部,不要完全封闭患者的口。

4. 做好自我防护　应使用带防护装置面罩给予人工呼吸,可阻止患者呼出的气体、血液和体液进入医生的口腔。

5. 防止过度通气　所有人工呼吸均需持续 1s,避免过度通气。

6. 掌握除颤的时机　如果出现室颤或无脉性室速时,应立即进行除颤。

三、电除颤术

【适应证】

心室颤动,无脉性室性心动过速的患者。

【禁忌证】

无脉性电活动,心脏停搏的患者。

【操作前准备】

1. 环境准备　清洁、宽敞、安全。

2. 物品准备　①便携面罩或纱布,必要时备硬木板;②除颤仪、导电糊、电极膜 5 片、听诊器、纱布 4 块、记录单、速干手消毒剂。

3. 医生准备　熟练掌握电除颤仪的适应证和禁忌证,熟练掌握电除颤仪的使用方法。

【操作方法】

1. 评估现场的安全性　确认现场对医生和患者都是安全的。

2. 评估患者

(1)检查患者反应:轻拍患者肩膀,并大声呼喊"您还好吗?"。

(2)启动应急反应系统:如患者无反应,应立即启动应急反应系统,并获取电除颤仪。

(3)检查呼吸(同时检查患者呼吸和脉搏):观察患者胸部运动 5~10s,呼吸是否缺失或异常(无呼吸或仅出现叹息样呼吸)。

(4)检查脉搏:触摸颈动脉 5~10s。如果在 10s 内未明显地感觉到脉搏,应立即开始胸外按压。

3. 心肺复苏　助手开始心肺复苏,胸外按压 / 人工呼吸的比例为 30∶2。

4. 患者准备　将患者仰卧于硬板床上(或平地),松解衣扣,去除患者身体上的所有金属物品,充分暴露除颤部位,用纱布擦干除颤部位(放置电极板的位置)的皮肤。

5. 准备除颤　立即连接电除颤仪上的心电监护仪,打开电除颤仪,确定电除颤仪设置为"非同步",将电除颤仪电极板均匀涂抹导电糊。

6. 选择能量　一般单相波电除颤仪选择 200~360J,双相波电除颤仪选择 120~200J。

7. 放置电极板　在患者胸骨右缘锁骨下区(心底)及左腋中线第 5 肋间(心尖)涂抹导电糊后,并在此两处(心底—心尖)放置电极板,两电极板之间至少相距 10cm,以适当压力将电极板与胸壁皮肤紧密接触。

8. 充电　按下"充电"按钮,电量充到设定的能量后会发出提示音。

9. 除颤　充电完毕,确保无人接触患者的情况下,按"放电"按钮进行放电电击,电击会造成患者肌肉的突然挛缩。

10. 继续心肺复苏　除颤后立即恢复心肺复苏(从胸外按压开始)。5 组心肺复苏后(约 2min),根据心电监护的心律变化决定是否再进行下一次除颤。

11. 操作后处理

(1)除颤完成后连续心电监护,密切观察除颤效果。

(2)擦净患者皮肤上的导电糊,并观察局部皮肤有无灼伤,协助患者穿衣,取舒适体位。

(3)清洁、消毒除颤电极板。

(4)做好记录。

【注意事项】

1. 充分做好准备工作

(1)除颤前应判断患者是否有植入性起搏器,除颤时电极板放置位置应避开起搏器部位。

(2)除颤时任何人不得接触患者及病床,以防触电。

2. 安放好电极板

(1)电极板放置位置要准确,并与患者皮肤密切接触,压紧皮肤,以免烧伤患者皮肤。

(2)导电糊要涂抹均匀,以保证导电良好。

3. 及时实施胸外按压　除颤后应立即进行以胸外按压为开始的高质量心肺复苏。

4. 掌握好除颤时机　尽早除颤,每延迟 1min,除颤成功率下降 7%。

四、简易呼吸器的使用

【适应证】

1. 各种原因所致的呼吸停止或呼吸衰竭的患者及实施麻醉期间需要呼吸管理的患者。

2. 运送需要机械通气的患者,或临时需要替代呼吸机的患者。

【禁忌证】

气胸患者。

【操作前准备】

1. 环境准备　清洁、宽敞、安全。

2. 物品准备　①治疗车上层:简易呼吸器 1 套(呼吸囊、呼吸活瓣、面罩、储气袋、固定带及衔接管处于备用状态),治疗盘内放氧气装置、吸氧面罩、治疗碗内盛纱布 3 块、手套 1 副,一次性输氧管,记录单、四防牌;②治疗车下层:速干手消毒剂、弯盘、医疗垃圾袋、生活垃圾袋。

3. 医生准备　衣帽整洁,洗手、戴口罩。

【操作方法】

1. 评估现场的安全性　确认现场对医生和患者都是安全的。

2. 评估患者

(1)检查患者反应:轻拍患者肩膀,并大声呼喊"您还好吗?"。

(2)启动应急反应系统:如患者无反应,应立即启动应急反应系统,并获取 AED 或除颤仪。

(3)检查呼吸(同时检查脉搏):观察患者胸部运动 5~10s,呼吸是否缺失或异常(无呼吸或仅出现叹息样呼吸)。

(4)检查脉搏:触摸颈动脉 5~10s,颈动脉搏动存在。

3. 患者体位　将患者去枕仰卧于硬板床上,松解患者衣领。

4. 连接氧气表　将输氧管与氧气表、呼吸器连接,正确调节氧流量(6~8L/min)。

5. 开放气道　医生站于患者的头侧正上方,采用推举下颌法开放气道(必要时用口咽通气管)。以鼻梁为参照,把面罩放在患者口鼻部。

6. 固定面罩　医生用一只手的拇指和示指固定面罩边缘形成"C"形,并将面罩边缘压于患者面部。使用剩下的手指提起下颌角(3 个手指形成"E"形),开放气道,使面罩贴紧面部。

7. 人工呼吸　①医生另一只手挤压球囊给予人工呼吸(每次 1s),同时观察患者的胸廓是否隆起。②人工呼吸的频率为成人 10 次/min,婴幼儿 20~30 次/min。心搏骤停患者高级气道(包括但不限于气管插管、食管气管联合导管、喉罩、喉导管)建立后,人工呼吸的频率为成人 10 次 /min,婴幼儿 20~30 次 /min。

8. 观察患者的变化 ①胸廓有无起伏;②胃区有无膨胀;③神志是否清晰;④血氧饱和度有无升高;⑤口唇、面部、甲床的颜色以及四肢末梢循环有无改善。

9. 操作后处理

(1)用纱布清洁患者的口鼻面部。

(2)根据医嘱给予面罩吸氧或采用呼吸机辅助呼吸。

(3)协助患者取舒适体位,询问清醒患者的感受,安慰患者以缓解焦虑等症状。

(4)将呼吸器与氧气装置分离,物品按医院感染管理规定处置。

(5)做好记录。

【注意事项】

1. 防止面罩漏气 面罩要紧扣患者的口鼻部,防止漏气发生。

2. 人工呼吸要与自主呼吸同步 若患者有自主呼吸,人工呼吸应与之同步,即患者在吸气初顺势挤压呼吸囊,达到一定潮气量后完全松开气囊,让患者自行完成呼气动作。

3. 密切观察患者的变化 注意观察患者胸廓起伏程度、呼吸音、脉搏、血氧饱和度。

4. 确保气体进入肺内 观察胃区是否胀气,避免过多的气体被挤压到胃内,而影响呼吸运动。

5. 掌握人工呼吸的时间与效果 每次给予人工呼吸 1s,每次呼吸时胸廓应当有明显的隆起,避免过度通气。大约每 2min 检查脉搏 1 次,如果发现触不到脉搏,立即开始心肺复苏。

五、氧气吸入术

【适应证】

1. 呼吸系统疾病 肺源性心脏病、哮喘、重症肺炎、肺气肿、气胸等患者。

2. 心血管系统疾病 心源性休克、心力衰竭、心肌梗死、严重心律失常等患者。

3. 中枢神经系统疾病 颅脑损伤、各种原因引起昏迷的患者。

4. 其他 严重的贫血、出血性休克、一氧化碳中毒、麻醉剂及氰化物中毒、大手术后、产程过长等患者。

【禁忌证】

严重的呼吸衰竭需要呼吸机等治疗的患者。

【操作前准备】

1. 环境准备 清洁,安全,禁止明火、避开热源。

2. 患者准备 ①核对患者信息,并对患者的病情、局部情况及心理状态进行评估,注意有无禁忌证;②告知患者或家属吸氧的目的、操作过程、注意事项及配合要点;③取舒适体位。

3. 物品准备 ①中心供氧装置或氧气筒。②治疗车上层:治疗盘内放治疗碗 2 个(一个内有纱布 2 块,另一个内盛无菌注射用水)、棉签、氧气表、一次性吸氧装置(内有一次性湿化瓶和一次性吸氧管)。另备"四防牌(防震、防火、防油和防热)"、执行单。③治疗车下层:弯盘、速干手消毒剂、医疗垃圾袋、生活垃圾袋。

4. 医生准备 仪表整洁,洗手,戴口罩。

【操作方法】

1. 双鼻导管法

(1)核对患者信息:核对床号、患者姓名及检查手腕带。

(2)安装氧气表:将氧气表接头插进中心供氧出口,检查氧气表是否关闭及氧气装置有无漏气,安装一次性湿化瓶,连接一次性吸氧管(双鼻导管)。

(3)清洁鼻腔:用棉签蘸少许无菌注射用水清洁患者的双侧鼻孔。

(4)调节氧流量:打开氧气表,根据患者病情正确调节氧流量(轻度缺氧 1~2L/min、中度缺氧 2~4L/min、重度缺氧 4~6L/min、婴幼儿 1~2L/min)。检查吸氧管是否通畅(将鼻导管头端置于盛有无菌注射用水的治疗碗内,有气泡冒出为通畅),用纱布擦干鼻导管头端,将纱布置于弯盘内。

(5)插入鼻导管:将鼻导管头端轻轻插入患者双侧鼻孔内约 1cm,再将鼻导管绕过患者耳后,固定于下颌处,松紧要适宜。

(6)整理记录:挂"四防牌",记录用氧时间及氧流量,观察用氧效果。整理物品。

(7)停止用氧:根据医嘱停止吸氧,向患者说明停止吸氧的原因。先拔出鼻导管,再关闭流量表。

(8)操作后处理

1)观察患者缺氧改善情况,记录停氧时间。

2)协助患者清洁口鼻面部,取舒适体位。

3)按医院感染管理规范处理用过的物品。

4)洗手并记录操作过程及患者的情况。

2. 鼻塞法   将鼻塞连接在输氧管上,并检查其是否通畅。调节好氧流量,轻轻将鼻塞插入患者的鼻孔,并固定。鼻塞大小以塞住患者的鼻孔为宜。

3. 面罩法   将面罩连接在供氧装置上,将氧流量调至 6~8L/min,将面罩置于患者的口鼻部,并固定。

4. 氧气枕法   氧气枕是一长方形的橡胶枕,枕的一角有一橡胶管,上有调节夹,使用时将氧气枕内充满氧气。此法主要用于危重患者抢救或转运途中。

【注意事项】

1. 严格遵守操作规程

(1)注意用氧安全,切实做好"四防"(防震、防火、防油、防热)。

(2)对未用或已用空的氧气筒应分别放置,并挂"满"或"空"的标记,以免急用时搬错而影响抢救工作。

(3)氧气筒压力表指针降至 5kg/cm² 时,则不能继续使用。

2. 及时调整用氧浓度   在患者吸氧过程中应仔细观察患者反应及缺氧纠正情况,及时调整用氧浓度。

3. 保证患者的用氧安全

(1)对持续吸氧的患者,必须每天为其更换鼻导管,以减少对鼻黏膜的刺激及压迫。

(2)及时清理鼻腔分泌物,保证用氧效果。

(3)调节流量时,先分离鼻导管,调节流量后再连接鼻导管,以免大量氧气冲入呼吸道而损伤肺组织。停用氧气时,先拔出鼻导管,再关闭氧气开关。

六、吸痰术

【适应证】

1. 年老体弱、危重、昏迷或麻醉未醒的患者。

2. 各种原因所致的咳嗽反射迟钝或会厌功能异常,不能自行清除呼吸道分泌物或误吸呕吐物的患者。

3. 各种原因引起窒息的患者。

4. 机械通气的患者

(1)有明显的痰鸣音或人工气道有痰液冒出的患者。

(2)动脉血氧饱和度和/或动脉血氧分压明显下降的患者。

(3)机械通气时,呼吸机(使用容量控制模式)显示气道峰压明显增加或(使用压力控制模式)潮气量明显下降的患者。

(4)机械通气时,呼吸机波形图上显示压力-时间,或流速-时间曲线中的吸气相和呼气相同时出现锯齿图形的患者。

【禁忌证】

1. **绝对禁忌证**　通常无,但对颅底骨折患者禁忌经鼻腔吸痰。

2. **相对禁忌证**　严重缺氧或严重心律失常的患者。

【操作前准备】

1. **环境准备**　安静、整洁、光线明亮、温湿度适宜。

2. **患者准备**　①核对患者信息,并对患者的病情、局部情况及心理状态进行评估,注意有无禁忌证;②患者及家属已知晓吸痰的目的、操作过程、注意事项及配合要点;③患者取舒适体位。

3. **物品准备**　①中心吸引装置或电动吸引器;②治疗车上层:中心吸引器一套、治疗盘内备生理盐水 500ml 一瓶(注明冲管用和开启时间)、型号适宜的一次性无菌吸痰包(内有吸痰管、治疗巾、一次性手套,如无吸痰包,用物需另备)、治疗碗内放纱布 1 块、听诊器、手电筒,必要时备开口器、压舌板、舌钳;③治疗车下层:弯盘、消毒瓶(内盛 1∶1 000 含氯消毒液,用于浸泡吸痰连接管头端)、速干手消毒剂、医用垃圾袋、生活垃圾袋。

4. **医生准备**　仪表整洁,洗手,戴口罩。

【操作方法】

1. **核对患者信息**　核对床号、患者姓名及检查手腕带。

2. **检查口鼻局部**　检查患者口腔、鼻腔,如有活动性义齿则取下活动性义齿。

3. **调整患者体位**　患者取仰卧位,头部偏向一侧,略向后仰。

4. **调节负压**　检查吸引器的储液瓶并拧紧瓶盖,连接导管,接通电动吸引器电源,打开开关,调节负压(一般成人为 40~53.0kPa);如使用中心吸引装置,则安装中心负压吸引装置并连接管道,调节负压。

5. **试吸**　打开吸痰包,戴无菌手套,于患者颌下铺治疗巾。连接吸痰管,将吸痰管前端放入生理盐水瓶中湿润,并观察负压大小及管道是否通畅,试吸少量生理盐水。

6. **吸痰**

(1)经口/鼻吸痰法

1)调节氧流量:对吸氧的患者,将氧流量调至 5L/min,观察血氧饱和度,并评估是否可以吸痰,如果可以则告知患者开始吸痰。

2)吸痰:左手折闭吸痰管根部,控制负压,右手持吸痰管的前端,在患者吸气时顺势将吸痰管轻轻插入口咽部,插管深度 10~15cm,放开负压,轻轻旋转并缓慢上提吸痰管,吸净痰液,每次吸痰时间要小于 15s。

3)观察病情:吸痰过程中应密切观察患者的生命体征和缺氧情况,当血氧饱和度下降至90% 以下,或生命体征有异常时应立即停止吸痰,并加大氧流量。在吸痰时要边吸痰边观察痰液的颜色、量和性质,必要时请嘱患者配合咳嗽。

4)冲管消毒:吸痰结束后,医生脱下右手手套,将吸痰管包裹后扔进医疗垃圾袋内。用消毒液冲洗吸痰连接管(如需要继续吸痰,应更换吸痰管)。

(2)经气管插管 / 气管切开吸痰

1)调节氧浓度:对吸氧的患者,将氧流量调至 5L/min,观察心电监护及血氧饱和度,并评估是否可以吸痰。使用呼吸机的患者,则将呼吸机氧浓度调至 100%,持续吸纯氧 2min。

2)吸痰:对使用呼吸机的患者,先分离呼吸机管道,并将管道放于无菌治疗巾上。左手折闭吸痰管根部,控制负压,右手将吸痰管轻轻沿气管导管插入,吸痰管遇阻力后,将其略上提后打开负压,轻轻旋转并缓慢上提吸痰管。吸痰结束后,立即连接呼吸机管道。每次吸痰时间要小于 15s。

3)观察病情:在吸痰过程中要密切观察患者的生命体征和缺氧情况,当血氧饱和度下降至 90% 以下或生命体征异常时,立即停止吸痰,并加大氧流量。吸痰时应边吸痰边观察痰液的颜色、量和性质,清醒的患者可以嘱其配合咳嗽。

4)调节氧浓度:吸痰结束后,再次观察患者的生命体征。对使用呼吸机的患者,立即连接呼吸机管道进行通气,给予 100% 纯氧吸入 2min。

5)冲管消毒:吸痰结束后,医生脱下右手手套并将吸痰管包裹后,扔进医疗垃圾袋内,用消毒液冲洗吸痰连接管(如需要继续吸痰,应更换吸痰管)。

7. 观察吸痰效果   听诊患者双肺部,了解吸痰的效果,观察呼吸是否通畅。使用呼吸机时,观察呼吸机是否与患者紧密连接,运转是否良好,血氧饱和度升至正常水平后,再将氧浓度调至原有水平。

8. 安置患者   吸痰完毕,关闭中心负压或电动吸引器,用纱布擦净患者口周(鼻旁)分泌物。

9. 操作后处理

(1)协助患者取舒适体位。

(2)按医院感染管理规定处理用过的物品。

(3)洗手并记录。

【注意事项】

1. 严格执行无菌操作

(1)无菌盘中的物品要每天更换和消毒。

(2)每次抽吸更换吸痰管,吸引口鼻分泌物的吸痰管禁止用于气管内吸引。

2. 选择合适的吸痰管   选择适当型号、粗细及软硬度均适宜的吸痰管,每根吸痰管只用 1 次。

3. 掌握吸痰顺序   经口鼻途径:先口咽部,后气管内。经人工气道途径:先导管内,后口鼻腔。

4.掌握操作技巧

(1)吸痰动作要轻、稳。吸痰管不宜插入过深,以防损伤呼吸道黏膜。

(2)在吸引过程中注意观察患者的病情变化和吸出物的颜色、性状及量等。

(3)如果患者的痰液黏稠,可配合叩击患者背部、雾化吸入等措施。

(4)每次吸痰时间应小于15s,间隔时间为3~5min。

5.贮液瓶内液体的高度要适宜　贮液瓶内液体不应超过贮液瓶体积的2/3,并及时清理,以免液体吸入负压管道内。

(孙雷雷)

七、脊柱损伤患者的搬运

【适应证】

脊柱损伤的患者或疑似脊柱损伤的患者。

【操作前准备】

1.环境准备　在保证所有人员安全的环境下进行搬运。

2.物品准备　硬木板或硬担架。

【操作方法】

1.评估现场的安全性　确认现场对医生和患者都是安全的。

2.评估患者　根据现场实际情况,检查患者的生命体征与评估患者的病情。

3.搬运方法　将患者双下肢伸直,把硬担架或木板放在患者一侧,3人同时将患者平托至木板或硬担架上,或采用滚动法使患者保持平直状态,将患者整体滚动至木板或硬担架上(图8-1)。

(1)颈椎损伤患者的搬运

1)将硬担架或木板放在患者一侧,由3~4人分别托住患者的头、肩、臀及下肢,其中1人牵引并固定患者的头部,使之始终与躯干保持在同一条线上。

2)患者仰卧于木板或硬担架上,颈下垫小布垫,头部两侧用沙袋固定。

(2)胸、腰椎损伤患者的搬运

1)搬运方法同上,无须专人固定头部,把患者托至木板或硬担架上,但搬动患者的动作要一致。

2)在转运患者时,用固定带将患者固定在木板或硬担架上。如果患者采取仰卧位,患者的腰部可垫一个软垫;如取俯卧位,在肩、腹部垫软垫。

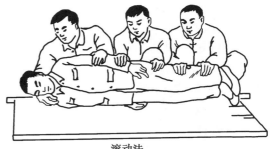

滚动法

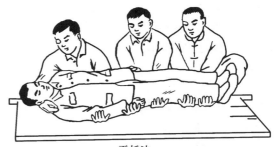

平托法

图8-1　脊柱损伤患者正确的搬运方法

【注意事项】

1. 密切观察患者的病情变化

(1)搬运前检查患者的生命体征及受伤情况,进行必要的急救处理。

(2)整个搬运过程中,应密切观察病情变化,并将病情变化、出血情况、意识改变以及止血带使用情况,及时与医院的接诊人员交接。

2. 选择正确的搬运方法　根据病情和受伤部位,选用正确的搬运方法。

3. 掌握搬运技巧

(1)搬运时,动作要轻、稳,避免震动。

(2)避免脊柱弯曲和扭转,禁止搂抱或一人抬头、一人抬足的方法(图 8-2),也不要用软担架搬运,以免增加脊柱的弯曲或扭转,加重脊椎和脊髓的损伤。

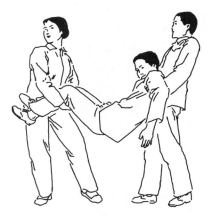

图 8-2　脊柱损伤患者
不正确搬运方法

八、四肢骨折急救外固定术

【适应证】

四肢骨折的患者或疑似骨折的患者。

【操作前准备】

1. 环境准备　在保证所有人员安全的环境下进行操作。

2. 物品准备　相应的固定器材或就地取材。

【操作方法】

1. 评估现场的安全性　确认现场对医生和患者都是安全的。

2. 评估患者　根据现场实际情况,检查患者的生命体征与评估患者的病情。

3. 固定材料的选择　①要备有相应的固定器材,必要时可就地取材;②应用夹板、木板、扁担、木棍、树枝、竹竿、铁棒等将骨折肢体妥善固定;③如确实无任何材料可利用,可将骨折的上肢固定于胸部,将骨折的下肢与健侧肢体捆绑固定,作为临时固定措施。

4. 常见四肢骨折的临时固定

(1)肱骨干骨折:上臂外侧放置合适的木制夹板一块,加垫后用布带将骨折上、下两端固定,将患肢屈曲贴于胸壁,前臂悬吊于胸前,再用一条三角巾将上臂固定于胸部。如果无合适的夹板,用宽布带将患侧上肢固定于胸部,再用三角巾将前臂悬吊于胸前位置。

(2)前臂骨折:选择合适的木板 2 块,分别放于前臂内、外侧,近远端分别用布带打结固定木板,然后将肘关节悬吊于屈曲位。也可用宽布带将上臂固定于胸壁,三角巾悬吊前臂。

(3)股骨干骨折:自腋窝到患侧足跟外侧放置长夹板,自腹股沟到足跟内侧放置短夹板,或仅用外侧长夹板,采用患肢内侧与对侧下肢固定的方法代替夹板,依次于腋下、臀部、骨折上下端、膝部、足跟等处加垫,用布带捆绑固定。

(4)胫腓骨骨干骨折:取与大腿至足跟等长的夹板 2 块,放置于患肢的内、外侧,然后从大腿至足用布带捆绑固定。如无夹板,可将患者双下肢并拢,将患肢与健肢捆绑固定。

【注意事项】

1. 纠正休克 如果患者处于休克状态,立即采取操作治疗休克,如静脉补液、鼻导管吸氧、保持呼吸道通畅、减少搬动、注意保暖等。

2. 包扎伤口与止血 开放性骨折患者的伤口出血较多时,可用加压包扎法止血。合并大血管损伤的患者,需及时采用充气止血带止血,并注意记录止血带所用压力和使用开始时间。如发现骨折端外露,未伤及重要血管及神经者,应避免将其复位,以免加重污染或损伤血管及神经。如发现外露骨折端已自行回缩至创腔内,需做好记录,在清创时需要进行相应处理,以减少污染和感染的机会。

3. 合理固定患肢 妥善固定患肢是骨折急救的重要措施。根据外伤史和检查结果可初步判断有否骨折,怀疑长管状骨骨折者均需要按骨折予以临时固定。

(1)四肢骨折固定时,注意将指(趾)端露出,便于观察肢端循环情况。如发现指(趾)端苍白、发冷、麻木、疼痛、肿胀和发绀、毛细血管充盈时间延长,提示固定过紧,影响患肢血液循环,应适度松开布带,妥善固定。

(2)固定骨折所需夹板的长度与宽度要与患肢相称,其长度一般需超过骨折处的上、下关节。

(3)在夹板与皮肤之间用棉垫隔开,在夹板两端及骨突部位加垫,以防局部组织受压而发生缺血。

4. 迅速安全转运患者 经初步处理,需要尽快将患者转运至就近有条件的医院,以便进一步诊治。

(张 锴)

九、环甲膜穿刺术

【适应证】

1. 急性上呼吸道梗阻需要紧急快速开放气道的患者。

2. 头面部外伤无法经口或经鼻建立人工气道的患者。

3. 气管插管失败或有气管插管禁忌证且无法快速行气管切开的患者。

4. 需气管内注射药物的患者。

【禁忌证】

已明确呼吸道梗阻部位在环甲膜水平以下或有严重出血倾向的患者。

【操作前准备】

1. 患者准备 ①核对患者信息,并对患者的病情进行评估,注意有无禁忌证;②患者或家属已知晓环甲膜穿刺的必要性、目的、操作过程及注意事项,以及可能出现的不良反应;③签署知情同意书。

2. 物品准备 ① 0.5% 碘伏或 75% 酒精,1% 利多卡因,消毒棉签,20ml 或 50ml 注射器,气管导管接头、简易呼吸器、呼吸机;②听诊器、血氧饱和度监测仪、急救车及相应的抢救药品,吸氧装置。

3. 医生准备 戴好口罩、帽子,操作前洗手,戴无菌手套。

【操作方法】

1. 体位 在病情允许时,患者取仰卧位、头后仰,肩部垫高。

2. **消毒**   在病情允许时常规消毒颈部。

3. **麻醉**   在病情允许时采用 1% 利多卡因局部浸润麻醉,病情十分危重的患者可不麻醉。

4. **穿刺**

(1)确定穿刺部位:医生用左手示指沿颈中线摸清甲状软骨下缘和环状软骨弓上缘之间的环甲膜体表投影部位,并定位,再用拇指与中指固定环甲膜两侧。

(2)穿刺:医生右手持 20ml 或 50ml 注射器,自中线处经皮垂直刺入环甲膜,有落空感后回抽有气体,提示穿刺成功。用一只手固定住穿刺针。为增加有效的气体通道,有时可用 2 个或 2 个以上针头进行穿刺。

5. **通气**   取下穿刺用注射器的针管,经穿刺针连接气管导管接头,迅速连接气囊或呼吸机,立即进行紧急通气。气管导管固定于患者颈部。观察患者的呼吸运动,通过听诊胸部以检查通气是否充分。

6. **术后处理**

(1)穿刺部位如有明显出血应及时止血,以免血液流入气管内。

(2)监测患者的生命体征,整理物品,按分类做好医疗垃圾处置。脱手套、洗手,进行详细的穿刺记录。

(3)环甲膜穿刺只是急救方法,不能靠其长期维持呼吸,穿刺针留置时间不能超过 24h。穿刺成功后应立即进行气管切开术或其他抢救,或转入有条件的医院。

【注意事项】

1. **掌握穿刺技巧**

(1)环甲膜穿刺中要保持不偏离中线,以免刺伤大血管而导致出血。

(2)进针不能太深,以免损伤气管后壁黏膜。

2. **确认穿刺成功**   经过观察穿刺针通气情况,要确认肺部有充气和排气,以及肺所排出的气体是通过上呼吸道排出的。

3. **不要盲目高压通气**   穿刺成功后不能盲目进行高压通气,以免肺泡破裂导致气胸。

十、环甲膜切开术

【适应证】

病情危重的喉阻塞患者。

【禁忌证】

环甲膜被肿瘤、血肿或其他机械性因素等阻挡的患者。5 岁以下儿童颈部软骨标志不明显的患者。气管横断且下端缩入纵隔的患者。

【操作前准备】

1. **患者准备**   ①核对患者信息,并对患者的病情进行评估,注意有无禁忌证;②患者或家属已知晓环甲膜切开术的必要性、目的、操作过程及注意事项,以及可能出现的不良反应;③签署知情同意书。

2. **物品准备**   ① 0.5% 碘伏或 75% 酒精,麻醉诱导剂和肌松药。消毒棉签,气管切开包、各种型号的气管导管、简易呼吸器、呼吸机。②听诊器、血氧饱和度监测仪、抢救车及相应的抢救药品,吸氧装置。③紧急情况下无须特殊设备。

3. **医生准备** 戴好口罩、帽子,操作前洗手,戴无菌手套。

【操作方法】

1. **体位** 在病情允许时患者取仰卧位,头后伸,肩部垫高。

2. **消毒** 在病情允许时常规消毒颈部。

3. **麻醉** 在病情允许时采用1%利多卡因局部浸润麻醉。病情十分危重的患者可不麻醉。

4. **切开**

(1)医生用左手拇指和中指固定甲状软骨和环状软骨,直至气管导管插管完毕。

(2)医生右手示指沿颈前正中线摸清甲状软骨下缘和环状软骨弓上缘之间的环甲膜体表投影部位,并定位。

(3)医生用左手拇指和中指将局部组织纵向固定,使局部皮肤保持一定的张力,用尖刀于甲状软骨和环状软骨弓之间作3~4cm横形皮肤切口,确认环甲膜所在位置,用尖刀迅速自环甲膜刺入并切开,直至完全切通喉腔。

5. **插入通气管和通气**

(1)在环甲膜切开后,迅速用血管钳或刀柄撑开切开处,顺势插入气管导管,并妥善固定,以保持呼吸道通畅并进行通气。

(2)观察胸部扩张,听诊双肺,确定气管导管的位置是否正确,观察通气是否充分。

6. **术后处理** 一旦呼吸困难缓解,应立即准备实施正规气管切开术。环甲膜切开术后,插管时间不宜超过24h。

【注意事项】

手术中避免损伤甲状软骨和环状软骨。环甲膜切开位置要保持不偏离中线,以免伤及大血管导致出血。术中注意区分甲状舌骨膜和环甲膜,前者位于甲状软骨上方。避免气管导管置入过深,而导致单肺通气。

十一、气管插管术

【适应证】

1. 各种全身麻醉需要进行有效的人工或机械通气的患者。

2. 支气管成形术、支气管胸膜瘘、休克肺及大咯血的患者,行胸腔镜手术、支气管肺灌洗的患者。

3. 危重患者,如休克、心力衰竭、呼吸衰竭需要进行机械通气的患者,心肺复苏、误吸、药物中毒、新生儿窒息等患者。

【禁忌证】

解剖异常、急性喉炎及急性呼吸道感染的患者为相对禁忌证。

【操作前准备】

1. **患者准备** ①核对患者信息,并对患者的病情进行评估,注意有无适应证、禁忌证;②患者或家属已知晓气管插管的必要性、目的、操作过程及注意事项,以及可能出现的不良反应;③签署知情同意书。

2. **物品准备** ①麻醉机或呼吸机、简易呼吸器、供氧系统;②准备合适的喉镜、气管导管及管芯、牙垫、注射器、衔接管等,并备用比选用导管大及小一号的导管各1根;③准备麻醉面罩和通气装置,吸氧和吸引装置、吸引导管;④听诊器、血氧饱和度监测仪。

3. **医生准备** 戴好口罩、帽子,操作前洗手,戴无菌手套。

【操作方法】

1. **体位** 患者取仰卧位,保持头后仰,医生站在患者的头侧,患者的头部位于医生的剑突水平。

2. **打开口腔** 医生用双手将患者的下颌向前、向上托起,或以右手拇指对着下齿列、示指对着上齿列,借旋转力量使口腔张开。

3. **暴露声门** 医生左手持喉镜柄,将喉镜片从患者右侧口角处放入口腔内,将舌体推向侧后方,缓慢推进喉镜即可见腭垂。将镜片垂直提起前进,直到显露和挑起会厌,以显露声门。

如采用弯镜片插管,则将镜片置于会厌与舌根交界处的会厌谷,向前上方提起,会厌翘起紧贴喉镜片显露声门。如采用直镜片插管,应直接挑起会厌,即可显露声门。

4. **插管** 医生右手拇指、示指、中指以持笔式持住导管的中、上段,自患者的右侧口角处进入口腔内,导管接近喉头时将导管头端移至喉镜片处,同时经过镜片与管壁间的狭窄间隙,监视导管前进的方向,将导管尖端插入声门。

借助管芯插管时,导管尖端入声门后拔出管芯,将导管继续插入气管内。成人导管插入气管内的深度为 4~5cm,导管尖端至门齿的距离约 18~22cm。

5. **确认导管的位置** 确认导管是否已进入气管内合适的位置(表 8-1)。

表 8-1   确认气管导管进入气管合适位置的征象

(1)压胸部时,导管口有气流呼出
(2)气囊辅助呼吸时,可见胸廓起伏,双侧对称;听诊双肺呼吸音清晰
(3)用透明导管者,吸气时管壁清亮,呼气时可见明显"白雾"样特征
(4)有自主呼吸的患者,气管导管接呼吸机后可见呼吸气囊随呼吸而张缩
(5)监测呼气末二氧化碳分压,显示二氧化碳图形

6. **放置牙垫** 插管成功后,立即放置牙垫,然后退出喉镜。牙垫要放在牙齿与口唇之间,以防掉入口腔内。

7. **套囊充气** 给气管导管套囊充气,连接简易呼吸器。

8. **固定导管** 用胶布将气管导管与牙垫固定于面颊部,记录插管深度。轻轻将患者的头部复位。

9. **通气** 连接麻醉机或呼吸机进行人工通气。

【注意事项】

1. **寻找气管插管的标志** 显露声门是气管内插管术的关键,必须根据解剖标志循序推进喉镜片,防止顶端推进过深或太浅。

2. **减少对患者的不良刺激与损伤**

(1)浅麻醉下行气管插管时可引起患者呛咳、喉头及支气管痉挛,心率加快及血压波动、心律失常、心搏骤停,可采取加深麻醉、插管前给予喉部和气管内表面麻醉等方法进行预防。

(2)气管插管可能导致患者牙齿损伤或脱落,操作中应将喉镜的着力点始终放在喉镜片的顶端,并采用上提喉镜的手法,严禁将患者的上门齿作为支点,使用"翘"的手法,否则极易碰落门齿。气管插管还可造成口腔、咽喉部或鼻腔黏膜损伤。用力不当也可造成颞下颌关节脱位。

(3)气管导管内径过小,呼吸阻力增加。导管内径过大、质硬易伤及气管黏膜,引起急性喉头水肿、慢性肉芽肿。

3. 确保导管通气顺畅　若通气过程中出现口鼻漏气,提示气管导管机械问题。如套囊损坏应予更换。如套囊位置错误则应予纠正。

4. 掌握导管插入的深度

(1)气管插管完成后,要核对导管的插入深度,要及时判断是否有误插入食管的可能性。

(2)导管插入过深可使导管进入一侧主支气管内,可形成单肺通气,导致通气不足、低氧血症或肺复张困难。导管插入过浅时,患者体位发生变动时容易造成其脱出。

十二、气道异物急救方法

【适应证】

气道异物以及溺水的患者。

【操作方法】

1. 评估现场的安全性　确认现场对医生(施救者)和患者都是安全的。

2. 评估患者　检查患者的生命体征与评估患者的病情。

3. 迅速判断是否有气道异物　如进食时发生气道阻塞,患者突然不能说话和呼吸,并用手指向喉部位置。医生(施救者)迅速询问患者是否有食物卡住喉部,如果明确气道被食物阻塞,即可实施海姆利希手法(Heimlich maneuver)。如果遇到患者进食时突然不能讲话或呼吸,面部或口唇发青或意识丧失,应高度怀疑气道异物可能。

4. 海姆利希手法

(1)用于站立位或坐位患者的海姆利希手法

1)患者取站立位或坐位。

2)医生(施救者)站在患者的后面,双手抱住患者的腰部,医生一只手握拳,将拳的指侧顶住患者的腹部中线的稍高于脐部、低于剑突尖的位置,另一只手抓住自己的拳头,迅速向上推压患者的腹部。

3)反复连续推压,每次施压完毕后立即放松手臂,重复上述动作,直至异物从气道排出。

(2)用于卧位患者的海姆利希手法

1)患者取仰卧位。医生(施救者)双膝分开跨于患者双侧髋部,并且将一只手掌顶住患者腹部中线的脐部与剑突之间的位置。第二只手放在第一只手上。

2)医生(施救者)按住患者腹部,快速用力向腹内往上推压。反复连续推压,每次施压完毕后立即放松手臂。

3)重复上述动作,直至异物从气道排出。

(3)患者进行自救的海姆利希手法:患者要自行排除完全阻塞气道的异物,可用一只手握拳,将拇指侧置于脐和剑突之间,另一只手紧抓前一只手的拳头,迅速向后向上压迫腹部。如果失败,可将上腹部顶在任何坚硬物的表面上,如椅背、床边或走廊栏杆,并反复快速推压几次,以清除气道异物。

(4)婴儿海姆利希手法

1)患儿取仰卧位,医生(施救者)在患儿足侧;或患儿取坐位,患儿面朝前骑坐于医生(施救者)的大腿上。

2)医生(施救者)用两手中指和示指放于患儿剑突和脐之间,快速向上压迫,注意动作要轻柔,重复数次,直到气道异物排出。

【注意事项】

1. **掌握操作技巧**　操作手法为迅速向上冲击压迫患者的腹部,但避免拳击或挤压腹部或胸廓;用力的部位仅限于手部,而非用双臂加压。

2. **预防并发症的发生**

(1)海姆利希手法对早期救治气道异物效果显著,但也可能带来危害,尤其对老年人,因其胸腹部组织的弹性及顺应性差,容易发生损伤,如出现胸腹腔脏器破裂、主动脉断裂或大出血、肋骨骨折等并发症。

(2)对于极度肥胖或妊娠后期发生气道异物堵塞的患者,应当采用压迫胸骨下端的胸部冲击法,注意不要偏离胸骨,以免造成肋骨骨折。

(3)如果患者已出现心搏骤停,应首先按照心肺复苏的步骤对患者实施心肺复苏术。

(孙 彦)

第九章　临床诊疗常用技术

第一节　基本诊疗技术

一、中心静脉穿刺置管术

【适应证】

1. 不易建立外周静脉通路或外周静脉通路不能满足需要的患者。

2. 长期静脉输入刺激性药物、胃肠外高营养治疗、急需快速大量输液输血治疗的患者。

3. 需要抢救的危重患者或大手术需要监测中心静脉压的患者。

4. 心导管治疗、经中心静脉导管放置心脏起搏器的患者。空气栓塞需要经右心房抽气的患者。

【禁忌证】

1. 凝血功能障碍、穿刺部位感染的患者。

2. 上腔静脉综合征、近期安装心脏起搏器的患者(最好4~6周后再置管)。

【操作前准备】

1. **患者准备**　①核对患者信息,评估患者的病情,注意有无禁忌证;②患者或家属已知晓置管的目的、操作过程、注意事项及可能的风险;③签署知情同意书。

2. **物品准备**　①穿刺物品:中心静脉穿刺包(内含穿刺针、扩皮器、导引钢丝、中心静脉导管、剪刀、刀片、镊子、无菌手套、缝针、缝线、纱布、棉球、换药碗、洞巾、方巾、固定膜等)、输液套装、消毒用品(碘伏消毒液或5%聚维酮碘或2.5%碘酊、75%酒精)等。②压力监测装置。

3. **医生准备**　①与患者及家属进行有效沟通,了解患者的病情,掌握适应证和禁忌证;②戴好口罩、帽子,操作前洗手、戴无菌手套。

【操作方法】

1. **静脉选择**　一般采用经锁骨下静脉或右颈内静脉穿刺插管至上腔静脉。经外周静脉置入中心静脉导管(PICC)多选择上臂头静脉、贵要静脉,其优点为导管较细、穿刺风险小、成功率高、感染率低、可在体内长期留置(1~2年)。

2. **穿刺置管**

(1)经锁骨下静脉穿刺置管法

1)体位:患者取仰卧位,穿刺侧上臂外展80°~90°。

2)消毒铺巾:静脉穿刺部位常规消毒、铺巾。

3)穿刺:用10ml注射器连接13~14号粗针头,抽4~5ml生理盐水,在锁骨中、内1/3交界处下方 1cm 处,与胸壁皮肤呈 20°~30° 角,针头朝向胸锁关节进针,约进入 3cm,可回抽血液之后注入液体(注入液体局部不肿胀)。

4)置管:取下注射器,用手指堵住针头,将选好的导管迅速经插入的针头插入静脉。成人左侧深度为 12~15cm,右侧为 10cm。

(2)经右颈内静脉穿刺置管法

1)体位:患者取仰卧位,头后仰 15°~20°。右肩部略垫高,头偏向左侧,使颈部伸展。

2)确定穿刺点:寻找胸锁乳突肌胸骨端外缘、锁骨端内缘与锁骨上缘所构成的三角区,该区的顶部为穿刺点。

3)消毒铺巾:医生戴无菌手套,常规消毒局部皮肤。消毒范围为上至下颌角,下至乳头水平,内过胸骨中线,外至腋前线。消毒后铺无菌洞巾。

4)麻醉:如果在患者清醒状态下穿刺,需要局部浸润麻醉。

5)穿刺:以 5ml 注射器作为试探针,针头与皮肤呈 30°~45° 角,针尖指向同侧乳头或锁骨中、内 1/3 交界处。边进针边回抽,当刺入静脉时,有阻力骤然减小的感觉,并有回血,再进 2~3mm,以保证针尖处于恰当位置。

6)置管:取下注射器,迅速用手指抵住针头,以防止形成气栓。把选好的导管迅速经针头送入颈内静脉,并直达上腔静脉,导管另一端连接一盛有生理盐水的注射器,一边注射一边插管,成人插入深度约 15cm。

3. 测压

(1)安装中心静脉压测定装置:用直径 0.8~1.0cm 软管或玻璃管和刻有 cmH$_2$O 的标尺一起固定在输液架上,接上连接管与三通开关,一端与输液器相连,另一端接中心静脉导管。

(2)调节零点:将测压管刻度上的零点调到与右心房相平行的位置(相当于平卧时腋中线第 4 肋间),或用水平仪标定右心房水平在测压管上的读数,该读数即是零点。

(3)充液:插管前将连接管及静脉导管内充满液体,排空气泡,测压管内充液,使液面高于预计的静脉压。

(4)测压:打开三通开关,使测压管与静脉导管相通,测压管内液体迅速下降,当液体不再下降时,液平面在标尺上的读数即为中心静脉压。

【注意事项】

1. 掌握置管与测压技巧

(1)在测压过程中,如果静脉压突然出现明显波动性升高,提示导管尖端进入右心室,应立即退出一小段后再测量。这是由于右心室收缩时压力明显升高所致。

(2)不测压时,扭动三通开关使输液袋与静脉导管相通,进行补液并保持静脉导管的通畅。

(3)如导管阻塞无血液流出,应用输液瓶中液体冲洗导管或变动其位置;若仍不通畅,则可用肝素或枸橼酸钠冲洗。

2. 掌握导管留置时间　除了 PICC 管可长期保留外,其他测压管留置时间一般不超过 5d,时间过长易发生静脉炎或血栓性静脉炎,故留置 3d 以上时,需用抗凝剂冲洗,以防血栓形成。

二、胸腔闭式引流术

【适应证】

1. 大量或中等量气胸,开放性气胸,张力性气胸,中等量以上的血气胸、乳糜胸的患者。

2. 经过胸膜腔穿刺术抽气后肺不能复张的气胸患者。

3. 大量胸膜腔积液或持续性胸膜腔积液需要引流的患者。

4. 脓胸,且胸腔内脓液未排出、伴有支气管胸膜瘘或食管胸膜瘘的患者。

5. 机械性通气治疗出现气胸,但仍需要继续进行机械性通气治疗的患者。

6. 恶性肿瘤胸膜转移或顽固性气胸,需要胸腔内给药治疗或胸膜固定术的患者。

【禁忌证】

1. 全身出血性疾病,或正在接受抗凝治疗的患者。

2. 结核性脓胸的患者。

3. 肝源性胸膜腔积液的患者,持续引流将丢失大量蛋白质和电解质,应用要慎重。

【操作前准备】

1. 患者准备　①核对患者信息,评估患者的病情,特别注意患者的生命体征,注意有无禁忌证;②患者或家属已知晓引流的目的、操作过程、注意事项及可能的风险;③签署知情同意书。

2. 物品准备　①胸腔闭式引流包;②消毒药品:5% 聚维酮碘,或 2.5% 碘酊和 75% 酒精;③麻醉药品:2% 利多卡因;④引流装置及引流管(表 9-1)各 1 套(根);⑤其他:注射器、无菌手套、无菌生理盐水、缝针、缝线、胶布等。

表 9-1　胸腔闭式引流置管方法与引流管的要求

方法	引流管周长(F)	评价
肋间细管置管法	6~10	一般用于排出胸内积液、积气或抢救时应用。因管径较细,操作简单,经常应用。但对较稠液体引流不利
肋间粗管置管法	20~24	操作简单,又可引流多种液体。但此法长时间带管容易引起疼痛
经肋床置管法	28~40	适用于脓液较黏稠或具有感染分隔腔的患者,并可长时间带管。但缺点是损伤较大,手术复杂

注:F 是引流管周长的法制单位,用 mm 计数,F30 表示管周长为 30mm。换算公式:F(mm)= 外直径 ×π(3.14),外直径 =F(mm)/π。据此可知 F30 引流管的外直径 =30mm/3.14 ≈ 9.55mm。

3. 医生准备　①了解患者的病情,掌握适应证和禁忌证;②由 2 位医生操作;③戴好口罩、帽子,操作前洗手、戴无菌手套。

【操作方法】

(以肋间粗管为例)

1. 体位　患者取半卧位;生命体征不稳定的患者取平卧位;包裹性脓胸患者酌情选择体位。

2. 切口选择　气胸的切口部位通常选择在锁骨中线第 2~3 肋间;血胸(或积液)患者选择腋中线第 6~7 肋间;包裹性脓胸患者选择脓腔底部。

3. **麻醉与穿刺探查** 切口区皮肤以碘伏或 5% 聚维酮碘常规消毒,铺无菌洞巾。沿肋骨上缘用 2% 利多卡因行局部浸润麻醉,边注射边回抽,直至胸膜,回抽见积气或积液时提示针头已入胸腔,即停止注射。此时可判断胸壁厚度、积液性质等。

4. **切开皮肤及置管**

(1)沿肋间走行切开皮肤至引流管直径大小。

(2)伸入血管钳沿肋骨上缘分开肋间肌,直至胸膜腔,见有积气或积液逸出时即退出血管钳。

(3)钳夹引流管头端并由原切口插入引流管,插管时医生一只手握持引流管末端并控制管口开放,到达胸膜腔后退出血管钳,若有积液或积气经引流管排出时立即用血管钳夹闭引流管。也可用带钢芯引流管由原切口戳入胸膜腔后退出钢芯,再夹闭管尾。

(4)根据胸壁厚度调整引流管进入胸膜腔的深度,以引流管头端进入胸膜腔内 5~10cm 为宜。

(5)采用粗丝线缝合胸壁皮肤切口,缝线结扎后固定引流管,以防止其脱落。

(6)引流管尾端用内接头与连接管相接至水封瓶内。

5. **包扎固定** 置管处局部消毒后,采用无菌敷料覆盖切口,并用胶布固定。

6. **开放引流管** 小到中等量胸膜腔积气、积液,可在引流管接通水封瓶后随即开放。大量积气、积液的患者开放引流时应限量缓出,防止发生纵隔快速移位及复张性肺水肿。首次引流液体 24h 内为 800~1 000ml。视病情变化,再调整引流速度和引流量。

【注意事项】

1. **保障引流的单向性和密闭性** ①为了防止引流液倒流而发生逆行感染,要确保胸腔闭式引流瓶的平面低于胸腔引流口平面至少 60cm;②患者活动时不能将引流瓶提得太高,更不能跨床移动引流瓶;③引流管不要过长,以防折叠;④更换引流瓶时,必须用双钳双向夹闭引流管;⑤患者外出做检查时,应用两把血管钳在不同方向进行夹闭。若为有齿钳,其齿端需包裹纱布或胶套,以防夹管时导致引流管破裂、漏气。

2. **保持引流通畅** 当引流液为血性时,需要每 1~2h 挤压引流管 1 次。自引流管 10~15cm 处,医生双手前后相接向胸壁方向挤捏引流管,或在近胸壁处,一只手紧握引流管,另一只手在距其远端 4~5cm 处阻断(折叠或压紧)引流管,用近胸壁手指指腹用力快速挤压引流管,利用管内的液体或气体冲击可能堵塞管腔的血凝块,随后两只手同时松开,反复多次,可排出松动的血凝块。

3. **密切观察水柱波动的变化** 引流瓶内的水柱波动不仅可用于观察胸腔闭式引流的通畅性,而且还可反映肺膨胀的程度。平静呼吸时水柱波动范围为 4~6cm,咳嗽及深呼吸时波动幅度可增至 6~12cm。

(1)水柱波动消失且水平面静止不动,提示水柱上的引流管有漏气现象。

(2)水柱在水平面上静止不动,多提示肺已复张,胸腔内负压建立。

(3)水柱在水平面下静止不动,提示胸腔内正压,存在气胸。

(4)水柱波动过大,超过 6~10cm,提示肺不张或残腔大。

(5)水柱波动较小,仅为 2~4cm,提示肺膨胀良好,残腔变小。

4. **持续负压吸引** 当胸膜腔内负压不足时(如肺不张),可通过人为吸引增加胸膜腔内负压。胸腔闭式引流的负压吸引通常在术后 24h 开始。为了防止出现胸膜腔渗血,刚开始时应设置在较低负压水平,以超过吸气末胸腔负压($-8\sim-10cmH_2O$)即可。若患者的肺弹性较差、压缩时间较长或肺表面有薄纤维膜覆盖,而致肺复张困难,负压可适当加大至$-10\sim$ $-15cmH_2O$。

5. 漏气的评估　引流管气体排出情况可分为3度:Ⅰ度为患者用力咳嗽、屏气时,引流管内有气泡逸出;Ⅱ度为深呼吸、咳嗽时有气泡逸出;Ⅲ度为平静呼吸时有气泡逸出。

Ⅰ～Ⅱ度漏气多在2~5d后自愈;Ⅲ度可逐渐转为Ⅱ度、Ⅰ度,于5~7d自愈;若有大的支气管瘘或残端瘘,可出现持续Ⅲ度漏气及感染或出血征象,可酌情手术处理。

6. 拔管指征与方法　胸腔闭式引流后48~72h,再继续观察24h无气体逸出,引流液少于50ml(脓液少于10ml),胸部X线检查示肺膨胀良好,患者无呼吸困难时,可考虑拔管。拔管时嘱患者深吸一口气,吸气末迅速拔管,并用凡士林纱布封住伤口,并包扎固定。拔管后注意观察患者有无胸闷、呼吸困难等症状,切口是否漏气、渗液、出血等。

(徐　涛)

第二节　妇产科诊疗技术

一、妊娠腹部四步触诊法

【适应证】

妊娠中晚期孕妇(一般在孕24周以后)。

【禁忌证】

无绝对禁忌证。对子宫敏感者、晚期先兆流产或先兆早产者,检查时务必小心,手法要轻柔。

【操作前准备】

1. 患者准备　①核对孕妇,并对孕期进行评估,注意有无禁忌证;②孕妇或家属已知晓检查的目的与意义。

2. 物品准备　多普勒胎心听诊仪、洗手液、皮尺、消毒液等。

3. 医生准备　戴好口罩、帽子,操作前洗手。

【操作方法】

1. 体位　孕妇排空膀胱,取仰卧位,头部稍垫高,暴露腹部,两腿略屈曲。医生站在孕妇右侧,前3步触诊时医生面向孕妇头侧,第4步触诊时医生面向孕妇足部。

2. 第一步触诊　医生左手置于宫底部,测量宫底距离脐或剑突的距离(指数),估计胎儿大小与孕周数是否相符;医生双手置于子宫底部,以双手指腹交替轻触子宫底部,判断胎体的部位,圆而硬且有浮球感的为胎头,宽而软且形状不规则的为胎臀(图9-1)。

3. 第二步触诊　医生双手置于孕妇腹部左右两侧,一只手固定,另一只手轻轻深按检查,两手交替进行,辨别胎儿背部及四肢的位置。平坦饱满的部位为背部,并确定胎儿背部的方位(向前、向侧方或向后)。触到可变形的高低不平的部位则为肢体,有时可感到胎动。

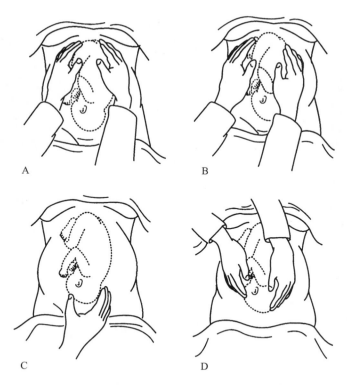

A　　　　B

C　　　　D

图 9-1　妊娠腹部四步触诊法

4. **第三步触诊**　医生右手拇指与其余四指分开,置于耻骨联合上方,握住胎先露部,进一步检查先露部是胎头还是胎臀,再左右推动先露部,以确定是否衔接。若能被推动,表示先露部尚未衔接。若已衔接,则胎先露部不能被推动。

5. **第四步触诊**　医生双手分别置于胎先露部的两侧,四指沿骨盆入口向下深按,再一次核对胎先露部的诊断是否正确,并确定胎先露部入盆程度。

6. **听诊胎心**　四步触诊结束后,将多普勒胎心听诊仪的探头置于孕妇侧腹壁上(胎儿背部所在的位置),听诊胎心 1min,并记录结果。

【注意事项】

1. **注重人文关怀**　医生要注意手卫生,双手要温暖,以免手凉刺激子宫收缩。注意保护孕妇的隐私。

2. **掌握检查技巧**　检查力度适中,一只手轻压的同时,另一只手不能动,并交替进行,禁止两手一起按压一起放松。

3. **及时处理孕妇的不适**　在检查过程中,若孕妇突感不适或腹痛,则立即停止检查,并进行相应处理。

二、骨盆测量法

【适应证】

1. **外测量**　妊娠期间的孕妇。

2. **内测量**　临产前或产时需确定骨产道情况的孕妇。若伴有阴道流血、胎膜早破等现象应消毒外阴后再测量。

【禁忌证】

无绝对禁忌证。

【操作前准备】

1. **患者准备**　①核对孕妇,并对孕期进行评估,注意有无禁忌证;②与孕妇及家属进行良好的沟通,孕妇或家属已知晓检查的目的与意义。

2. **物品准备**　①一次性垫巾、洗手液、无菌手套、消毒液;②骨盆外测量器、骨盆出口测量器、汤姆斯骨盆出口测量器;③碘伏或苯扎溴铵溶液,棉签、无菌纱布及外阴消毒包等。

3. **医生准备**　戴好口罩、帽子,操作前洗手、戴手套。

【操作方法】

1. **体位**　孕妇排空膀胱后,仰卧于检查床上,臀下垫一次性垫巾,暴露腹部,医生站在孕妇右侧。

2. **骨盆外测量**

(1)髂棘间径:孕妇取仰卧位,双下肢伸直,测量两髂前上棘外缘的距离,参考区间23~26cm。

(2)髂嵴间径:孕妇取仰卧位,双下肢伸直,测量两髂嵴最宽点外缘的距离,参考区间为25~28cm。

(3)骶耻外径:孕妇取左侧卧位,右腿伸直,左腿屈曲,测量第5腰椎棘突下缘至耻骨联合上缘中点的距离,参考区间18~20cm。第5腰椎棘突下缘相当于米氏菱形窝的上角,或相当于髂嵴后连线中点下1.5cm处。此径线可间接推断骨盆入口前后径大小,是骨盆外测量中最重要的径线。骶耻外径与骨质厚薄相关,骶耻外径值减去1/2尺桡周径值(围绕右侧尺骨茎突测得的前臂下端周径),即相当于骨盆入口前后径值。

(4)坐骨结节间径(出口横径):孕妇取仰卧位,两腿向腹部弯曲,双手抱双膝,测量两坐骨结节内侧缘的距离,参考区间8.5~9.5cm。医生也可用自己手拳测量,能容纳成人横置手拳则为正常,但此法不准确。此径线能直接测量骨盆出口横径大小。若小于8cm应加测骨盆出口后矢状径。

(5)耻骨弓角度:孕妇取仰卧位,两腿向腹部弯曲,双手抱双膝,使膝关节和髋关节屈曲并充分外展。医生面向孕妇,站立于孕妇两腿之间,用两手拇指指尖斜着对拢,置于耻骨联合下缘,左右两拇指分别放在耻骨降支上,测量两拇指间的角度为耻骨弓角度,参考区间为90°,此角度反映骨盆出口横径的宽度,小于80°为异常。

3. **骨盆内测量**

(1)体位:孕妇取截石位,暴露整个会阴部。医生站于孕妇的两腿之间。

(2)消毒:用碘伏或苯扎溴铵,按照大阴唇、小阴唇、阴阜、大腿内上1/3、会阴及肛门周围的顺序,依次消毒外阴2~3次。

(3)测量:医生戴无菌手套,并用碘伏或苯扎溴铵湿润手套。医生示指、中指并拢伸入阴道,拇指伸直,其他手指屈曲。

1)对角径:为骶岬上缘中点到耻骨联合下缘的距离。医生将一只手示指、中指伸入阴道,用中指指尖触到骶岬上缘中点,示指上缘紧贴耻骨联合下缘,另一只手示指标记此接触点,抽出阴道内的手指,测量其中指尖到此接触点的距离,即为对角径,参考区间为

12.5~13.0cm。测量时若中指指尖触不到骶岬上缘,表示对角径大于 12.5cm。对角径减去 1.5~2.0cm 为骨盆入口前后径长度(真结合径),参考区间为 11.0cm。

2)坐骨棘间径:测量两坐骨棘间的距离,参考区间为 10cm。医生一只手示指、中指放入阴道内,触及两侧坐骨棘,估计其间的距离。坐骨棘间径是中骨盆最短的径线,若此径线过小,会影响分娩过程中胎头的下降。

3)坐骨切迹宽度:代表中骨盆后矢状径,其宽度为坐骨棘与骶骨下部之间的距离,即骶棘韧带宽度。将阴道内的示指置于韧带上并移动,能容纳 3 横指(5.5~6.0cm)为正常,否则为中骨盆狭窄。

4)出口后矢状径:为坐骨结节间径中点至骶骨尖端的长度。医生戴手套的右手示指伸入孕妇肛门的骶骨方向,拇指置于孕妇体外骶尾部,两指共同找到骶骨尖端,将汤姆斯骨盆出口测量器的一端放在坐骨结节间径中点,另一端放在骶骨尖端处,测量出口后矢状径大小,参考区间为 8~9cm。此值较大能弥补稍小的坐骨结节间径。

【注意事项】

1. **确保检查器具准确**　测量前要校准测量器,汤姆斯出口测量器用于后矢状径测量。

2. **掌握检查技巧**

(1)检查方法要轻巧,切忌粗暴。

(2)当医生的手进入阴道外口时(处女膜环的位置),中指先轻压会阴体,待孕妇适应放松后,掌面垂直于地面,示、中指两指并列沿阴道后壁徐徐进入,之后转动手臂由上而下进行检查。

3. **坚持无菌观念**　检查时尽量避免接触孕妇的肛周,或用无菌纱布遮盖肛门。尽量减少医生手指进出阴道的次数。

三、经阴道后穹隆穿刺术

【适应证】

1. 直肠子宫陷凹有积液,或贴近阴道后穹隆有肿块的患者。

2. 需要超声介导下经阴道后穹隆穿刺取卵者。

3. 需要超声介导下经阴道后穹隆穿刺后,于异位妊娠病灶内注入氨甲蝶呤治疗的患者。

【禁忌证】

无性生活史的女性;严重阴道炎患者;怀疑肠管与子宫后壁粘连的患者等。

【操作前准备】

1. **患者准备**　①核对患者,评估患者的病情,注意有无禁忌证;②患者或家属已知晓阴道后穹隆穿刺的目的、操作过程及注意事项;③患者已排空尿液。④已签署知情同意书。

2. **物品准备**　穿刺包、消毒液、无菌棉球、无菌手套、纱布等。

3. **医生准备**　①已与患者进行良好的沟通,充分了解患者的既往史;②洗手,戴好口罩、帽子;③核对患者信息,查看知情同意书。

【操作方法】

1. **体位**　患者排空膀胱,取膀胱截石位,上半身略抬高。

2. **检查患者**　医生戴一次性手套行双合诊检查,注意后穹隆是否饱满、是否有触痛,宫颈有无举痛,并检查子宫及附件情况。

3. **消毒**　打开无菌包、戴无菌手套,消毒外阴、阴道,铺无菌洞巾。使用窥器暴露宫颈后,再次消毒阴道、宫颈和后穹隆。

4. **暴露后穹隆**　使用宫颈钳钳夹宫颈后唇,并向前提拉,充分暴露后穹隆,并再次消毒后穹隆。

5. **穿刺**

(1)长针头接10ml注射器,并检查针头是否通畅。

(2)确认针头无堵塞后,左手向前上方牵拉宫颈钳,右手持注射器于宫颈后唇与阴道后壁交界处稍下方(后穹隆中央或稍偏患侧,选择囊性感最明显部位穿刺),平行宫颈管方向缓慢刺入(深度约2~3cm),当有落空感后立即抽吸。

(3)如无液体被抽出,可适当改变进针方向和深度,或边退针边抽吸。

6. **止血**　穿刺完毕,轻轻拔针,并密切观察穿刺点有无活动性出血。如有活动性出血可用无菌纱布压迫止血,止血后连同宫颈钳、窥器一起取出。

7. **操作后处理**

(1)观察采集的标本的性状,并结合病情做进一步的处理。

(2)术后观察患者的病情变化,嘱患者平卧休息。

(3)将所有物品整理好,放于指定位置。

【注意事项】

1. **掌握穿刺技巧**　穿刺针刺入不可过深,以免超出液平面导致吸不出积液。穿刺时一定要注意进针方向,避免伤及子宫或直肠。

2. **密切注意标本的性状**　若抽出鲜血,放置4~5min后,血液凝固为血管内血液;若放置6min以上仍为不凝血,则为腹腔内出血。若抽吸的液体为淡红、微浑、稀薄甚至脓液,多为盆腔炎性渗出液。

四、妇科检查法

【适应证】

疑有妇产科疾病或需排除妇产科疾病的患者,以及进行常规妇科检查的人员。

【禁忌证】

无绝对禁忌证。

【操作前准备】

1. **患者准备**　①核对患者,评估患者的病情,注意有无禁忌证;②患者或家属已知晓妇科检查的目的与意义;③排空尿液。

2. **物品准备**　一次性臀部垫单、无菌手套、一次性检查手套、窥阴器、宫颈刮板、玻片、宫颈涂片必备的物品。

3. **医生准备**　①了解患者的既往史、月经史及生育史;②戴好口罩、帽子,操作前洗手。

【操作方法】

1. **体位**　患者取截石位,臀部紧靠检查床边缘,头部稍高,腹部放松。医生面向患者,站立在患者两腿之间。

2. **外阴部检查**

(1)观察外阴的发育及阴毛分布情况,有无畸形、水肿、溃疡、肿瘤、萎缩及皮肤色泽的变化等。

（2）医生戴无菌手套或一次性检查手套，一只手分开两侧大小阴唇，检查尿道口有无红肿、赘生物、尿道黏膜外翻或脱垂、处女膜是否完整或闭锁。患者吸气后屏气时有无阴道前后壁膨出和子宫脱垂，挤压尿道旁腺时有无异常分泌物，前庭大腺有无肿胀等。

3. 阴道窥器检查

（1）放置窥器：医生用一只手（多为左手）拇指与示指将两侧小阴唇分开，用另一只手（多为右手）将阴道窥器斜行沿着阴道后侧壁，缓慢插入阴道内，插入后逐渐旋转至前方，摆正后缓慢张开窥器两叶，暴露宫颈、阴道壁及穹隆部，然后旋转以暴露侧壁。

（2）检查：观察阴道黏膜、阴道分泌物及宫颈有无异常。观察宫颈位置、大小、颜色、外口形状，有无柱状上皮异位、腺体囊肿、息肉、溃疡及宫颈赘生物。注意阴道黏膜颜色、皱襞的多少，有无炎症、畸形、肿瘤以及分泌物的量、性质、颜色、气味等。

（3）取出窥器：检查完毕，稍退出窥器至宫颈下方，闭合窥器两叶，沿阴道侧后壁缓慢取出窥器。

4. 双合诊检查（阴道、腹部联合检查）　医生戴无菌手套，一只手示指与中指涂润滑剂后沿阴道后壁轻轻插入阴道，另一只手在腹部配合患者呼吸进行检查。

（1）检查阴道：触摸阴道的弹性、通畅度，有无触痛，有无先天畸形、肿物、瘢痕，后穹隆是否饱满等。

（2）检查宫颈：触摸宫颈，了解其大小、位置、硬度、形状、活动度。有无举摆痛，以及是否有接触性出血等。

（3）检查子宫：将阴道内的手指放在宫颈后方，另一只手的手掌心向下放于腹部，自脐部向下缓慢移动，并配合阴道内的手指（当阴道内的手指向上向前抬举宫颈时，腹部的手指向下向后按压腹壁，并逐渐移向耻骨联合），以此检查子宫的位置、大小、形状、软硬度、活动度及有无压痛。

（4）检查附件：将阴道内手指由宫颈后方移向一侧穹隆部，在下腹部的手也从同侧下腹部髂嵴水平开始，自上而下按压腹壁，与阴道内的手指互相配合，以触诊该侧宫旁组织、卵巢和输卵管，注意有无增厚、压痛或肿块。用同样方法检查另一侧。

5. 三合诊检查（经阴道、直肠及腹部联合检查）　医生一只手示指伸入阴道、中指伸入直肠，另一只手置于下腹部协同触诊，可更清楚地了解盆腔后部及子宫直肠陷凹肿物情况，及其与子宫、直肠的关系。以及检查后倾或后屈子宫的大小、阴道直肠隔、子宫颈旁、宫骶韧带及直肠本身的情况，估计盆腔肿瘤浸润盆壁的范围和程度。

6. 直肠 - 腹部诊　医生一只手示指伸入直肠内，另一只手在腹部配合检查。该方法多用于无性生活史、阴道狭窄、阴道闭锁或月经期不宜行双合诊的患者。

【注意事项】

1. 采取适当的体位　常规妇科检查均采用截石位，患者臀部置于检查床边缘，最大限度地暴露会阴部，双手平放于身旁，使腹肌放松。

2. 注重规范化操作

（1）严格规范操作，避免交叉感染。

（2）注意保护患者的隐私，男医生给患者做检查时必须有一名女性医务人员在场。

3. 采取恰当的检查方法与时机

（1）已婚女性常用双合诊或三合诊检查，无性生活史的女性可行直肠 - 腹部诊检查，检查时动作应轻柔。

（2）避免月经期做妇科检查,若有异常阴道出血而必须检查时,检查前要消毒患者的外阴、医生戴无菌手套,使用无菌器械进行检查。

（王桂丽）

第三节　儿科诊疗技术

一、新生儿脐带结扎技术

【适应证】

适用于所有新生儿,预防新生儿脐带出血、感染及新生儿败血症。

【操作前准备】

1. 物品准备　气门芯、棉线、血管钳、医用脐带剪、无菌纱布、碘伏、棉签、无菌手套、绷带、脐带布。

2. 医生准备　洗手后戴口罩、穿隔离衣、戴好手套。

【操作方法】

1. 气门芯结扎法

（1）消毒:用碘伏消毒脐根部及其周围。

（2）钳夹脐带:用套有气门芯的血管钳,于脐轮上 0.5~1cm 处钳夹脐带。

（3）剪断脐带:在血管钳上 0.5~1cm 处剪断脐带,挤净残端血液。

（4）紧束脐带:牵引气门芯上棉线,将橡皮圈绕过血管钳顶端,紧束在血管钳下面,勿压住脐轮,松开血管钳,观察脐带断面有无渗血。

（5）包扎固定:用碘伏消毒脐部断端,再用无菌纱布覆盖脐部,以绷带固定,或用脐带布包扎好脐带。

2. 棉线结扎法

（1）消毒:用碘伏消毒脐根部及其周围。

（2）结扎:在距脐根 0.5cm 处,用消毒的粗棉线结扎第 1 道,再在距脐根部 1.0cm 处结扎第 2 道。

（3）剪断脐带:在距第 2 道结扎线外 0.5cm 处剪断脐带,挤净残血。

（4）再次消毒:用碘伏消毒脐带残端。

（5）包扎固定:待断面干燥后,用无菌纱布覆盖脐部断端,外加绷带固定或用脐带布包扎好脐带。

【注意事项】

1. 预防出血　间隔 2h 后再紧扎第一道棉线 1 次,以预防脐带出血。

2. 注重操作细节　保持新生儿脐部清洁干燥,注意为新生儿保暖。

3. 备好急救措施　当新生儿出现窒息时应立即实施抢救。

二、新生儿评分法

【适应证】

适用于所有新生儿,以判断新生儿有无窒息和窒息的程度,便于观察病情变化、进行监护和治疗。

【操作前准备】

1. **环境准备**　室内空气清新,关闭门窗。预热红外线辐射保温台(新生儿出生前)。
2. **物品准备**　钟表,听诊器,清洁毛巾。
3. **医生准备**　着装整齐,佩戴胸牌,剪指甲,洗手,戴口罩。

【操作方法】

1. **第 1 次评分**　新生儿出生后立即用清洁毛巾擦干其全身的羊水,防止蒸发散热。吸出口腔和鼻腔内的痰液及羊水,并给予轻微刺激。同时,根据新生儿的心率、呼吸、肌张力、反射及皮肤颜色等,按阿普加(Apgar)评分法(表 9-2)进行第 1 次评分。

表 9-2　新生儿阿普加评分法

体征	0 分	1 分	2 分
心率	无	小于 100 次 /min	大于 100 次 /min
呼吸	无	慢,不规律	规则,啼哭
肌张力	松弛	四肢稍屈	四肢活动
反射	无反应	皱眉	哭声响亮
皮肤颜色	发绀、苍白	躯体红润、肢端发绀	全身红润

2. **判断结果**　阿普加评分 5 项分数相加,满分 10 分。8~10 分为正常;4~7 分为轻度窒息,需清理呼吸道、人工呼吸、吸氧等处理;0~3 分为重度窒息,需紧急抢救,行喉镜在直视下气管内插管并吸氧。

3. **第 2 次评分**　5min 后再进行第 2 次评分。

4. **监护与抢救**　如新生儿在最初的 2 次评分中,得分较低,需在第 2 次评分后,每隔5min 评分 1 次,同时做好监护和抢救。

【注意事项】

1. **准备要充分**
(1)特别要注意调节室内温度,避免新生儿的热量散失。
(2)计时器要有秒针以便计算呼吸及心率。
2. **正确评估新生儿**　新生儿处于抢救状态时,评分与监护抢救要同时进行。

三、新生儿窒息复苏术

【适应证】

所有新生儿,特别是窒息新生儿和早产儿。

【操作前准备】

1. **患儿准备**　评估新生儿在分娩过程中是否有缺氧的危险:①是否足月;②羊水是否

清亮；③有无呼吸或哭声；④肌张力如何，估计出生后可能发生窒息者，应在分娩前做好复苏准备工作。

2. **物品准备**　氧气源、减压表、氧流量表、复苏囊、面罩、口咽管、胃管、注射器(20ml)、吸引球、吸引管及吸引泵、喉镜、气管导管、远红外线保温台、急救药品如肾上腺素、多巴胺、盐酸纳洛酮、5% 碳酸氢钠、葡萄糖、生理盐水、注射用水等。

3. **医生准备**　①至少 2 人操作；②剪指甲，取下手表、戒指等，戴口罩、帽子，洗手。

【操作方法】

1. **复苏的基本程序**　在整个复苏中不断重复"评估—决策—措施"的程序，评估主要基于呼吸、心率、皮肤颜色。通过评估来确定每个步骤是否有效。尽管同时评估呼吸、心率、皮肤颜色，但明显降低的心率对于决定是否进入下一步操作是最重要的。

2. **清理呼吸道**

(1)胎头娩出后不急于娩胎肩，先用手挤净胎儿口鼻处的黏液及羊水。断脐后迅速擦干新生儿头部和身上的羊水，把新生儿放在远红外线保温台上。

(2)羊水无污染时，新生儿取仰卧位，头略后仰，略低于躯干，颈部伸直，按照先口后鼻的顺序快速吸痰。

(3)羊水黏稠时，胎儿出生后数秒之内，一名医生用双手环压胸廓，防止新生儿误吸，另一名医生快速清理呼吸道。必要时在喉镜下进行气管插管，吸净羊水、黏液、胎粪。

3. **建立呼吸**　在彻底清理呼吸道的基础上，刺激呼吸。

(1)可轻拍或轻弹新生儿的足底，也可沿脊柱长轴按摩背部，必要时行人工呼吸。如出现正常呼吸，心率大于 100 次/min，则继续观察。

(2)如经触觉刺激后无规律呼吸，或心率小于 100 次/min，应采用面罩和复苏囊进行正压通气。通气频率 40~60 次/min，吸呼比为 1∶2，压力 20~25cmH$_2$O。

4. **建立正常循环**　如充分正压通气 30s 后，自主呼吸不充分，或心率持续小于 100 次/min，则继续用气囊面罩进行正压通气；若心率持续小于 60 次/min，则在正压通气的同时进行胸外心脏按压，并准备气管插管。

(1)按压部位：在两乳头连线中点的下方，即胸骨体下 1/3 处。

(2)按压方法

1)拇指法：根据新生儿体型不同，医生双拇指按压新生儿胸骨，其余四指环抱胸廓以支撑背部。此法不易疲劳，能较好地控制按压的深度，并能达到较好的增强心脏收缩力和冠状动脉灌流的效果。

2)双指法：医生右手示指、中指手指尖放在新生儿胸骨上进行按压，左手支撑背部。其优点是不受患儿体型大小及医生手大小的限制。

3)胸外按压与正压人工呼吸比例为 3∶1，即 90 次/min 按压和 30 次/min 呼吸，达到每分钟约 120 次。每个动作约 0.5s，2s 内 3 次胸外按压、1 次正压呼吸(但 2 个操作避免同时进行)。30s 重新评估心率，如心率仍小于 60 次/min，除继续胸外按压外，并考虑使用气管插管及应用肾上腺素。

5. **药物治疗**　心率减慢时先用 1∶10 000 肾上腺素 0.1~0.3ml/kg，若复苏效果不明显，且考虑血容量不足时给予扩容。可用纳洛酮 0.1mg/kg 静注或肌注，纠正麻醉剂引起的呼吸抑制。对于低血容量、怀疑失血或休克的新生儿，可给予生理盐水 10ml/kg 扩容。

6. 评价和监护

(1)一般护理：静卧、保暖、延迟哺乳、清洁皮肤、预防感染。

(2)严密监护：体温、脉搏、呼吸、面容及出入量等，观察有无颅内出血等。

(3)保持呼吸道通畅。

(4)预防感染。

【注意事项】

1. 掌握复苏程序　先清理新生儿呼吸道后刺激呼吸，抢救过程中始终为新生儿保暖。

2. 正确刺激呼吸　刺激呼吸时可轻弹新生儿足底，勿使用冷热刺激及其他粗暴的方法。

四、人工喂养(配奶)法

【适应证】

母乳不足或不能正常进行母乳喂养的新生儿、婴儿。

【禁忌证】

1. 新生儿重度窒息、产伤或其他合并症，经复苏抢救后需送高危新生儿病房继续抢救或观察的新生儿。

2. 34周及以下的早产儿，吸吮、吞咽不协调的新生儿。

【操作前准备】

1. 环境准备　配奶间宽敞明亮、操作台清洁、干净。

2. 物品准备　①配奶用具：量杯、搅拌小勺、奶粉专用量勺、配方奶粉、奶瓶(已消毒)、奶嘴、温开水；②清洁小毛巾、喂奶车。

3. 医生准备　①了解患儿的情况、年龄、哺乳时间、奶粉种类等，了解奶粉用量；②洗手，戴口罩、帽子。

【操作方法】

1. 人工喂养的方式

(1)配方奶：配方奶以牛乳为基础，其配方设计以母乳的成分为依据，调整了一些重要成分及其比例。母乳是婴儿喂养的首选，但不能母乳喂养时则应优选配方奶粉。

(2)牛乳：在不能使用配方奶粉的情况下，牛乳也比较普遍，但牛乳中蛋白含量较高，饱和脂肪酸多等，不利于婴儿的消化和影响其肾脏功能，应进行煮沸、加糖(一般加5%~8%的糖)、稀释(奶和水的比例可由2:1逐渐增加至4:1)后方可使用。

(3)全脂奶粉：是以鲜牛乳加热蒸发喷雾成干粉而得，按1:8或1:4加水稀释，在无法使用配方奶粉和鲜奶的地区使用。

2. 计算奶量　6个月以内的婴儿一般按每天所需的总热量和总液量来计算奶量，可根据具体情况而增减。

(1)第一种方法：根据总能量计算(一般按奶粉的量计算，有利于计算摄入的蛋白质、脂肪、碳水化合物的量)。

婴儿每天能量需要量为418kJ(100kcal)/kg。

举例：体重6kg的3月龄婴儿。

1)每天需要总能量为：100kcal/kg × 6kg=600kcal。

2）一般 3 月龄的婴儿每天喂养 6 次,故每次所需能量为 600÷6=100kcal。

3）1g 奶粉约提供 5kcal 能量,故每次奶粉用量为 20g。

4）1 小量勺约等于 4.4g 奶粉,故每次加 5 小量勺奶粉。

5）30ml 水加 1 小量勺奶粉,故如需 100kcal 能量的奶粉时配置方法为 150ml 水加 5 小量勺奶粉(涨奶量忽略不计)。

（2）第二种方法:按液量算(涨奶量忽略不计)。

婴儿每天所需液量约 150ml/kg。

举例:体重 6kg 的 3 月龄婴儿。

1）每天需要总液体量为:150ml/kg×6kg=900ml。

2）一般 3 月龄的婴儿每天喂养次数 6 次,故每次奶量为 900÷6=150ml。

3）以小量勺为例,30ml 水加 1 小量勺奶粉,故如需 150ml 奶液配置方法为 150ml 水加 5 小量勺奶粉。

3. 人工喂养

（1）清洗、消毒:每次哺乳前彻底洗净奶嘴、奶瓶和瓶盖的残奶,最好煮沸消毒奶嘴、奶瓶和瓶盖 5min,冷却晾干后备用。

（2）调节水温:调奶用水煮沸 5min,调至 45℃左右备用。

（3）取温开水:依照配方奶包装上的说明和婴儿的年龄,将准确量的温开水倒入奶瓶中。

（4）取奶粉:打开奶粉罐,用奶粉专用量勺取出精确量的奶粉。

（5）溶解奶粉:将奶粉倒入奶瓶中,用小勺搅拌直至奶粉完全溶解。

（6）哺乳方法

1）体位:抱婴儿于斜坐位,其头、肩枕于母亲(或护士)哺乳侧的肘弯。

2）试温:将乳液滴数滴于母亲(或护士)的手腕或手背处,测试温度,以不烫手为宜。

3）哺乳:倒转奶瓶,排净空气,将奶嘴轻触新生儿口唇,刺激其张嘴以便含住大部分奶嘴,且能自由用鼻呼吸。

4）哺乳时间:每次哺乳时间为 15~20min。

5）哺乳后的处理:哺乳完毕,用示指轻压婴儿下颏,将奶嘴轻轻拔出。竖抱婴儿,其头部紧靠在母亲(或护士)肩上,用手掌轻拍其背部以助空气呃出,然后置婴儿于右侧卧位,以利胃的排空和减少呕吐。

【注意事项】

1. 注意配方奶粉的量和浓度　人工喂养一般宜采用乳晶或乳制品作为主食,量和浓度均应根据新生儿、婴儿月龄或年龄、体重计算。一量勺是指 1 平口量勺(未压实的奶粉量),不可过少、过稀或过多、过浓。

2. 掌握喂奶的方法

（1）哺乳次数和间隔同母乳喂养。

（2）奶瓶以直式为宜,奶嘴软硬应适宜,奶孔大小可根据吸吮能力而定,一般以奶瓶盛水倒置,能连续滴出水滴为宜。

（3）每次喂哺前一定要测试乳液的温度,以免烫伤新生儿。

（4）喂奶时一定要使奶嘴充满奶液,以免吸入空气。

3. 严格消毒制度　奶瓶、奶嘴、杯子等食具必须在每次喂哺后清洗煮沸消毒,奶嘴可待水沸后放入,再煮 5min。一般可备每天所需奶瓶、奶嘴数量,每天集中消毒 1 次。

4. **保存好剩余奶粉** 剩余的奶粉应密封,放置在通风避光处。

五、儿童体格发育指标测量法

【适应证】

适用于所有儿童,以判断儿童生长与营养状况,了解大脑和颅骨的发育程度。

【操作前准备】

1. **小儿及家属准备** 与小儿及家属沟通,小儿家长知晓测量目的、测量方法。

2. **物品准备** 体重秤、婴儿身长测量器、身高计、软尺、垫布、皮褶卡。

3. **环境及医生准备** ①环境安静整洁,温度适宜(室温保持在 22~24℃)。②沟通时语言规范,态度和蔼。③消毒洗手液清洁手,注意手的温度。④核对小儿的姓名。协助小儿采取舒适体位。

【操作方法】

1. **体重测量** 测量前将体重计调零,脱去小儿衣物及纸尿裤,一只手托住小儿头部,另一只手托住臀部,将小儿放于体重秤上进行测量。小婴儿最好采用载重 10~15kg 盘式杠杆秤或盘式电子秤进行测量,准确读数至 10g。

2. **身长测量** 医生位于小儿右侧,一只手托住小儿头部,另一只手托住臀部,将小儿仰卧位放在量床底板中线上,使小儿头顶接触头板。医生左手按住双膝,使双腿伸直并拢,右手移动深长测量器的足板,使其接触两侧足跟,然后读数,注意量床两侧的读数要一致,误差不超过 0.1cm。

3. **坐高测量** 医生位于小儿右侧,小儿取仰卧位,头顶贴于测量板顶端。医生左手提起小儿小腿使其膝关节屈曲,大腿与底板垂直,骶骨紧贴底板,右手移动底板使其紧贴小儿臀部,精确至 0.1cm。

4. **上下部量测量** 小儿取仰卧位或立位,医生用软尺或硬尺测量自耻骨联合上缘至足底的垂直距离,为下部量,精确至 0.1cm。身长减去下部量即为上部量。

5. **头围测量** 小儿取立位或坐位,医生用拇指将软尺零点固定于一侧眉弓上缘处,软尺在耳上方,经枕骨结节最高点,从另一侧眉弓上缘回至零点,读数。误差不超过 0.1cm。

6. **胸围测量** 小儿取卧位或立位。将软尺零点固定于一侧乳头的下缘,手拉软尺,绕经小儿后背,以两肩胛骨下角下缘为准,经另一侧回到起点,然后读数,取平静呼气、吸气的中间数值,误差不超过 0.1cm。

7. **腹围测量** 小儿取卧位,测量婴儿时将软尺零点固定在剑突与脐连线的中点,经同水平绕背 1 周回到零点;儿童可平脐经同水平位绕背 1 周后,回到零点进行读数,精确至 0.1cm。

8. **皮下脂肪厚度测量** 医生左手拇指和示指相距 3cm,在小儿锁骨中线平脐处,将皮肤及皮下脂肪捏起(皮褶方向与躯干长轴平行),右手拿皮褶卡,将钳板插入捏起的皮褶两边至底部钳住,测量其厚度,精确至 0.5mm。

9. **上臂围测量** 一般测量左上臂。小儿取立位、坐位或仰卧位,两手自然平放或下垂。医生将软尺零点固定于上臂外侧肩峰至鹰嘴连线中点,沿该点水平位将软尺紧贴皮肤绕上臂 1 周,回至零点读数,精确至 0.1cm。

10. 检查后处理

(1)再次与小儿及家属沟通：感谢小儿家属及小儿的配合，告知家属注意事项等。

(2)物品处理：将所有物品整理好，放于指定位置。

【注意事项】

1. 掌握测量技巧

(1)采用国际公认的、标准的体格发育参考区间及方法，评估儿童的各个体格发育指标。

(2)测量的数值必须准确、真实。

2. 注重人文修养　医生的态度要温和，动作要轻柔，测量环境要温湿度适宜。加强与小儿及家长的有效沟通，及时给予家长对小儿的喂养指导等。

（孙　妍）

第十章 病例分析

第一节 呼吸系统

一、慢性阻塞性肺疾病

【病例】

患者,男性,62岁。因"反复咳嗽、咳痰6年,加重伴胸闷1个月"入院。患者6年前出现反复咳嗽、咳白色痰、活动后胸闷,无胸痛、发热、心悸、双下肢水肿等。多于秋冬季加重,给予抗生素、平喘药等治疗后好转,但患者平时未进行规律治疗。1个月前受凉后咳痰加重,咳黄色痰,平地行走100米即出现胸闷,无胸痛、心悸、发热等。既往体健,吸烟史30年,每天1包。

体格检查:T 36.6℃,P 98次/min,R 20次/min,BP 114/88mmHg,神志清,急性面容,球结膜无水肿,口唇无发绀,颈静脉无充盈。桶状胸,双侧呼吸运动对称,无增减、无减弱,未触及胸膜摩擦感。双肺叩诊过清音,双肺呼吸音低,散在干啰音。心率98次/min,律齐,各瓣膜听诊区未闻及杂音。腹软,全腹无压痛及反跳痛,下肢无水肿。

诊断性检查:①胸部平扫CT:双肺肺气肿。②肺功能:吸入沙丁胺醇后,FEV_1/FVC 52.82%,FEV_1/预计值51.8%。支气管扩张试验阴性。

【诊断与诊断依据】

1. 诊断 慢性阻塞性肺疾病(急性加重期)。

2. 诊断依据

(1)老年男性,反复咳嗽咳痰6年,每年秋冬季节发作。近1个月症状加重,咳嗽、咳黄色痰、胸闷症状明显。吸烟史30年,每天1包。

(2)桶状胸,双肺叩诊过清音,双肺呼吸音低,双肺散在干啰音。

(3)胸部平扫CT显示双肺肺气肿。肺功能:吸入沙丁胺醇后,FEV_1/FVC 52.82%,FEV_1/预计值51.8%。支气管扩张试验阴性。

【需要进一步完善的检查项目】

1. 实验室检查 完善血液、C反应蛋白、降钙素原、肌钙蛋白I、肌钙蛋白T、血气分析检查,以及痰涂片镜检、痰液细菌培养等。

2. 器械检查 心电图、心脏超声及腹部超声检查。

【鉴别诊断】

慢性阻塞性肺疾病的鉴别诊断见表10-1。

表 10-1　慢性阻塞性肺疾病的鉴别诊断

疾病	特点
支气管哮喘	①多为儿童或青少年期起病,症状变化大,有过敏史,常伴鼻炎和/或湿疹等;②大多数患者的气流受限有显著的可逆性,支气管扩张试验或支气管激发试验阳性
支气管扩张症	①患者常有慢性咳嗽、咳痰,常为黄脓痰,可有咯血、发热等;②肺部听诊多有固定湿啰音;③胸部 CT 提示支气管扩张
冠心病	①患者可有胸闷、胸痛,多为活动或情绪激动后加重,休息后缓解;② cTnT/cTnI 升高,心电图可见心肌缺血表现,多为 ST-T 改变

【治疗原则】

该患者目前为急性加重期。

1. 抗生素　呼吸道感染是导致慢性阻塞性肺疾病急性加重的最常见原因,该患者需继续完善检查,评估感染情况,先给予一代或二代头孢菌素或喹诺酮类抗生素进行抗感染治疗,再根据痰液病原学检查结果及治疗反应进一步调整治疗方案。

2. 支气管扩张剂　雾化吸入治疗以缓解症状,如沙丁胺醇、异丙托溴铵等。

3. 低流量吸氧　鼻导管吸氧,氧浓度 28%~30%,避免吸入氧浓度过高。

4. 糖皮质激素　该患者肺功能较差,可给予吸入性糖皮质激素(ICS)。若 ICS 治疗效果不佳,可考虑应用全身性糖皮质激素,如泼尼松龙 30~40mg/d,也可静脉给予甲泼尼龙 40~80mg,每天 1~2 次,连续 3~5d。

5. 其他　积极排痰(氨溴索或溴己新等口服)、注意补充营养,保证热量和蛋白质、维生素等的摄入。

二、支气管哮喘

【病例】

患者,男性,36 岁。因"发作性憋喘 2 年余,再发半天"入院。2 年前患者接触刺激性气味后出现憋气、喘息发作,可闻及喘鸣,夜间有憋醒,偶有咳嗽,咳少量白色痰,症状多于季节交替或接触刺激性气体后发作。半天前接触刺激性气体后出现憋喘,连续使用"舒喘灵气雾剂"治疗,无明显改善。既往过敏性鼻炎病史。

体格检查:T 36.8℃,P 112 次/min,R 15 次/min,BP 125/89mmHg,SpO_2 91%(不吸氧),神志清,主动体位,口唇无发绀,颈静脉无怒张。胸廓无异常,双侧呼吸运动对称,节律规整,未触及胸膜摩擦感。双肺叩诊清音,双肺可闻及哮鸣音,呼气相为著。心率 112 次/min,律齐,腹软,四肢未见异常。

诊断性检查:外周血 WBC 10.55×10^9/L,嗜酸性粒细胞 0.79×10^9/L。支气管扩张试验阳性。

【诊断与诊断依据】

1. 诊断　支气管哮喘(急性发作期)。

2. 诊断依据

(1)青年患者,接触刺激性气味后出现憋气、喘息,可闻及喘鸣,夜间有憋醒,伴咳嗽、咳白色痰。

(2)双肺可闻及哮鸣音,呼气相明显。

(3)外周血 WBC 10.55×10^9/L,嗜酸性粒细胞 0.79×10^9/L。支气管扩张试验阳性。

【需要进一步完善的检查项目】

1. **实验室检查**

(1)痰液检查:诱导痰液嗜酸性粒细胞计数、细菌及真菌培养。

(2)过敏原检查:外周血总 IgE、过敏原特异性 IgE、过敏原皮肤点刺试验和皮内试验。

(3)其他:呼出气一氧化氮测定,动脉血气分析。

2. **器械检查**　胸部 X 线检查或胸部 CT 检查。

【鉴别诊断】

支气管哮喘的鉴别诊断见表 10-2。

表 10-2　支气管哮喘的鉴别诊断

疾病	特点
左心衰竭引起的呼吸困难	①多有高血压、冠心病等病史;②慢性期可表现为劳累后气促或夜间阵发性呼吸困难;③急性发作可表现为突发气急,端坐呼吸,阵发性咳嗽,咳粉红色泡沫样痰,两肺可闻及广泛湿啰音和哮鸣音,左心界扩大,可闻及奔马律;④胸片提示心影增大,肺瘀血或肺水肿征
慢性阻塞性肺疾病	①多见于中老年人,多有长期吸烟或接触有害气体的病史和慢性咳嗽史;②渐进性活动后呼吸困难,有加重期;③双肺呼吸音多减弱,肺气肿体征,两肺可闻及干啰音、湿啰音
上气道阻塞	①气管支气管结核、复发性多软骨炎及声门下肿物可出现喘鸣或哮喘样呼吸困难,双肺可闻及双相哮鸣音;②肺功能检查、痰液细胞学或细菌学检查、胸部影像及支气管镜检查等可明确诊断

【治疗原则】

1. **减少接触过敏原**　完善过敏原检测,确定并减少致敏风险因素接触。

2. **药物治疗**

(1)该患者目前处于急性发作期,需给予缓解性药物治疗,包括吸入或口服短效 β_2 受体激动剂、短效抗胆碱能药物及具有速效作用的长效 β_2 受体激动剂,若进展为重度至危重度,可尽早静脉应用激素。

(2)待患者的病情稳定后,需给予控制性药物治疗,包括吸入性糖皮质激素、长效 β_2 受体激动剂、长效抗胆碱能药物、糖皮质激素、白三烯受体拮抗剂、缓释茶碱、抗 IgE 单抗、抗白介素 -5 单抗等。

3. **患者健康教育**　有效控制环境,避免诱导发作,长期规律使用药物。

三、支气管扩张症

【病例】

患者,女性,63 岁。因"反复咳痰、咯血 30 余年,加重 2d"入院。患者 30 余年前受凉后出现咳嗽,咳黄色脓痰,痰中带血,伴发热,于院外输液治疗后好转(具体不详),后反复出现上述症状,并逐渐出现活动后气喘。2d 前受凉后咳嗽、咳黄色痰加重,伴咯血,为红色鲜血,量约 10ml/d。既往体健。

体格检查：T 36.5℃，P 84 次 /min，R 19 次 /min，BP 126/54mmHg，神志清，口唇无发绀，颈静脉无怒张。胸廓无异常，双侧呼吸运动对称，无增强、无减弱，双肺下部均可闻及固定性湿啰音。心率 84 次 /min，律齐。腹软，四肢未见异常。

诊断性检查：外周血 WBC 11.06×10^9/L，中性粒细胞占 77.6%。胸部高分辨率 CT 结果见图 10-1。

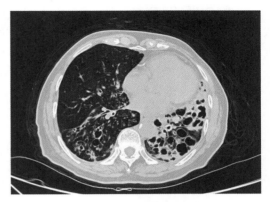

图 10-1　胸部高分辨率 CT 结果

【诊断与诊断依据】

1. **诊断**　支气管扩张症并感染。

2. **诊断依据**

(1) 老年女性，反复出现咳痰、咯血，病程长。

(2) 双肺可闻及固定性湿啰音。

(3) 胸部高分辨率 CT 显示双肺多发支气管囊柱状扩张改变，局部管腔内液性密度阴影，周边肺内有渗出阴影。

【需要进一步完善的检查项目】

1. **实验室检查**　C 反应蛋白、血沉、降钙素原等炎性标志物。进行不同日 ≥ 3 次痰液细菌培养及药敏检测。动脉血气分析评估氧合情况，血清 IgE、烟曲霉 GM 试验等鉴别诊断。

2. **器械检查**

(1) 支气管镜检查：行肺泡灌洗液病原学检测。

(2) 肺功能检查：评估肺功能情况。

【鉴别诊断】

支气管扩张症的鉴别诊断见表 10-3。

表 10-3　支气管扩张症的鉴别诊断

疾病	特点
慢性阻塞性肺疾病	①中年发病，症状缓慢进展，多有长期吸烟史；②有慢性咳嗽史，喘息长年存在，有加重期；③肺功能可有不完全可逆的气流受限，胸部 CT 可见肺气肿样改变
肺脓肿	①一般起病急，可出现咳嗽、咳大量脓臭痰，高热、乏力等全身中毒症状明显；②影像学检查可见肺空腔内有液平面，周围有炎症浸润影
肺结核	①咳嗽、咳痰、咯血，多伴有低热、盗汗、乏力、消瘦等全身中毒症状；②影像学检查可发现病灶多位于上叶或下叶背段；③痰液抗酸杆菌检查可明确诊断；④在慢性肺结核基础上可继发支气管扩张

【治疗原则】

1. **治疗**

(1) 对确定病因的基础疾病治疗：该患者病史较长，多继发于下呼吸道感染，需完善病原学检测或免疫学检测以明确病因，对因治疗以阻止疾病进展。

(2)药物治疗:该患者有铜绿假单胞菌感染的高危因素,可选择具有抗假单胞菌活性的β-内酰胺类、氨基糖苷类、喹诺酮类抗生素,单独或联合使用。根据临床疗效评价及痰细菌培养等结果,可再调整治疗。

(3)促进痰液引流治疗:该患者无明显体位引流禁忌证,病变位于下肺,鼓励患者取头低足高位,配合震动拍击方法,以利于痰液引流;同时,给予祛痰药物,如氨溴索、乙酰半胱氨酸等;若效果不佳,可给予支气管镜下吸痰治疗。

(4)止血治疗:该患者有少量咯血,可给予止血药物治疗,如口服云南白药胶囊,大咯血时需应用神经垂体激素。若保守治疗无效,可行介入治疗或外科手术治疗。

(5)其他:完善肺功能检查,若合并慢性阻塞性肺疾病或存在气道高反应性,可给予短效或长效支气管扩张剂等改善气流受限。

2. 患者教育及管理　指导患者掌握排痰技术,建议接种流感疫苗、肺炎链球菌疫苗。

四、肺炎

【病例】

患者,女性,27 岁。因"发热、咳痰 4d"入院。患者 4d 前淋雨后出现寒战、发热,体温最高达 39℃,伴阵发性咳嗽、咳铁锈色黏痰,伴轻度胸痛、胸闷,当地医院给予抗生素等(具体不详)治疗,体温曾降至正常,后又升高,仍有咳嗽、咳痰。既往体健。

体格检查:T 38℃,P100 次/min,R 24 次/min,BP 130/80mmHg。神志清,呼吸急促。皮肤黏膜未见异常,口唇无发绀,胸廓无异常,双侧呼吸运动对称,无增强和减弱,未触及胸膜摩擦感。右肺下部叩诊浊音,双肺呼吸音粗,右肺下部可闻及支气管呼吸音及中水泡音。心率 100 次/min,律齐,各瓣膜区未闻及杂音。腹软,全腹无压痛及反跳痛,四肢未见异常。

诊断性检查:胸部正侧位片示右肺下叶大片密度增高影;外周血 WBC 11.39×10^9/L,中性粒细胞占 87.74%。

【诊断与诊断依据】

1. 诊断　右侧肺炎(社区获得性肺炎)。

2. 诊断依据

(1)淋雨后发热、寒战,体温最高达 39℃,伴阵发性咳嗽、咳铁锈色黏痰,伴轻度胸痛、胸闷。

(2)右肺下部叩诊浊音,双肺呼吸音粗,右肺下部可闻及管样呼吸音及中水泡音。

(3)胸片提示右肺下叶实变;外周血 WBC 11.39×10^9/L,N 87.74%。

【需要进一步完善的检查项目】

1. 实验室检查　①血沉、C 反应蛋白、降钙素原等血液感染指标检查;必要时行动脉血气分析,评估氧合指数及肺炎严重程度。②痰液直接涂片行革兰染色及荚膜染色镜检。③痰液癌细胞、结核分枝杆菌检查。④进行 ≥3 次痰培养和血培养加药物敏感性检查。

2. 器械检查　胸部 CT 检查,必要时行支气管镜检查。

【鉴别诊断】

肺炎的鉴别诊断见表 10-4。

表 10-4　肺炎的鉴别诊断

疾病	特点
肺结核	①多见于体质弱或抵抗力下降的患者,或合并慢性阻塞性肺疾病、糖尿病等慢性疾病
	②低热、盗汗、乏力、食欲缺乏、消瘦等,呼吸道症状为咳嗽、咳痰、痰带血丝、呼吸困难等
	③影像学可见纤维条索样或絮样改变
	④结核抗体、PPD 试验、痰液结核分枝杆菌及胸部影像学、支气管镜检查等可协助诊断
真菌感染	①多见于肿瘤、长期使用糖皮质激素、免疫抑制剂或广谱抗生素的患者
	②胸部 CT 多表现为团状渗出影,可通过血液真菌 G 试验、GM 试验及痰液或肺泡灌洗液真菌培养等鉴别
肺脓肿	①多发生于有误吸危险因素的人群
	②高热、咳嗽、咳痰,吸入性肺脓肿多有大量脓臭痰,一般抗感染治疗效果不好
	③早期可以表现为肺实变,但随着脓肿破溃逐步形成有气液平的空洞

【治疗原则】

1. 治疗

(1)对症支持治疗:给予退热、镇咳、祛痰、止痛等治疗。

(2)抗感染治疗:该患者为青壮年且无基础疾病,可给予 β- 内酰胺类抗生素联合大环内酯类或单用喹诺酮类抗生素进行抗感染治疗,待临床转归及根据痰液培养结果再调整治疗。

(3)其他治疗:如治疗效果不佳,可行支气管镜及经皮肺穿刺等有创检查,以明确其病理改变。

2. **患者健康教育**　适量饮水,注意休息,加强营养,避免受凉。

五、肺结核

【病例】

患者,男性,24 岁。因"发热、咳嗽、痰中血丝 2 周"入院。2 周前,患者无明显诱因出现咳嗽、胸闷、痰中带血,活动后加重,血为鲜红色,量少,伴午后发热、盗汗、乏力,体温最高可达 38℃,当地诊所给予"头孢呋辛、阿奇霉素"(具体剂量不详)抗感染治疗 10d,效果差,仍有发热。既往体健。

体格检查:T 37℃,P 86 次 /min,R 20 次 /min,BP 110/60mmHg,浅表淋巴结未触及肿大,双肺呼吸音稍粗糙,左胸上部可闻及少许水泡音,未闻及干啰音及胸膜摩擦音。心率 86 次 /min,律齐,心音无增强或减弱,未闻及杂音,双下肢无水肿。

诊断性检查:胸部 CT 显示左肺上叶尖后段及背段斑片状高密度阴影,两肺门区及纵隔内未见肿大淋巴结。

【诊断与诊断依据】

1. **诊断**　肺结核?

2. **诊断依据**

(1)发热、咳嗽、痰中血丝、胸闷,伴午后发热、盗汗、乏力。

(2)双肺呼吸稍粗,左肺上部可闻及少许水泡音。

（3）左肺上叶尖后段及背段可见斑片状高密度阴影,两肺门区及纵隔内未见明显肿大淋巴结。

【需要进一步完善的检查项目】

1. **结核菌检查**　是诊断肺结核最特异的方法,痰液或支气管镜肺泡灌洗液中检出结核分枝杆菌是确诊肺结核的主要依据。

2. **结核菌素试验**　是诊断肺结核的参考指标。

3. **病理学检查**　支气管镜或经皮肺穿刺活检病理示病灶处呈干酪样坏死、肉芽肿性改变等表现为结核确诊指标之一。

【鉴别诊断】

肺结核的鉴别诊断见表 10-5。

表 10-5　肺结核的鉴别诊断

疾病	鉴别点
肺癌	多见于 40 岁以上男性吸烟者,多有刺激性干咳、间断血痰。周围型肺癌病灶边缘清晰、有切迹和毛刺,结核菌素试验阴性
肺炎	细菌性肺炎起病急、寒战、高热,唇有疱疹,咳铁锈样痰,痰液结核分枝杆菌阴性,抗生素治疗有效。支原体肺炎咳嗽剧烈,红霉素和四环素治疗有效
肺脓肿	起病急、高热,咳大量脓臭痰,痰液结核分枝杆菌阴性,但有其他多种细菌,白细胞总数和中性粒细胞增高,抗生素治疗有效
支气管扩张症	有慢性咳嗽、咳痰及反复咯血史,痰液结核分枝杆菌阴性,X 线胸片无异常或仅见局部肺纹理增粗或卷发状阴影,CT 有助诊断
其他发热性疾病	伤寒、败血症、白血病、纵隔淋巴瘤、结节病等都有本身的特点,不难与肺结核鉴别

【治疗原则】

1. **化学药物治疗**　早期、规律、全程、适量、联合的抗结核药物治疗对控制肺结核起决定性作用,合理化疗可消灭病灶内的细菌,最终达到痊愈。

2. **对症治疗**　给予止咳、化痰、增强免疫力等治疗。

3. **手术治疗**　若正规抗结核治疗效果不佳,有手术指征者可给予外科治疗。

六、肺栓塞

【病例】

患者,男性,28 岁。因"胸痛、憋气 10d"入院。患者 10d 前用力大便后出现左侧胸痛,与体位、活动无关,吸气时疼痛明显,且咳嗽时疼痛加重,伴憋气,无咳痰、无咯血、无发热、无晕厥。自服"镇痛药、抗生素"等后胸痛缓解,但憋气逐渐加重。3 个月前有右胫骨骨折病史,行外固定术,现已恢复。

体格检查:T 36.3℃,P 98 次 /min,R 22 次 /min,BP 121/75mmHg。神志清,主动体位。口唇无发绀,颈静脉无怒张。胸廓无异常,双侧呼吸运动对称,无增强及减弱,双肺叩诊清音,左肺呼吸音降低,右肺呼吸音清,未闻及啰音。心率 98 次 /min,律齐,肺动脉瓣听诊区第二心音亢进。腹软,全腹无压痛及反跳痛,四肢未见异常,无下肢静脉曲张。

诊断性检查：D- 二聚体 2 380ng/ml，CT 肺动脉造影（CTPA）结果见图 10-2。

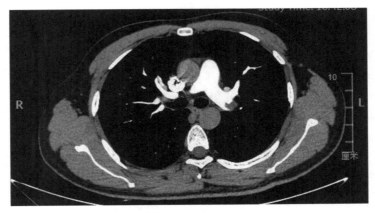

图 10-2　CT 肺动脉造影（CTPA）结果

【诊断与诊断依据】

1. 诊断　急性肺栓塞。

2. 诊断依据

（1）青年男性，近期下肢骨折病史，用力排便后出现胸痛、憋气，胸痛为胸膜炎样疼痛。

（2）肺动脉瓣听诊区第二心音亢进。

（3）D 二聚体升高，CTPA 可见双侧肺动脉内充盈缺损。

【需要进一步完善的检查项目】

1. 实验室检查　动脉血气分析、血浆肌钙蛋白 I、肌钙蛋白 T、BNP/NT-proBNP。抗核抗体滴度、肿瘤标志物、抗凝蛋白、抗磷脂综合征相关指标、易栓症等相关病因检测。

2. 器械检查　心电图、超声心动图、下肢血管超声。

【鉴别诊断】

肺栓塞的鉴别诊断见表 10-6。

表 10-6　肺栓塞的鉴别诊断

疾病	特点
冠心病	①胸闷、胸痛，心电图有心肌缺血改变。②冠脉造影可见冠状动脉粥样硬化、管腔阻塞证据；心肌梗死时心电图和心肌损伤标志物等有相应特征性动态变化
肺炎	①有咳脓性痰伴寒战、高热等肺部感染表现；②外周血白细胞和中性粒细胞增高，抗生素治疗有效
主动脉夹层	①多有高血压病史；②疼痛剧烈，胸骨后为主，有濒死感；③胸片常显示纵隔增宽，心血管超声和主动脉 CT 造影检查可见主动脉夹层征象

【治疗原则】

1. 治疗

（1）一般处理与呼吸循环支持治疗：卧床休息，保持大便通畅；如合并低氧血症，需给予鼻导管或面罩吸氧，必要时机械通气。

（2）抗凝治疗：评估患者危险分层为低危，可给予口服抗凝药物治疗，如维生素 K 拮抗剂（华法林）、Ⅹa 因子抑制剂（利伐沙班、磺达肝癸钠等）、Ⅱa 因子抑制剂（达比加群酯）等；若为中危，可给予低分子肝素抗凝；若进展为高危，可使用普通肝素抗凝或溶栓治疗，并监测 APTT 等。

（3）溶栓治疗：若患者为中高危，在抗凝期间出现血流动力学恶化时，可给予溶栓治疗，常用溶栓药物有 rt-PA、尿激酶、链激酶等。

（4）介入治疗：若患者为高危，且存在溶栓指征或经积极内科治疗无效，可给予肺动脉导管内碎解和抽吸血栓、肺动脉血栓摘除术等血管介入治疗；若完善相关检查后，该患者存在抗凝禁忌时，可给予腔静脉滤器放置治疗。

2. 预防　对住院患者进行静脉血栓栓塞（VTE）评分，加强健康教育，根据具体病情变化可尽早下床活动；可加用加压弹力袜等机械预防手段。

七、原发性支气管肺癌

【病例】

患者，男性，55 岁。因"痰中带血 1 个月"入院。患者于 1 个月前无明显诱因出现咳嗽、咳少量白色黏痰，有痰中带血丝，色鲜红，于当地诊所予以间断静脉输液治疗（具体不详），咳嗽、咳痰症状略缓解，但胸闷症状进行性加重，活动后明显，痰中血量增多，胸部 CT 检查左肺下叶占位性病变。吸烟 35 年，每天 1 包。

体格检查：T 36℃，P 76 次 /min，R 20 次 /min，BP 110/70mmHg。神志清，营养较差，主动体位。皮肤黏膜未见异常，全身浅表淋巴结未触及肿大，左胸下部叩诊浊音，左肺呼吸音低，左下肺部可闻及少许干啰音、湿啰音，心率 76 次 /min，律齐。腹软，全腹无压痛及反跳痛，双下肢无水肿。

诊断性检查：胸部 CT 显示左肺下叶占位性病变。

【诊断与诊断依据】

1. 诊断　原发性支气管肺癌（左侧）？

2. 诊断依据

（1）中年男性，痰中血丝 1 个月。吸烟史 35 年。

（2）营养较差，左肺下部叩诊浊音。左肺呼吸音低，左下肺部可闻及少许干啰音、湿啰音。

（3）胸部 CT：左肺下叶占位性病变。

【需要进一步完善的检查项目】

1. 器械检查

（1）胸部增强 CT：在明确肿瘤与大血管之间关系、分辨支气管肺门淋巴结或血管阴影方面优于 CT 平扫。

（2）正电子发射计算机体层显像（PET）：PET 扫描对肺癌的灵敏度可达 95%，特异度可达 90%，可作为外科术前分期评估的重要检查之一。

（3）支气管镜检查：是诊断肺癌的主要方法，对于中央型肺癌，刷检加活检的阳性率可达 90% 以上。经支气管镜肺活检可提高周围型肺癌的诊断率。

2. 实验室检查　痰液脱落细胞学检查、肿瘤标志物检查。

【鉴别诊断】

肺癌的鉴别诊断见表 10-7。

表 10-7 肺癌的鉴别诊断

疾病	特点
肺结核	①结核球：多见于年轻人，无症状，多位于结核好发部位；病灶边界清，很少超过 3cm，可有包膜，阴影密度高，有时含有钙化点，周围有纤维结核灶。②肺门淋巴结结核：多见于儿童，常有发热，PPD 试验阳性，抗结核药物治疗有效。③急性粟粒性肺结核：发病年龄小，有全身中毒症状，X 线胸片上病灶大小一致，分布均匀，密度较淡的粟粒结节
肺炎	起病急，先有寒战、高热等，然后出现呼吸道症状，抗生素治疗多有效，病灶吸收迅速而完全
肺脓肿	起病急，中毒症状明显，常有寒战、高热、咳嗽、咳大量脓臭痰。外周血白细胞、中性粒细胞增高。X 线胸片上可见厚壁空洞，内可有液平，周围有炎症改变
纵隔淋巴瘤	常为双侧，可有发热等症状，但支气管刺激症状不明显，痰液脱落细胞学检查阴性
结核性渗出性胸膜炎	多见于青年人，常有发热、干咳、胸痛，随着胸水量的增加疼痛可缓解，但胸闷、气促加重
肺错构瘤	①多在中年发病，男女之比为 2:1，周边部的错构瘤多无症状，支气管内的错构瘤可引起咳嗽、咯血、肺部感染；②周边部 X 线表现为肺内光滑的肿块阴影，支气管内的 X 线不易看到，CT 可显示"爆米花"样或散在的钙化高密度阴影

【治疗原则】

肺癌的治疗效果与肺癌的早期诊断密切相关。

1. 手术治疗 非小细胞肺癌 I 期和 II 期及小细胞肺癌部分早期患者应行以治愈为目标的手术治疗。

2. 非手术治疗 无手术指征或术后仍需进一步辅助治疗的患者，需行此方案治疗。对于非小细胞肺癌患者可采用靶向治疗、免疫治疗、放化疗等综合治疗；对于小细胞肺癌患者可采用放化疗、免疫治疗等。

八、呼吸衰竭

【病例】

患者，男性，48 岁。因"发热伴咳嗽 5d，胸闷 2d"入院。患者 5d 前受凉后出现发热，最高 39.4℃，伴全身肌肉酸痛，伴畏寒，无寒战，伴咳嗽，咳少许白色痰，无黄痰及咯血，自服"莫西沙星"等抗感染治疗 3d，仍有发热，2d 前患者出现胸闷憋气，活动后加重。既往体健。

体格检查：T 38.3℃，P 112 次/min，R 34 次/min，BP 125/89mmHg，S_PO_2 85%（未吸氧），神志清，坐位，口唇发绀，颈静脉无怒张。双肺叩诊清音，双肺呼吸音粗，双肺底可闻及湿啰音。心率 112 次/min，律齐，各瓣膜区未闻及杂音。腹软，全腹无压痛及反跳痛，四肢未见异常。

诊断性检查：血气分析（未吸氧）显示 pH 7.52，PaO_2 53mmHg，$PaCO_2$ 52mmHg，HCO_3^- 26.1mmol/L。胸部 CT 检查结果见图 10-3。

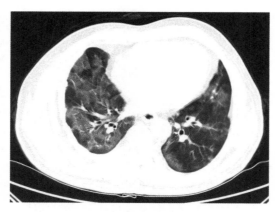

图 10-3 胸部 CT 检查结果

【诊断与诊断依据】

1. **诊断** 急性呼吸衰竭、肺炎。

2. **诊断依据**

(1)起病急,患者受凉后出现发热、咳嗽,伴全身肌肉酸痛,抗感染治疗无效,病情加重,出现胸闷憋气。

(2)口唇发绀,双肺底可闻及湿啰音,心率增快。

(3)S_PO_2 85%(不吸氧),血气分析 pH 7.52,PaO_2 53mmHg,$PaCO_2$ 52mmHg,HCO_3^- 26.1mmol/L。胸部 CT 显示双肺弥漫性磨玻璃样密度增高影。

【需要进一步完善的检查项目】

1. **实验室检查** C 反应蛋白、降钙素原、血沉、细胞因子等血液感染指标检查。咽拭子呼吸道病原体抗原或核酸、外周血微生物病原学抗体、血培养、痰培养等病原学检测。

2. **其他** 病情允许可行肺功能检查,必要时支气管镜检查获取病原和病理学证据。

【鉴别诊断】

急性呼吸衰竭的鉴别诊断见表 10-8。

表 10-8 急性呼吸衰竭的鉴别诊断

疾病	特点
急性左心衰竭	①多有心衰病史,可有冠心病、高血压等病史;②半卧位、坐位,严重时有粉红色泡沫痰;③影像学检查常见心影增大,双肺内蝶形分布高密度阴影
肺栓塞	①多有久坐、外伤、骨折等高危因素;②常表现为胸痛、咯血、憋气;③动脉血气提示低氧血症,D- 二聚体升高,CTPA、放射性核素肺通气 / 灌注扫描有助于确诊

【治疗原则】

1. 保持呼吸道通畅。

2. **呼吸支持治疗** 该患者存在低氧血症,给予吸氧,保证 PaO_2 迅速提高至 60mmHg 或 S_PO_2 达 90% 以上。若患者出现严重通气和 / 或换气功能障碍时,可给予无创或有创正压通气、体外膜肺氧合(ECMO)等治疗。

3. **病因治疗** 完善病原学检测,针对不同病原体给予抗病毒或抗细菌等治疗。

4. 其他 纠正电解质紊乱和酸碱失衡,重要器官功能的监测与支持治疗,必要时给予激素等治疗。

九、胸膜腔积液

【病例】

患者,女性,62 岁。因"咳嗽伴胸闷 6d"入院。患者 6d 前无明显诱因出现咳嗽伴胸闷不适,咳白痰,偶伴胸痛,无血痰,无发热、盗汗、乏力,无心悸,无腹痛、腹泻,胸部 CT 平扫示右侧胸膜腔积液、肺部阴影,遂来就诊。

体格检查:T 36.6℃,P 80 次 /min,R 20 次 /min,BP 135/80mmHg,神志清,全身浅表淋巴结未触及肿大,胸廓无畸形,右侧胸壁叩诊实音,且语音震颤减弱,右肺呼吸音低,左肺呼吸音清,未闻及啰音,无胸膜摩擦音。心律齐,腹软,无压痛及反跳痛。双下肢无水肿。

诊断性检查:胸部 CT 增强扫描显示右肺上叶高密度阴影,直径约 3cm,呈分叶状,边缘有毛刺征,右侧胸膜腔积液并邻近肺组织膨胀不全。

【诊断与诊断依据】

1. 诊断 恶性胸膜腔积液(右侧),肺癌可能大。

2. 诊断依据

(1)老年患者,6d 前出现咳嗽伴胸闷不适,咳白痰,偶伴胸痛。

(2)右侧胸壁叩诊实音,且语音传导减弱,右肺呼吸音低。

(3)胸部 CT 增强扫描显示右肺上叶高密度阴影,直径约 3cm,呈分叶状,边缘有毛刺征,右侧胸膜腔积液并邻近肺组织膨胀不全。

【需要进一步完善的检查项目】

1. 实验室检查 血沉、降钙素原、结核感染 T 细胞检查、肿瘤标志物、PPD 试验、痰液抗酸杆菌检测、痰液细菌培养等检查。

2. 胸膜腔穿刺检查 胸膜腔积液送检常规、抗酸杆菌、癌胚抗原、腺苷脱氨酶、乳酸脱氢酶、白蛋白或总蛋白,病理细胞检查及胸膜活检送检胸膜组织病理。

3. 内科胸腔镜检查 可以直视下观察胸膜腔内脏层及壁层胸膜的病变情况并进行病变部位活检,诊断阳性率优于单纯胸膜腔穿刺术。

【鉴别诊断】

胸膜腔积液的鉴别诊断见表 10-9。对于胸膜腔积液的诊断与鉴别诊断,首先确定有无积液,然后再鉴别是漏出液还是渗出液,以及查找原因。根据 Light 标准,符合以下 3 项任何 1 项可诊断为渗出液:①积液蛋白质 / 血清蛋白质>0.5;②积液 LDH/ 血清 LDH>0.6;③积液 LDH 水平大于血清 LDH 参考值高限的 2/3。

表 10-9 胸膜腔积液的鉴别诊断

疾病	特点
漏出液	①外观多清亮、静置不凝固,比重<1.016~1.018,细胞数<100×10^6,蛋白含量<30g/L。②常见病因是充血性心力衰竭,多为双侧胸膜腔积液,积液量右侧多于左侧。强烈利尿可引起假性渗出液。肝硬化胸膜腔积液多伴有腹膜腔积液。肾病综合征胸膜腔积液多为双侧,可表现为肺底积液。低蛋白血症的胸膜腔积液多伴有全身水肿。腹膜透析胸膜腔积液类似于腹透液,葡萄糖高,蛋白质<1.0g/L

续表

疾病	特点
类肺炎性胸膜腔积液	①多有发热、咳嗽、咳痰、胸痛等症状。②外周血白细胞升高,中性粒细胞增多伴核左移。③先有肺实质的浸润影,或肺脓肿和支气管扩张症的表现,然后出现胸膜腔积液,积液量一般不多。积液呈草黄色甚或脓性,白细胞明显升高,以中性粒细胞为主,葡萄糖和 pH 降低
结核性胸膜炎	①多见于青壮年,有胸痛(积液增多后胸痛减轻或消失,但出现胸闷),并常伴有干咳、盗汗、消瘦等结核中毒症状;②以淋巴细胞为主,间皮细胞<5%,蛋白质多大于 40g/L,ADA 及 γ 干扰素增高,胸腔积液沉渣找结核分枝杆菌或培养可呈阳性;③脱落细胞、胸膜活检、胸部影像学、支气管镜及内科胸腔镜等检查,有助于进一步诊断和鉴别

【治疗原则】

1. 治疗

(1)对症支持治疗:吸氧、止痛等。

(2)引流治疗:患侧胸腔积液引流以改善胸闷等症状,并为进一步胸膜腔内局部药物治疗做准备。

(3)药物治疗:根据具体病理类型进行抗肿瘤治疗。

(4)胸膜腔注药治疗:胸膜腔内给予顺铂、抗血管生成类药物等治疗。

2. 患者健康教育　对患者进行病情评估,进行健康宣教。

十、气胸

【病例】

患者,男性,22 岁。因"车祸伤,右胸痛并呼吸困难"约 45min 急诊入院。

体格检查:T 37.5℃,P 138 次 /min,R 36 次 /min,BP 80/50mmHg。神志清,痛苦貌,口唇发绀,呼吸急促,气管向左偏移。右侧胸廓饱满,呼吸运动较左胸减弱。右胸壁后外侧第 5~8 肋骨可触及骨擦感,局部压痛明显。右腋下胸部至上腹部可触及皮下气肿。右胸部叩诊鼓音,呼吸音消失,左肺呼吸音较粗,未闻及啰音。心率 138 次 /min,心律齐,心音清晰,未闻及杂音。

诊断性检查:X 线胸片显示右肺肺纹理消失,右胸膜腔扩张,纵隔左移明显,右侧第 4~9 肋骨骨折,其中第 6、7、8 肋骨移位明显,右胸壁皮下气肿。

【诊断与诊断依据】

1. 诊断　右侧张力性气胸,右侧多发性肋骨骨折,休克。

2. 诊断依据

(1)有胸部外伤史,呼吸困难,口唇发绀。

(2)血压 80/50mmHg,气管左移,右胸部局限性压痛明显,可触及骨擦感和广泛性皮下气肿。右胸部叩诊鼓音、呼吸音消失。

(3)胸片见右肺肺纹理消失,右胸膜腔扩张,纵隔左移,右侧第 4~9 肋骨骨折。

【需要进一步完善的检查项目】

1. 胸部 CT　可显示肺组织结构、边缘光整度、膨胀程度、有无畸形及胸膜凹陷征象,以及纵隔位置、胸壁结构的完整性和胸膜腔容积的变化。气胸的基本 CT 表现为胸膜腔内出现极低密度的气体影,伴有肺组织不同程度的压缩萎陷改变。故在难以确诊及初步诊疗后,应行 CT 检查进一步明确病情。

2. 其他 血液学、心电图、心脏超声、血气分析、氧饱和度等辅助诊断和监测。

【鉴别诊断】

气胸的鉴别诊断见表 10-10。

表 10-10 气胸的鉴别诊断

疾病	特点
肺大疱	①发病缓慢,病程较长;②X 线胸片显示为圆形或椭圆形透光区,其内仍有细小条状纹理
急性心肌梗死	①有急性胸痛、胸闷、呼吸困难、休克等表现;②常有冠心病、高血压病史;③常有心音性质及节律改变,但无气胸体征;④胸部 X 线检查有助于鉴别
肺栓塞	可突发喘憋,但无气胸体征,D-二聚体、肺动脉 CT 血管造影检查有助于鉴别
COPD 和支气管哮喘	① COPD 呼吸困难是长期缓慢加重的,支气管哮喘有多年哮喘反复发作史;②当 COPD 和支气管哮喘患者呼吸困难突然加重且有胸痛时,应考虑并发气胸的可能;③胸部 X 线或 CT 可鉴别

【治疗原则】

1. 抗休克治疗 给予补液、升压等抗休克治疗。并迅速明确休克原因。

2. 胸腔减压 立即行右侧胸膜腔穿刺减压及胸腔闭式引流术,促进肺复张。

3. 固定胸廓 该患者有右侧多发肋骨骨折,给予清创、胸廓固定治疗。

4. 对症治疗 吸氧、镇痛治疗,保持呼吸道通畅,鼓励排痰,给予抗生素治疗,预防感染。

5. 手术治疗 如疑有胸腔内器官严重损伤或进行性出血,应开胸探查。

十一、血胸

【病例】

患者,男性,71 岁。因"胸闷 15d"入院。患者 15d 前左胸壁外伤后出现胸闷,逐渐出现烦躁、出汗,伴心悸,无咳嗽、咳痰,无发热、盗汗,无胸痛、咯血,无下肢水肿,10d 前胸部 CT 检查显示左侧中量胸膜腔积液,抗感染治疗后第 3 天复查 CT 显示胸膜腔积液量较前增多,患者胸闷加重,给予左侧胸膜腔穿刺置管引流,引流液为血性胸膜腔积液,胸闷稍缓解。

体格检查:T 36.5℃,P 100 次/min,R 25 次/min,BP 121/90mmHg。神志清,呼吸急促,主动体位。口唇无发绀,颈静脉无怒张,气管向右侧移位。左侧胸廓饱满,扩张度减小,语音震颤减弱,无胸膜摩擦感;左中下胸部叩诊实音,右侧胸部叩诊清音,左侧胸部呼吸音消失,双肺未闻及啰音。心率 100 次/min,心律齐,腹软,全腹无压痛及反跳痛,四肢未见异常,无静脉曲张。

诊断性检查:入院当天外周血检查,WBC 18.49×10^9/L,Hb 133g/L,PLT 315×10^9/L。胸膜腔积液常规检查显示红色,浑浊,细胞总数 $1\,013 \times 10^6$/L,白细胞总数 3×10^6/L,单个核细胞 63%,多核细胞 38%,李凡他试验阳性。乳酸脱氢酶 $2\,406$U/L。胸部 CT 显示左侧中等

量胸膜腔积液、左肺不张、左侧胸膜腔内多发团块状高密度阴影。

入院第 4 天,外周血 WBC $12.93 \times 10^9/L$,Hb 110g/L,PLT $261 \times 10^9/L$。

【诊断与诊断依据】

1. **诊断**　血胸(左侧)。

2. **诊断依据**

(1)胸部外伤史,外伤后出现胸闷,伴烦躁、大汗,伴心悸。

(2)呼吸急促,气管向右侧移位,左侧胸廓饱满,胸廓扩张度减小,语音震颤减弱,左肺叩诊实音,左肺呼吸音低。

(3)胸膜腔积液呈血性,细胞以单核细胞增多为主;外周血检查示血红蛋白有下降趋势;胸部 CT 示左侧中等量胸膜腔积液,且胸膜腔内多发团块状高密度阴影。

【需要进一步完善的检查项目】

复查血液学检查,胸膜腔积液送检红细胞计数或血红蛋白测定,涂片检查和细菌培养。

【鉴别诊断】

血胸的鉴别诊断见表 10-11。

表 10-11　血胸的鉴别诊断

疾病	特点
类肺炎性胸膜腔积液	①多有发热、咳嗽、咳痰、胸痛等症状。②外周血白细胞升高,中性粒细胞增多伴核左移。③先有肺实质的浸润影,或肺脓肿和支气管扩张症的表现,然后出现胸膜腔积液,积液量一般不多。胸膜腔积液呈草黄色甚或脓性,白细胞明显升高,以中性粒细胞为主,葡萄糖和 pH 降低
结核性胸膜炎	①多见于青壮年,有胸痛(积液增多后胸痛减轻或消失,但出现气急),并常伴有干咳、潮热、盗汗、消瘦等结核中毒症状;②胸膜腔积液以淋巴细胞为主,间皮细胞<5%,蛋白质多大于 40g/L,ADA 及 γ 干扰素增高,结核分枝杆菌可呈阳性
恶性胸膜腔积液	①以 45 岁以上中老年人多见,有胸部钝痛、咳血丝痰和消瘦等症状;②胸膜腔积液多呈血性、量大、增长迅速,CEA>20μg/L,LDH>500/L;③脱落细胞检查、胸膜活检、胸部影像学、支气管镜及内科胸腔镜等检查,有助于进一步诊断和鉴别

【治疗原则】

1. **治疗**

(1)密切注意患者生命体征变化,对症支持、止血补液等治疗,预防休克。

(2)该患者已留置胸腔置管,继续引流,及时排出积血;若患者出现进行性血压下降、引流量每小时超过 200ml,持续 3h,Hb 进行性下降等进行性血胸表现,应及时行开胸探查手术。

(3)可酌情应用抗生素预防胸腔内感染。

2. **患者健康疗愈**　避免脱管,预防感染,保证均衡的营养膳食摄入,注意休息,加快肺康复,避免形成凝固性血胸。

十二、肋骨骨折

【病例】

患者,男性,33 岁。1h 前由 3 米高处坠落,当即昏迷,约 10min 后清醒,自感胸背部及腰骶部疼痛,深呼吸、咳嗽或转动体位时加重。伴呼吸困难,急诊入院。

体格检查:T 38.1℃,P 126 次 /min,R 29 次 /min,BP 120/70mmHg,被动卧位,神志清晰,双侧瞳孔等大等圆,对光反射灵敏。呼吸急促,左枕部、背部及臀部皮肤可见瘀斑,局部明显肿胀,胸廓轻度畸形,呼吸运动减弱。左枕部、左肩背部、右胸外下部及腰骶部明显压痛,左侧肩胛骨及第 6、7 肋骨可触及骨擦感。两肺呼吸音清,未闻及啰音。心律齐,心率 126 次 /min,未闻及杂音。

诊断性检查:X 线胸片显示左侧第 5~9 肋骨、右侧第 7、8 肋骨骨折;左肩胛骨粉碎性骨折;骶骨骨折。

【诊断与诊断依据】

1. 诊断　肋骨骨折(左侧第 5~9 肋、右侧第 7、8 肋);左肩胛骨粉碎性骨折;骶骨骨折;左枕部头皮血肿;双侧胸背部及臀部软组织挫伤。

2. 诊断依据

(1)有高空坠落史。

(2)胸背部及腰骶部疼痛,深呼吸、咳嗽或转动体位时加重,伴呼吸困难。

(3)呼吸急促,左枕部、背部及臀部皮肤可见瘀斑,局部肿胀。

(4)胸廓轻度畸形,呼吸运动减弱。左枕部、左肩背部、右胸外下部及腰骶部压痛明显,左侧肩胛骨及第 6、7 肋骨可触及骨擦感。

(5)胸片显示左侧第 5~9 肋、右侧第 7、8 肋骨骨折;左肩胛骨粉碎性骨折;骶骨骨折。

【需要进一步完善的检查项目】

1. 胸部 CT 及肋骨三维重建　可以快速连续扫描及采集容积性数据,多角度、多平面进行图像重组,清晰直观地显示病变,准确地观察到骨折线的位置,对于诊断胸部平片易漏诊的肋软骨骨折、肋弓骨折、前肋骨折、裂隙骨折及无错位骨折有明显优势,是目前诊断肋骨骨折最准确的方法。

2. 其他　血液学检查、电解质、血糖等、心电图、呼吸、氧饱和度持续监测等。

【鉴别诊断】

肋骨骨折的鉴别诊断见表 10-12。

表 10-12　肋骨骨折的鉴别诊断

疾病	特点
无移位的肋骨骨折	因骨折线比较细微,当伴有其他严重损伤,如液气胸、心脏损伤、锁骨骨折、肩胛骨骨折时易被忽略
胸壁结核	多无外伤史,表现为肋骨处肿胀,压痛不明显,部分患者尚有午后低热、盗汗等
肋软骨炎	起病缓慢,无伤史,局部可有轻度肿胀,也有压痛,但疼痛部位多在胸骨两侧

【治疗原则】

1. 一般支持治疗　吸氧、镇痛、营养支持等对症治疗。

2. 维持正常通气和稳定胸部　该患者为闭合性多根多处肋骨骨折,给予清除呼吸道分泌物,以保证呼吸道通畅;若患者出现严重的反常呼吸、咳痰困难或呼吸衰竭,可酌情给予机械通气。并采用包扎固定法、牵引固定法、内固定法等稳定胸壁。

3. **手术治疗**　进一步完善检查及多学科会诊,评估左肩胛骨粉碎性骨折、骶骨骨折、左枕部头皮血肿是否需要手术治疗。

(徐 涛)

第二节　循 环 系 统

一、心力衰竭

【病例】

患者,男性,60 岁。因"发作性胸闷、憋喘 2 个月,加重且不能平卧 2d"入院。患者于 2 个月前受凉感冒后出现胸闷、憋喘,伴有咳嗽、咳痰,活动时加重,休息后可缓解,无胸痛、咯血,无下肢水肿,2d 前症状较前加重,夜间难以平卧,轻度活动后憋喘加重,在院外未行诊治,今来我院就诊。发病以来,患者神志清,精神差,食欲减退,大便无异常,小便量少,体重无明显变化。既往有"冠心病、冠脉支架植入术史、高血压、糖尿病"病史,无特殊个人史和家族史。

体格检查:T 36℃,P 106 次 /min,R 29 次 /min,BP 162/97mmHg。神志清、精神差,发育正常,主动体位。皮肤黏膜未见异常,全身浅表淋巴结未触及肿大,口唇发绀,颈静脉怒张。胸廓两侧对称,呼吸运动双侧对称,无增强、无减弱,未触及胸膜摩擦感。双肺呼吸音粗,双肺下部可闻及干啰音和湿啰音。心界向左下扩大,心率 106 次 /min,律齐,二尖瓣听诊区可闻及 4/6 级收缩期杂音。腹软,全腹无压痛及反跳痛,肝脾肋下未触及。双下肢凹陷性水肿。生理反射存在,病理反射未引出。

诊断性检查:心电图示窦性心动过速,V_1~V_4 导联 R 波递增不良。

【诊断与诊断依据】

1. **诊断**

(1)心力衰竭,心功能Ⅲ级(NYHA 分级)。

(2)冠心病、冠脉支架植入术后状态。

(3)二尖瓣关闭不全。

(4)原发性高血压,糖尿病。

2. **诊断依据**

(1)老年男性,受凉感冒后出现胸闷、憋喘,伴有咳嗽、咳痰,近 2d 前症状较前加重,夜间难以平卧,轻度活动后憋喘加重。

(2)既往有冠心病、冠脉支架植入术、高血压、糖尿病病史。

(3)BP 162/97mmHg,口唇发绀,颈静脉怒张。双肺呼吸音粗,双肺下部可闻及干啰音和湿啰音。心界向左下扩大,心率 106 次 /min,律齐,二尖瓣听诊区可闻及 4/6 级收缩期杂音。双下肢凹陷性水肿。

(4)心电图检查显示窦性心动过速,V_1~V_4 导联 R 波递增不良。

【需要进一步完善的检查项目】

1. **实验室检查** BNP、肌钙蛋白、血液学检查、降钙素原、C 反应蛋白、血生化、糖化血红蛋白、甲状腺功能、尿常规等检查。

2. **器械检查** 复查动态心电图、超声心动图、胸部 CT、冠状动脉造影或冠脉 CTA。

【鉴别诊断】

心力衰竭的鉴别诊断见表 10-13。

表 10-13 心力衰竭的鉴别诊断

疾病	评价
支气管哮喘	多为青少年发病且伴有过敏史,发病时多为干啰音,与心源性哮喘的干啰音、湿啰音并存不同,BNP 无异常是重要鉴别要点
心包积液或缩窄性心包炎	为体循环瘀血表现,颈静脉充盈、胃肠道瘀血、双下肢水肿等表现,心脏超声检查对于其与心衰鉴别是关键
肾病综合征	水肿,伴有大量蛋白尿、低蛋白血症、高脂血症,可与心衰相鉴别
肝硬化腹膜腔积液伴下肢水肿	非心源性瘀血导致的肝硬化,不存在上腔静脉回流受阻的表现(颈静脉怒张等),且多有肝病病史

【治疗原则】

减轻心脏前后负荷,改善心脏收缩与舒张功能,积极去除诱因以及治疗原发病,病情趋于稳定后优化治疗方案,改善远期预后。

1. **基本处理** 监测生命体征,建立静脉通路,采取舒适体位:急性肺水肿患者采取端坐位,双下肢下垂;当存在组织低灌注时,应采取平卧位,以保证组织灌注,并给予氧疗及必要的呼吸支持。

2. **药物治疗** 利尿剂、血管扩张剂、正性肌力药物、ACEI/ARB/ARNI、β 受体阻滞剂、醛固酮受体拮抗剂、伊伐布雷定、茶碱类药物等。

3. **非药物治疗** 机械通气、超滤与肾脏替代治疗、心脏再同步治疗(CRT)、植入型心律转复除颤器(ICD)等。

4. **病因及诱因治疗** 如治疗急性冠脉综合征的心肌缺血、控制感染等。

5. **随访** 制订随访计划,定期随访。

二、心律失常

【病例】

患者,男性,70 岁。因"发作性心悸、乏力 3 个月,加重伴胸闷 2d"入院。患者 3 个月前无明显诱因出现心悸、乏力,无胸痛、胸闷,无头晕、黑矇,发作无规律,持续时间数分钟至数小时不等,可自行缓解,未规律治疗。2d 前无诱因再次出现心悸、乏力,症状持续不缓解,伴胸闷,活动耐量下降,为进一步治疗来我院就诊。既往有高血压病史 10 年余,最高血压 192/100mmHg,有吸烟史 40 余年。

体格检查:T 36.5℃,P 122 次/min,R 25 次/min,BP 156/93mmHg,神志清,精神一般,口唇无发绀。颈静脉无充盈。胸廓两侧对称,双侧呼吸动度均等,无增强、无减弱。双肺叩诊清音、呼吸音清,未闻及啰音。心界未见明显扩大,心率130次/min,律不齐,第一心音强弱不等,各瓣膜听诊区未闻及杂音。腹软,全腹无压痛和反跳痛。双下肢无水肿。生理反射存在,病理反射未引出。

诊断性检查:心电图示心房颤动伴快速心室率。

【诊断与诊断依据】

1. 诊断

(1)心房颤动伴快速心室率。

(2)原发性高血压(3级,很高危)。

2. 诊断依据

(1)心悸、乏力,发作无规律,持续时间数分钟至数小时不等,可自行缓解,2d前加重伴胸闷,活动耐量下降。

(2)既往有原发性高血压病史、吸烟史。

(3)脉率122次/min,心率130次/min,律不齐,第一心音强弱不等,各瓣膜听诊区未闻及杂音,脉搏短绌。

(4)心电图检查显示心房颤动伴快速心室率。

【需要进一步完善的检查项目】

1. **实验室检查**　甲状腺功能、血清电解质、血液学指标、肝功能、肾功能、BNP。

2. **器械检查**　动态心电图、心脏超声、经食管超声检查。

【鉴别诊断】

心房颤动的鉴别诊断见表10-14。

表 10-14　心房颤动的鉴别诊断

疾病	特点
窦性心动过速	通常逐渐开始和终止,频率100~150次/min,节律较房颤规整,可见窦性P波是其与房颤的重要鉴别点
房性心动过速	QRS波群前可见与窦性P波形态不同的P波,多源房性心动过速时PR间期各不相同,心室率不规则,易与房颤混淆
心房扑动	与房颤相似,P波均消失,但代之以振幅、间距规律的房扑波(F波)
室上性心动过速	RR间期规则,心室率规则,可尝试刺激迷走神经使心动过速终止,多存在突发突止的特点

【治疗原则】

预防患者发生卒中的抗凝治疗,改善患者症状,降低心室率;病因治疗,以及排除复律禁忌后的复律治疗。

1. **评估卒中与出血风险**　应用非瓣膜性心房颤动卒中风险评分(CHA2DS2-VASc评分)与心房颤动抗凝出血风险评分(HAS-BLED评分)对患者进行评估,根据结果给予抗凝治疗。

2. **转复并维持窦性心律**　包括药物转复、电转复。药物转复首选胺碘酮,特别适用于合并器质性心脏病的患者;药物治疗无效可改用电复律,若发作开始已出现血流动力学障碍,宜紧急实施电复律。发病小于48h可药物或电复律转复正常窦性心律,发病大于48h需抗凝3周治疗后或行经食管超声排除血栓禁忌后复律治疗。

3. 控制心室率 对血流动力学稳定的患者,应用房室结阻滞药物控制心室率(如 β 受体阻滞剂等),缓解患者症状。

4. 明确病因 追踪甲状腺功能、电解质等结果,明确房颤病因,若是因甲亢导致的房颤,则应先纠正甲状腺功能。

5. 随访 制订随访计划,定期随访。

三、冠心病

【病例】

患者,男性,57 岁。因"乏力、胸痛 4d,加重 8h"入院。患者 4d 前活动后出现乏力、胸骨后阵发性胸痛,有压迫感,不伴肩背部放射痛,无头痛、头晕、恶心呕吐,每次持续时间约数分钟至十几分钟,休息后可自行缓解。8h 前无诱因再次出现胸痛,为压榨样痛,不能缓解,并向肩背部放射,伴恶心、呕吐、胸闷。在当地诊所治疗(具体不详)无效,急来我院就诊。既往有高血压病史 5 年,血压最高达 190/120mmHg。否认冠心病、糖尿病病史。

体格检查:T 37.2℃,P 100 次 /min,R 22 次 /min,BP 146/95mmHg,神志清,面色苍白,痛苦面容。未见颈静脉怒张和异常颈动脉搏动。胸廓两侧对称,双侧呼吸动度均等,无增强、无减弱,未触及胸膜摩擦感。双肺叩诊清音,听诊呼吸音清,未闻及啰音。心前区无隆起。未触及震颤及心包摩擦感。心界未见扩大。心音低钝,心率 100 次 /min,律齐,各瓣膜听诊区未闻及杂音。腹软,全腹无压痛和反跳痛。双下肢无水肿。生理反射存在,病理反射未引出。

诊断性检查:心电图示窦性心律,心率 100 次 /min,Ⅱ、Ⅲ、aVF 导联 QR 波形,ST 段弓背向上样抬高>0.3mV。

【诊断与诊断依据】

1. 诊断

(1)冠心病,急性心肌梗死(下壁),Killip Ⅰ 级。

(2)原发性高血压(3 级,很高危)。

2. 诊断依据

(1)4d 前活动后出现乏力、胸骨后阵发性胸痛,有压迫感,每次持续时间约数分钟至十几分钟,休息后可自行缓解。8h 前无诱因再次出现胸痛,为压榨样痛,不能缓解,并向肩背部放射,伴有恶心、呕吐、胸闷。

(2)BP 146/95mmHg,心界不大,心音低钝,心率 100 次 /min。

(3)窦性心律,心率 100 次 /min,Ⅱ、Ⅲ、aVF 导联 QR 波形,ST 段弓背向上样抬高>0.3mV。

【需要进一步完善的检查项目】

1. 实验室检查 急查心肌损伤标记物,包括 cTnI、cTnT,同时注意动态变化。其他常规血液指标检查,如血糖、血肌酐等指标。

2. 器械检查 心电图(包括静息时心电图、动态心电图监测),超声心动图,放射性核素检查,选择性冠状动脉造影等。

【鉴别诊断】

1. 心肌梗死与心绞痛鉴别 心肌梗死与心绞痛的鉴别见表 10-15。

表 10-15   心肌梗死与心绞痛的鉴别

鉴别点	心绞痛	心肌梗死
疼痛部位	胸骨上、中段	胸骨上、中段,但也可在上腹部
疼痛性质	压榨性或窒息性	压榨性或窒息性,但程度更剧烈
疼痛诱因	劳累、情绪激动、受寒、饱餐等	不常有
疼痛时限	短,1~5min 或 15min 以内	长,数小时或 1~2d
疼痛频率	频繁发作	不频繁
硝酸甘油疗效	显著缓解疼痛	作用较差
气喘或肺水肿	极少	可有
血压	升高或无显著改变	可降低,甚至发生休克
心包摩擦音	无	可有
坏死物质吸收表现		
发热	无	常有
白细胞增高	无	常有
血沉增快	无	常有
心肌标志物变化	无	常有
心电图变化	无变化或短暂 ST-T 改变	有特征性和动态性心电图变化

2. **与其他疾病的鉴别诊断**　急性心肌梗死与其他疾病的鉴别见表 10-16。

表 10-16   急性心肌梗死与其他疾病的鉴别诊断

疾病	特点
急性心包炎	可有持久而剧烈的心前区疼痛,与发热同时出现,呼吸和咳嗽时加重,早期即有心包摩擦音,全身症状不明显。除 aVR 导联外,心电图其余导联均有 ST 段弓背向下的抬高、T 段倒置、无异常 Q 波
急性肺动脉栓塞	可有胸痛、咯血、呼吸困难、休克,伴有发绀、P_2 亢进、颈静脉充盈、肝大、下肢水肿等右心负荷增大的表现
急腹症	急性胰腺炎、消化性溃疡穿孔、急性胆囊炎、胆石症等均有上腹痛,可根据病史、体格检查、心电图检查、心肌酶和肌钙蛋白测定协助诊断
主动脉夹层	开始胸痛即到高峰,常放射到背、肋、腹、腰及下肢,两上肢血压和脉搏可有明显差别,可有下肢暂时性瘫痪、偏瘫和主动脉瓣关闭不全的表现

【治疗原则】

及早发现、及早治疗,并加强住院前的就地处理。

1. **恢复心肌灌注**　尽快恢复心肌的血液灌注,以挽救濒死的心肌、防止梗死扩大或缩小心肌缺血范围。

2. 保护和维持心脏功能。

3. 处理并发症 及早处理严重心律失常、泵衰竭和各种并发症。

4. 防止猝死 有效防止猝死不仅可使患者度过急性期,而且康复后还能保持尽可能多的有功能的心肌。

四、原发性高血压

【病例】

患者,女性,55 岁。因"胸闷、心慌,伴有头胀、头痛 7d"入院。患者于 7d 前无明显原因出现胸闷、心慌,伴有阵发性头胀、头痛,轻度恶心,无呕吐,休息后可自行缓解,无胸痛,无咯血,无肢体活动障碍,无视物旋转,无耳鸣。未行诊治,今来我院就诊,门诊测血压 180/100mmHg,以"高血压 3 级,很高危"收入院。发病以来,患者神志清、精神佳,食欲可,大小便无异常,体重无明显变化。既往高血压病史多年,无特殊个人史和家族史。

体格检查:T 36℃,P 70 次 /min,R 23 次 /min,BP 180/100mmHg。神志清,精神可。发育正常,主动体位。皮肤黏膜未见异常,全身浅表淋巴结未触及肿大,口唇无发绀,颈静脉无怒张。胸廓无异常,双侧呼吸运动对称,无增强、无减弱,节律规则,未触及胸膜摩擦感。双肺叩诊清音,双肺呼吸音清,未闻及啰音。心率 70 次 /min,律齐,主动脉听诊区 P_2 亢进,各瓣膜听诊区未闻及杂音。腹软,全腹无压痛及反跳痛,肝脾肋下未触及。双下肢无水肿。生理反射存在,病理反射未引出。

诊断性检查:心电图示大致正常心电图。

【诊断与诊断依据】

1. 诊断 原发性高血压(3 级,很高危)。

2. 诊断依据

(1)中年女性,既往高血压病史多年。

(2)7d 前无明显原因出现胸闷、心慌,伴有阵发性头胀、头痛,轻度恶心,无呕吐,休息后可自行缓解,无胸痛,无咯血,无肢体活动障碍,无视物旋转,无耳鸣。

(3)BP 180/100mmHg。

【需要进一步完善的检查项目】

1. 实验室检查 尿常规、血糖、血脂、血电解质、肾功能、血尿酸等检查。血浆肾素活性、血和尿醛固酮、血和尿皮质醇、血和尿儿茶酚胺等。

2. 器械检查

(1)24h 动态血压监测(ABPM),踝 / 臂血压比值。

(2)超声心动图,颈动脉超声检查颈动脉内膜中层厚度(IMT),眼底检查。

(3)X 线胸片,颅脑 CT、MRI 检查。

(4)动脉造影、肾和肾上腺超声等可检查是否为继发性高血压。

【鉴别诊断】

原发性高血压的鉴别诊断见表 10-17。

表 10-17　原发性高血压的鉴别诊断

疾病	评价
慢性肾脏疾病	根据病史、尿常规和尿沉渣细胞计数等,易与原发性高血压的肾脏损害相鉴别
嗜铬细胞瘤	可为持续性或阵发性高血压,除了血压骤然升高外,还有头痛、心悸、恶心、多汗、四肢冰冷和麻木感、视力减退、上腹或胸骨后疼痛等。典型发作可由情绪改变而诱发。血和尿儿茶酚胺、酚妥拉明试验、胰高血糖素激发试验,可乐定抑制试验有助于鉴别
原发性醛固酮增多症	①轻至中度高血压;②多尿尤其是夜尿增多、口渴、尿比重下降、碱性尿;③发作性肌无力或瘫痪、肌痛、抽搐或手足麻木
睡眠呼吸暂停综合征	原因不明的白天重度嗜睡、鼾声响亮,睡眠时窒息、憋气、夜间频繁觉醒,睡眠质量差,白天注意力难以集中
肾血管疾病	突发的高血压,尤其见于 30 岁以前的女性或 50 岁以后的男性,腹部或肋脊角连续性或收缩期杂音,伴有周围血管疾病。超声检查、核素检查、CT 或磁共振成像有助于诊断,肾动脉造影是确诊的"金标准"
库欣综合征	①向心性肥胖、满月脸,多血质外貌,宽大皮肤紫纹,皮肤菲薄,痤疮和骨质疏松等;②皮质醇浓度变化的昼夜节律消失;③ 24h 尿游离皮质醇或 24h 尿 17- 羟类固醇增高;④小剂量地塞米松抑制试验呈现不抑制反应;⑤胰岛素诱发的低血糖应激不能引起血 ACTH 及皮质醇水平显著升高
主动脉狭窄	以躯干上半部分高血压、下肢低血压为特征。血压异常升高,或伴有收缩期杂音。主动脉造影、CT 或磁共振成像术有助于诊断
药物性高血压	药物所致的高血压也是继发性高血压常见的原因,如非甾体抗炎药(NSAIDS)、女用口服避孕药等

【治疗原则】

降压治疗应确立血压控制目标值,并控制血压达标。最终目的是减少原发性高血压患者心血管疾病与脑血管疾病的发生率和死亡率。

1. **改善生活行为**　适用于所有原发性高血压患者。包括戒烟,限酒,减轻或控制体重。合理膳食,尤其是减少钠盐和脂肪的摄入;增加运动,减轻精神压力和保持心理平衡。

2. **确立血压目标值**　应将血压控制到患者能耐受的较低水平,目前主张控制到至少小于 140/90mmHg。如果合并糖尿病或慢性肾脏病则宜小于 130/80mmHg。

3. **选择初始降压药物**　治疗应该采取小剂量开始,应当选择长效制剂,采取个体化方案,必要时联合用药原则。注重患者的用药依从性和目标值的达标情况。常用的降压药有利尿剂、β 受体阻滞剂、钙通道阻滞剂(CCB)、血管紧张素转换酶抑制剂(ACEI)、血管紧张素受体拮抗剂(ARB)等。

4. **协同治疗多重心血管危险因素**　在降压治疗时,要高度关注其他危险因素,一切都以降低心脑血管疾病发生率和死亡率为原则。同时要关注药物对糖代谢、脂代谢、尿酸代谢和血电解质等的影响。

五、心脏瓣膜病

【病例】

患者,男性,66 岁。因"胸闷、憋喘 3 年,加重伴咳嗽、咳痰 2d"入院。患者 3 年前无明显诱因出现胸闷、憋喘,曾就诊于当地医院,行心脏超声检查:EF 43%,二尖瓣脱垂并反流(重度),左心扩大,主动脉瓣反流(轻度),三尖瓣反流(轻度),长期口服"利尿药"治疗。2d 前患者受凉后,胸闷、喘憋较前加重,伴咳嗽、咳痰,痰为黄色黏痰,症状持续不缓解,轻度活动便加重,无恶心、呕吐,无头晕、黑矇,为进一步治疗来我院就诊。自发病以来,患者饮食、睡眠差,大小便无异常,体重较前无明显变化。既往有高血压病史 5 年余,最高血压192/92mmHg。

体格检查:T 37.2℃,P 110 次 /min,R 30 次 /min,BP 147/96mmHg,神志清,精神一般,口唇发绀。颈静脉无充盈。胸廓两侧对称,双侧呼吸动度均等,无增强、无减弱。双肺呼吸音粗,可闻及干啰音、湿啰音。心脏向左下明显扩大,心率 110 次 /min,律齐,二尖瓣听诊区可闻及 4/6 级收缩期粗糙吹风样杂音,向左腋下传导。腹软,全腹无压痛和反跳痛。双下肢无水肿。生理反射存在,病理反射未引出。

诊断性检查:心电图示窦性心动过速,ST-T 异常。

【诊断与诊断依据】

1. 诊断

(1)心脏瓣膜病,二尖瓣脱垂伴关闭不全(重度)。

(2)心力衰竭,心功能Ⅲ级(NYHA 分级)。

(3)原发性高血压(3 级,很高危)。

(4)窦性心动过速。

(5)肺部感染。

2. 诊断依据

(1)老年男性,胸闷、憋喘 3 年余,2d 前受凉后加重,伴咳嗽、咳痰,痰为黄色黏痰,症状持续不缓解,轻度活动便加重。

(2)心脏超声检查显示,EF 43%,二尖瓣脱垂并反流(重度),左心扩大。

(3)既往有高血压病史 5 年余,最高血压 192/92mmHg。

(4)双肺呼吸音粗,可闻及干啰音、湿啰音。心脏向左下明显扩大,心率 110 次 /min,律齐,二尖瓣听诊区可闻及 4/6 级收缩期粗糙吹风样杂音,向左腋下传导。

(5)心电图显示窦性心动过速,ST-T 异常。

【需要进一步完善的检查项目】

1. 实验室检查　血液学检查、肝功能、肾功能、电解质、BNP、肌钙蛋白。

2. 器械检查　心脏超声、胸部 CT,必要时行冠脉 CTA 或冠脉造影检查。

【鉴别诊断】

二尖瓣关闭不全的鉴别诊断见表 10-18。

表 10-18   二尖瓣关闭不全的鉴别诊断

疾病	特点
主动脉瓣狭窄	收缩期杂音,但主动脉瓣狭窄杂音区位于心底部,杂音向颈部传导,心脏超声是鉴别诊断的"金标准"
室间隔缺损	胸骨左缘 3~4 肋间收缩期杂音,可伴胸骨旁收缩期震颤,心脏超声是鉴别诊断的"金标准"
三尖瓣关闭不全	胸骨左缘第 4~5 肋间收缩期杂音,一般不传导,无震颤,可伴颈静脉收缩期搏动,心脏超声是鉴别诊断的"金标准"

【治疗原则】

卧床休息,控制液体量,纠正心衰,控制感染,必要时外科手术治疗。

1. 一般治疗   卧床休息,低盐低脂饮食,监测体温、心率、血氧饱和度。

2. 去除诱因和改善症状   控制感染去除诱因,稳定血压,纠正心衰症状,控制出入量。扩张血管以减轻心脏后负荷,提高心脏输出量,若发生低血压时不宜使用。必要时可应用主动脉内球囊反搏治疗。

3. 改善心肌重构   病情稳定后尽早加用改善心脏重构药物(如 ACEI/ARB/ARNI、β 受体阻滞剂、醛固酮受体拮抗剂等),定期复查心脏超声。

4. 手术治疗。

(张 帅)

第三节 消 化 系 统

一、胃食管反流病

【病例】

患者,男性,53 岁。因"反复烧心 7 年,加重伴胸骨后疼痛 20d"入院。7 年前,患者无明显原因出现烧心,伴有反酸,每于进食辛辣食物或饮酒后症状加重,偶尔伴有吞咽困难,饮用温水后可缓解。症状多反复,由于未影响工作而未予治疗。20d 前,烧心加重,并伴有胸骨后疼痛,且在仰卧位、弯腰及进食过酸的食物后加重,并伴有夜间咳嗽、憋气症状。无恶心、呕吐、腹泻等。发病以来,患者饮食尚可,睡眠差。既往体健,无消化性溃疡、胃炎等病史,无肿瘤家族史等。吸烟 20 余年,每天 10~15 支,饮酒 20 余年,每天 2~3 瓶啤酒。

体格检查:T 36.5℃,P 79 次 /min,R 24 次 /min,BP 126/80mmHg。一般情况可,发育正常,营养中等,神志清,查体合作。皮肤黏膜无黄疸及皮疹,浅表淋巴结无肿大。颈软,甲状腺无肿大。心肺无异常,腹软,无胃型、肠型及蠕动波,无压痛及反跳痛,肝脾肋下未触及,移动性浊音阴性,双下肢无水肿。

诊断性检查：血常规、肝功能和肾功能、胸部影像学、心电图检查均无异常。

【诊断与诊断依据】

1. 诊断 胃食管反流病。

2. 诊断依据

(1)中年男性,有长期饮酒史,慢性病程。

(2)反复烧心,伴有反酸、胸骨后疼痛、吞咽困难等症状,在仰卧位、弯腰时易发,且食用过酸食物易诱发。

【需要进一步完善的检查项目】

1. 器械检查 食管钡餐造影、内镜检查、24h 食管 pH 监测(目前诊断胃食管反流的"金标准")、食管压力监测。

2. 实验室检查 如血液生化指标、肿瘤标志物有助于排除心源性或肿瘤性疾病等。

【鉴别诊断】

胃食管反流病的鉴别诊断见表 10-19。

表 10-19 胃食管反流病的鉴别诊断

疾病	特点
消化性溃疡	①慢性病程；②周期性发作和节律性中上腹部隐痛、灼痛、钝痛或饥饿样痛；③与饮食之间有明显的相关性和节律性；④秋末至初春寒冷季节更为明显；⑤发作时上腹部有局限性压痛
食管癌	①早期无特异性症状,可有胸骨后不适、烧灼感或疼痛等；②典型症状为进行性的吞咽困难或哽噎感；③由于肿瘤浸润和炎症反应可出现频繁吐黏液；④晚期可有消瘦、贫血、营养不良等
心绞痛	①有心绞痛的危险因素；②典型症状是劳累后或情绪激动时胸骨上段或中段后的压榨性或窒息性疼痛,持续数分钟,可放射至左肩、左臂前内侧、小指和无名指；③休息或服用硝酸甘油可缓解；④发作时可有焦虑、皮肤苍白、出冷汗等
嗜酸性粒细胞性食管炎	①好发于儿童和 20~40 岁成人,男性多于女性；②50% 患者有哮喘、皮肤反应和嗜酸性粒细胞增多；③典型表现为胸部疼痛或烧心、吞咽固体食物困难、食物嵌塞；④食管活体组织检查有助于确诊
真菌性食管炎	①有长期使用大量广谱抗生素病史；②主要症状为吞咽困难和胸骨后疼痛,反酸、烧心较少；③真菌检查为阳性

【治疗原则】

治疗目的是控制症状、治愈食管炎症、减少复发和防治并发症。

1. 调整生活方式 合适的体位是减少反流的有效方法,如餐后保持直立位,避免过度负重,不穿紧身衣,睡眠时抬高床头等。睡前 3h 勿进食,以减少夜间胃酸分泌等。

2. 药物治疗

(1)抗酸药：质子泵抑制剂(PPI)能持久抑制基础胃酸和刺激后胃酸的分泌,是治疗胃食管反流病(GERD)的有效药物。

（2）黏膜保护药：保护黏膜，促使受损黏膜的愈合。

（3）促动力药：通过改善食管运动功能、促进胃排空、提高食管下括约肌（LES）张力等作用，减少食管的酸暴露时间，达到防止反流的目的。

（4）联合用药：抗酸药与促动力药联合应用是目前治疗反流性食管炎最常用的方法。

3. 内镜治疗　内镜随访和治疗的目的是尽量减少巴雷特食管（Barrett 食管）患者罹患食管癌转外科手术的风险。

4. 手术治疗　掌握好手术适应证。对无法停药且手术条件好的患者，手术治疗比终生用药治疗好，控制反流症状也比药物治疗好。

二、消化性溃疡

【病例】

患者，男性，39 岁。因"反复上腹部疼痛 5 年，加重伴黑便 1d"入院。患者于 5 年前因进食生冷、辛辣食物后出现上腹隐痛、烧心，饥饿时明显，进食后可缓解，经口服"奥美拉唑"及调整饮食后症状逐渐缓解，以后每到秋冬季节出现上述症状。自服各种中西药物后症状均可缓解。3d 前进食较多酸辣食物并劳累后上腹疼痛再次出现，呈持续性烧灼样疼痛，伴反酸和食欲缺乏，自服"西咪替丁"2 片后症状无明显减轻，1d 前出现黑色糊状便 3 次，伴恶心、头晕、出汗、心悸，遂来院就诊。既往体健。

体格检查：T 36.7℃，P 100 次 /min，R 20 次 /min，BP 108/72mmHg，贫血貌，颜面、耳垂、手掌较苍白，浅表淋巴结未触及肿大，颈静脉无怒张，心界不大，心率 100 次 /min，律齐，无杂音，肺部无异常。腹平软，剑突下有压痛，无反跳痛，肝肋下 1cm，质软，脾未触及，移动性浊音阴性，无包块，双下肢无水肿。

诊断性检查：外周血 Hb 75g/L，RBC 2.8×10^{12}/L，WBC 13.8×10^9/L，PLT 220×10^9/L。

【诊断与诊断依据】

1. 诊断　消化性溃疡伴上消化道出血，失血性贫血（中度）。

2. 诊断依据

（1）有上腹部慢性疼痛 5 年病史，呈反复发作，慢性经过。

（2）发病与饮食不当具有明显关系及季节性。

（3）腹痛、烧心症状以饥饿时明显，进食可缓解，服用抗酸药后症状可缓解。

（4）黑便、恶心、头晕、出汗、心悸及贫血貌，外周血 Hb 75g/L，RBC 2.8×10^{12}/L。

【需要进一步完善的检查项目】

1. 实验室检查　粪常规、粪便隐血试验（OBT），肝功能、肾功能、电解质检查。HP 相关检查，如 HP 抗体，^{13}C 或 ^{14}C 呼气试验或尿素酶试验。

2. 器械检查　胃镜、上腹部 B 超检查。

【鉴别诊断】

典型的周期性、节律性上腹部慢性疼痛是诊断消化性溃疡的主要依据。但有溃疡症状不一定是有消化性溃疡，因此，必要时可根据内镜或钡餐检查加以确诊。消化性溃疡的鉴别诊断见表 10-20。

表 10-20　消化性溃疡的鉴别诊断

疾病	特点
功能性消化不良	上腹疼痛、嗳气、反酸、恶心、食欲缺乏等，内镜检查可鉴别
慢性胆囊炎和胆石症	疼痛位于右上腹并放射至背部，与进食油腻有关，伴发热、黄疸，必要时行 B 超、经内镜逆行性胰胆管造影检查
胃癌	胃溃疡与胃癌很难从症状上鉴别，必须行胃镜检查
胃泌素瘤	除典型部位发生溃疡外，不典型部位也可发生，这种溃疡具有易发出血、穿孔、难治的特点。胃液分析、胃泌素测定和激发试验有助于诊断

【治疗原则】

治疗目的在于消除病因、缓解症状、愈合溃疡、防止复发和避免并发症。

1. 紧急止血治疗

(1)禁饮食、心电监护生命体征，记出入量，下胃管。

(2)有休克者，密切观察生命体征，补充血容量，纠正酸中毒。

(3)止血治疗。①局部使用止血药物：去甲肾上腺素加冰盐水反复洗胃等；②全身用药：如 PPI 静脉注射等；③内镜下止血：快速而有效的方法。

2. 溃疡的治疗

(1)一般治疗：避免紧张与劳累。多注意休息，戒烟酒，有规律饮食，慎用对胃黏膜有刺激的药物等。

(2)药物治疗：①根除幽门螺杆菌；②抗酸治疗；③保护胃黏膜；④ NSAIDS 相关溃疡的治疗与预防；⑤难治性溃疡的治疗；⑥溃疡复发的预防。

三、结核性腹膜炎

【病例】

患者，男性，35 岁。因"腹胀、发热 2 个月"入院。患者于 2 个月前无明显诱因出现全腹胀，进食后加重，大便干稀交替，伴乏力、低热、盗汗、食欲减退。在当地医院 B 超检查提示中等量腹膜腔积液，血沉快，用"异烟肼"和"利福平"治疗 1 个月后症状减轻，自行停药，1 周后症状复发，为进一步诊治而入院治疗。

体格检查：T 38.2℃，慢性病容，消瘦，发育良好，主动体位。皮肤巩膜无黄染，浅表淋巴结未触及肿大。颈软，气管居中，甲状腺无肿大。双肺呼吸音清，未闻及啰音，心脏无异常。腹部轻度膨隆，未见腹壁静脉曲张，腹壁呈柔韧感，无压痛及反跳痛，肝脾未触及，未触及包块，移动性浊音阳性。双下肢无水肿，生理反射存在，病理反射未引出。

诊断性检查：外周血 Hb 90g/L，RBC 3.0×10^{12}/L，WBC 8.9×10^9/L。ALT 56U/L，AST 51U/L，STB 16.2μmol/L，清蛋白 36g/L，球蛋白 32.4g/L。BUN 5.6mmol/L，Cr 128μmol/L，ESR 68mm/h。PPD(++)。腹膜腔积液为黄色、微混，比重 1.023，李凡他(Rivalta)试验(+)，蛋白 32g/L，细胞总数 $1\,200 \times 10^6$/L，WBC 460×10^6/L。X 线胸片示右侧胸膜增厚。X 线全消化道造影示慢性胃窦炎。

【诊断与诊断依据】

1. 诊断　结核性腹膜炎。

2. 诊断依据

(1)有明显结核中毒症状,如发热、乏力、盗汗、食欲下降。

(2)血沉增快,PPD 试验阳性。腹膜腔积液为渗出液。

(3)腹壁触诊有柔韧感。

(4)右侧胸膜粘连,提示可能患过结核性胸膜炎。

(5)曾经抗结核治疗 1 个月,有一定疗效。

【需要进一步完善的检查项目】

1. 实验室检查　肿瘤标记物 CEA、CA199、CA125 等,间接排除恶性肿瘤。

2. 器械检查　腹膜活体组织检查、腹腔镜检查、上腹 B 超或 CT 检查、结肠镜检查。

【鉴别诊断】

结核性腹膜炎的鉴别诊断见表 10-21。

表 10-21　结核性腹膜炎的鉴别诊断

疾病	特点
癌性腹膜炎	①常有原发癌灶的表现及某些肿瘤标志物升高;②积液为黄色浑浊或血性,增长速度快,穿刺放液后又迅速增多;③一般无结核中毒症状,亦无腹膜外结核的证据;④鉴别困难时仍需行腹膜活检,甚至腹腔镜直视下活检
恶性间皮瘤	①常以腹膜腔积液、腹胀、腹痛、腹部包块为主要表现;②X 线、B 超、CT 及腹膜腔积液检查等检查常无阳性发现;③常需借助腹腔镜直视下行活体组织检查
失代偿期肝硬化	①常有腹壁静脉曲张、黄疸、肝掌、蜘蛛痣、脾大、肝功能损害;②B 超或 CT 检查肝脏呈特有的肝硬化形态学改变;③腹膜腔积液为漏出液
心源性腹膜腔积液	①多有颈静脉怒张、肝大、下肢水肿等表现,也有心脏的相应体征;②心脏影像学检查以资鉴别
其他原因引起的腹膜腔积液	肾源性、胰源性、营养不良性腹膜腔积液,以及甲状腺功能减退症引起的腹膜腔积液等,均有各自疾病相应的特征

【治理原则】

1. 支持治疗　卧床休息,高蛋白,高维生素饮食。不能进食者可行静脉内补充。

2. 抗结核治疗　早期、联合、规则、足量、全程治疗。可首选异烟肼(IHN)、利福平(RFP)、吡嗪酰胺(PZA)、乙胺丁醇(EMB)四联抗结核治疗,连续用药 9~12 个月。

3. 对症治疗　①如有高热、中毒症状重、腹膜腔积液不易消退等,可给予泼尼松 30mg/d 口服,1~3 个月,以减轻中毒症状,减少腹腔粘连,控制积液生成;②如出现腹痛剧烈,疑有粘连性肠梗阻者可给予胃肠减压、禁食、加用胃肠动力药治疗,必要时手术解除粘连。

四、肝硬化

【病例】

患者,男性,48 岁。因"呕血 4h,黑便 2h"入院。患者于 4h 前因进食后出现呕血,呈暗红色,量约 300ml,有血凝块及食物,2h 后排柏油样便 2 次,糊状,总量约 800g,送医院途中又呕吐暗红色血液约 400ml。伴头晕、出汗、心悸、全身无力。既往有"慢性乙肝"病史 10 余年,无肝脏疾病家族史。

体格检查：T 37.2℃,P 110 次 /min,R 26 次 /min,BP 100/60mmHg。慢性病容,面色苍白,睑结膜、口唇、耳垂、甲床均苍白,神志清楚,主动体位,四肢冰冷,查体合作。颈部及前胸部可见数个蜘蛛痣,两侧乳房轻度发育,乳晕加深。心率 110 次 /min,律齐,各瓣膜听诊区未闻及杂音,肺部无异常。腹平软,无压痛,未触及包块,肝肋下未触及,脾肋下 2cm,质中,腹壁静脉显露,腹部移动性浊音阴性,双下肢轻度凹陷性水肿。

【诊断与诊断依据】

1. 诊断　肝炎肝硬化,肝功能不全失代偿期,并上消化道大出血。

2. 诊断依据

(1)有 10 余年"慢性乙肝"病史。

(2)有肝功能减退的临床表现,如蜘蛛痣,乳房发育,双下肢水肿。

(3)有门静脉高压的证据,如脾大,腹壁静脉显露。

(4)上消化道出血量大,不易止,疑似食管胃底静脉破裂出血。

【需要进一步完善的检查项目】

1. 实验室检查　血液学指标、肝功能、肾功能、血清电解质,肝纤维化指标、乙型肝炎病毒病原学、HBV-DNA、抗 HCV、AFP 检查等。

2. 器械检查　上腹部 B 超或 CT 检查,择期胃镜检查,腹膜腔积液穿刺检查。

【鉴别诊断】

肝硬化合并消化道出血的鉴别诊断见表 10-22。

表 10-22　肝硬化合并消化道出血的鉴别诊断

疾病	特点
消化性溃疡	①慢性病程;②周期性发作和节律性中上腹部隐痛、灼痛、钝痛或饥饿样痛;③与饮食之间有明显的相关性和节律性;④秋末至初春寒冷季节更为明显;⑤发作期上腹部有局限性压痛
胃癌	①侵及局部大血管后可发生大出血;②发病前多有厌食、上腹痛、消瘦等病史;③少数患者上腹部可触及肿块;④胃镜检查可鉴别
急性出血性胃炎	①出血前常有应激病史,或有大量服用 NSAID 药物史或酗酒病史;②出血量一般较小,易自限;③急诊胃镜检查可鉴别
原发性肝癌	①男性多见,既往多有慢性病毒性肝炎病、酗酒史、非酒精性脂肪肝病史;②起病隐匿,但肝区疼痛、乏力、食欲缺乏、消瘦是特征性表现;③进行性肝脏肿大是常见体征之一,也可有脾大、腹膜腔积液、黄疸,以及转移灶的体征;④肝脏 B 超或 CT 以及 AFP 检查可鉴别

【治疗原则】

1. 一般治疗　卧床休息,保持呼吸道通畅,吸氧,禁食,心电监护,密切观察生命体征变化。急查血液学指标、血细胞比容及尿素氮,必要时测定中心静脉压。

2. 积极补充血容量　输血,并根据情况补充所需的液体及电解质。

3. 止血治疗　① PPI 静脉注射;②去甲肾上腺素加冰盐水胃管内注入反复冲洗,或凝血酶溶入生理盐水内胃管内注入;③生长抑素及其衍生物静脉滴注;④药物治疗无效者行三腔二囊管压迫止血。

4. **手术治疗**　急诊止血成功后,可择期行胃镜下治疗,或外科手术治疗、行经颈静脉肝内门腔静脉分流术(Tips)。

5. **其他**　如 HBV-DNA 检测显示有乙肝病毒复制,可给予核苷类药物长期口服治疗。如严重慢性肝衰竭治疗无效,可考虑行肝移植。

五、胆石症和胆道感染

【病例】

患者,女性,45 岁。因"右上腹痛 8h,加重伴发热 3h"入院。患者于 8h 前无明显诱因出现右上腹部疼痛,为阵发性,疼痛向右肩背部放射,恶心、呕吐,呕吐物为含有胆汁的胃内容物,无鲜血及咖啡样物,无腹胀、腹泻、血便及黑便。呕吐后腹痛无缓解,3h 前腹痛加重,呈持续性,伴寒战、发热、尿液颜色加深。既往体健,无药物过敏史,无外伤及手术史。月经规律,量中等。无烟酒嗜好等。

体格检查:T 39.5℃,P 95 次/min,R 26 次/min,BP 90/60mmHg,一般情况可,发育正常,神志清,查体合作。皮肤黏膜及巩膜轻度黄疸,浅表淋巴结无肿大。心肺无异常,腹软,右上腹部有腹肌紧张、压痛及反跳痛,肝脾肋下未触及,Murphy 征阳性,移动性浊音阴性,肠鸣音 2 次/min,双下肢无水肿。

诊断性检查:外周血 WBC $20.5 \times 10^9/L$,N 90.1%。尿液尿胆原阴性、尿胆红素 2+。粪便未见异常。腹部超声示胆囊结石、胆囊炎、胆总管结石。

【诊断与诊断依据】

1. **诊断**　胆囊结石,胆囊炎,胆总管结石,急性梗阻性化脓性胆管炎。

2. **诊断依据**

(1)中年女性,急性起病。

(2)阵发性右上腹疼痛,寒战、高热,皮肤及巩膜黄染(Charcot 三联征);右上腹腹肌紧张、压痛、反跳痛。

(3)外周血白细胞及中性粒细胞增高,尿胆红素阳性,腹部超声:胆囊结石、胆囊炎、胆总管结石。

【需要进一步完善的检查项目】

1. **实验室检查**　肝功能、肾功能、胰腺功能、肿瘤标志物、CRP 等检查。

2. **器械检查**　腹部 CT、MRCP、ERCP 检查。

【鉴别诊断】

胆石症和胆道感染的鉴别诊断见表 10-23。

表 10-23　胆石症和胆道感染的鉴别诊断

疾病	特点
消化性溃疡急性穿孔	多有溃疡病史,突发上腹剧痛,呈"刀割样",腹痛迅速波及全腹。典型的"板状腹"体征。X 线检查膈下游离气体可以确定诊断
急性胰腺炎	腹痛多位于上腹部偏左并向背部放射,肌紧张程度相对较轻。血清、尿液淀粉酶、脂肪酶升高。CT、超声检查提示胰腺肿胀、周围渗出可诊断

疾病	特点
肠系膜上动脉栓塞	急性起病,突然发生的剧烈腹部绞痛,药物难以缓解。频繁呕吐,呕吐物多为血性,可伴有腹泻,血便。可有腹部压痛、腹肌紧张等腹膜刺激征。腹部 X 线、选择性动脉造影有助于诊断
急性肠梗阻	腹痛、呕吐、腹胀及停止自肛门排便排气,腹部可见肠型或蠕动波,肠鸣音亢进,X 线检查可见气胀肠袢和液平面

【治疗原则】

立即解除胆道梗阻并引流。

1. **恢复血容量**　维持有效的输液通道,尽快恢复血容量。

2. **联合应用足量抗生素**　先选用针对革兰氏阴性杆菌及厌氧菌的抗生素。

3. **对症治疗**　降温、使用维生素和支持治疗,纠正水、电解质紊乱和酸碱失衡。

4. **引流治疗**　以上治疗后病情仍未改善,在抗休克治疗的同时,紧急行胆道引流治疗[胆总管切开减压、T 管引流术、经内镜鼻胆管引流术(ENBD)、经皮经肝胆管引流术(PTCD)]。

六、肝癌

【病例】

患者,女性,67 岁。因"右上腹不适 1 年,加重伴腹痛 3 个月"入院。患者 1 年前无明显诱因出现右上腹不适,伴乏力、恶心,劳累后加重,经休息后略有好转。3 个月前,患者出现右上腹疼痛,向右背部放射,伴有疲乏无力、恶心、厌油腻,餐后出现上腹部饱胀不适。发病以来,患者精神差,食欲差,睡眠可,体重减轻 5kg,大小便无异常。既往"乙型肝炎"病史32 年。

体格检查:T 36.5℃,P 70 次 /min,R 27 次 /min,BP 110/70mmHg,神志清,精神欠佳,皮肤及巩膜无苍白、黄染,无肝掌及蜘蛛痣。浅表淋巴结无肿大。心肺无异常,腹部膨隆,未见静脉曲张,腹软,无压痛及反跳痛,肝肋下 1cm,轻触痛,边缘不整齐、质硬;Murphy 征阴性,移动性浊音阴性,双下肢无水肿。

诊断性检查:外周血 RBC 4.2×10^{12}/L,WBC 6.5×10^9/L,Hb 112g/L;血清 AFP 455μg/L。肝脏超声显示肝脏有一直径 5cm 的不均匀高回声区,边界欠清楚,肝内胆管无扩张。

【诊断与诊断依据】

1. **诊断**　原发性肝癌,乙型肝炎。

2. **诊断依据**

(1)老年女性,慢性起病,"乙型肝炎"病史 32 年。

(2)右上腹不适,疼痛,向右背部放射,伴有疲乏无力、恶心、厌油腻、体重减轻。肝大,有触痛,边缘不整齐、质硬。

(3)肝脏超声显示肝脏占位性病变,血清 AFP 升高。

【需要进一步完善的检查项目】

1. **实验室检查**　肝功能、乙肝病毒标志物、HBV-DNA 等。

2. **器械检查** 腹部 CT 或 MRI 检查。

【鉴别诊断】

原发性肝癌的鉴别诊断见表 10-24。

表 10-24 肝癌的鉴别诊断

疾病	特点
继发性肝癌	原发于呼吸道、胃肠道、乳腺等处的癌灶转移至肝脏,呈多发性结节,以原发癌的表现为主,血清 AFP 一般为阴性。胃镜、结肠镜、胸部 CT、PET-CT 等检查有助于鉴别
肝硬化结节	增强 CT/MRI 可见病灶动脉期强化,呈快进快出,则为肝癌;若无强化,则考虑肝硬化结节。AFP>400ng/ml,有助于肝癌诊断
肝脓肿	发热、肝区疼痛、肝区叩击痛明显;白细胞和中性粒细胞升高,超声检查可发现脓肿的液性暗区。必要时在超声引导下做诊断性穿刺或药物试验性治疗以明确诊断
肝棘球蚴病	常有牧区生活史和接触病犬等生活史。B 超检查可见边缘明确的囊状液性暗区,其内可见散在光点或小光圈

【治疗原则】

1. **手术治疗** 根治性手术治疗,或介入治疗、肝移植。
2. **药物治疗** 分子靶向治疗、免疫治疗等。
3. **一般治疗** 对症支持、保肝、抗病毒治疗。

七、急性胰腺炎

【病例】

患者,男性,30 岁。因"持续性左上腹部剧痛 8h"入院。患者 8h 前酒宴后,突然出现持续性左上腹部剧烈胀痛,向左肩及左腰背部放射。伴腹胀、恶心、呕吐,呕吐物为胃内容物,含有胆汁,无鲜血;呕吐频繁,呕吐后腹痛无缓解,无腹泻、脓血便及黑便。既往体健,无药物过敏史、外伤史及手术史。吸烟 10 年,每日 20 支,饮酒 10 年,每天 1~2 瓶啤酒。无肿瘤家族史。

体格检查:T 37.9℃,P 96 次 /min,R 24 次 /min,BP 96/60mmHg,神志清,发育正常,营养中等。皮肤及巩膜无苍白、黄染,浅表淋巴结无肿大。心肺无异常,腹平坦,未见胃型、肠型及蠕动波,左季肋部和腰部皮肤有青紫色瘀斑,大小约 20cm×15cm,无触痛,皮温正常。左上腹腹肌紧张,有压痛及反跳痛,肝脾肋下未触及,肝区无叩击痛,移动性浊音阴性,肠鸣音 1 次 /min,未闻及振水音,双下肢无水肿。

诊断性检查:外周血 Hb 112g/L,WBC 18.9×10⁹/L,N 80%。尿液检查、粪便检查、心电图均无异常。

【诊断与诊断依据】

1. **诊断** 急性胰腺炎。
2. **诊断依据**

(1)青年男性,急性起病,发病前患者 8h 饮酒。

(2)突发持续性左上腹部剧痛、腹胀。向左肩及左腰背部放射。伴腹胀、恶心、呕吐,呕吐物为胃内容物,含有胆汁,无鲜血;呕吐频繁,呕吐后腹痛无缓解。

(3)左季肋部和腰部皮肤有青紫色瘀斑(Grey-Turner 征),左上腹腹肌紧张,有压痛及反跳痛,肠鸣音 1 次 /min。

(4)外周血白细胞及中性粒细胞增高。

【需要进一步完善的检查项目】

1.**实验室检查**　血清、尿淀粉酶、血清脂肪酶、血清钙、肝功能、肾功能、心肌损伤标志物等。

2.**器械检查**　腹部超声、腹部 CT 或 MRI 检查。

【鉴别诊断】

急性胰腺炎的鉴别诊断见表 10-25。

表 10-25　急性胰腺炎的鉴别诊断

疾病	特点
胆石症、急性胆囊炎	右上腹疼痛,疼痛向右肩背部放射,右上腹部腹肌紧张、压痛、反跳痛,Murphy 征阳性,腹部超声或 CT 有助于诊断
消化性溃疡穿孔	多有溃疡病史,突发上腹剧痛,呈"刀割样",腹痛迅速波及全腹。典型的"板状腹"体征。X 线检查膈下游离气体可以确定诊断
急性肠梗阻	腹痛、呕吐、腹胀及停止自肛门排便排气,腹部可见肠型或蠕动波,肠鸣音亢进,X 线检查可见气胀肠袢和液平面
肠系膜上动脉栓塞	急性起病,突然发生的剧烈腹部绞痛,药物难以缓解。频繁呕吐,呕吐物多为血性,可伴有腹泻,血便。可有腹部压痛、腹肌紧张等腹膜刺激征。腹部 X 线、选择性动脉造影有助于诊断

【治疗原则】

1.**一般治疗**　禁食,卧床休息、营养支持、胃肠减压、防止呕吐、减轻腹胀,增加回心血量。

2.**补液、防治休克**　补充电解质,纠正酸中毒,预防与治疗低血压,维持循环稳定,改善微循环。

3.**镇痛解痉**　在诊断明确的情况下给予镇痛药。

4.**抑制胰酶分泌**　应用 H_2 受体拮抗剂、PPI、生长抑素、胰蛋白酶抑制剂。

5.**应用抗生素**　对于重症急性胰腺炎,应经静脉使用病菌敏感广谱抗生素。

八、溃疡性结肠炎

【病例】

患者,女性,35 岁。因"间断性腹泻、脓血便 4 年,加重 1 个月"入院。患者 4 年前无明显诱因出现腹泻,为糊状稀便,每天 2~3 次,伴有脓血便,偶有水样便。排便前常有左下腹阵发性疼痛,排便后减轻,但有恶心,偶有呕吐,呕吐物为胃内容物,无鲜血及咖啡样物,呕吐与腹泻、腹痛无关。未予诊治,症状反复发作。1 个月前腹泻加重,每天 5~6 次,有里急后重,左下腹疼痛加重,伴腹胀。发病以来,患者食欲差,体重减轻 3kg。既往体健,无药物过敏史、外伤史及手术史。月经规律,量中等。无烟酒嗜好。无肿瘤家族史。

体格检查:T 36.5℃,P 76 次/min,R 24 次/min,BP 110/70mmHg,神志清,发育正常,营养中等。巩膜无黄染,双下肢散在红色斑疹,浅表淋巴结无肿大。心肺无异常,腹平坦,未见胃型、肠型及蠕动波,腹软,左下腹压痛,无反跳痛,肝脾肋下未触及,肝区无叩击痛,移动性浊音阴性,肠鸣音 4 次/min,未闻及振水音,双下肢无水肿。

诊断性检查:外周血 Hb 99g/L,WBC 9.5×10^9/L,N 69.1%,血沉 30mm/h。尿液检查:未见异常,粪便检查:可见红细胞和脓细胞,隐血试验阳性。

【诊断与诊断依据】

1. **诊断** 溃疡性结肠炎,贫血(轻度)。

2. **诊断依据**

(1)中年女性,慢性病程,症状反复发作。

(2)间断性右下腹疼痛、腹泻、黏液血便,伴里急后重,体重减轻,无脓血便、无发热。

(3)左下腹压痛,无反跳痛,双下肢散在红色斑疹。

(4)血红蛋白降低,粪便检查可见红细胞和脓细胞,隐血试验阳性。

【需要进一步完善的检查项目】

1. **实验室检查** 粪便病原学检查、自身抗体(p-ANCA)检查等。

2. **器械检查** X线钡剂灌肠、结肠镜检查。

【鉴别诊断】

溃疡性结肠炎的鉴别诊断见表 10-26。

表 10-26 溃疡性结肠炎的鉴别诊断

疾病	特点
结肠癌	多见于中年以后,可表现为便血,排便习惯和粪便性状改变,体重下降等,结肠镜及活体组织检查有助于诊断
阿米巴肠炎	病变主要侵犯右侧结肠,结肠溃疡较深,边缘潜行,溃疡间的黏膜多正常。粪便检查或结肠镜取溃疡渗出物检查可找到溶组织阿米巴滋养体或包裹。血清抗阿米巴抗体阳性。抗阿米巴治疗有效
克罗恩病	表现为腹痛、腹泻、腹部包块,脓血便少见,病变呈节段性分布,直肠受累少见,多见肠腔狭窄,纵行溃疡、黏膜呈卵石样,病变间的黏膜正常,病理为裂隙状溃疡、非干酪性肉芽肿、黏膜下层淋巴细胞聚集
肠易激综合征	粪便可有黏液但无脓血,显微镜检查无异常,隐血试验阴性,粪便钙防卫蛋白(calprotectin)浓度正常,结肠镜检查无器质性病变证据

【治疗原则】

控制急性发作,促进黏膜愈合,维持缓解,减少复发,防止并发症。

1. **对症治疗** 纠正水电解质紊乱、纠正贫血、严重者禁饮食。

2. **药物治疗**

(1)5-氨基水杨酸(5-ASA):对肠道炎症有抗炎作用。

(2)糖皮质激素:急性期及 5-ASA 疗效不佳时采用。

(3)免疫抑制剂:硫唑嘌呤或硫嘌呤、激素治疗不佳时采用。

(4)生物制剂：如抗肿瘤坏死因子的单克隆抗体。

3. **手术治疗** 出现中毒性巨结肠、穿孔、出血、难以忍受的结肠外症状、发生癌变时,应及时行手术治疗。

九、克罗恩病

【病例】

患者,女性,35 岁。因"间断性腹痛、腹泻 4 年,加重伴发热 1 周"入院。患者 4 年前无明显诱因出现腹痛,以右下腹为主,伴腹泻,每天 2~3 次,为糊状稀便,有黏液,无脓血,无恶心、呕吐,未予诊治,症状反复发作。1 周前病情加重,出现黏液血便,伴有里急后重、发热。发病以来,患者食欲差,小便无异常,体重减轻 3kg。既往体健,无药物过敏史、外伤史及手术史。月经规律,量中等。无烟酒嗜好。无肿瘤家族史。

体格检查：T 38.1℃,P 98 次/min,R 25 次/min,BP 95/70mmHg,神志清,发育正常,营养中等,查体合作。巩膜无黄染,浅表淋巴结无肿大。心肺无异常,腹平坦,未见胃型、肠型及蠕动波,腹软,右下腹压痛,无反跳痛,肝脾肋下未触及,肝区无叩击痛,移动性浊音阴性,肠鸣音 4 次/min,未闻及振水音,双下肢无水肿。

诊断性检查：外周血 Hb 99g/L,WBC 11.5×10^9/L,N 78.1%,血沉 30mm/h。尿液检查未见异常,粪便可见红细胞和脓细胞,隐血试验阳性。

【诊断与诊断依据】

1. **诊断** 克罗恩病,贫血(轻度)。

2. **诊断依据**

(1)中年女性,慢性病程,症状反复发作。

(2)间断性右下腹痛、腹泻,脓血便,发热,里急后重,体重减轻。

(3)右下腹压痛,无反跳痛,肝脾肋下未触及,移动性浊音阴性。

(4)血红蛋白降低,粪便检查可见红细胞和脓细胞,隐血试验阳性,血沉加快。

【需要进一步完善的检查项目】

1. **实验室检查** 粪便病原学检查、自身抗体(p-ANCA)检查等。

2. **器械检查** X 线钡剂灌肠、结肠镜检查。

【鉴别诊断】

克罗恩病的鉴别诊断见表 10-27。

表 10-27 克罗恩病的鉴别诊断

疾病	特点
结肠癌	多见于中年以后,可表现为便血,排便习惯和粪便性状改变,体重下降等,结肠镜及活体组织检查有助于诊断
肠淋巴瘤	非特异性胃肠道症状如腹痛、腹部包块、体重下降、肠梗阻、消化道出血等较多见,发热少见,超声或 CT 检查肠壁明显增厚、腹腔淋巴结肿大有利于淋巴瘤的诊断。小肠镜下活体组织检查或必要时手术探查可获病理确诊
溃疡性结肠炎	表现为腹痛、腹泻、脓血便,病变呈连续性分布,直肠受累多见,肠腔狭窄少见,溃疡浅,黏膜弥漫性充血水肿、颗粒状,脆性增加,病理为固有膜全层弥漫性炎症、隐窝脓肿、隐窝结构明显异常、杯状细胞减少

疾病	特点
肠结核	肠外结核多见,复发不多,瘘管、腹腔脓肿及肛周病变少见,溃疡呈环形、不规则,结核菌素强阳性,抗结核治疗有效,病理有干酪性肉芽肿

【治疗原则】

诱导和维持缓解,预防并发症,改善生存质量。关键环节是黏膜愈合。

1. **对症治疗**　纠正水电解质紊乱、纠正贫血,加强营养支持治疗。

2. **药物治疗**

(1)5-氨基水杨酸(5-ASA):对肠道炎症有抗炎作用。

(2)糖皮质激素:适用于中至重度患者及 5-ASA 无效的轻度患者。

(3)免疫抑制剂:激素治疗无效或激素依赖的患者加用硫嘌呤类药物。

(4)生物制剂:如抗肿瘤坏死因子的单克隆抗体。

3. **手术治疗**　出现肠梗阻、腹腔脓肿、急性穿孔、不能控制的大量出血及癌变应及时手术治疗。

(杨岚岚)

十、消化道穿孔

【病例】

患者,男性,75 岁。以"突发剧烈上腹痛 4h"入院。患者于 4h 前无明显诱因出现上腹部疼痛,呈持续性刀割样剧痛,无肩背部放射痛,伴腹胀。2h 后呈全腹痛,疼痛剧烈难以耐受,伴恶心,无呕吐,无反酸、烧心,无发热、寒战,无呕血及黑便,遂急诊来院。既往有骨关节炎病史,长期服用非甾体抗炎药物。

体格检查:T 37.2℃,P 115 次/min,R 22 次/min,BP 100/70mmHg,神志清,精神差,心肺听诊无明显异常,腹部膨隆,未见胃肠型,腹肌紧张,呈板状,全腹有压痛、反跳痛,以上腹部为著,肝脾肋下未触及,Murphy 征阴性,腹部叩诊呈鼓音,肝浊音界消失,肠鸣音减弱。双下肢无水肿。

诊断性检查:外周血 WBC 18.73×10^9/L,N 92.6%,Hb 108g/L,C 反应蛋白 135mg/L。腹部 CT 检查示腹腔游离气体,胃窦小弯侧胃壁不连续。

【诊断与诊断依据】

1. **诊断**　胃穿孔。

2. **诊断依据**

(1)突发剧烈上腹痛 4h,呈刀割样。

(2)腹部膨隆,腹肌紧张,全腹压痛、反跳痛,上腹部为著,Murphy 征阴性,腹部叩诊呈鼓音,肝浊音界消失,肠鸣音减弱。

(3)外周血白细胞、中性粒细胞及 C 反应蛋白升高;腹部 CT 示腹腔游离气体,胃壁不连续。

【需要进一步完善的检查项目】

1. **实验室检查**　降钙素原(PCT)、癌胚抗原(CEA)等肿瘤标志物、心电图等检查。

2. 器械检查 诊断性腹部穿刺术、心电图等检查。

【鉴别诊断】

胃穿孔的鉴别诊断见表 10-28。

表 10-28 胃穿孔的鉴别诊断

疾病	特点
急性胆囊炎	多见于既往有胆囊结石的患者,多于高脂饮食后发作,以右上腹痛为主,呈阵发性,疼痛向右肩部放射,可伴有发热或黄疸等症状。腹部 B 超检查即可鉴别
急性胰腺炎	发病前有高脂肪性暴饮暴食或有饮酒史,以中上腹疼痛为主,为持续性,可向腰背部放射,伴有呕吐,血液及尿淀粉酶明显升高,超声和 CT 检查可鉴别
急性阑尾炎	疼痛一般局限于右下腹部,上腹部不明显,或有转移性右下腹疼痛,伴发热,超声和 CT 检查可鉴别

【治疗原则】

胃穿孔属于急腹症,病情进展快,需要及时治疗,避免病情延误,引起感染性休克等并发症。

1. 非手术治疗 主要包括严格禁饮食,置入胃管行胃肠检查,抗酸补液,选用有效抗生素抗感染治疗。

2. 手术治疗 需要根据穿孔病因选择不同手术方式,如胃大部切除术、穿孔缝合术等。

十一、胃癌

【病例】

患者,男性,63 岁。以"上腹痛 3 个月,加重 2d"入院。患者于 3 个月前无明显诱因出现上腹部疼痛,为阵发性隐痛,无肩背部放射痛,伴腹胀,无恶心呕吐,无反酸、烧心,无呕血、黑便。2d 前疼痛加重,伴恶心,无呕吐,无反酸、烧心,无发热、寒战。患者自发病以来,饮食睡眠可,大小便无异常,体重减轻约 3kg。既往高血压、冠心病病史。

体格检查:T 36.8℃,P 90 次 /min,R 18 次 /min,BP 125/75mmHg,神志清,精神可,心肺听诊无明显异常,腹平坦,未见胃肠型,腹肌软,上腹部压痛,无反跳痛,肝脾肋下未触及,Murphy 征阴性,移动性浊音阴性,肠鸣音 3 次 /min。双下肢无水肿。

诊断性检查:外周血 Hb 118g/L,ESR 38mm/h;胃镜检查示胃窦溃疡增殖样病变,活体组织检查示胃腺癌。

【诊断与诊断依据】

1. 诊断 胃癌。

2. 诊断依据。

(1)上腹痛 3 个月,加重 2d。

(2)上腹部压痛,无反跳痛,肝脾肋下未触及,Murphy 征阴性,移动性浊音阴性,肠鸣音 3 次 /min。双下肢无水肿。

(3)血液检查示轻度贫血,胃镜示胃癌。

【需要进一步完善的检查项目】

1. 实验室检查 CEA 等消化道肿瘤标志物。

2. **器械检查**　腹部胸部增强 CT 检查,心电图等检查。
【鉴别诊断】
胃癌的鉴别诊断见表 10-29。

表 10-29　胃癌的鉴别诊断

疾病	特点
胃溃疡	一般病程较长,且其腹痛具有节律性,多为餐后痛,且常有反复发作史,抗酸治疗有效,多不伴食欲减退,通过胃镜检查可鉴别
慢性胃炎	慢性胃炎可无明显症状,可出现中上腹不适、钝痛、烧心、贫血、呕血、黑便等,症状均无特异性,难以与胃癌相鉴别,须行胃镜检查确诊
胃淋巴瘤	常广泛浸润胃壁,形成大片浅溃疡区域,以上腹部不适、出血及腹部包块为主要临床表现,胃活体组织检查可鉴别

【治疗原则】
早期胃癌可根据指征行内镜下黏膜剥离术治疗,进展期胃癌需要行外科根治术,晚期胃癌需要化疗与免疫治疗等。晚期胃癌若出现无法进食,可通过胃管或小肠管进行营养治疗,也可通过内镜置入支架,缓解梗阻症状。

十二、食管癌

【病例】
患者,男性,70 岁。以"进行性吞咽困难 2 个月"入院。患者于 2 个月前无明显诱因出现进行性吞咽困难,起初进食块状食物困难,后逐渐加重,仅可进流质饮食,伴胸骨后隐痛,无肩背部放射痛,无恶心呕吐,伴反酸、烧心,无呕血、黑便,无发热、寒战,无胸闷、憋气,无头晕、头痛。自发病以来,患者睡眠可,大小便无异常,体重减轻约 4kg。既往高血压、糖尿病病史。

体格检查:T 36.5℃,P 86 次/min,R 16 次/min,BP 140/85mmHg,神志清,精神可,心肺听诊无明显异常,腹平坦,未见胃肠型,腹肌软,无压痛,无反跳痛,肝脾肋下未触及,Murphy征阴性,移动性浊音阴性,肠鸣音 4 次/min。双下肢无水肿。

诊断性检查:胃镜检查示食管下段溃疡增殖样病变,活体组织检查示食管癌(鳞癌)。
【诊断与诊断依据】
1. **诊断**　食管癌。
2. **诊断依据**
(1)进行性吞咽困难 2 个月。
(2)胃镜示食管下段溃疡增殖样病变,病理示食管癌(鳞癌)。
【需要进一步完善的检查项目】
1. **实验室检查**　CEA 等消化道肿瘤标志物。
2. **器械检查**　胸部及腹部增强 CT 检查,心电图等检查。
【鉴别诊断】
食管癌的鉴别诊断见表 10-30。

表 10-30 食管癌的鉴别诊断

疾病	特点
贲门失迟缓症	食管下括约肌松弛障碍和食管体部无蠕动为特征的原发性食管动力紊乱性疾病,可出现吞咽困难,呈进行性加重,食管钡剂造影显示食管下段呈鸟嘴样改变,胃镜检查食管无肿瘤病变
食管良性肿瘤	包括食管平滑肌瘤、腺瘤、脂肪瘤、乳头状瘤、血管瘤等,大部分为平滑肌瘤;随着良性肿瘤生长,也可出现吞咽困难,胃镜检查及活体组织检查可鉴别
食管良性狭窄	食管化学性损伤造成的狭窄,表现为进行性的吞咽困难,早期进行性加重,后期相对稳定。胃镜检查显示食管有狭窄瘢痕,无肿瘤病变

【治疗原则】

食管癌需要根据病情进行个体化治疗。早期食管癌根据指征行内镜下黏膜下剥离术(ESD)治疗,进展期食管癌行外科根治术并结合放化疗,晚期食管癌行放疗、化疗及免疫治疗等。晚期食管癌若出现消化道梗阻无法进食,可通过胃管等方法避开食管梗阻段进行营养治疗,也可通过内镜置入支架,以缓解梗阻症状。

十三、肠梗阻

【病例】

患者,女性,72 岁。以"腹痛腹胀伴排便排气停止 1 周"入院。患者于 1 周前无明显诱因出现下部腹痛,为持续性,阵发性加重,伴腹胀,进食后加重,伴排便排气停止,无放射痛,无恶心、呕吐,无反酸、烧心,无呕血,无发热、寒战,无胸闷、憋气,无头晕、头痛。自发病以来,患者饮食睡眠可,小便无异常,体重减轻约 2kg。既往冠心病、便秘病史。

体格检查:T 36.5℃,P 78 次 /min,R 16 次 /min,BP 135/75mmHg,神志清,精神欠佳,心肺听诊无明显异常,腹膨隆,可见胃肠型,腹软,左下腹可触及大小约 8cm×6cm 包块,活动度差,质地硬,有压痛,无搏动感,肝脾肋下未触及,Murphy 征阴性,移动性浊音阴性,肠鸣音 5 次 /min。双下肢无水肿。

诊断性检查:外周血 WBC 11.20×10⁹/L,N 80%,Hb 122g/L,C 反应蛋白 23mg/L。腹部 CT 检查示肠梗阻,降结肠乙状结肠粪石?

【诊断与诊断依据】

1. 诊断 肠梗阻。

2. 诊断依据

(1)腹痛腹胀伴排便排气停止 1 周。

(2)腹膨隆,可见胃肠型,腹软,左下腹可触及一包块,活动度差,质地硬,有压痛,无搏动感,肠鸣音 5 次 /min。

(3)腹部 CT 检查示肠梗阻,降结肠乙状结肠粪石?

【需要进一步完善的检查项目】

1. 实验室检查 CEA、AFP、CA199、CA125 等肿瘤标志物。

2. 器械检查 腹部增强 CT、肠镜、心电图等检查。

【鉴别诊断】

肠梗阻的鉴别诊断见表 10-31。

表 10-31　肠梗阻的鉴别诊断

疾病	特点
肠穿孔	以突发剧烈腹痛、腹胀、腹膜刺激征为主要临床表现,部分患者伴有恶心、呕吐症状,可逐渐出现发热、寒战、血压下降等感染性休克表现
急性胆囊炎	多见于既往有胆囊结石的患者,常于高脂饮食后发作,以右上腹部疼痛为主,呈阵发性,疼痛向右肩部放射,可伴有发热或黄疸等症状。腹部 B 超检查即可鉴别
急性胰腺炎	发病前有高脂肪性暴饮暴食或有饮酒史,以中上腹部疼痛为主,为持续性,可向腰背部放射,伴有呕吐,血液及尿淀粉酶明显升高,超声和 CT 检查可鉴别
急性阑尾炎	疼痛一般局限于右下腹部,上腹部痛不明显,或呈现转移性右下腹痛,伴发热,超声和 CT 检查可鉴别

【治疗原则】

对于单纯性、不完全性肠梗阻一般选用非手术治疗,包括禁饮食及胃肠减压,纠正水电解质、酸碱平衡紊乱,防治感染。对于非手术治疗无好转或病情加重的患者,或怀疑为绞窄性肠梗阻,需考虑手术治疗。

十四、直肠癌

【病例】

患者,男性,68 岁。以"大便次数增多 3 个月"入院。患者于 3 个月前无明显诱因出现排便次数增多,粪便为黄色稀便,偶有表面带血,伴少量黏液,平均 4~6 次 /d,无腹痛,无恶心、呕吐,无反酸、烧心、呕血,无发热、寒战,无胸闷、憋气。患者自发病以来,饮食睡眠可,小便无异常,体重减轻约 3kg。既往高血压病史。

体格检查:T 36.6℃,P 72 次 /min,R 17 次 /min,BP 130/80mmHg,神志清,精神可,心肺听诊无明显异常,腹平坦,未见胃肠型,腹软,无压痛,无反跳痛,肝脾肋下未触及,Murphy 征阴性,移动性浊音阴性,肠鸣音 4 次 /min。双下肢无水肿。

诊断性检查:外周血 Hb 115g/L;粪便隐血试验阳性;结肠镜检查示直肠溃疡增殖样病变,活体组织检查为腺癌。

【诊断与诊断依据】

1. 诊断　直肠癌。

2. 诊断依据

(1)大便次数增多 3 个月,偶有表面带血,伴少量黏液。

(2)粪便隐血试验阳性,Hb 115g/L。

(3)结肠镜检查示直肠溃疡增殖样病变,结果显示腺癌。

【需要进一步完善的检查项目】

1. 实验室检查　CEA、AFP、CA199、CA125 等肿瘤标志物检查。

2. 器械检查　腹部增强 CT、心电图等检查。

【鉴别诊断】

直肠癌的鉴别诊断见表 10-32。

表 10-32　直肠癌的鉴别诊断

疾病	特点
溃疡性直肠炎	为持续或反复发作的腹泻、黏液脓血便,伴腹痛、里急后重等症状,常伴发不同程度的全身症状,可有皮肤、黏膜、关节、眼等肠外表现,肠镜检查可鉴别
内痔	主要表现为便血,特点为间歇性便后滴血,一般无疼痛,血液鲜红,在排便结束时覆盖在粪便表面,有时会出现便后滴血,严重者可表现为喷射状出血
直肠腺瘤	为便血或粪便隐血试验阳性,可伴腹痛、腹泻,黏液脓血便相对少见,指诊可触及肠腔内有柔软的球形肿物,活动,表面光滑,肠镜及活组织病理可鉴别

【治疗原则】

直肠癌需要根据病情进行个体化治疗。早期直肠癌可根据指征行内镜下黏膜剥离术治疗,进展期直肠癌需要行外科根治术并结合放化疗,晚期直肠癌需要放疗、化疗及免疫治疗等。

(林中华)

十五、急性阑尾炎

【病例】

患者,女性,27 岁。因"转移性右下腹痛 20h、加重伴发热 10h"入院。患者于 20h 前无明显诱因出现上腹部疼痛,为持续性隐痛,10h 前腹痛加重,并转移至右下腹,呈持续性锐痛,体温 38.5℃,无寒战,伴恶心、呕吐,呕吐物为胃内容物,无鲜血及咖啡样物,呕吐后症状无缓解。无会阴部放射痛,无腹泻、便血及黑便,无头痛、头晕。发病以来,患者精神欠佳,食欲差。既往体健,否认消化性溃疡病史及输血史,无药物过敏史,无外伤及手术史。平时月经规律,无痛经,G_1P_1。

体格检查:T 38.7℃,P 101 次/min,R 24 次/min,BP 110/80mmHg。神志清,营养中等。皮肤黏膜无黄染及皮疹,浅表淋巴结无肿大。腹部平坦,无明显胃肠型及异常隆起,无腹壁静脉曲张,右下腹有压痛,以麦氏点为著,伴反跳痛、肌紧张,肝脾肋缘下未触及,Murphy 征阴性,未触及肿块,肝区无叩击痛,双肾区无叩击痛,移动性浊音阴性,肠鸣音减弱。结肠充气试验阳性,腰大肌试验阴性,闭孔内肌试验阳性。

诊断性检查:外周血 WBC 15.73×10^9/L,N 85.3%,Hb 120g/L,PLT 232×10^9/L。尿液、粪便检查无异常。

【诊断与诊断依据】

1. 初步诊断　急性阑尾炎。

2. 诊断依据

(1)转移性右下腹痛 20h,加重伴发热 10h。

(2)右下腹有压痛、反跳痛、肌紧张。结肠充气试验及闭孔内肌试验阳性。

(3)外周血 WBC 15.73×10^9/L,N 85.3%。

【需要进一步完善的检查项目】

1. 超声检查　可显示右下腹部条索状低回声,横切面类似同心圆,直径 ≥ 7mm。

2. 影像学检查　CT 检查提示阑尾增粗、周围可有渗出。CT 检查与超声检查结果类似,对青少年不作为首选的检查手段。

3. 腹腔镜检查　怀疑外科急腹症者,可选用腹腔镜探查,明确诊断后,可同时行阑尾切除术。除观察阑尾有无炎症外,还可发现与阑尾炎症状相似的其他疾病。

【鉴别诊断】

常见的鉴别诊断见表 10-33。

表 10-33　急性阑尾炎的鉴别诊断

疾病	特点
消化性溃疡并穿孔	突发持续性剧烈腹痛,因病变处溢出的胃内容物可经升结肠旁沟流至右下腹,与转移性腹痛类似,全腹压痛、反跳痛、上腹部为著,全腹肌紧张呈木板状。X 线检查显示膈下游离气体
右侧输尿管结石	突发右下腹疼痛,呈阵发性剧烈绞痛,向会阴部或外生殖器放射,右下腹压痛较轻,右肾区叩痛,尿液检查显示镜下血尿,超声检查可发现结石阴影
异位妊娠破裂	有停经史及阴道不规则出血史,突发下腹痛,有急性失血症状和腹腔内出血的征象,宫颈举痛、阴道后穹隆穿刺有血液
卵巢滤泡或黄体囊肿破裂	与异位妊娠相似,但病情较轻,多见于排卵期或月经中期以后
急性输卵管炎和急性盆腔炎	下腹痛逐渐发生,伴有腰痛,腹部压痛点位置较低,直肠指诊盆腔有对称性压痛,常有脓性白带,阴道后穹隆穿刺有脓液,涂片检查细菌阳性
卵巢囊肿蒂扭转	剧烈下腹痛,腹部或盆腔可触及压痛性肿块,B 超检查有助于诊断

【治疗原则】

1. 非手术治疗　选用有效的抗生素治疗及补液治疗。适应证:①早期或单纯性阑尾炎;②有手术指征,但患者不同意接受手术治疗者;③伴有重度心肺疾病等器质性疾病,有手术禁忌者。

2. 手术治疗　多数急性阑尾炎,一旦确诊,应早期实施阑尾切除术。

(1)适应证:①诊断明确的急性单纯性、化脓性、坏疽性或穿孔性阑尾炎;②非手术治疗效果不佳的急性阑尾炎;③妊娠期急性阑尾炎;④小儿急性阑尾炎;⑤老年人急性阑尾炎。

(2)治疗方法:腹腔镜阑尾切除术或开放手术。

十六、腹外疝

【病例】

患者,男性,24 岁。因"右侧腹股沟区可复性肿块 1 年"入院。1 年前患者站立时发现右侧腹股沟处隆起肿块,有坠胀感,平卧后肿块消失,无疼痛,无腹泻及里急后重,无发热。以后肿块逐渐增大,并可进入阴囊。发病以来,患者饮食、大小便及睡眠均无异常,体重无减轻。既往体健,无药物过敏史,无外伤史及手术史。

体格检查：T 36.7℃，P 78 次 /min，R 18 次 /min，BP 120/75mmHg。发育正常，营养中等，神志清。皮肤黏膜无黄染，浅表淋巴结无肿大。腹部平坦，右腹股沟区可见 4cm×3cm 梨形肿块，可进入阴囊，平卧后按压肿块，肿块可回纳，压住内环处，肿块不再突出。腹软，无压痛，肝脏肋缘下未触及，无移动性浊音，肠鸣音 4 次 /min，未闻及振水音，阴囊透光试验阴性。

诊断性检查：外周血 WBC 6.5×10^9/L，N 69%，Hb 122g/L，PLT 185×10^9/L。尿液检查无异常。粪便无红细胞，粪便潜血试验阴性。

【诊断与诊断依据】

1. 初步诊断　腹股沟斜疝（右侧）。

2. 诊断依据

(1) 青年男性，站立位时右腹股沟出现肿块，平卧后消失。

(2) 右腹股沟区有梨形肿块，进入阴囊，平卧后肿块可回纳，压住内环处，肿块不再突出。

(3) 阴囊透光试验阴性。

【需要进一步完善的检查项目】

1. 超声检查　可发现腹股沟管与腹腔相通的声像图，及疝内容物疝入到疝囊内的回声。

2. 影像学检查　CT 检查可发现腹壁缺损，疝囊颈与腹壁下血管的关系，鉴别腹股沟斜疝、直疝。

【鉴别诊断】

腹股沟斜疝的鉴别诊断见表 10-34。

表 10-34　腹股沟斜疝的鉴别诊断

疾病	特点
腹股沟直疝	多见于老年人，由直疝三角突出，不进入阴囊，疝块呈半球形，基底较宽，回纳疝块后压住内环，疝块仍可突出，极少发生嵌顿
睾丸鞘膜积液	肿块完全局限在阴囊内，上界边界清晰，透光试验阳性，睾丸在积液中间，不能触及实质感的睾丸
交通性鞘膜积液	起床后或站立活动时出现肿块并逐渐增大，平卧、睡觉后肿块逐渐缩小，挤压肿块逐渐缩小，透光试验阳性
精索鞘膜积液	肿块较小，在腹股沟管内，牵拉同侧睾丸可见肿块移动
隐睾	肿块较小，挤压时可出现特有的胀痛感，患侧阴囊内睾丸缺如

【治疗原则】

该患者为 24 岁青年人，应采取手术治疗。但对于 1 岁以下婴幼儿可暂不手术。因为婴幼儿腹肌逐渐强壮，疝可能自行消失。可采用棉线束带或绷带压住腹股沟管内环；对于年老体弱或伴有其他严重疾病者，可用医用疝带，阻止疝块突出，但长期使用可使疝囊与疝内容物粘连。

手术修补是最有效的治疗方法。禁忌证：慢性咳嗽、排尿困难、严重便秘、腹膜腔积液等腹内压力增高、合并糖尿病等其他严重疾病。治疗方法可采用传统的疝修补术、无张力疝修补术、经腹腔镜疝修补术。

十七、闭合性腹部损伤

【病例】

患者,男性,32岁。因"外伤后腹部疼痛1h"入院。1h前患者工作时腹部被机件撞击,突感腹部持续性剧痛,无阵发性加重,无放射性疼痛,伴恶心、腹胀,无呕吐,伴心悸,无胸闷。既往体健,否认消化性溃疡病史,无药物过敏史,无外伤及手术史。

体格检查:T 37.2℃,P 115次/min,R 25次/min,BP 105/70mmHg。神志清楚、痛苦面容,屈曲体位。皮肤苍白,无黄染及皮疹,四肢厥冷,心肺无异常。腹平坦,腹式呼吸运动消失,腹肌紧张,呈板状腹,全腹压痛、反跳痛,以上腹部为著,肝脾触诊不满意,肝浊音界消失,移动性浊音阳性,未闻及肠鸣音。

诊断性检查:外周血WBC 12.3×10^9/L,N 85%,Hb 92g/L,PLT 280×10^9/L。尿液检查无异常。

【诊断与诊断依据】

1. **初步诊断**　闭合性腹部损伤,继发性弥漫性腹膜炎。

2. **诊断依据**

(1)急性腹部外伤史。

(2)腹部受伤后即感腹部持续性剧痛。

(3)皮肤苍白,四肢厥冷,腹式呼吸运动消失,腹肌紧张呈板状腹,全腹压痛、反跳痛,肝浊音界消失,肠鸣音消失。

(4)外周血WBC 12.3×10^9/L,N 85%,Hb 92g/L。

【需要进一步完善的检查项目】

1. **诊断性穿刺**　抽到腹膜腔液体,观察其性状(如混有血液、胃肠内容物、胆汁等),可判断受损器官。如果抽到不凝血,提示实质性器官破裂所致腹腔内出血。抽不到液体不能完全排除内脏损伤,可重复穿刺,或改行腹腔灌洗术。

2. **器械检查**

(1)X线检查:腹腔游离气体是胃肠道破裂的征象,立位腹部平片可表现为膈下新月形阴影。腹膜后积气提示腹膜后十二指肠或结直肠破裂。腹腔内有大量积液时,小肠间隙增大。腹膜后血肿时,腰大肌影消失。

(2)超声检查:主要用于诊断实质性脏器的损伤,提示损伤的有无、部位和程度,以及周围积血、积液情况。

(3)CT检查:CT影像更精确,假阳性率低,对实质性器官损伤及程度有重要的诊断价值。对空腔器官损伤也有一定诊断价值。

3. **诊断性腹腔镜检查**　病情稳定且未能确定腹腔器官损伤的患者,可通过腹腔镜直接探视腹腔,明确受损器官及严重程度。

【鉴别诊断】

常见的鉴别诊断见表10-35。

表 10-35 闭合性腹部损伤的鉴别诊断

疾病	特点
实质性器官损伤	腹痛较轻,腹部压痛和腹肌紧张不明显,可有腹胀和移动性浊音,有低血容量休克征象
空腔器官破裂	腹痛剧烈,腹膜炎体征明显,腹肌紧张、腹部压痛及反跳痛明显,肝浊音界减小或消失,可有移动性浊音,肠鸣音较弱或消失

【治疗原则】

1. **治疗原则** 紧急术前准备,尽早手术。

2. **多发性损伤** 首先处理对生命威胁最大的损伤,必要时实施心肺复苏、解除气道阻塞、控制外出血、处理开放性或张力性气胸、补充血容量,控制休克。

3. **腹部损伤** 原则上先处理出血性损伤,后处理穿破性损伤;先处理污染重的穿破性损伤,后处理污染轻的损伤。

(1)有腹腔内出血时,清理积血及凝血块,查明出血来源,控制出血。

(2)无腹腔内大出血,应对腹腔器官进行系统、全面、有序的探查,先探查实质性器官,再自近端向远端依次探查全部消化道及其系膜,根据探查伤情逐一处理。

(3)关腹前彻底清除腹内残液,恢复腹腔器官的正常解剖关系,根据需要放置腹腔引流管。

十八、肝损伤

【病例】

患者,女性,46 岁。因“被车撞伤后腹痛半小时”入院。半小时前患者行走时被卡车撞伤腹部,突感持续性上腹部疼痛,腹痛逐渐加重,伴腹胀、恶心、呕吐 1 次,呕吐物为胃内容物,无鲜血及咖啡样物,感心悸、胸闷,无咯血。既往体健,无药物过敏史,无外伤及手术史。

体格检查:T 37.9℃,P 120 次 /min,R 24 次 /min,BP 80/50mmHg。神志淡漠、营养中等,痛苦面容。皮肤无黄染,睑结膜苍白,四肢厥冷,双肺呼吸音清,心率 120 次 /min,心律齐,心音弱。腹部平坦,腹式呼吸运动减弱,右上腹皮肤擦伤、有瘀斑,上腹压痛、反跳痛,腹肌紧张,以右上腹为著,肝脾触诊不满意,肝区叩痛,移动性浊音阳性,肠鸣音减弱。

诊断性检查:外周血 WBC 10.4×10^9/L,N 88%,Hb 82g/L,PLT 310×10^9/L。尿液检查无异常。

【诊断与诊断依据】

1. **初步诊断** 肝破裂,继发性腹膜炎,失血性休克。

2. **诊断依据**

(1)急性腹部外伤史。

(2)腹部受伤后持续性上腹痛。

(3)BP 80/50mmHg,睑结膜苍白,心率 120 次 /min,右上腹皮肤擦伤,有瘀斑。上腹部有压痛、反跳痛,腹肌紧张,以右上腹为著,肝区叩痛,移动性浊音阳性,肠鸣音减弱。

(4)外周血 WBC 10.4×10^9/L,N 88%,Hb 82g/L。

【需要进一步完善的检查项目】

1. **超声检查** 肝包膜回声中断,肝实质内可见非均质区,肝周积液及腹腔积液。

2. **CT 检查** 肝脏密度不均匀,可见肝实质内有裂隙,肝周可有明显的积液。

3. **诊断性腹腔穿刺术** 可抽到不凝性血液、胆汁。

4. **诊断性腹腔镜检查** 可直接探视到肝脏裂口、腹腔内积血及胆汁。

【鉴别诊断】

常见的鉴别诊断见表 10-36。

表 10-36   肝损伤的鉴别诊断

疾病	特点
脾破裂	有低血容量性休克表现,腹痛较轻,腹部压痛和腹肌紧张不明显,可有腹胀和移动性浊音
胰腺损伤	上腹部持续性疼痛,可有肩部疼痛,上腹压痛、肌紧张、可有弥漫性腹膜炎体征,血淀粉酶和腹腔穿刺液的淀粉酶升高,B 超可发现胰腺回声不均和周围积液,CT 检查显示胰腺模糊、实质密度不均匀、胰周有积血、积液
空腔器官破裂	腹痛剧烈,腹膜炎体征明显,腹肌紧张、腹部压痛及反跳痛明显,肝浊音界减小或消失,可有移动性浊音,肠鸣音较弱或消失

【治疗原则】

1. **非手术治疗** 非手术治疗期间需要严密观察,做好术前准备,随时准备手术治疗。绝对卧床、禁饮食、输血、维持营养及水电解质平衡,严密观察生命体征、腹部体征、血细胞比容。适应证:①血流动力学指标稳定;②补充血容量后血流动力学指标保持稳定。

2. **手术治疗** 该患者为外伤后所致的肝损伤出血,患者处于失血性休克状态,应立即剖腹探查,根据病情采取相应的治疗措施。

(1)适应证:①生命体征不稳定;②补充血容量后仍不能维持生命体征;③需大量输血才能维持血压。

(2)治疗方法

1)暂时控制出血,尽快查明伤情:肝破裂急速大量出血,用纱布垫压迫创面暂时止血,同时用手指阻断肝十二指肠韧带控制出血,以判明伤情,决定术式。

2)清创缝合术(肝单纯缝合):清除肝脏裂口内的血块、异物、失活的肝组织,结扎出血点和断裂的胆管,缝合肝脏裂口。

3)肝动脉结扎术:裂口内有不易控制的动脉性出血,可结扎肝动脉。

4)肝切除术:大块肝组织破损、粉碎性肝破裂、肝组织挫伤,宜行清创式肝切除术,并尽可能多保留健康的肝组织。

5)纱布块填塞法:裂口深或肝组织大块缺损而止血效果差、又无条件进行较大手术的患者,用纱条依次填入裂口以压迫止血,纱条尾端引出体外。手术后逐日依次分段抽出,7~10d 取完。

(辛建军)

第四节 泌尿系统

一、急性肾小球肾炎

【病例】

患儿,男性,9 岁。因"双眼睑水肿、血尿 10d,进行性少尿 8d"入院。患儿 10d 前晨起发现双眼睑水肿,尿色发红。8d 前尿色变浅,但尿量进行性减少,约为 130~150ml/d,血肌酐为 498.6μmol/L,拟诊为"急性肾炎,急性肾功能不全"。给予扩容、补液、利尿、降压等治疗,病情未见好转。3d 前给予甘露醇和中草药交替灌肠,口服氧化淀粉及呋塞米治疗,尿量增至 300~400ml/d。发病以来,患儿精神、食欲稍差,大便无异常,睡眠可。患儿近 2 个月来有多次咽部不适等症状,无发热,无用药史。既往有"气管炎、咽炎"病史,无肾脏疾病史。

体格检查:T 36.9℃,P 90 次/min,R 24 次/min,BP 145/80mmHg,发育正常,营养中等,精神差,眼睑水肿,结膜稍苍白,巩膜无黄染。咽部充血,扁桃体Ⅰ~Ⅱ度肿大,充血,未见脓性分泌物,黏膜无出血点。心肺无异常。腹部稍膨隆,肝肋下 2cm,无压痛,脾未触及,移动性浊音阴性,肠鸣音 4 次/min。双下肢可见凹陷性水肿。

诊断性检查:①血液学检查:Hb 83g/L,RBC 2.8×10^{12}/L,网织红细胞 1.4%,WBC 11.3×10^9/L,N 82%,L16%,M 2%,PLT 207×10^9/L,ESR 110mm/h。②尿液检查:蛋白质(2+),RBC 10~12/HPF,WBC 1~4/HPF,比重 1.010;24h 尿蛋白定量 2.0g。③血生化检查:BUN 36.7mmol/L,Cr 546.60μmol/L,总蛋白 60.9g/L,清蛋白 35.4g/L,胆固醇 4.5mmol/L。补体 C_3 0.48g/L,ASO 800IU/L。

【诊断与诊断依据】

1. 诊断 急性肾小球肾炎。

2. 诊断依据

(1)上呼吸道感染史。

(2)眼睑及双下肢水肿,少尿,血压升高。

(3)外周血红细胞减少、血红蛋白降低;ESR、ASO 升高。BUN、Cr 升高;补体 C_3 降低。尿蛋白质(2+)、24h 尿蛋白定量升高,镜下血尿。

【需要进一步完善的检查项目】

1. 实验室检查 咽拭子和细菌培养,血清 Na^+、K^+、Cl^-、CO_2-CP 检查。

2. 器械检查 肾脏超声检查。

【鉴别诊断】

链球菌感染后 1~3 周出现血尿、蛋白尿、水肿和高血压等典型临床表现,伴血清 C_3 的典型动态变化即可作出临床诊断。起病后 2~3 个月病情无明显好转,仍有高血压或持续性低补体血症,或肾小球滤过率进行性下降,应作肾活检,以进一步明确诊断。其鉴别诊断见表 10-37。

表 10-37 急性肾炎的鉴别诊断

疾病	特点
系膜增生性肾小球肾炎	前驱期短,多于感染后 1~2d 内出现血尿等,血清 C_3 多正常
膜增生性肾小球肾炎	蛋白尿明显,血清补体水平持续降低 ≥8 周,病变持续发展,无自愈倾向
急进性肾小球肾炎	与急性肾炎相似,但症状较重,常出现少尿或无尿,肾功能进行性下降
全身性疾病肾脏损害	SLE、过敏性紫癜、系统性血管炎等均可引起肾脏损害,类似急性肾炎,可根据典型表现和实验室检查等确诊

【治疗原则】

以休息和对症支持治疗为主,同时纠正各种病理生理改变,防治并发症和保护肾功能,以利于其自然病程恢复。

1. 一般治疗 急性期注意休息,水肿明显及高血压者应限制水分和钠的摄入,发生氮质血症时适当限制蛋白质的摄入。

2. 感染灶的治疗 选择广谱抗生素治疗上呼吸道或皮肤感染。

3. 对症治疗 限制水钠摄入,对水肿明显的患者应适当选用利尿剂,必要时给予降压药。

4. 激素冲击疗法和透析治疗 对有激素治疗和透析治疗适应证者,可采用激素冲击疗法或透析治疗。

5. 持续蛋白尿的治疗 对发病后 6 个月仍有蛋白尿的成年人,需要用血管转换酶抑制剂或血管紧张素受体拮抗剂治疗。

二、慢性肾小球肾炎

【病例】

患者,男性,45 岁。因"间断双下肢水肿 2 年,伴乏力 2 个月"入院。2 年前患者无明显诱因间断出现双下肢水肿,夜尿 2~3 次,血压波动于(140~150)/(90~100)mmHg,未经治疗。2 个月前渐出现乏力、头晕、恶心、食欲减退。无发作性头痛,尿量无异常,睡眠可,体重无明显下降。幼时有"肾炎"史、风湿性关节炎史。无高血压家族史,无药物过敏史。

体格检查:T 36.5℃,P 82 次/min,R 18 次/min,BP 155/105mmHg,神志清,贫血貌,浅表淋巴结无肿大,眼睑无水肿,巩膜无黄染,心肺未见异常。腹部平软,肝脾肋下未触及,腹部未闻及血管杂音。双踝部可见凹陷性水肿。

诊断性检查:①血液学检查:Hb 83g/L,网织红细胞 1.1%,WBC 6.5×10^9/L,PLT 195×10^9/L;②尿液检查:蛋白质(2+),葡萄糖(-),RBC 6~8/HPF;③血生化检查:Cr 309.4μmol/L,BUN 28.4mmol/L,空腹血糖 5.7mmol/L,总胆固醇 5.8mmol/L。

【诊断与诊断依据】

1. 诊断 慢性肾小球肾炎。

2. 诊断依据

(1)间断双下肢水肿、夜尿增加。

(2)外周血血红蛋白降低;尿蛋白(2+)、镜下血尿。血清 BUN、Cr 升高。

(3)血压增高。

【需要进一步完善的检查项目】

超声检查、肾脏活体组织检查。

【鉴别诊断】

凡是有蛋白尿、血尿、水肿、高血压表现等均应考虑本病,要确立诊断,首先应排除继发性肾小球疾病,如 SLE、糖尿病肾病和高血压肾损害等。其鉴别诊断见表 10-38。

表 10-38　慢性肾小球肾炎的鉴别诊断

疾病	特点
慢性肾盂肾炎	多有反复发作的尿路感染史,尿细菌学检查常阳性,B 超检查或静脉肾盂造影示双侧肾脏不对称缩小则更有价值
狼疮肾炎	女性好发,有多器官和系统损害表现,肾脏活体组织检查可见免疫复合物沉积于肾小球基底膜,免疫病理学检查呈"满堂亮"(肾组织免疫荧光染色 IgG、IgA、IgM、C3、C1q 同时阳性)的表现
糖尿病肾病	较长时间糖尿病病史伴有肾脏损害
高血压肾损害	高血压史较长,肾小管功能损害早于肾小球,尿液改变轻,伴有高血压靶器官损害
家族性出血性肾炎	青少年发病,以肾脏损害、耳部疾病及眼部病变同时存在为主要特征,有家族史
隐匿性肾小球肾炎	无症状血尿和/或蛋白尿,一般无水肿、高血压和肾功能损害

【治疗原则】

应根据肾脏活体组织检查的病理类型进行针对性治疗;防止或延缓肾功能进行性恶化、改善或缓解临床症状及防治严重合并症。①低蛋白饮食和必需氨基酸的治疗;②控制高血压;③糖皮质激素和细胞毒性药物等应用;④对症处理。

三、尿路感染

【病例】

患者,女性,25 岁。因"发热伴尿痛、尿频、尿急 2d"入院。2d 前劳累后出现尿痛、尿频、尿急,伴下腹部不适,无肉眼血尿,体温 37.8℃,无咳嗽、咳痰,无恶心、呕吐、腹泻,无明显腰痛。既往体健,无结核病史、药物过敏史。已婚,配偶体健。

体格检查:T 37.8℃,P 90 次/min,R20 次/min,BP 120/80mmHg。一般情况好,浅表淋巴结未触及肿大,巩膜无黄染,扁桃体无肿大,心肺无异常,腹软,下腹正中部有轻压痛,无肌紧张及反跳痛,肝脾肋下未触及,双肾区无叩击痛,双下肢无水肿。

诊断性检查:①血液学检查:WBC 12.0×10^9/L,N 81%;②尿液检查:蛋白质阴性,WBC 15~20/HPF,RBC 5~10/HPF。

【诊断与诊断依据】

1. **诊断**　泌尿系统感染,急性肾盂肾炎?

2. **诊断依据**

(1)体温 37.8℃,尿痛、尿频、尿急,伴下腹部不适,无腰痛。

(2)外周血 WBC 12.0×10^9/L,N 81%。尿液蛋白质阴性,WBC 15~20/HPF,RBC 5~10/HPF。

【需要进一步完善的检查项目】

1. 实验室检查

(1)细菌定性检查、细菌定量检查。

(2)尿液细菌定位检查：①尿液抗体包裹细菌，尿液 N- 乙酰 -β-D- 葡萄糖苷酶（NAG 酶）；②视黄醇结合蛋白；③塔 - 霍黏蛋白（Tamm-Horsfall 蛋白）；④输尿管插管获得的尿液培养细菌阳性可直接诊断肾盂肾炎。

2. 器械检查   一般无需影像学检查，但在复杂性尿路感染、尿路感染反复发作、尿路感染治疗效果不佳时，为了明确有无尿路感染的易患因素或并发症存在，则需要进行影像学检查。

【鉴别诊断】

尿路感染的诊断流程与评价见表 10-39，鉴别诊断见表 10-40。

表 10-39   尿路感染的诊断流程与评价

流程	评价
确诊尿路感染存在	①新鲜清洁中段非离心尿革兰氏染色后>1 个菌 / 视野（油镜）；②新鲜清洁中段尿培养计数 ≥ 10^5/ml；③膀胱穿刺的尿培养阳性
尿路感染定位诊断	肾盂肾炎：①全身感染症状明显；②明显的腰痛和肋腰角处压痛、叩击痛；③白细胞管型和 / 或颗粒管型；④尿抗体包裹细菌阳性；⑤尿 NAG 酶升高；⑥尿液视黄醇结合蛋白；⑦尿液 Tamm-Horsfall 蛋白升高和 / 或血液 Tamm-Horsfall 蛋白抗体阳性；⑧夜尿多、低渗尿、低比重尿及肾性糖尿等；⑨急性肾衰竭、肾周围脓肿、肾乳头坏死等并发症；⑩影像学检查提示肾盂病变
慢性肾盂肾炎的判断	反复尿路感染史，合并肾小管功能损伤或肾形态异常之一者，即可诊断。影像学检查：①肾盂畸形、瘢痕；②肾脏表面不光滑、萎缩及双侧大小不一
明确有无合并症	常见并发症：①肾结石和尿路梗阻、肾盂积液；②肾乳头坏死；③肾周围脓肿；④革兰氏阳性杆菌败血症

表 10-40   尿路感染的鉴别诊断

疾病	鉴别点
尿道综合征	有尿频、尿急及尿痛症状，多次尿细菌、真菌、厌氧菌检查阳性，并排除结核感染
泌尿系统结核	①肾外结核灶；②午后低热、盗汗、食欲减退及体重减轻等结核中毒症状；③明显的膀胱刺激症状；④反复多次尿培养或镜检可发现结核分枝杆菌；⑤影像学检查可发现肾盂、肾盏虫蚀样缺损或膀胱挛缩；⑥一般抗生素治疗无效
前列腺炎	①急性：发热、寒战、尿痛、前列腺疼痛，常发生于年轻男性，与保留尿管有关；②慢性：常无症状，有时可出现梗阻症状或会阴部疼痛
无菌性脓尿	尿中白细胞增多，但反复多次尿培养阴性，常见于衣原体、支原体、真菌等非细菌性感染，及结石、解剖异常等非感染性疾病

【治疗原则】

治疗目的在于缓解症状、消除潜在感染源、预防和治疗全身脓毒血症、预防并发症。

1. **一般治疗**　多饮水、勤排尿,促进细菌和炎性分泌物排出。

2. **抗感染治疗**　①根据药敏试验指导治疗;②一般抗生素治疗无效时应考虑厌氧菌、L型细菌、结核菌或支原体、衣原体及单纯疱疹病毒所致的尿路感染;③单纯下尿路感染,短期治疗有效,上尿路感染需要 10~14d 治疗。

3. **其他**　尽可能纠正梗阻、结石等易感因素。

四、慢性肾衰竭

【病例】

患者,男性,63 岁。因"反复双下肢水肿 7 年,发现血肌酐升高 4 个月"入院。患者 7 年前无明显诱因出现双下肢水肿,休息后可缓解,此后症状反复出现,未经系统诊治,4 个月前体检发现血肌酐 327μmol/L,尿量无异常,无肉眼血尿,无恶心、呕吐,无心慌、胸闷,无皮疹,无关节疼痛,无光过敏,未处理。第 2 天复查血肌酐为 389μmol/L,呕吐 1 次,呕吐物为胃内容物,为求进一步诊治来院。患者既往有"高血压"病史 2 年,血压最高 160/100mmHg,未服用药物,无糖尿病病史及其他病史,无药物、食物过敏史。

体格检查:T 36.7℃,P 73 次/min,R 16 次/min,BP 163/97mmHg,神志清,慢性病容,贫血貌,眼睑无水肿,巩膜无黄染,双肺呼吸音粗,未闻及啰音,心率73/次,律齐,无杂音。腹部平软,肝脾肋下未触及,无压痛、反跳痛。双下肢轻度凹陷性水肿。

诊断性检查:①血液学检查:RBC 3.2×10^9/L,Hb 87g/L;②尿液检查:蛋白质(1+);③血生化:Cr 402.4μmol/L,BUN 26.4mmol/L,空腹血糖 5.4mmol/L,HCO_3^- 21mmol/L;④肾脏超声检查:左肾 8.8cm×4.7cm,右肾 9.2cm×4.6cm,皮质回声增高,皮髓质交界不清。

【诊断与诊断依据】

1. **诊断**　慢性肾衰竭。

2. **诊断依据**

(1)反复双下肢水肿 7 年,发现血肌酐升高 4 个月,复查血肌酐仍高。

(2)慢性病容,贫血貌,血压升高。

(3)血红蛋白降低,尿蛋白质(1+),泌尿系超声检查提示双肾缩小。

【需要进一步完善的检查项目】

1. **实验室检查**　24h 尿蛋白定量,免疫球蛋白、补体、自身抗体、肿瘤标记物、乙肝病毒抗原抗体、肾脏活体组织检查。

2. **器械检查**　心脏彩超检查。

【鉴别诊断】

肾脏结构或功能障碍 ≥3 个月,无论有无肾小球滤过率(GFR)的降低,称为慢性肾脏病(CKD)。其结构或功能障碍表现为下列之一:①血、尿成分异常,病理损伤或影像学异常;② GFR<60ml/min。

慢性肾衰竭(CRF)是指 CKD 引起的 GFR 下降以及相应的临床症状和代谢紊乱的综合征。CKD 分期见表 10-41,CRF 鉴别诊断见表 10-42。

表 10-41　慢性肾脏病分期

分期	GFR［ml/(min·1.73m²)］
1 期	≥90
2 期	60~89
3a 期	45~59
3b 期	30~44
4 期	15~29
5 期	<15 或透析

表 10-42　慢性肾衰竭的鉴别诊断

疾病	特点
急性肾衰竭	一般起病较急,肾功能迅速恶化,常不伴有贫血,影像学提示双肾大小一般无异常
肾前性氮质血症	多有饮水、呕吐、腹泻等病史,补充有效血容量后肾功能可恢复
糖尿病肾病	较长时间糖尿病病史伴有肾脏损害,典型病理学变化为膜基质扩张呈结节样［金摩尔史迪尔 - 威尔逊结节（Kimmelstiel-Wilson 结节,K-W 结节）］
高血压肾损害	多有长期高血压病史,后期出现肾功能受损表现,肾小管功能损害早于肾小球,尿液改变轻,伴有高血压靶器官损害
多发性骨髓瘤肾损害	多发性骨髓瘤是一种浆细胞恶性增殖性疾病,可伴有肾功能减退,还常有血钙升高、骨痛、贫血、肝脾大等症状

【治疗原则】

治疗目的在于延缓肾功能损害进展,减少心血管等的并发症,从而提高 CKD 患者的生存率。

1. 一般治疗　避免剧烈活动,轻体力劳动。

2. 营养治疗　低盐饮食,优质蛋白饮食。

3. 降低血压及尿蛋白水平　选用合适药物（如 ACEI 或 ARB 等）降低血压和尿蛋白可延缓肾损害进展。

4. 并发症治疗　①水、电解质紊乱；②肾性贫血；③肾性骨病；④酸碱平衡紊乱；⑤防止心血管并发症；⑥防治感染。

5. 肾脏替代治疗　血液透析或腹膜透析。

五、尿路结石

【病例】

患者,男性,42 岁。因"突发左腰部疼痛伴血尿 4h"入院。患者 4h 前打篮球时突然出现左腰部疼痛,呈持续性绞痛,伴有肉眼血尿,间断腹胀、恶心,无呕吐,无尿频、尿急、尿痛,无尿量减少,无发热,无心慌、胸闷,既往体健,无药物过敏史,无结核病、乙型肝炎等传染病史。

体格检查: T 36.4℃,P 97 次 /min,R 18 次 /min,BP 135/71mmHg,神志清,辗转不安,眼

睑无水肿,双肺呼吸音清,未闻及啰音,心率 97 次 /min,律齐,未闻及心脏杂音。腹部平坦,未见胃肠型及蠕动波,肝脾肋下未触及,全腹无压痛、反跳痛,左肾区叩击痛阳性,双下肢无水肿。

诊断性检查:①血液学检查:WBC $10.2 \times 10^9/L$,N 0.82,Hb 130g/L,PLT $262 \times 10^9/L$;②尿液检查:蛋白质(-),RBC 40~60/HPF;③血生化检查:Cr 62μmol/L,尿酸 305mmol/L;④泌尿系统超声检查:距肾门 5cm 处可见一强回声光团,直径约 8mm,后伴声影。

【诊断与诊断依据】

1. **诊断**　输尿管结石。

2. **诊断依据**

(1)活动后突发左侧腰部疼痛,伴血尿、恶心、腹胀。

(2)患者辗转不安,左肾区叩击痛阳性。

(3)超声检查显示距肾门 5cm 处可见一强回声光团,直径约 8mm,后伴声影。

【需要进一步完善的检查项目】

1. **实验室检查**　结石成分分析。

2. **器械检查**　泌尿系统 X 线检查,静脉尿路造影。必要时可行肾镜、输尿管镜检查。

【鉴别诊断】

尿路结石的鉴别诊断见表 10-43。

表 10-43　尿路结石的鉴别诊断

疾病	特点
泌尿系感染	尿路结石和泌尿系感染都可有膀胱刺激征,影像学检查可鉴别
泌尿系统肿瘤	泌尿系统肿瘤和结石都可能引起血尿,可通过病史及影像学检查进一步区别,一般结石有声影且回声高,而肿瘤则无声影且回声低
尿道狭窄	常无肾绞痛史及尿结石史,但是有其原发病因,如损伤、炎症或先天性、医源性等原因,常有突发性的排尿困难,尿道探通术时可见狭窄部位受阻,X 线平片可显示狭窄段但无结石阴影
尿道痉挛	常由精神紧张、局部刺激等因素引起,因尿道痉挛而引起尿道疼痛和排尿困难等症状

【治疗原则】

尿路结石以手术治疗为主,根据结石大小、形状、部位等确定治疗手段,一般可完全治愈,但复发率较高,可出现尿路感染、急性尿潴留等并发症。

1. **一般治疗**　大量饮水,调节饮食,戒烟,适当运动。

2. **对症治疗**　解痉、止痛,抗生素等治疗。

3. **手术治疗**　体外冲击碎石,必要时可手术取石。

六、良性前列腺增生

【病例】

患者,男性,68 岁。因"尿频伴排尿不畅 3 年,排尿困难 1d"入院。患者 3 年前无明显诱因出现尿频、夜尿增多,每晚 3~4 次,伴有排尿不畅,有排尿费力、排尿不尽感,尿线细,尿后滴沥,无尿急、尿痛,无排尿中断,无腰部、腹部疼痛,无发热。1d 前饮酒后突发排尿困难,每次尿量约 20ml,伴进行性下腹部疼痛,遂就诊。既往无原发性高血压、糖尿病等病史,无乙型肝炎、结核病等病史。

体格检查:T 36.5℃,P 80 次 /min,R 18 次 /min,BP 143/86mmHg,神志清,浅表淋巴结未触及肿大,巩膜无黄染,心肺未见异常,下腹部膨隆,耻骨上区触及球形包块,叩诊呈浊音,移动性浊音阴性,肝脾未触及,肾区无叩击痛,双下肢无水肿。直肠指诊:前列腺肿大Ⅱ度,表面光滑,质中,无触痛。

诊断性检查:①血液学检查:WBC 6.5×10^9/L,PLT 247×10^9/L,Hb 126g/L。②血生化检查:Cr 62μmol/L,BUN 7.2mmol/L。总 PSA 5.1ng/ml,游离 PSA 1.2ng/ml。

【诊断与诊断依据】

1. 诊断　良性前列腺增生,急性尿潴留。

2. 诊断依据

(1)老年男性,慢性起病,尿频伴排尿不畅 3 年,有排尿费力、排尿不尽感,尿线细,尿后滴沥。排尿困难 1d,伴进行性下腹部疼痛。

(2)腹部膨隆,耻骨上区触及球形包块,叩诊浊音。直肠指诊:前列腺Ⅱ度肿大,表面光滑,质中,无触痛。

【需要进一步完善的检查项目】

泌尿系统、残余尿超声检查,尿流率检查,静脉尿路造影、膀胱镜检查等。

【鉴别诊断】

良性前列腺增生的鉴别诊断见表 10-44。

表 10-44　良性前列腺增生的鉴别诊断

疾病	特点
前列腺癌	直肠指诊前列腺表面不光滑,质地硬,血清 PSA 显著增高,可通过前列腺穿刺活体组织检查进一步鉴别
膀胱癌	无痛性肉眼血尿为早期症状,可通过膀胱镜鉴别
膀胱颈挛缩	排尿困难,前列腺无明显增大,膀胱镜检查可确诊
神经源性膀胱	尿路梗阻症状,多有明显的神经损害病史或体征,无前列腺体积增大
膀胱过度活动症	常伴有尿频、夜尿增多,尿动力学可表现为逼尿肌过度活动,也可为其他形式的尿道 - 膀胱功能障碍

【治疗原则】

由于症状不同且梗阻严重程度不同,可选择有针对性的治疗方法。

1. 一般治疗　患者健康教育,生活方式指导,戒烟禁酒,避免辛辣刺激食物等。

2. 药物治疗　如 α- 受体阻滞剂,5α 还原酶抑制剂,联合其他对症治疗如解痉、止痛、补液等。

3. 手术治疗　针对急性尿潴留可留置导尿管,择期可行手术治疗。

(随　萍)

七、肾损伤

【病例】

患者,女性,46 岁。因"自高处坠地 50min"入院。50min 前患者自 5 米高处坠地,背部着地,突感左腰背部持续性疼痛,有腹胀、恶心、无呕吐,无咯血,有肉眼血尿,尿中有血凝块,无尿痛、尿频、尿急,未排便。既往体健,无药物过敏史,无外伤及手术史。

体格检查:T 37.7℃,P 125 次/min,R 24 次/min,BP 80/55mmHg。神志淡漠、营养中等,痛苦面容。皮肤无黄染,睑结膜苍白,腹部平坦,左腰背部肿胀,左上腹有压痛、无反跳痛,左侧腹肌稍紧张,肝脾肋缘下未触及,左腰背部压痛,左肾区叩痛阳性,移动性浊音阳性,肠鸣音 3 次/min。

诊断性检查:外周血 WBC 9.6×10^9/L,N 86%;Hb 80g/L,PLT 310×10^9/L。尿液红细胞阳性。

【诊断与诊断依据】

1. 初步诊断　肾挫裂伤,失血性休克。

2. 诊断依据

(1)急性腰腹部外伤史。

(2)受伤后腰背部疼痛,有肉眼血尿,尿中有血凝块。

(3)BP 80/55mmHg,睑结膜苍白,左腰背部肿胀、压痛,左肾区叩痛,移动性浊音阳性。

(4)外周血 WBC 9.6×10^9/L,N 86%,Hb 80g/L,尿液红细胞阳性。

【需要进一步完善的检查项目】

1. 超声检查　提示肾损伤的部位和程度,有无包膜下和肾周血肿、尿外渗,其他器官损伤及对侧肾等情况。

2. CT 检查

(1)CT 平扫及增强:显示肾皮质裂伤、尿外渗和血肿范围,明确腹腔内其他器官有无损伤。

(2)CT 尿路成像(CTU):可见伤侧肾造影剂排泄减少,评价肾损伤的范围和程度。

【鉴别诊断】

常见的鉴别诊断见表 10-45。

表 10-45　肾损伤的鉴别诊断

疾病	特点
输尿管损伤	多为医源性损伤,血尿一般自行减轻、消失,输尿管完全断离者,可无血尿,尿外渗可致腰痛、腹痛、腹胀、局部肿胀、肿块及局部触痛,如腹膜破裂可有腹膜炎体征
膀胱损伤	常伴有骨盆骨折及大出血,出现休克征象,有腹痛及腹膜炎症状,血尿和排尿困难,有尿意但不能排尿或仅排出少量血尿
尿道损伤	尿道出血,尿道外口滴出或溢出鲜血,排尿疼痛,向尿道外口及会阴部放射,排尿困难、尿潴留,会阴部局部血肿,尿液从裂口处渗入周围组织,形成尿外渗

【治疗原则】

该患者虽无外出血,但已处于休克状态。应立即抢救,进行输血等治疗,明确有无其他器官损伤,同时做好术前准备。手术适应证:①经积极抗休克后生命体征仍未改善。②血尿逐渐加重,血红蛋白和血细胞比容继续降低。③腰腹部肿块明显增大。④有腹腔其他器官损伤可能。手术方法依具体病情行肾修补术、部分肾切除术或肾切除术,只有在肾严重碎裂或肾血管撕裂无法修复、对侧肾良好时,才施行肾切除。

(辛建军)

第五节 女性生殖系统

一、异位妊娠

【病例】

患者,女性,28 岁。因"停经 46d,少量阴道流血 18d,下腹痛 2h"入院。18d 前无诱因出现阴道少许流血,咖啡色,无烂肉样组织物排出,无腹痛,自测尿早早孕试验阳性。2h 前睡眠中突发下腹部撕裂样疼痛,以左下腹为著,伴里急后重,无头晕及晕厥。遂来我院就诊,尿早早孕试验"阳性",B 超检查提示"左附件区包块,盆腔积液"。既往体健,无特殊家族史和个人史。平时月经规律,经量正常,无痛经,末次月经 2014 年 4 月 15 日。2014 年 1 月结婚,$G_1P_0A_0L_0$,未避孕,配偶体健。

体格检查:T 36.7℃,P 79 次 /min,R 17 次 /min,BP 94/66mmHg。神志清,发育正常,主动体位。贫血貌,皮肤黏膜无出血点,浅表淋巴结未触及肿大,结膜苍白,巩膜无黄染。双肺呼吸音清、无啰音,心率 79 次 /min,律齐,各瓣膜区未闻及杂音。腹软,肝脾未触及肿大,下腹部压痛及反跳痛阳性,移动性浊音阳性,肠鸣音 3 次 /min。外阴发育正常,阴道通畅,见少量暗红色分泌物;宫颈光滑,举痛、摇摆痛明显;阴道后穹隆稍饱满,触痛阳性;子宫略大,轻压痛,左附件区增厚,压痛明显,右附件区未触及明显异常。

诊断性检查:外周血 WBC 5.45×10^9/L,RBC 2.59×10^{12}/L,Hb 79g/L,PLT 148×10^9/L。

【诊断与诊断依据】

1. **诊断** 异位妊娠,继发性贫血(中度)。

2. **诊断依据**

(1)停经 46d,少量阴道流血 18d,下腹痛 2h。

(2)贫血貌,下腹部压痛及反跳痛阳性,移动性浊音阳性。专科情况:阴道通畅,见少量暗红色分泌物;宫颈举痛、摇摆痛明显;阴道后穹隆稍饱满,触痛阳性;子宫略大,轻压痛,左附件区增厚,压痛明显。

(3)外周血 Hb 79g/L,PLT 148×10^9/L。尿 hCG 阳性。B 超提示左附件区包块,盆腔积液。

【需要进一步完善的检查项目】

采用经阴道后穹隆穿刺,这是一种简单可靠的诊断方法,适用于疑有腹腔内出血的患者。但阴道后穹隆穿刺阴性不能排除输卵管妊娠。

【鉴别诊断】

异位妊娠的鉴别诊断见表 10-46。

表 10-46　异位妊娠的鉴别诊断

疾病	症状	体征
流产	停经后阴道流血,下腹正中阵发性坠痛	子宫增大、变软,无宫颈举痛,阴道后穹隆穿刺阴性,hCG 多为阳性,B 超可见妊娠囊
黄体破裂	多无停经,下腹部一侧突发性疼痛,伴肛门坠胀,无或有如月经量的阴道流血	子宫正常大小,附件一侧压痛,无肿块,阴道后穹隆穿刺为不凝血液,hCG 阴性,B 超显示患侧附件包块
卵巢囊肿蒂扭转	无停经,有卵巢囊肿病史,突发下腹部一侧疼痛,可有恶心呕吐,无阴道流血	子宫正常大小,宫颈举痛,患侧附件有触痛明显、张力较大的包块,边缘清晰,hCG 阴性,B 超显示患侧附件包块
卵巢子宫内膜异位囊肿破裂	有子宫内膜异位症病史,突发下腹部一侧疼痛,伴肛门坠胀,无阴道流血	下腹部压痛、反跳痛,宫骶韧带可触及痛性结节,患侧附件区压痛,阴道后穹隆可穿出巧克力样液体,hCG 阴性,B 超显示附件区包块、盆腔或腹腔内积液
急性盆腔炎	多有不洁生活史,发热、下腹部持续性疼痛,一般无阴道流血	下腹部压痛、肌紧张及反跳痛,宫颈举痛,附件增厚或有包块,阴道后穹隆穿刺可有渗出液或脓液,hCG 阴性,白细胞增高
急性阑尾炎	无停经史,转移性右下腹部疼痛,伴恶心、呕吐,无阴道流血	麦氏点压痛、反跳痛明显,盆腔无压痛,无肿块,hCG 阴性,白细胞增高
急性输卵管炎	无停经史,两侧下腹部持续性疼痛,无阴道流血	举宫颈时两侧下腹部疼痛,阴道后穹隆穿刺可抽出渗出液或脓液,hCG 阴性,白细胞增高

【治疗原则】

包括手术治疗、药物治疗和期待治疗。该患者为异位妊娠破裂出血,应立即采取手术治疗。

二、子宫肌瘤

【病例】

患者,女性,46 岁。因"发现'子宫肌瘤'4 年,经量增多伴经期延长 1 年"入院。4 年前于外院查体,B 超发现"多发性子宫肌瘤",最大者直径约 2cm。无腹痛,无阴道分泌物增多及月经改变,定期随诊 B 超提示子宫肌瘤逐渐增大至 7cm。1 年前出现经量较前增多,约为平时 3 倍,色鲜红,有血块;经期由 5d 延长至 10d,伴下腹坠胀不适,周期无改变,无头晕、心慌等不适。既往体健,平时月经规律,经量偏多,无痛经。26 岁结婚,$G_1P_1A_0L_1$,1992 年经阴分娩一男婴。工具避孕,配偶体健。

体格检查：T 36.7℃，P 80 次 /min，R 17 次 /min，BP 127/78mmHg。神志清，发育正常，主动体位。贫血貌，皮肤黏膜无出血点，浅表淋巴结未触及肿大，结膜苍白，巩膜无黄染。双肺呼吸音清、无啰音，心率 80 次 /min，律齐，各瓣膜区未闻及杂音。腹软，无压痛及反跳痛，肝脾未触及肿大，无包块。外阴发育正常；阴道通畅，少量白色分泌物，无异味；子宫颈呈 I 度糜烂样外观；子宫平位，如孕 3 个月大小，表面不规则，触及多个肌瘤突起，无触痛；双侧附件区未触及包块，无压痛。

诊断性检查：外周血 WBC 7.48 × 10⁹/L，RBC 2.91 × 10¹²/L，Hb 71g/L，PLT 189 × 10⁹/L。

【诊断与诊断依据】

1. 诊断　子宫肌瘤，继发性贫血（中度）。

2. 诊断依据

(1) 发现"子宫肌瘤" 4 年，经量增多伴经期延长 1 年。

(2) 贫血貌，子宫如孕 3 个月大小，表面不规则，触及多个肌瘤突起，无触痛。

(3) Hb 71g/L，PLT 189 × 10⁹/L。

【需要进一步完善的检查项目】

1. 超声检查　可以明确肌瘤大小及部位，是诊断子宫肌瘤主要手段之一。

2. 宫腔镜检查　可了解子宫腔情况，排除子宫内膜病变。

【鉴别诊断】

子宫肌瘤的鉴别诊断见表 10-47。

表 10-47　子宫肌瘤的鉴别诊断

疾病	鉴别要点
妊娠子宫	①子宫肌瘤并发囊性变时，易误诊为妊娠子宫；②育龄妇女有停经史，子宫与停经时间相符，质地较软；③经尿或血 hCG 测定、B 型超声检查可确诊
卵巢肿瘤	①实性卵巢肿瘤可能误诊为浆膜下肌瘤；浆膜下肌瘤囊性变常误诊为卵巢囊肿。②卵巢肿瘤多无月经改变，肿块位于子宫一侧。③借助 B 型超声检查可协助诊断
子宫腺肌瘤	①子宫腺肌瘤类似肌壁间肌瘤，质硬；②子宫腺肌瘤患者月经量增多、继发性痛经；③ B 超提示子宫肌腺瘤边界不清晰
子宫肉瘤	①好发于老年女性，生长迅速，多有腹痛、腹部包块及不规则阴道流血；② B 超多提示子宫肿块边界不清晰，血运丰富
子宫内膜癌	①好发于老年女性，以绝经后阴道流血为主要症状；②子宫呈均匀性增大或正常，质软；③宫腔镜检查或诊断性刮宫有助于鉴别
宫颈癌	①有不规则阴道流血及白带增多或不正常阴道排液等症状；②可借助于 B 超、宫颈脱落细胞学检查、宫颈活体组织检查、宫颈管搔刮及分段诊刮等鉴别

【治疗原则】

根据该患者的症状、年龄和生育要求，以及肌瘤的类型、大小、数目，可考虑行手术治疗。手术方式有肌瘤切除术和子宫切除术。肌瘤切除术适用于希望保留生育功能的患者。子宫全切术适用于不要求保留生育功能或疑有恶变者。

三、宫颈癌

【病例】

患者,女性,40岁。因"性交后阴道出血半年"入院。患者近半年无诱因出现性交后阴道流血3次,量少,每次持续1d。无阴道排液,无腹痛、腹胀,无月经改变,无发热、消瘦,无肛门坠胀及大小便异常。5d前于外院查体行妇科检查发现宫颈赘生物,行宫颈活检病理结果示"(宫颈)鳞状细胞癌"。既往体健,平时月经规律,经量正常,无痛经。1995年结婚,$G_4P_1A_3L_1$,1996年顺娩一女婴;2006年早孕药物流产1次;2007年、2012年早孕人工流产2次;口服避孕药避孕,配偶体健。

体格检查:T 36.9℃,P 70次/min,R 17次/min,BP 118/72mmHg。神志清,发育正常,主动体位。皮肤黏膜无出血点,浅表淋巴结未触及肿大,结膜无充血,巩膜无黄染。双肺呼吸音清、无啰音,心率70次/min,律齐,各瓣膜区未闻及杂音。腹软,无压痛及反跳痛,肝脾未触及肿大,无包块。外阴发育正常;阴道通畅,分泌物量少,色白;宫颈肥大,后唇呈菜花样增生,直径约4cm,质脆;子宫平位,正常大小,活动可,无压痛;双侧附件区未触及明显异常。三合诊检查:双侧宫旁组织无增厚,弹性好。

【诊断与诊断依据】

1. 诊断　宫颈鳞状细胞癌(IB_2期)。

2. 诊断依据

(1)女性,40岁,性交出血半年。

(2)宫颈后唇呈菜花样增生,质地脆,直径约4cm。三合诊检查:双侧宫旁组织无增厚,弹性好。

(3)宫颈活体组织检查显示(宫颈)鳞状细胞癌。

【需要进一步完善的检查项目】

确诊后根据具体情况选择胸部X线检查、静脉肾盂造影、膀胱镜检查、直肠镜检查、超声检查及CT、MRI、PET-CT等检查明确有无转移。

【鉴别诊断】

根据国际妇产科联盟(FIGO)2018年宫颈癌临床分期进行诊断,鉴别诊断见表10-48。

表10-48　宫颈癌的鉴别诊断

疾病	鉴别要点
子宫颈良性病变	①子宫颈柱状上皮异位、子宫颈息肉、子宫颈子宫内膜异位症、子宫颈结核性溃疡,宫颈外观难以与宫颈癌鉴别;②宫颈脱落细胞学检查和高危型HPV检测、阴道镜检查及子宫颈活体组织检查,可鉴别
子宫颈良性肿瘤	①子宫黏膜下肌瘤、宫颈管肌瘤外观与宫颈癌有明显区别,易于鉴别,经病理诊断后可明确诊断;②子宫颈乳头状瘤外观与外生型宫颈癌不易鉴别,但病理诊断可明确诊断
子宫内膜癌	①多发生于围绝经期或绝经后期女性;②阴道不规则流血;③B超多提示内膜增厚或宫腔占位性病变;④宫腔镜检查或诊断性刮宫可明确诊断
生殖器官炎症	①阴道炎、宫颈炎、子宫内膜炎有接触性出血或阴道不规则流血,但多同时伴有阴道分泌物增多,阴道黏膜充血,宫颈管有脓性分泌物等;②治疗后接触性出血或阴道不规则流血可缓解;③宫颈脱落细胞学检查和高危型HPV检测筛查有无宫颈病变

【治疗原则】

根据临床分期、患者年龄、生育要求、全身情况、医疗技术水平及设备条件等,综合考虑制定适当的个体化治疗方案。采用手术和放疗为主、化疗为辅的综合治疗。

1. **手术治疗**   主要用于早期宫颈癌（ⅠA~ⅡA 期）患者。该患者为ⅠB$_2$ 期,应采取手术治疗。

2. **放射治疗**   ①根治性放疗:适用于部分ⅠB$_3$ 期和ⅡA$_2$ 期和ⅡB~ⅣA 期患者及全身情况不适宜手术的ⅠA$_1$~ⅠB$_2$/ⅡA$_1$ 期患者;②辅助放疗:适用于手术后活体组织检查发现有中、高危因素的患者;③姑息性放疗:适用于晚期患者局部减瘤放疗或对转移病灶姑息放疗。

3. **全身治疗**   包括全身化疗和靶向治疗、免疫治疗。化疗主要用于晚期、复发转移患者和根治性同期放化疗,也可用于手术前后的辅助治疗。

四、子宫内膜癌

【病例】

患者,女性,53 岁。因"自然绝经 2 年,阴道流血 3 个月"入院。2 年前自然绝经,绝经后无异常阴道排液。3 个月前无明显原因及诱因出现阴道流血,量时多时少,伴有持续性轻微腹痛,无腹胀,无恶心、呕吐,无肛门坠胀感,无尿急、尿频及其他不适。昨日因症状于我院就诊,妇科超声显示"子宫内膜增厚并不均质改变"。平时月经不规律,13 岁 5~6/20~50d,经量时多时少,无痛经。51 岁绝经。1991 年结婚,G$_2$P$_1$A$_1$L$_1$,1995 年足月顺娩一男婴;2006 年早孕药物流产 1 次。口服避孕药避孕,配偶体健。

体格检查:T 36℃,P 88 次/min,R 18 次/min,BP 135/80mmHg。神志清,发育正常,主动体位。皮肤黏膜无出血点,浅表淋巴结未触及肿大,结膜无充血,巩膜无黄染。双肺呼吸音清、无啰音,心率 88 次/min,律齐,各瓣膜区未闻及杂音。腹软,无压痛及反跳痛,肝脾未触及肿大,移动性浊音阴性,肠鸣音无异常。外阴发育正常,皮肤色素无脱失,未见赘生物;阴道通畅,可见少量血迹;宫颈光滑,无接触性出血,无举痛、摇摆痛;子宫前位,大小正常,质中,活动好,无压痛;双附件区未触及明显异常。

诊断性检查:妇科超声显示内膜厚约 2.1cm,回声不均匀,CDFI+PW:内见较丰富散在点状血流信号,RI 为 0.47。

【诊断与诊断依据】

1. **诊断**   子宫内膜癌。

2. **诊断依据**

(1)女性,53 岁,自然绝经 2 年,阴道流血 3 个月。

(2)妇科超声:内膜厚约 2.1cm,回声不均匀,CDFI+PW:内见较丰富散在点状血流信号,RI:0.47。

【需要进一步完善的检查项目】

1. **影像学检查**   MRI 可较准确判断子宫肌层浸润深度和宫颈间质是否浸润,腹部 CT 可协助判断是否有子宫外转移。

2. **诊断性刮宫**   常用而有价值的诊断方法。常行分段诊刮。组织学检查是子宫内膜癌的确诊依据。

3. 宫腔镜 可直接观察宫腔及宫颈管内有无病变,直视下行活体组织检查。

4. 其他 血清 CA125 测定等。

【鉴别诊断】

子宫内膜癌的鉴别诊断见表 10-49。

表 10-49 子宫内膜癌的鉴别诊断

疾病	鉴别要点
萎缩性阴道炎	①主要表现血性白带;②阴道黏膜充血或有出血点,分泌物增多等;③超声检查宫腔内无异常发现,可鉴别
子宫黏膜下肌瘤或内膜息肉	①有月经过多或不规则阴道流血;②借助超声检查、宫腔镜检查及诊断性刮宫可明确诊断
内生型宫颈癌、子宫肉瘤及输卵管癌	①均可有阴道排液增多或不规则流血;②借助分段诊刮及影像学检查可协助鉴别

【治疗原则】

根据肿瘤累及范围及组织学类型,结合患者年龄及全身情况制定适宜的治疗方案。

1. 手术治疗 为首选治疗方法。手术目的:一是进行手术 - 病理分期,确定病变范围及预后相关因素,二是切除病变子宫及其他可能存在的转移病灶。

2. 放疗 是治疗子宫内膜癌有效方法之一,放疗分为近距离照射、体外照射。

3. 化疗 为全身治疗,适用于晚期或复发子宫内膜癌,也可用于术后有复发高危因素患者的治疗,以期减少盆腔外远处转移的风险。

4. 孕激素治疗 主要用于保留生育功能的早期子宫内膜癌患者,也可作为晚期或复发子宫内膜癌患者的综合治疗方法之一。

五、卵巢癌

【病例】

患者,女性,48 岁。因"月经不规律半年,腹痛、腹胀 17d"入院。半年前出现月经不规律,周期为 15~60d,经期缩短至 1d,伴有痛经,未治疗。17d 前无明显原因及诱因出现腹痛、腹胀,伴右上腹坠胀不适及食欲减退,无发热,无恶心、呕吐,无排便困难,无阴道流血等其他不适。半个月前于外院行彩超示"盆腹腔积液",行腹部 CT 示"左附件区占位;腹膜、网膜增厚并多发结节、腹盆腔积液,转移?"。10d 前于我院就诊,行腹部 CT 平扫 + 增强检查显示"盆腔囊实性占位,大网膜多发转移结节、盆腔转移结节、腹盆腔积液"。肿瘤标记物"CA125:1 062U/ml,HE4:382pmol/L,CEA:0.69ng/ml,AFP:1.57ng/ml,CA199:3.66U/ml"。既往体健,月经规律,12 岁 4~5/27d,量中等,无痛经,无特殊家族史和个人史。1995 年结婚,$G_2P_2A_0L_2$,1999 年顺产 1 女,2006 年剖宫产助娩 1 女。配偶体健。

体格检查:T 36.1℃,P 64 次 /min,R 18 次 /min,BP 113/73mmHg。神志清,发育正常,主动体位。皮肤黏膜无出血点,浅表淋巴结未触及肿大,结膜无充血,巩膜无黄染。双肺呼吸音清、无啰音,心率 64 次 /min,律齐,各瓣膜区未闻及杂音。腹软,下腹部可见一长约 10cm 纵行陈旧性手术瘢痕,无压痛及反跳痛,肝脾未触及肿大,移动性浊音阴性。外阴发育正常,皮肤色素无脱失,未见赘生物;阴道通畅,黏膜无充血,分泌物无异味;宫颈光滑,见多发纳囊,无接触性出血;子宫前位,大小正常,漂浮感,质中,活动好,无压痛;左附件区增厚,轻压痛,右附件区未触及明显异常。

【诊断与诊断依据】

1. **诊断**　卵巢癌。

2. **诊断依据**

(1)女性,48岁,月经不规律半年,腹痛、腹胀17d。

(2)子宫前位,大小正常,有漂浮感,质中,活动好,无压痛;左附件区增厚,轻压痛。

(3)盆腹腔积液,左附件区占位,腹膜、网膜增厚并多发结节、腹盆腔积液;腹部CT平扫＋增强检查显示盆腔囊实性占位病变,大网膜多发转移结节、盆腔转移结节、腹盆腔积液。CA125:1 062U/ml,HE4:382pmol/L,CEA:0.69ng/ml,AFP:1.57ng/ml,CA199:3.66U/ml。

【需要进一步完善的检查项目】

1. **影像学检查**　磁共振可较好地判断肿块性质及其与周围器官的关系,CT可判断周围侵犯、淋巴结转移及远处转移情况。

2. **腹腔镜检查**　可直接观察肿块外观和盆腔、腹腔及横膈等部位,在可疑部位进行多点活检,抽取腹腔积液行细胞学检查。

3. **细胞学检查**　抽取腹膜腔积液、腹膜腔冲洗液或胸膜腔积液,查找癌细胞。

【鉴别诊断】

卵巢癌的鉴别诊断见表10-50。

表10-50　卵巢癌的鉴别诊断

疾病	鉴别要点
卵巢良性肿瘤	①一般情况良好,病程长;②肿瘤生长缓慢,多为单侧,活动,囊性,表面光滑,常无腹腔积液;③超声:为液性暗区,可有间隔光带,边缘清晰
子宫内膜异位症	①可有粘连性肿块及直肠子宫陷凹结节,有时与卵巢恶性肿瘤相混淆;②常有进行性加重痛经、经量增多、经期延长或月经淋漓不尽等;③超声检查、腹腔镜检查有助于鉴别
结核性腹膜炎	①因合并腹腔积液和盆腹腔内粘连性块物,与卵巢恶性肿瘤相混淆;②常有肺结核史,多发生于年轻、不孕妇女,伴月经稀少或闭经及消瘦、低热、盗汗等全身症状;③肿块位置较高,叩诊时鼓音和浊音分界不清;④影像学检查有助于鉴别,必要时行剖腹探查或腹腔镜检查取活检确诊
生殖道以外的肿瘤	①需与腹膜后肿瘤、直肠癌、乙状结肠癌等鉴别;②腹膜后肿瘤固定不动,位置低者可使子宫、直肠或输尿管移位;③肠癌多有消化道症状;④超声、钡剂灌肠、乙状结肠镜等有助于鉴别

【治疗原则】

初次治疗原则是手术为主,辅以化疗、放疗等综合治疗。

1. **手术治疗**　治疗卵巢癌的主要手段。初次手术的彻底性与预后密切相关。早期患者应行全面手术分期。对年轻、希望保留生育功能的早期患者需考虑其生育问题,指征为临床Ⅰ期、所有分级者。对晚期患者行肿瘤细胞减灭术(减瘤术),手术的目的是尽可能切除所有原发灶和转移灶,使残余肿瘤病灶达到最小,必要时可切除部分肠管、膀胱、脾脏等器官。

2. **化学药物治疗** 卵巢上皮性肿瘤对化疗敏感,即使已有广泛转移也能取得一定疗效。化疗主要用于:①初次手术后辅助化疗,以杀灭残余癌灶、控制复发、缓解症状、延长生存期;②新辅助化疗使肿瘤缩小,为达到满意手术创造条件;③作为不能耐受手术者的主要治疗,但较少应用。

3. **靶向治疗** 卵巢癌的辅助治疗手段。用于初次化疗的联合用药和维持治疗。

4. **放射治疗** 对于复发患者可选用姑息性局部放疗。

六、卵巢囊肿蒂扭转

【病例】

患者,女性,42岁。因"腹痛2d,发现'盆腔包块'4h"入院。2d前患者用力解大便后出现左下腹隐痛,未予处理。4h前左下腹痛加重,疼痛呈持续性,无发热,伴恶心,无呕吐,无里急后重,妇科超声检查示"左卵巢内囊性肿块并左附件区不均质包块,左侧卵巢内血流信号稀疏"。既往体健,无特殊家族史和个人史。平时月经规律,经量中等,无痛经。末次月经2022年4月28日。2008年结婚,$G_2P_1A_1L_1$,2009年经阴分娩一男婴,2012年早孕人工流产1次。配偶体健。

体格检查:T 36.2℃,P 84次/min,R 18次/min,BP 126/79mmHg。神志清,发育正常,半被迫体位。皮肤黏膜无出血点,浅表淋巴结未触及肿大,结膜无充血,巩膜无黄染。双肺呼吸音清、无啰音,心率84次/min,律齐,各瓣膜区未闻及杂音。腹平坦,下腹部有压痛伴反跳痛,左侧为著,肝脾未触及肿大,移动性浊音阴性,肠鸣音无异常。外阴发育正常,皮肤色素无脱失,未见赘生物;阴道通畅,黏膜无充血,分泌物量多,无异味;宫颈光滑,无接触性出血;子宫前位,大小正常,无压痛;左附件区触及直径约10cm包块,压痛阳性,根蒂部触痛明显,右附件区未触及明显异常。

超声检查:左卵巢内探及大小约12.1cm×12.1cm×9.0cm囊性回声,边界清,透声好,左附件区探及大小约2.1cm×1.2cm不均质包块,与左卵巢关系密切,CDFI:其不均质包块可见"涡旋状"血流信号,左侧卵巢内可见稀疏血流信号;右侧卵巢大小约3.5cm×2.1cm,CDFI:血流信号较丰富。盆腔内见少量液性暗区。

【诊断与诊断依据】

1. **诊断** 卵巢囊肿蒂扭转。

2. **诊断依据**

(1)女性,42岁,用力解大便后腹痛2d,发现"盆腔包块"4h。

(2)腹平坦,下腹部压痛伴反跳痛,左侧为著。左附件区触及直径约10cm包块,压痛阳性,根蒂部触痛明显。

(3)超声检查提示左卵巢内有巨大囊性回声,边界清,透声好,左附件区有不均质包块,与左卵巢关系密切,盆腔内见少量液性暗区。

【需要进一步完善的检查项目】

血清CA125、AFP、hCG、HE4及性激素等检查,有助于鉴别肿瘤性质。

【鉴别诊断】

卵巢囊肿蒂扭转的鉴别诊断见表10-51。

表 10-51   卵巢囊肿蒂扭转的鉴别诊断

疾病	鉴别要点
异位妊娠	①多有停经史；②突发撕裂样腹部剧痛，自下腹部一侧开始向全腹扩散，伴阴道流血，量少；③宫颈举痛，尿妊娠试验阳性；④超声可见一侧附件低回声区，内有妊娠囊
卵巢黄体破裂	①无停经史；②下腹部一侧突发性疼痛，可伴有阴道流血，病情严重时可出现休克；③一侧附件压痛，尿妊娠试验阴性，血红蛋白下降；④超声可见一侧附件低回声区
卵巢肿物蒂扭转	①无停经史。②发生急性腹痛后无内出血体征。腹部压痛、反跳痛不明显，无移动性浊音。③卵巢肿物边界清晰，肿物压痛有明显的定点，直肠子宫陷凹无结节。④B 超检查可鉴别
急性阑尾炎	①无停经史；②持续性腹痛，以转移性右下腹痛为主要症状，无阴道流血；③尿妊娠试验阴性；④麦氏点压痛、反跳痛

【治疗原则】

一经确诊，尽快行手术治疗。

七、子宫内膜异位症

【病例】

患者，女性，21 岁。因"经期下腹痛进行性加重 8 个月"入院。既往月经规律，11 岁初潮，7/28~31d，量中，色暗红，经期有下腹部疼痛，口服药物止痛效果好。近 8 个月无明显诱因经期下腹痛进行性加重，持续 10 余天，伴恶心、呕吐，口服"布洛芬"效果欠佳。4d 前因上述症状于外院就诊，行妇科超声示"左侧附件区囊性包块，大小约 8.5cm×4.2cm"。既往体健，无特殊家族史及个人史。未婚，有性生活史，$G_0P_0A_0L_0$。

体格检查：T 36.1℃，P 86 次/min，R 18 次/min，BP 111/81mmHg。神志清，发育正常，主动体位。皮肤黏膜无出血点，浅表淋巴结未触及肿大，结膜无充血，巩膜无黄染。双肺呼吸音清、无啰音，心率 86 次/min，律齐，各瓣膜区未闻及杂音。腹软，无压痛及反跳痛，肝脾未触及肿大，移动性浊音阴性，肠鸣音无异常。外阴发育正常；阴道通畅；宫颈光滑，无接触性出血，无举痛及摇摆痛；子宫前位，大小正常，质中，无压痛，活动可；子宫左后方触及一包块，轮廓不清，活动欠佳，无压痛，右附件区未触及明显异常。三合诊检查：左侧宫骶韧带内侧触及直径约 0.5cm 硬结，触痛明显。

妇科超声检查：子宫内膜厚约 1.0cm，回声欠均匀。左附件区探及大小约 8.5cm×4.2cm 囊性包块，囊壁稍厚，囊内见密集点状回声，CDFI：囊壁可见少量血流信号，囊内未见明显血流信号。

【诊断与诊断依据】

1. 诊断   子宫内膜异位症，卵巢子宫内膜异位囊肿。

2. 诊断依据

(1) 女性，21 岁，经期下腹痛进行性加重 8 个月。

(2) 子宫左后方触及一包块，轮廓不清，活动欠佳。左侧宫骶韧带内侧触及直径约 0.5cm 硬结，触痛明显。

(3) 超声检查显示左附件区有囊性包块，囊壁稍厚，囊内见密集点状回声，CDFI：囊壁可见少量血流信号,囊内未见明显血流信号。

【需要进一步完善的检查项目】

1. **实验室检查** ①血清 CA125 水平可能升高,重症患者更为明显,但变化范围很大,多用于诊断重度子宫内膜异位症和疑有深部异位病灶者。由于 CA125 在卵巢癌、盆腔炎性疾病中也可出现升高,故 CA125 不作为子宫内膜异位症的独立诊断依据,但有助于监测病情变化、评估疗效和预测复发。②子宫内膜异位症患者人附睾蛋白 4(HE4)多正常,可用于与卵巢癌的鉴别诊断。

2. **器械检查** 腹腔镜检查是目前国际公认的子宫内膜异位症诊断的最佳方法,是确诊盆腔子宫内膜异位症的标准方法。对在腹腔镜下见到大体病理所显示的典型病灶或可疑病变进行活组织检查即可确诊。

【鉴别诊断】

子宫内膜异位症的鉴别诊断见表 10-52。

表 10-52 子宫内膜异位症的鉴别诊断

疾病	鉴别要点
卵巢恶性肿瘤	①早期无症状,有症状时多呈持续性腹痛、腹胀,病情发展快,一般情况差;②超声显示包块为混合性或实性;③血清 CA125 和 HE4 多显著升高;④腹腔镜检查或剖腹探查可鉴别
盆腔炎性包块	①多有急性或反复发作的盆腔感染史,疼痛无周期性,平时亦有下腹部隐痛;②可伴发热和白细胞增高等,抗生素治疗有效
子宫腺肌病	①痛经症状与子宫内膜异位症相似,但多位于下腹正中且更剧烈,子宫多呈均匀性增大,质硬;②经期检查时,子宫触痛明显;③常与子宫内膜异位症并存

【治疗原则】

治疗子宫内膜异位症的根本目的是"缩减和去除病灶,减轻和控制疼痛,治疗和促进生育,预防和减少复发"。治疗方法应根据患者年龄、症状、病变部位和范围以及对生育要求等加以选择,强调治疗个体化。

1. **药物治疗** 目的是抑制卵巢功能,阻止子宫内膜异位症的发展。适用于有慢性盆腔痛、经期痛经症状明显、有生育要求及无卵巢囊肿形成者。

2. **手术治疗** 目的是切除病灶、恢复解剖关系与功能。适用于药物治疗后症状不缓解、局部病变加剧或生育功能未恢复者、较大的卵巢内膜异位囊肿者。腹腔镜手术是首选的手术方法,目前认为腹腔镜确诊、手术 + 药物为子宫内膜异位症的"金标准"治疗。

(1)保留生育功能手术:切除或破坏所有可见的异位内膜病灶、分离粘连、恢复正常的解剖结构,但保留子宫、一侧或双侧卵巢,并且至少保留部分卵巢组织。适用于药物治疗无效、年轻和有生育要求的患者。

(2)保留卵巢功能手术:切除盆腔内病灶及子宫,保留至少一侧或部分卵巢。适用于Ⅲ、Ⅳ期患者、症状明显且无生育要求的 45 岁以下患者。

(3)根治性手术:将子宫、双附件及盆腔内所有异位内膜病灶予以切除和清除,适用于 45 岁以上重症患者。

八、前置胎盘

【病例】

患者,女性,32 岁。因"停经 31^{+4} 周,阴道流血 2h"入院。2h 前患者无明显原因及诱因出现阴道流血,少于月经量,色鲜红,伴小血块,偶有下腹坠胀,无腹痛,无头晕、心慌。遂来我院就诊,超声检查提示"胎盘下缘覆盖宫颈内口"。既往体健,无特殊家族史和个人史。平时月经规律,经量无异常,无痛经,末次月经 2019 年 8 月 2 日。2014 年结婚,$G_3P_1A_1L_1$,2012 年因"计划外妊娠"早孕人工流产 1 次;2016 年足月顺产 1 女。配偶体健。

体格检查:T 36.5℃,P 80 次/min,R 18 次/min,BP 112/79mmHg。神志清,发育正常,主动体位。皮肤黏膜无出血点,浅表淋巴结未触及肿大,结膜无充血,巩膜无黄染。双肺呼吸音清、无啰音,心率 80 次/min,律齐,各瓣膜区未闻及杂音。腹膨隆,肝脾未触及肿大,腹部无压痛及反跳痛,移动性浊音阴性,肠鸣音无异常。专科情况:宫高 29cm,腹围 104cm,胎方位 LOA,胎心率 140 次/min,规律,子宫软,无压痛,未触及明显宫缩,未行阴道检查。

超声检查:单胎,头位,BPD 7.2cm,AC 26.6cm,FL 6.3cm,羊水指数 12.1cm,胎盘主要位于后壁,下缘覆盖宫颈内口。

【诊断与诊断依据】

1. **诊断** 31^{+4} 周妊娠 $G_3P_1A_1L_1$,LOA,完全性前置胎盘。

2. **诊断依据**

(1)停经 31^{+4} 周,无痛性阴道流血 2h。

(2)腹膨隆,无压痛及反跳痛。宫高 29cm,腹围 104cm,胎方位 LOA,胎心率 140 次/min,规律,子宫软,无压痛,未触及明显宫缩。

(3)超声检查示胎盘下缘覆盖宫颈内口。

【需要进一步完善的检查项目】

怀疑合并胎盘植入者可选择磁共振检查,以了解胎盘植入子宫肌层的深度,是否侵及膀胱等,对凶险性前置胎盘的诊断更有帮助。

【鉴别诊断】

前置胎盘的鉴别诊断见表 10-53。

表 10-53   前置胎盘的鉴别诊断

疾病	鉴别要点
胎盘早剥(Ⅰ级)	①阴道外出血为主,常无腹痛或腹痛较轻;②超声典型声像图可发现胎盘异常增厚或胎盘边缘"圆形"裂开
胎盘边缘血窦破裂	①无痛性阴道流血;②超声提示胎盘位置正常,无增厚,常可见胎盘边缘胎膜下积血
脐带帆状附着前置血管破裂	①为无痛性阴道流血,可发生于分娩前后、人工或自然破膜后,立即出现无痛性阴道流血,可反复出血;②胎儿心率不规则甚至消失;③超声可见胎盘位置偏低,脐带附着点位于胎盘下缘胎膜内,宫颈内口处线形或管状低回声,彩色多普勒显示血流信号
宫颈病变	如宫颈柱状上皮异位、息肉、宫颈癌等,结合不规则阴道流血、白带增多或不正常阴道排液等病史,通过阴道检查、B 型超声检查及分娩后胎盘检查等鉴别

【治疗原则】

抑制宫缩、纠正贫血、预防感染和适时终止妊娠。

1. 期待疗法 适用于妊娠小于 36 周、胎儿存活、一般情况良好、阴道流血量少、无需紧急分娩的孕妇。包括一般处理、纠正贫血、止血、糖皮质激素治疗等。

2. 终止妊娠

(1)指征:①出血量大甚至休克,应立即终止妊娠;②出现胎儿窘迫,胎儿已可存活,可行急诊手术;③临产后诊断的前置胎盘,出血量较多,估计短时间内不能分娩者,也应终止妊娠;④无临床症状的前置胎盘根据类型决定分娩时机。

(2)分娩方式:①剖宫产:处理前置胎盘主要手段。②阴道分娩:仅适用于边缘性前置胎盘、低置胎盘、枕先露、阴道流血少,估计在短时间内能结束分娩者。在有条件的机构、备足血源的前提下,可在严密监测下行阴道试产。

九、胎盘早剥

【病例】

患者,女性,36 岁。因"停经 26^{+4} 周,下腹痛 2h,阴道流血 1h"入院。2h 前患者摔倒后出现不规律下腹痛,1h 前出现阴道流血,量略少于月经量,色鲜红,无头晕、眼花,无心慌、胸闷等其他不适。遂来我院急诊,超声检查提示"胎盘增厚,胎盘下缘见范围约 16.3cm×10.4cm 的杂乱回声,内可见流动感,内血流信号不明显"。既往体健,无特殊家族史和个人史。平时月经规律,经量正常,无痛经,末次月经 2022 年 5 月 17 日。2022 年结婚,$G_1P_0A_0L_0$,未避孕,配偶体健。

体格检查:T 36.1℃,P 92 次 /min,R18 次 /min,BP 93/58mmHg。神志清,发育正常,主动体位,皮肤黏膜无出血点,浅表淋巴结未触及肿大,结膜苍白,巩膜无黄染。双肺呼吸音清、无啰音,心率 92 次 /min,律齐,各瓣膜区未闻及杂音。腹膨隆,肝脾未触及肿大,腹部发硬、有压痛,移动性浊音阴性,肠鸣音无异常。宫底脐上两横指,胎心率 130 次 /min,频繁减速,最低至 80 次 /min,子宫体硬,放松差,未行内诊。

超声检查:宫内妊娠,单活胎,双顶径 6.6cm,腹围 21.8cm,股骨长 4.6cm,羊水最大深度 8.4cm,胎盘位于子宫前壁,胎盘增厚,胎盘下缘可见范围约 16.3cm×10.4cm 的杂乱回声,内可见流动感,内血流信号不明显。

【诊断与诊断依据】

1. 诊断 26^{+4} 周妊娠 $G_1P_0A_0L_0$,胎盘早剥(Ⅱ级)。

2. 诊断依据

(1)停经 26^{+4} 周,摔倒后下腹痛 2h,阴道流血 1h。

(2)腹膨隆,腹部发硬、有压痛,宫底脐上两横指,胎心率 130 次 /min,频繁减速,最低至 80 次 /min,子宫体硬,放松差。

(3)超声检查示胎盘增厚,胎盘下缘有 16.3cm×10.4cm 杂乱回声,内可见流动感,内血流信号不明显。

【需要进一步完善的检查项目】

1. 电子胎心监护 协助判断胎儿的宫内状况。

2. 实验室检查 包括全血细胞计数、凝血功能、肝功能、肾功能及血电解质检查等。

【鉴别诊断】

胎盘早剥的鉴别诊断见表 10-54。

表 10-54　胎盘早剥的鉴别诊断

疾病	鉴别要点
前置胎盘	①典型症状是妊娠晚期或临产后发生无诱因、无痛性反复阴道流血；②子宫软，无压痛，轮廓清楚，其大小与孕周相符；③超声检查可鉴别
先兆子宫破裂	①子宫呈强直性或痉挛性过强收缩，下腹部剧痛难忍、拒按；②产妇烦躁不安，呼吸、心率加快；③膀胱受压充血，出现排尿困难及血尿；④有病理性缩复环，压痛明显；⑤胎体无法触清，胎心率加快、减慢或听不清；⑥超声检查胎盘后无血肿

【治疗原则】

早期识别、积极处理休克、及时终止妊娠、控制 DIC，减少并发症。

1. **纠正休克**　监测产妇生命体征，积极输血、迅速补充血容量及凝血因子，维持全身血液循环系统稳定。

2. **监测胎儿宫内情况**　连续监测胎心以判断胎儿宫内情况。

3. **及时终止妊娠**　一旦确诊Ⅱ、Ⅲ级胎盘早剥应及时终止妊娠。

4. 处理并发症。

十、产后出血

【病例】

患者，女性，37 岁。因"足月顺产分娩后 2h，阴道多量出血 1h"入院。因"41^{+2} 周妊娠 $G_3P_0A_2L_0$"，于今日在外院行缩宫素引产，并于 15：56 经阴顺娩一男婴，体重 3 750g，胎盘、胎膜完整娩出，常规给予缩宫素 20U 静滴，产后宫缩可，阴道流血少，会阴Ⅰ度裂伤，会阴裂伤处常规缝合。于 16：50 按压宫底时发现阴道流血多，色暗红，宫缩欠佳，给予持续按摩子宫，"卡前列甲酯栓 1mg"舌下含化、再次给予"缩宫素 20U"静滴，立即开放静脉通路，补液治疗，宫缩较前有好转，但阴道流血仍偏多，给予"卡前列素氨丁三醇注射液 250μg 肌内注射、氨甲环酸注射液 1g 入 0.9% 氯化钠注射液 500ml 静滴"促进子宫收缩、止血治疗，宫缩无好转，阴道流血较多，估计总出血量约 1 200ml，遂拨打 120，由 120 急救车于 18：00 转运至我院，立即转运至手术室。既往体健，无特殊家族史和个人史。平时月经规律，经量正常，无痛经。2021 年结婚，$G_3P_1A_2L_1$，2020 年因"计划外妊娠"早孕人工流产 2 次；今日于外院足月顺娩 1 男婴。配偶体健。

体格检查：T 36.7℃，P 118 次 /min，R 17 次 /min，BP 96/68mmHg。神志清，精神差，发育正常，主动体位。贫血貌，皮肤黏膜无出血点，浅表淋巴结未触及肿大，结膜苍白，巩膜无黄染。双肺呼吸音清、无啰音，心率 118 次 /min，律齐，各瓣膜区未闻及杂音。腹部稍膨隆，肝脾未触及肿大，下腹部无压痛及反跳痛，移动性浊音阴性，肠鸣音无异常。宫体轮廓不清，收缩差，阴道流血偏多。

【诊断与诊断依据】

1. **诊断**　产后出血，继发性宫缩乏力。

2. 诊断依据

(1)足月顺产分娩后 2h,阴道出血 1h。

(2)脉搏 118 次/min,BP 96/68mmHg,贫血貌,腹部稍膨隆。专科情况:宫体轮廓不清,收缩差,阴道流血偏多。

【需要进一步完善的检查项目】

全血细胞计数、凝血功能、肝功能、肾功能、电解质、血气分析及血栓弹力图等检查。

【鉴别诊断】

产后出血的鉴别诊断主要是针对病因的鉴别,多种原因均可引起产后出血,需要注意其之间的关系,是并列存在还是因果关系。产后出血失血原因的鉴别诊断见表 10-55。

表 10-55　产后出血失血原因的鉴别诊断

失血原因	鉴别要点
胎盘因素	①胎儿娩出后胎盘未娩出,阴道大量流血,应考虑胎盘因素;②胎盘部分剥离、嵌顿、胎盘部分粘连或植入、胎盘残留等是引起产后出血的常见原因;③胎盘娩出后检查胎盘及胎膜是否完整可鉴别
软产道裂伤	①分娩过程中软产道裂伤而导致产后出血;②产后应仔细检查会阴、阴道和宫颈有无裂伤,尤其应注意有无阴道壁血肿存在
凝血功能障碍	①任何原发性或继发性凝血功能异常均能造成产后出血;②根据病史、临床表现及血小板计数、纤维蛋白原、凝血酶原时间等凝血功能检测可作出诊断

【治疗原则】

针对出血原因,迅速止血;补充血容量,纠正失血性休克;防止感染。

1. 一般处理　寻找产后出血原因的同时进行一般处理,如交叉配血、建立双静脉通道、监测生命体征等。

2. 针对产后出血原因的处理

(1)子宫收缩乏力:加强宫缩能迅速止血。导尿排空膀胱后可采用以下方法:①按摩或按压子宫;②应用宫缩剂;③宫腔填塞;④子宫压缩缝合术;⑤结扎盆腔血管;⑥经导管动脉栓塞术(TAE);⑦切除子宫。

(2)胎盘因素:胎儿娩出后,疑有胎盘滞留时,立即行宫腔检查。根据患者出血情况及胎盘剥离面积,行保守治疗或子宫切除术。

(3)软产道损伤:应彻底止血,缝合裂伤。

(4)凝血功能障碍:尽快补充凝血因子,并纠正休克。若并发 DIC 应按 DIC 处理。

(5)失血性休克处理:密切观察生命体征,及时快速补充血容量,血压低时临时应用升压药物,及时纠正酸中毒,防治肾衰竭,保护心脏,预防感染。

3. 输血治疗　应结合临床实际情况掌握好输血指征,做到输血及时合理。有条件的医院可使用自体血液过滤后回输。

(王桂丽)

第六节 造血系统

一、缺铁性贫血

【病例】

患者,女性,36岁。因"疲乏无力、面色苍白、头晕、乏力1年余,加重1个月"入院。患者于1年多前无明显原因出现疲乏无力、面色苍白,头晕,活动后心慌、气促,在当地医院检查 Hb 85g/L。给予"铁剂和叶酸"治疗3周后,症状有所好转,Hb 105g/L,继续治疗4周,自行停药。4个月前,患者又出现疲乏无力、头晕、活动后心慌和气促等症状,给予铁剂治疗后症状有所缓解。1个月前症状加重,为进一步诊治收入院。既往体健,否认溃疡病、输血史,近1年来月经量增多、经期延长。

体格检查:T 36.8℃,P 100次/min,R 22次/min,BP 102/70mmHg。神志清,发育正常,营养一般,主动体位。贫血貌,皮肤黏膜无出血点,浅表淋巴结未触及肿大,结膜苍白,巩膜无黄染。胸骨无压痛,双肺呼吸音清、无啰音,心率100次/min,律齐,各瓣膜区未闻及杂音。腹软,无压痛及反跳痛,肝脾未触及肿大,无包块。四肢脊柱无异常,指甲扁平易裂。

诊断性检查:①血液学检查:RBC 3.0×10^{12}/L,Hb 80g/L,WBC 5.2×10^9/L,MCV 70fl,MCH 23pg,MCHC 28%,HCT 0.31,Ret 0.6%,RDW 18%,PLT 160×10^9/L。血涂片显示红细胞大小不一,以小细胞为主,中心淡染区扩大。②尿液检查:无异常。③粪便检查:RBC(−),粪便 OBT(−)。

【诊断与诊断依据】

1. 诊断　缺铁性贫血,月经量增多原因待查。

2. 诊断依据

(1)缺铁性贫血:①疲乏无力、头晕、活动后心慌气促等症状;②贫血貌、指甲扁平、易裂;③小细胞低色素性贫血,红细胞大小不一,以小细胞为主,中心淡染区扩大,RDW 增大,Ret 无异常;④铁剂治疗有效。

(2)月经量增多原因待查:近1年来月经量增多、经期延长。

【需要进一步完善的检查项目】

1. 妇科检查　专科检查、妇科超声检查,必要时行诊断性刮宫。

2. 实验室检查

(1)铁代谢检查:血清铁、转铁蛋白饱和度、血清铁蛋白降低,总铁结合力升高,有利于 IDA 的诊断。

(2)骨髓检查:观察骨髓增生程度以及红系增生情况,同时进行铁染色,细胞外铁、内铁均较少是诊断 IDA 的可靠指标。

3. 器械检查　采用钡餐透视、胃镜或肠镜检查有无消化性溃疡、肿瘤、息肉和憩室、炎症等。

【鉴别诊断】

主要与珠蛋白生成障碍性贫血、铁粒幼细胞贫血等小细胞低色素性贫血鉴别,也要与慢性病贫血相鉴别(表 10-56)。

表 10-56　缺铁性贫血的鉴别诊断

疾病	临床表现
珠蛋白生成障碍性贫血	①有家族史或地域居住史,幼年发病,发育不良,并有特殊面容,可有肝脾大。②血涂片显示靶形红细胞,有时可见有核红细胞,Ret 增高,RDW 正常;Hb 电泳可出现不同的异常血红蛋白带。③骨髓增生活跃,红系显著增生,细胞内铁和外铁均增多。④血清铁、铁蛋白和转铁蛋白饱和度增高。⑤ X 线检查显示颅骨及长短骨髓腔增宽、骨质疏松、骨皮质变薄,颅骨骨小梁条纹清晰呈辐射状或直毛发样排列
铁粒幼细胞贫血	①正细胞低色素性贫血或小细胞低色素性贫血,Ret 正常或增高,有时可见嗜碱点彩红细胞。②骨髓幼红细胞明显增生,细胞内铁和外铁均增多,环状铁粒幼红细胞大于 15%,可见嗜碱点彩红细胞。50% 患者骨髓细胞中可检出染色体异常。③血清铁、铁蛋白和转铁蛋白饱和度增高,总铁结合力降低
慢性病性贫血	①有慢性感染、炎症或恶性肿瘤病史,且持续 1~2 个月。②小细胞低色素性贫血,也可为正细胞正色素性贫血。③血清铁、总铁结合力降低,血清铁蛋白增高。④骨髓检查显示细胞内铁减少、外铁增多

【治疗原则】

1. **病因治疗**　是 IDA 能否根治的关键。补充足够的铁直到恢复正常铁贮存量,以及去除引起缺铁的原因。

2. **铁剂治疗**

(1)口服铁剂:是治疗 IDA 的首选方法,其安全、疗效可靠、经济、副作用小。常用的铁剂有硫酸亚铁、富马酸亚铁、葡萄糖酸亚铁、10% 枸橼酸铁铵、右旋糖酐铁等。

(2)注射铁剂:常用低分子右旋糖酐氢氧化铁复合物、蔗糖铁、葡萄糖酸铁钠。因为注射铁剂的副作用多且严重,必须严格掌握其适应证:①不能耐受口服铁剂;②铁吸收障碍者及难以控制的慢性失血,失血速度快于口服铁剂的补偿率;③长期血透不能维持铁平衡或有功能性缺铁患者,同时应用红细胞生成素治疗者。

$$注射给药总量(mg)=[150-患者 Hb(g/L)]\times 患者体重(kg)\times 0.33$$

3. **其他治疗**　少数严重贫血或极度衰弱患者可考虑输血或输红细胞悬液。

二、再生障碍性贫血

【病例】

患者,女性,15 岁。因"发现皮肤出血点、瘀斑 2 个月,发热 3d"入院。2 个月前患者无明显诱因出现皮肤出血点、瘀斑,时有头晕、乏力、耳鸣,活动后明显,无发热、关节疼痛、口腔溃疡等症状。3d 前出现发热、咳嗽、咳痰,为黄色黏痰,咽部疼痛不适,体温 39.1℃,伴头晕、乏力。于当地医院就诊,外周血检查示"全血细胞减少",于当地医院输血治疗后头晕、乏力等症状有所好转,但仍有发热,遂来我院就诊。发病以来,精神差、食欲差,睡眠可,体重无明显变化,大小便无异常。既往体健,否认肝炎、结核病史,无特殊家族史。

体格检查:T 39℃,P 104 次/min,R 22 次/min,BP 102/62mmHg。神志清,重度贫血貌,四肢皮肤散在出血点、瘀点、瘀斑,浅表淋巴结未触及肿大,结膜苍白,巩膜无黄染。颈软,甲状腺无肿大,胸骨无压痛。双肺呼吸音粗,右肺底可闻及少许湿啰音,心率 104 次/min,律齐,各瓣膜区未闻及杂音。腹软,无压痛及反跳痛,肝脾未触及肿大,无包块,肠鸣音正常。

诊断性检查:①血液学检查:RBC $1.58 \times 10^{12}/L$,Hb 52g/L,WBC $2.2 \times 10^9/L$,N 0.38,L 0.51,PLT $16 \times 10^9/L$。网织红细胞绝对数 $14.8 \times 10^9/L$。②肝功能、肾功能无异常。

【诊断与诊断依据】

1. 诊断 再生障碍性贫血,肺部感染。

2. 诊断依据

(1)再生障碍性贫血:①以出血、头晕、乏力、发热为主要症状;②重度贫血貌,四肢皮肤散在出血点、瘀点、瘀斑,心率快,肝脾无肿大;③外周血全血细胞减少,白细胞分类中淋巴细胞比例增高,网织红细胞的绝对计数降低。

(2)肺部感染:①急性起病,有发热、咳嗽、咳痰,为黄色黏痰,咽部疼痛不适等症状;②双肺呼吸音粗,右肺底可闻及少许湿啰音。

【需要进一步完善的检查项目】

1. 实验室检查 血清铁、铁蛋白、叶酸、维生素 B_{12}。酸溶血试验(Ham 试验)、尿含铁血黄素、热溶血试验、CD55、CD59。骨髓细胞形态学检查。

2. 器械检查 肺部 X 线检查、肺部 CT 检查。

【鉴别诊断】

主要与其他原因贫血、阵发性睡眠性血红蛋白尿(PNH)、骨髓增生异常综合征、急性白血病、淋巴瘤等疾病鉴别(表 10-57)。

表 10-57   再生障碍性贫血的鉴别诊断

疾病	临床表现
巨幼细胞贫血	①有叶酸、维生素 B_{12} 缺乏史,可有面色苍白、头晕、乏力、牛肉样舌,及其他神经、精神系统症状;②增生性骨髓象;③补叶酸、维生素 B_{12} 治疗有效
PNH	①可有头晕、乏力、酱油样尿;② Ham 试验或尿含铁血黄素或热溶血试验阳性;③ CD55、CD59 表达下降;④可有全血细胞减少,骨髓增生活跃,以幼红细胞为主,晚期增生低下
MDS	①部分亚型有全血细胞减少,Ret 有时不增高甚至降低,骨髓增生减低;②有病态造血现象;③髓系细胞相关抗原表达增多;④造血祖细胞培养集簇增多集落减少;⑤染色体核型异常
急性白血病	①白细胞减少、低增生性白血病可有外周血两系或三系减少;②可有肝、脾、淋巴结大,胸骨压痛,发热、贫血、出血等;③骨髓象可见原始粒、单核或原始淋巴细胞增多,如能发现白血病的融合基因对鉴别诊断意义更大
淋巴瘤	①可有发热、贫血、出血,肝、脾、淋巴结大,黄疸等;②骨髓检查可找到异常淋巴细胞;③淋巴结活体组织检查可助鉴别诊断

【治疗原则】

1. 卧床休息 避免碰撞,尽量不用对骨髓有损伤或抑制血小板功能的药物。

2. 对症支持治疗 纠正贫血、控制出血、控制感染、护肝治疗。

3. 免疫抑制剂治疗 如使用抗淋巴/胸腺细胞球蛋白(ALG/ATG)、环孢素或 CD3 单克隆抗体、环磷酰胺等。

4. 促进造血治疗 使用雄激素、造血生长因子(如 G-CSF、EPO)等。

5. 其他 异基因造血干细胞移植,中医中药治疗。

三、原发免疫性血小板减少症

【病例】

患者,女性,22 岁。因"牙龈出血、月经量增多 4 个月,加重 3d"入院。4 个月前晨起刷牙时发现牙龈出血,月经来潮时月经量增多,经期延长,未予重视。8d 前出现发热、咽痛,自服"感冒冲剂"后好转。3d 前出现牙龈出血量及月经量较前明显增多,伴鼻出血、双下肢散在出血点。发病以来,无面色苍白、皮疹,无脱发、口腔溃疡,无骨骼关节疼痛。体力活动正常,大小便正常。既往体健,月经规律。

体格检查:T 36.6℃,P 78 次/min,R 20 次/min,BP 100/70mmHg。神志清,皮肤黏膜无黄染,口腔黏膜可见血疱,双下肢可见针尖大小的出血点,压之不褪色,浅表淋巴结未触及肿大。颈软,甲状腺无肿大,胸骨无压痛,双肺呼吸音清、无啰音,心率 78 次/min,律齐,各瓣膜区未闻及杂音。腹软,无压痛及反跳痛,肝脾未触及,无包块,肠鸣音无异常。双下肢无水肿。

诊断性检查:外周血 WBC $5.2 \times 10^9/L$,N 74%,Hb 130g/L,PLT $11 \times 10^9/L$。

【诊断与诊断依据】

1. 诊断 血小板减少原因待查,原发性免疫性血小板减少症可能性大。

2. 诊断依据

(1)年轻女性,病程 4 个月,无长期慢性出血的病史。

(2)起病隐匿,多部位皮肤黏膜出血,无面色苍白、皮疹、脱发、口腔溃疡及骨骼关节疼痛等结缔组织病的表现。

(3)血小板降低,白细胞及血红蛋白无异常。

【需要进一步完善的检查项目】

1. 实验室检查 监测血象变化,进行血涂片检查。凝血功能及血小板相关抗体检查。如有条件可行血小板寿命检测以协助诊断。骨髓细胞学检查及骨髓活检检查。肝功能、甲状腺功能、自身抗体谱、抗磷脂抗体、免疫全套、TORCH 及肝炎病毒血清学检查。

2. 器械检查 胸部、腹部、盆腔影像学检查。

【鉴别诊断】

主要与继发性免疫性血小板减少、其他血液病导致的血小板生成减少、脾功能亢进、肝硬化等鉴别(表 10-58)。

表 10-58　原发免疫性血小板减少症的鉴别诊断

疾病	临床表现
继发性免疫性血小板减少	年轻女性应警惕 SLE、甲状腺疾病、淋巴瘤等,可有血小板减少,但常伴有多系统症状
系统性红斑狼疮	表现为面部蝶形红斑、脱发、口腔溃疡、光过敏、血尿、蛋白尿、关节炎、神经精神系统症状等,抗核抗体(ANA)、抗 ds-DNA、抗 Sm 阳性,可有抗磷脂抗体阳性
甲状腺疾病	可有多食、消瘦、多汗、性格改变,甲状腺功能异常,甲状腺肿大等
淋巴瘤	可有发热、贫血、出血,肝、脾、淋巴结大,黄疸等,骨髓检查可找到异常淋巴细胞,淋巴结活检可助鉴别诊断
其他造血系统疾病	白血病、再生障碍性贫血、MDS 等可有血小板减少,但一般伴有 WBC、Hb 降低
白血病	可有肝、脾、淋巴结大,胸骨压痛,发热、贫血、出血等,骨髓象可见原始粒、单核或原始淋巴细胞增多,如能发现白血病的融合基因对诊断意义更大
再生障碍性贫血	可为外周血二系或三系减少,Ret 降低,多部位骨髓增生低下,非造血组织增多,肝脾一般不大
骨髓增生异常综合征	可有外周血一系或三系减少,有病态造血现象,髓系细胞相关抗原表达增多,造血祖细胞培养集簇增多集落减少,染色体核型异常
脾功能亢进	①慢性肝脏疾病史,脾大;②早期血小板轻度下降,晚期可伴有 WBC、Hb 降低;③增生性骨髓象,成熟障碍;④脾切除治疗可使血细胞接近或恢复正常
肝硬化	①慢性肝脏疾病史;②可有黄疸、脾大、肝掌、蜘蛛痣;③凝血功能异常,腹部影像学检查有助于鉴别

【治疗原则】

1. 一般治疗　卧床休息,避免损伤,监测血小板数量变化。
2. 药物治疗　应用糖皮质激素,静脉注射大剂量免疫球蛋白。
3. 手术治疗　根据病情变化酌情行脾切除。

四、白血病

【病例】

患者,男性,42 岁。因"牙龈出血、皮肤瘀斑 8d"入院。患者 8d 前无明原因出现牙龈出血、皮肤瘀斑,瘀斑以腰部、臀部和下肢明显,无咳嗽、咳痰,无牙龈肿痛,无头痛、头晕、恶心呕吐等,外周血检查:RBC 3.52×10^{12}/L,Hb 105g/L,WBC 79.02×10^{9}/L,幼稚细胞 74%,PLT 48×10^{9}/L。发病以来,患者精神可,食欲一般,无发热、盗汗及体重降低等。既往体健,无原发性高血压、糖尿病病史,无病毒性肝炎等传染病病史,无药物过敏史、肿瘤家族史等。

体格检查:T 36.8℃,P 78 次/min,R 21 次/min,BP 120/76mmHg。神志清楚,轻度贫血貌,皮肤黏膜无黄染,全身皮肤散在出血点、瘀斑,表浅淋巴结未触及肿大。颈软,甲状腺无肿大,牙龈无肿胀,胸骨压痛阳性,双肺呼吸音清、无啰音,心率 78 次/min,律齐,各瓣膜区未闻及杂音。腹软,无压痛及反跳痛,肝脾未触及,无包块,双下肢无水肿。

诊断性检查:①血液学检查:RBC 3.74×10^9/L,Hb 98g/L,WBC 53.22×10^9/L,幼稚细胞55.5%,PLT 59×10^9/L;②骨髓细胞学检查:骨髓增生极度活跃,幼稚淋巴细胞63.7%,体积大,呈圆形或椭圆形,较规则,染色质紧密略粗糙,核仁不清,胞质量少,胞质内无颗粒,红系、粒系相对抑制;③血细胞化学染色:POX 阴性,PAS 白血病细胞呈颗粒状阳性,NSE、NAF 均为阴性。

【诊断与诊断依据】

1. **诊断** 急性淋巴细胞白血病,轻度贫血。

2. **诊断依据**

(1)中年男性,急性起病,无明显诱因,以出血为首发表现,无明显的感染、贫血及浸润表现。

(2)轻度贫血貌,全身皮肤散在出血点、瘀斑,胸骨压痛阳性。

(3)Hb 98g/L,外周血白细胞明显增高伴异常,血红蛋白、血小板减少;骨髓细胞学及血细胞化学染色显示:血细胞异常,白细胞、原幼淋巴细胞比例增高,PAS 阳性。

【需要进一步完善的检查项目】

1. **实验室检查** 凝血功能、免疫分型、染色体核型分析、骨髓活体组织检查,肝功能、肾功能。

2. **器械检查** 胸部 CT 检查。

【鉴别诊断】

急性淋巴细胞白血病的鉴别诊断见表 10-59。

表 10-59 急性淋巴细胞白血病的鉴别诊断

疾病	临床表现
骨髓增生异常综合征	难治性贫血伴原始细胞增多(RAEB)型除病态造血外,外周血中有原始和幼稚细胞,全血细胞减少和染色体异常,易与白血病相混淆。但骨髓中原始细胞小于 20%
巨幼细胞贫血	骨髓中原始细胞不增多,幼红细胞 PAS 反应常为阴性,予以叶酸、Vit B 治疗有效
急性粒细胞缺乏症恢复期	多有明确病因,骨髓中原、粒细胞增多,血小板正常,原、幼粒细胞中无 Auer 小体及染色体异常。短期内骨髓粒细胞成熟恢复正常
某些感染引起的白细胞异常	传染性单核细胞增多症外周血有异型淋巴细胞,形态与原始细胞不同,血清嗜异性抗体效价逐步上升,病程短,可自愈。百日咳、传染性淋巴细胞增多症、风疹等外周血淋巴细胞增多,但形态正常,病程呈良性。骨髓原幼细胞不增多

【治疗原则】

1. **一般治疗** 支持、对症治疗,防治感染(必要时行抗真菌治疗)、成分输血支持等。

2. **化疗** 给予标准的 VILP 方案(长春新碱、去甲氧柔红霉素、PEG-左旋门冬酰胺酶、地塞米松)诱导治疗。

五、淋巴瘤

【病例】

患者,男性,31 岁。因"颈部包块 3 个月,进行性增大伴发热 1 周"入院。3 个月前患者无明原因出现无痛性、活动性颈部包块,直径约 1cm 大小,局部无发热、红肿和压痛。1 周前,颈部包块突然增大,伴发热,体温 37.5~38.1℃,午后为重。发病以来,患者饮食睡眠可,大小便无异常,夜间偶有盗汗,体重无明显下降。4 年前查体发现 HBsAg 阳性,无特殊用药史和烟酒嗜好,无药物过敏史。

体格检查:T 36.9℃,P 72 次 /min,R 20 次 /min,BP 130/80mmHg。神志清,全身皮肤黏膜无黄染、出血点、瘀斑,右侧颈部可触及 2 个淋巴结,分别为 2cm×1cm,1.5cm×1cm,右侧腹股沟可触及 1 个 2cm×2cm 大小的淋巴结,增大的淋巴结活动好,无触痛。颈软,甲状腺无肿大,牙龈无肿胀,胸骨无压痛,双肺呼吸音清、无啰音,心率 78 次 /min,律齐,各瓣膜区未闻及杂音。腹软,无压痛及反跳痛,肝脾未触及,无包块,双下肢无水肿。

诊断性检查:①血液学检查:RBC 3.61×10⁹/L,Hb 128g/L,WBC 8.22×10⁹/L,N 70%,L 21%,PLT 152×10⁹/L。②颈部淋巴结活体组织检查:淋巴结结构被破坏,可见大量单一异常大细胞;组织化学:CD79a、CD20、CD10、Bcl-6、Bcl-2 呈阳性。③腹部超声检查:肝脾无增大。④其他:肝功能、肾功能无异常;HBsAg 阳性、HBeAg 阳性、HBeAb 阴性、HBcAb阳性。

【诊断与诊断依据】

1. 诊断

(1)非霍奇金淋巴瘤,弥漫大 B 细胞型,ⅢB 期。

(2)慢性乙型肝炎。

2. 诊断依据

(1)男性,40 岁。慢性病程,既往有乙型肝炎病史。

(2)低热、盗汗,颈部、腹股沟区无痛性淋巴结肿大。

(3)乙肝病毒感染阳性,淋巴结活检提示弥漫大 B 细胞型淋巴瘤。

【需要进一步完善的检查项目】

1. 实验室检查　骨髓细胞学、骨髓活检检查。血清乳酸脱氢酶、微球蛋白、免疫球蛋白、C- 反应蛋白;ANA、抗 ENA 抗体、抗双链 DNA 抗体。

2. 器械检查　PET-CT,胸部 CT,腹部 B 超或 CT。

【鉴别诊断】

主要与淋巴结肿大的疾病、发热性疾病相鉴别,淋巴瘤的鉴别诊断见表 10-60。

表 10-60　淋巴瘤的鉴别诊断

疾病	临床表现
淋巴结炎	主要为细菌或病毒感染引起的炎症反应,为局限性淋巴结肿大,伴疼痛,治疗后缩小
结核性淋巴结炎	有结核中毒的全身症状,常可伴发肺结核等;病理学常见干酪样坏死
巨大淋巴结增生症(Castleman 病)	不明原因的良性淋巴结肿大,常侵犯胸腔,纵隔多见,活体组织检查可协助诊断
结节病	全身组织均可受累,以纵隔淋巴结和肺为主。最常见的胸外表现是局灶性或广泛性周围淋巴结病变,50% 以上患者 ACE 水平升高
嗜酸细胞肉芽肿	全身淋巴结肿大,伴嗜酸性粒细胞增多
淋巴结转移癌	常为局限性淋巴结肿大,可有原发癌灶

续表

疾病	临床表现
感染性发热	可能为细菌、病毒、真菌等引起。起病急,发热前多伴寒战,可有全身定位症状和体征。多伴有外周血白细胞增高,NAP 积分增高
传染性单核细胞增多症	为 EB 病毒感染所致。多伴有淋巴结肿大,也可有脾肿大,常伴有咽峡炎及皮疹。外周血可见异型淋巴细胞,嗜异性凝集试验阳性即可确诊
系统性红斑狼疮	可伴有淋巴结肿大,活体组织检查可发现正常的淋巴结结构消失,代之以伴有免疫母细胞的淋巴细胞弥漫性增生。还可见局灶性坏死、浆细胞浸润、基质中苏木素样物质沉积等

【治疗原则】

1. 化疗　首选 R-CHOP 方案(利妥昔单抗、环磷酰胺、阿霉素、长春新碱、泼尼松龙),有条件者加用 CD20 单克隆抗体。

2. 造血干细胞移植(HSCT)　对于 55 岁以下、重要器官功能正常、缓解期短、难治易复发的侵袭性淋巴瘤、4 个 CHOP 方案能使淋巴结缩小超过 3/4 的患者,可采用大剂量联合化疗后进行自体或 allo-HSCT。

3. 继续抗乙肝病毒治疗。

（刘成玉）

第七节　内分泌系统

一、甲状腺功能亢进症

【病例】

患者,男性,48 岁。因“心慌、胸闷、多汗半年余”入院。患者半年前无明显诱因出现心慌、胸闷,以活动后为著。无心前区疼痛及放射痛。出汗明显增多,与季节无明显关系。多食易饥,进食量明显增多,每餐主食 250g 以上,身体逐渐消瘦,半年来体重下降 5kg 左右。每天大便 1~3 次,为稀软便,无腹痛。脾气性格明显改变,较前易激动、烦躁易怒,睡眠欠佳,并伴有双手颤抖。为进一步诊治就诊于我院,甲状腺静态显像检查显示“甲状腺双叶弥漫性肿大,摄碘功能增强”,“FT$_3$、FT$_4$ 升高,TSH 降低”。自发病来,患者小便无异常。既往体健,无特殊个人史和家族史。

体格检查:T 36.8℃,P 104 次/min,R 20 次/min,BP 138/72mmHg。神志清,发育正常,主动体位。皮肤黏膜无出血点,浅表淋巴结未触及肿大。双眼轻度突出,眼征阴性。颈软无抵抗,甲状腺 I 度肿大,质软,无触痛,未触及结节,未闻及杂音。胸骨无压痛,双肺呼吸音清、无啰音,心率 104 次/min,律齐,第一心音亢进,各瓣膜区未闻及杂音。腹软,无压痛及反跳痛,肝脾未触及肿大,无包块,肠鸣音无异常。四肢脊柱无异常,双手向前平举时有细震颤。生理反射存在,Babinski 征阴性,Oppenheim 征阴性。

诊断性检查:①甲状腺功能:FT_3 19.76pmol/L,FT_4 40.94pmol/L,TT_3 6.66nmol/L,TT_4 247.93nmol/L,TSH 0.06μIU/L;②甲状腺静态显像:甲状腺双叶弥漫性肿大,摄碘功能增强。

【诊断与诊断依据】

1. 诊断 毒性弥漫性甲状腺肿(Graves 病)。

2. 诊断依据

(1)怕热、多汗、心慌、烦躁易怒、多食易饥、消瘦、大便次数增多等高代谢综合征。

(2)甲状腺Ⅰ度肿大,质软。心率 104 次/min,律齐,第一心音亢进,各瓣膜区未闻及杂音。双手向前平举时有细震颤。

(3)TT_3、TT_4、FT_3、FT_4 增高,甲状腺静态显像显示甲状腺双叶弥漫性肿大,摄碘功能增强。

【需要进一步完善的检查项目】

进一步完善的实验室检查及评价见表 10-61。必要时行器械检查,如超声、CT、MRI 检查等。

表 10-61　Graves 病患者进一步完善的实验室检查及评价

项目	评价
血清 rT_3	可作为了解甲状腺功能的辅助指标,为诊断低 T_3 综合征的重要指标
TSH 受体抗体	有早期诊断意义,对判断病情活动、是否复发亦有价值,亦可作为治疗后停药的重要指标
TRH 兴奋试验	本试验副作用少,对冠心病或甲亢性心脏病患者较 T_3 抑制试验更为安全

【鉴别诊断】

1. 与其他甲亢的鉴别 主要与结节性甲状腺肿伴甲亢、毒性甲状腺腺瘤、碘性甲亢、甲状腺癌伴甲亢及 TH 不敏感综合征等鉴别。

2. 与非甲亢疾病的鉴别(表 10-62)。

表 10-62　甲亢与非甲亢疾病的鉴别

疾病	特点
单纯性甲状腺肿	甲状腺肿大,无甲亢症状和体征。甲状腺摄 ^{131}I 率可增高,但高峰不前移,T_3 抑制试验可被抑制,血 T_3、T_4、TSH 和 TRH 兴奋试验正常
更年期综合征	更年期妇女情绪不稳、烦躁失眠、出汗、潮热等,发作过后怕冷。甲状腺不肿大,功能无异常
单侧突眼	需与眶内肿瘤、炎性假瘤等鉴别,球后 CT 和超声检查可明确诊断
抑郁症	老年人甲亢多为隐匿起病,与抑郁症相类似。检查甲状腺功能有助于鉴别
糖尿病	"三多一少",但无心慌、怕热、烦躁等症状,甲状腺功能正常
甲状腺相关眼病(TAO)	75% 以上 TAO 都有甲亢所致的全身表现,T_3 抑制试验异常和 TRH 兴奋试验无反应或呈低反应。球后 B 超、CT 或 MRI 有助于鉴别
其他	以消瘦、低热为主要表现者应与结核、肿瘤相鉴别

【治疗原则】

目前尚不能对 Graves 病进行病因治疗,可采用抗甲状腺药物、放射性碘和手术治疗。抗甲状腺药物可减少甲状腺激素合成,放射性碘和手术则是通过破坏甲状腺组织,减少甲状腺激素的产生,以达到治疗目的。

二、单纯性甲状腺肿

【病例】

患者,女性,40 岁。因"颈粗 2 年,伴颈部憋闷感 1 周"入院。患者 2 年前无意中发现颈部增粗,无怕热、多汗、心悸等不适,无手抖、脾气暴躁、消瘦等,无月经量改变,无颈部疼痛及发热等,未经诊治。近 1 周来,无明显诱因于夜间睡眠时感颈部憋闷,程度较轻,无心慌、心前区疼痛等不适,吞咽时略明显。为进一步诊治,遂来我院就诊。自发病来,患者饮食可,睡眠欠佳,入眠较差。体重无明显变化。既往体健,无特殊个人史及家族史。

体格检查:T 36.8℃,P 78 次/min,R20 次/min,BP 120/70mmHg。神志清,发育正常,营养良好,主动体位。皮肤黏膜无出血点,浅表淋巴结未触及肿大。甲状腺Ⅲ度肿大,质韧,无结节感,无触痛,未闻及血管杂音。双肺呼吸音清、无啰音,心率 78 次/min,律齐,各瓣膜区未闻及杂音。腹软,无压痛及反跳痛,肝脾未触及,无包块。双手向前平举时有细震颤。生理反射存在,Babinski 征阴性,Oppenheim 征阴性。

诊断性检查:①甲状腺功能:FT_3 5.86pmol/L,FT_4 12.90pmol/L,TSH 3.5μIU/ml;②甲状腺 B 超:弥漫性甲状腺肿大。

【诊断与诊断依据】

1. 诊断　单纯性甲状腺肿。

2. 诊断依据

(1)颈部增粗伴轻度憋闷感。无怕热、多汗、心悸等不适,无手抖、脾气暴躁、消瘦等,无月经量改变,无颈部疼痛及发热等。

(2)甲状腺Ⅲ度肿大,质韧,无结节感,无触痛,未闻及血管杂音。

(3)甲状腺功能无异常,甲状腺 B 超检查示弥漫性甲状腺肿大。

【需要进一步完善的检查项目】

1. 常规检查　血液学指标、肝功能、肾功能,血脂、甲状腺抗体。

2. 其他　甲状腺摄碘率、甲状腺静态显像。

【鉴别诊断】

单纯甲状腺肿的鉴别诊断见表 10-63。

表 10-63　单纯甲状腺肿的鉴别诊断

疾病	特点
慢性淋巴细胞性甲状腺炎	可仅表现为甲状腺肿大,但 TGAb,TPOAb 明显增高,甲状腺摄碘率降低
Graves 病	有甲亢的表现,TSH 降低,血 T_3、T_4、TRAb、TSAb 升高,甲状腺摄碘率明显升高

【治疗原则】

1. 一般治疗　单纯性甲状腺肿一般不需治疗,主要是改善碘营养状态,防治碘缺乏病,重点在妊娠和哺乳期妇女,但要注意防止碘过量。

2. **手术治疗**　有压迫症状者可采用手术治疗。

三、糖尿病

【病例】

患者,女性,49 岁。因"烦渴、多饮、多尿 7 年"入院。患者 7 年前无明显诱因出现烦渴、多饮,每天饮水量 3 000ml 左右,多尿,每天尿量约 2 500ml。无明显多食,伴明显体重下降,1 个月来体重下降 3kg,空腹血糖 13.2mmol/L,诊断为"2 型糖尿病"。先后给予"二甲双胍、消渴丸、格列吡嗪"等药物治疗(具体用量不详)。平时饮食未控制,空腹血糖为 9mmol/L 左右,上述症状在服药后有所减轻。1 年前开始换用格列美脲早 2mg,下午 1mg,两餐前 20min 口服,空腹血糖控制在 8~9mmol/L。1 周前因血糖控制不佳,再次来我院就诊,给予"二甲双胍缓释片"0.5g,每天 2 次;"瑞格列奈"2mg,每天 3 次,三餐前口服。空腹血糖仍在 9mmol/L 左右。无明显视物模糊,有时双手指尖麻木,双足发凉及麻木,无间歇性跛行,无尿泡沫增多等。自发病以来,饮食、睡眠可。无尿急、尿痛、尿不尽感。体重近期无明显变化。既往体健,无特殊个人史。父亲患糖尿病,母亲健康。兄弟姐妹 4 人中有 2 人患糖尿病。

体格检查:T 36.8℃,P 66 次/min,R18 次/min,BP 136/70mmHg。神志清,发育正常,主动体位。皮肤黏膜无出血点,浅表淋巴结未触及肿大。甲状腺无肿大。双肺呼吸音清、无啰音,心率 66 次/min,律齐,各瓣膜区未闻及杂音。腹软,无压痛及反跳痛,肝脾未触及,无包块。生理反射存在,Babinski 征阴性,Oppenheim 征阴性。双手 10g 尼龙丝试验阳性。双足皮温低,双足背动脉搏动减弱。

诊断性检查:空腹血糖 9.3mmol/L,糖化血红蛋白 9.2%。

【诊断与诊断依据】

1. **诊断**　2 型糖尿病,糖尿病周围神经病变,糖尿病周围血管病变。

2. **诊断依据**

(1)烦渴、多饮、多尿、双手麻木,体重下降。

(2)双手 10g 尼龙丝试验阳性。双足皮温低,双足背动脉搏动减弱。

(3)空腹血糖 9.3mmol/L,糖化血红蛋白 9.2%。

【需要进一步完善的检查项目】

1. **常规检查**　血液、尿液检查,肝功能、肾功能、血脂检查。

2. **其他**　四肢神经传导速度、双下肢动脉 B 超。

【鉴别诊断】

糖尿病诊断缺乏特异性标志,目前仍以血糖异常升高作为主要诊断依据(表 10-64)。确定糖尿病诊断后,应排除继发性糖尿病和其他原因的尿糖阳性(表 10-65)。1 型糖尿病和 2 型糖尿病鉴别诊断见表 10-66。

表 10-64　糖尿病诊断标准(WHO 糖尿病专家委员会,1999 年)

诊断标准	评价
糖尿病症状加随机 FPG ≥ 11.1mmol/L	①糖尿病症状:多饮、多食、多尿和无原因的体重减轻
	②随机血糖:不考虑上次进食时间的任意时间血糖

续表

诊断标准	评价
FPG ≥ 7.0mmol/L	空腹:禁热量摄入至少 8h
OGTT 2hPG ≥ 11.1mmol/L	① OGTT:成人口服相当于 5g 无水葡萄糖的水溶液(或含结晶水葡萄糖 82.5g 溶于 250~300ml) ②饮第一口开始计时,于 5min 内服完

注:无典型的"三多一少"症状,需再检查 1 次予以证实,诊断才能成立。随机血糖不能用于诊断空腹血糖受损(IFG)或糖耐量降低(IGT)

表 10-65 糖尿病的鉴别诊断

疾病	特点
肾性糖尿	尿糖阳性,但血糖及 OGTT 正常
甲亢、胃空肠吻合术后	餐后 0.5~1h 血糖增高,尿糖阳性,但 FPG 和餐后 2h 血糖正常
严重肝病	餐后 0.5~1h 血糖增高,尿糖阳性,但 FPG 偏低,餐后 2~3h 血糖正常或低于正常
急性应激状态	一过性血糖增高,尿糖阳性,应激过后可恢复正常
药物影响	噻嗪类利尿剂、呋塞米、糖皮质激素、阿司匹林、三环类抗抑郁药等可使糖耐量降低,血糖升高,尿糖阳性
继发性	肢端肥大症、库欣综合征、嗜铬细胞瘤等可引起继发性糖尿病或糖耐量降低

表 10-66 1 型糖尿病和 2 型糖尿病鉴别诊断

鉴别点	1 型糖尿病	2 型糖尿病
发病年龄及峰值	多小于 25 岁,12~14 岁	多大于 40 岁,60~65 岁
起病方式	多急剧,少数缓起	缓慢而隐袭
起病时体重	多正常或偏瘦	多超重或肥胖
三多一少症状	常典型	不典型或无症状
急性并发症	酮症倾向大,易发生酮症酸中毒	酮症倾向小,50 岁以上者易发生非酮症高渗性昏迷
慢性并发症		
肾脏损伤	35%~40%,主要死因	5%~10%
心血管病	较少	大于 70%,主要死因
脑血管病	较少	较多
胰岛素和 C 肽释放试验	低下或缺乏	峰值延迟或不足
胰岛素治疗及反应	依赖外源性胰岛素生存,对胰岛素敏感	不依赖胰岛素生存,应用时对胰岛素抵抗(30%~40%)

【治疗原则】

糖尿病管理应遵循早期和长期、积极而理性、综合治疗和全面达标、治疗措施个体化等原则。IDF 提出糖尿病综合管理的五个要点(五驾马车),即糖尿病教育、医学营养治疗、运动治疗、病情监测和药物治疗。

1. **糖尿病健康教育** 重要的基础管理措施,是决定糖尿病管理成败的关键。

2. **医学营养治疗** 计算总热量、营养物质含量、合理分配、随访。

3. **运动治疗** 尤其对肥胖的 2 型糖尿病患者,运动可增加胰岛素敏感性,有助于控制血糖和体重。

4. **病情监测** 包括血糖监测、并发症的监测。

5. **药物治疗** 包括口服降糖药物和胰岛素。在饮食和运动不能使血糖控制达标时应及时应用降糖药物治疗。

(钟 宁)

第八节 神 经 系 统

一、脑出血

【病例】

患者,男性,60 岁。因"活动中突发头痛伴右侧肢体麻木无力 3h"入院。3h 前患者玩麻将时,突然出现头痛、头晕,伴呕吐(非喷射状),右侧肢体明显无力,无发热、大小便失禁及肢体抽搐,遂来我院进一步诊治。既往患有"高血压"20 年,不规律服用"硝苯地平缓释片"(剂量不详),未进行血压监测。

体格检查:T 37.5℃,P 82 次 /min,R 25 次 /min,BP 190/110mmHg,嗜睡,言语欠清晰,查体欠合作,双侧瞳孔等大等圆,直径 2.5mm,对光反射存在,双眼向左凝视,右侧鼻唇沟变浅,伸舌右偏。双肺呼吸音粗,未闻及啰音,心率 82 次 /min,律齐,腹软,无压痛。右侧肢体肌张力降低,右上肢肌力 3 级,右下肢肌力 4 级,左侧肢体肌张力及肌力未见异常。右侧肢体痛觉较左侧明显减退。右侧肢体腱反射 3+,左侧肢体腱反射 2+,右侧 Babinski 征阳性。颈软无抵抗,Kernig 征阴性。

诊断性检查:①血液学检查:RBC 4.7×10^{12}/L,Hb 134g/L,WBC 9.8×10^9/L,N 85%;②颅脑 CT 检查:左侧基底节区可见高密度影。

【诊断与诊断依据】

1. **诊断** 脑出血,原发性高血压 3 级(高危)。

2. **诊断依据**

(1)老年男性,活动中突然起病。既往"高血压"20 年,未规律服药,未进行血压监测。

(2)突发头痛伴右侧肢体麻木无力,无发热、大小便失禁及肢体抽搐。

(3)BP 190/110mmHg,嗜睡,双眼向左凝视,右侧鼻唇沟变浅,伸舌右偏,右上肢肌力

3级,右下肢肌力4级,右侧肢体肌张力降低,右侧肢体痛觉较左侧明显下降。右侧肢体腱反射3+,右侧 Babinski 征阳性。

(4)颅脑 CT 示左侧基底节区高密度影。

【需要进一步完善的检查项目】

1. **颅脑 MRI 检查**　MRI 表现主要取决于血肿所含血红蛋白量的变化,对幕上出血和急性脑出血的诊断价值不如 CT,但对幕下出血的诊断价值优于 CT。

2. **脑血管成像检查**　MRA、CTA 和 DSA 等可显示脑血管的位置、形态和分布等,并易发现脑出血的原因。

3. **脑脊液检查**　患者一般无需进行脑脊液检查,以免诱发脑疝形成。在无条件进行CT 检查时,对病情不十分严重、无明显颅内压增高的患者或需排除颅内感染和蛛网膜下腔出血,可谨慎进行。

4. **其他**　血细胞学、血液生化、尿液、肝功能、凝血功能、心电图、胸部 X 线摄片等检查有助于了解全身状况。

【鉴别诊断】

1. **脑梗死和蛛网膜下腔出血**　脑出血与脑梗死、蛛网膜下腔出血的鉴别诊断见表10-67。

2. **硬膜下血肿**　有颅内压增高表现,但多有外伤史,颅脑 CT 检查有助于诊断。

3. **引起昏迷的全身性疾病**　如一氧化碳中毒、酒精中毒、镇静催眠药中毒和低血糖昏迷、肝性脑病、肺性脑病、尿毒症等。仔细询问病史,并进行相关实验室检查和 CT 检查,有助于鉴别。

表 10-67　脑出血与脑梗死、蛛网膜下腔出血的鉴别

鉴别点	脑出血	脑梗死	蛛网膜下腔出血
发病年龄	多见于 50~65 岁	60 岁以上	以青壮年多见
TIA 病史	多无	常有	无
起病状态	活动中	安静或睡眠中	剧烈运动、过度疲劳、用力排便、情绪激动
起病速度	急(分、时)	较缓(时、日)	急(分、时)
血压	明显增高	正常或增高	正常或增高
头痛、呕吐	明显	多无	剧烈头痛
意识障碍	较重	较轻或无	少见,短暂
颅脑 CT	脑实质高密度灶	脑实质低密度灶	脑池、脑室及蛛网膜下腔高密度灶

【治疗原则】

①脱水降低颅内压,减轻脑水肿;②调整血压,防止继续出血;③减轻脑水肿造成的继发性损害;④促进神经功能恢复;⑤防治并发症。

1. **内科治疗**

(1)一般治疗:安静卧床休息 2~4 周,避免情绪激动,积极控制血压,维持内环境稳定。针对头痛、烦躁者,可针对性予镇静止痛治疗。

（2）降低颅内压：选用甘露醇、甘油果糖等脱水降颅压。

（3）调整血压：持续静脉降压药物治疗，以降低血压。但降血压不能过快，以防因血压下降过快而导致脑部低灌注。

（4）止血治疗：对存在凝血功能障碍者，采用针对性止血药物治疗。

2. **外科治疗** 针对严重脑出血危及生命时，内科治疗通常无效时常选用外科治疗。

3. **康复治疗** 只要患者的生命体征平稳、病情不再进展，宜尽早进行康复治疗。

二、脑梗死

【病例】

患者，男性，52岁。因"左侧肢体无力伴言语含糊 2h"入院。患者 2h 前在进食午餐时突然出现左侧肢体无力，当时尚可持物、勉强行走，伴言语含糊、头晕。无头痛、意识障碍、恶心、呕吐，无咳嗽、咳痰，无发热、胸痛，无视物不清等症状。因左侧肢体持续无力而来我院就诊。既往高血压病史 7 年，规律服用"苯磺酸氨氯地平、琥珀酸美托洛尔"，自诉血压控制可。吸烟史 20 年，约 10 支 /d。

体格检查：T 36.6℃，P 68 次 /min，R 20 次 /min，BP 149/84mmHg，神志清，言语欠清晰，眼球运动无异常，无复视及眼球震颤，双侧瞳孔等大等圆，直径 2.5mm，对光反射存在，左侧鼻唇沟变浅，伸舌偏左。双肺呼吸音粗，未闻及啰音，心率 68 次 /min，律齐，腹软，无压痛，双下肢无水肿。四肢肌张力正常，右侧肢体肌力 5 级，左侧肢体肌力 3 级。左侧肢体腱反射 3+，右侧肢体腱反射 2+，左侧 Babinski 征阳性。颈软无抵抗，Kernig 征阴性。

诊断性检查：急诊颅脑 CT 检查未见异常，溶栓后 24h 复查颅脑 CT 示右侧基底节区、放射冠低密度灶。

【诊断与诊断依据】

1. **诊断** 脑梗死，原发性高血压 1 级。

2. **诊断依据**

（1）中年男性，急性起病。既往有高血压病史及有吸烟史，无外伤史。

（2）突发左侧肢体无力，伴言语含糊、头晕，无头痛、意识障碍。

（3）本次发作 BP 149/84mmHg，神清，言语欠清晰，左侧鼻唇沟变浅，伸舌偏左，左侧肢体肌力 3 级，左侧肢体腱反射 3+，左侧 Babinski 征阳性。

（4）溶栓 24h 后的颅脑 CT 示右侧基底节区、放射冠低密度灶。

【需要进一步完善的检查项目】

1. **实验室检查** 凝血功能、血脂、血糖、肝功能、肾功能、电解质、同型半胱氨酸等。

2. **器械检查**

（1）颅脑 MRI 检查：对脑干、小脑梗死及小灶梗死效果较 CT 好。超早期 DWI 与 PWI 的不匹配区域为缺血半暗带。

（2）脑血管检查：如 MRA、CTA、DSA，进一步了解有无脑动脉狭窄或闭塞。

（3）颈部动脉超声：显示颅外血管有无狭窄或闭塞，有无动脉硬化斑块。

（4）心脏检查：心电图、超声心动图、动态心电图检测等。

【鉴别诊断】

脑梗死与脑出血的疾病见表 10-67，与脑栓塞、颅内占位病变的鉴别见表 10-68。

表 10-68　脑梗死与脑栓塞、颅内占位病变的鉴别

鉴别点	脑梗死	脑栓塞	颅内占位病变
发病年龄	老年人多见	青壮年	各年龄组
常见病因	动脉粥样硬化	心房颤动、心脏瓣膜病等	颅内肿瘤、颅内血肿、脑脓肿
起病速度	10 余小时或 1~2d	数秒至数分钟	缓慢，可至数年
发病情况	安静或睡眠中	不定	不定
头痛	多无	少有	多有
意识障碍	无或轻	少见	少见
眼底	动脉硬化	可见动脉栓塞	视盘水肿
颅脑 CT	颅内低密度灶	颅内低密度灶	颅内混合密度、高密度或低密度灶

【治疗原则】

挽救缺血性半暗带，减轻脑损伤，促进神经功能恢复。

1. 急性期治疗

(1)一般治疗：保持呼吸道通畅，吸氧，心电监护，持续性监测血压变化，控制血压血糖，维持水、电解质平衡及营养支持，严密观察生命体征变化，防止发生并发症。

(2)溶栓治疗：发病 4.5h 内可通过静脉 rt-PA 溶栓，挽救缺血性半暗带尚未死亡的神经细胞。

(3)抗凝、抗血小板聚集治疗：对于不能采用溶栓治疗的患者，应尽早根据脑梗死病因应用抗凝药物或抗血小板聚集药物；溶栓 24h 后可以开始使用抗凝药物或抗血小板聚集药物。

(4)保护脑组织：降低脑代谢、减轻缺血性脑损伤。

(5)处理合并症：预防褥疮及下肢深静脉血栓形成、控制感染等。

2. 恢复期治疗

(1)康复治疗：早期进行系统、规范及个体化的康复治疗，有助于神经功能恢复，降低致残率。

(2)早期脑血管病的二级预防：积极处理可干预的脑卒中危险因素，应用抗血小板聚集药物，降低脑卒中的复发风险。

三、蛛网膜下腔出血

【病例】

患者，女性，57 岁。因"突发剧烈头痛、意识障碍伴喷射性呕吐 3h"入院。3h 前，患者活动中突发剧烈头痛，以右前额部明显，呈胀痛，随后出现意识障碍，摔倒在地，伴喷射性呕吐。同时有大小便失禁，呼吸不畅，院外未给予任何处理，遂急诊入院。既往有高血压病史 10 多年，无特殊个人史和家族史，否认溃疡病、输血史，已绝经。

体格检查：T 38.7℃，P 70 次 /min，R 24 次 /min，BP 150/100mmHg。呈浅昏迷，压眶有反应，眼球固定，双侧瞳孔等大等圆，直径 3.0mm，对光反射迟钝。鼻唇沟对称，颈强直。双肺呼吸音粗，双肺未闻及哮鸣音。心率 70 次 /min，律不齐。四肢肌张力降低，肌力检查不合作，痛刺激后上肢有自主活动，下肢无自主活动，四肢腱反射 1+，双侧 Babinski 征阴性。

诊断性检查：①血液学检查：RBC 3.2×10^{12}/L，Hb 84g/L，WBC 20.26×10^9/L，N 17.94×10^9/L（占 88.61%）；②颅脑 CT 检查：蛛网膜下腔脑池内高密度影；③脑脊液检查：脑脊液压力 240mmH$_2$O，外观均匀血性，无凝块，RBC 4.5×10^9/L；④头颈部 CTA 检查：右侧大脑中动脉 M2 段分叉处血管稍增粗，微动脉瘤不除外。

【诊断与诊断依据】

1. **诊断**　蛛网膜下腔出血，中度贫血，原发性高血压 1 级。

2. **诊断依据**

(1)中年女性，活动中突然起病，患有原发性高血压 10 多年。

(2)头痛、喷射性呕吐及意识障碍。

(3)昏迷、颈强直、下肢无自主活动，四肢腱反射 1+，双侧 Babinski 征阴性。

(4)颅脑 CT 显示蛛网膜下腔脑池内高密度影；脑脊液压力 240mmH$_2$O，脑脊液均匀血性，无凝块，RBC 4.5×10^9/L。头颈部 CTA 显示右侧大脑中动脉 M2 段分叉处血管稍增粗。

【需要进一步完善的检查项目】

1. **脑血管造影（DSA）**　可为蛛网膜下腔出血提供病因诊断的依据，根据检查结果考虑是否行介入治疗。

2. **颅脑 MRI**　当发病数天后 CT 的敏感性降低时，MRI 的 T1 和 FLAIR 成像可以发现外渗的血液。

3. **经颅多普勒超声（TCD）**　可动态监测 SAH 后脑血管痉挛情况。

【鉴别诊断】

1. **脑出血**　与之鉴别点见表 10-67。

2. **各种原因引起的脑膜炎**　起病较缓慢，有感染表现，脑脊液呈炎性改变，CT 检查无脑池、脑沟高密度出血影。

3. **其他**　如脑肿瘤、偏头痛、颈椎疾病、鼻窦炎、酒精中毒、CO 中毒等。

【治疗原则】

防止再出血、血管痉挛和脑积水等并发症，降低病死率和致残率。

1. **一般治疗**　蛛网膜下腔出血需要严格观察与监测。确诊后需要保持呼吸道通畅、吸氧、维持外周循环。保持出入量平衡、纠正水电解质紊乱及对症等处理。

2. **降低颅内压**　急性期出血量大或因脑血管痉挛可致脑水肿、颅内压升高，可选用甘露醇、呋塞米、白蛋白或甘油果糖等脱水降颅压。

3. **预防再出血**　保持安静、卧床休息，保持大便通畅，避免不必要的搬动、用力及情绪波动，监测和调控血压。为防止动脉瘤破裂口血块溶解引起再出血，可酌情使用抗纤维蛋白溶解剂（早期疗程小于 72h）。破裂动脉瘤应尽早（发病后 72h 内）行外科治疗或血管内治疗。

4. **防治脑血管痉挛**　维持血容量和血压，避免过度脱水。早期使用钙通道拮抗剂（常用尼莫地平）。

5. **防治脑积水**　轻度的急性或慢性脑积水可药物治疗，必要时手术治疗。

6. **防治其他并发症**　防治癫痫、肺炎、下肢深静脉血栓等并发症。

四、急性硬膜外血肿

【病例】

患者,女性,70 岁。因"摔倒后头痛伴右侧肢体无力 3h"入院。患者 3h 前行走时不慎摔倒,致头部受伤,当时患者即出现头痛,伴右侧肢体无力,抬举尚可,精细动作笨拙。后头痛逐渐加重,并出现烦躁及呕吐,呕吐物为胃内容物。既往身体健康。

体格检查:T 36.5℃,P 76 次/min,R 20 次/min,BP 130/80mmHg。神志清,左侧额颞顶可见皮下血肿,未见皮肤破损。双眼位居中,各方向活动自如,双侧瞳孔等大等圆,直径 3mm,对光反射存在,鼻唇沟对称,伸舌居中。双肺呼吸音清,未闻及啰音,心率 76 次/min,律齐,腹软,无压痛及反跳痛。四肢肌张力无异常,右侧肢体肌力 4 级,左侧肢体肌力 5 级。腱反射 2+。右侧 Babinski 征阳性,颈部稍抵抗,Kernig 征、Brudzinski 征阴性。

诊断性检查:颅脑 CT 显示左侧额顶部颅骨内板与脑表面之间见双凸镜形高密度影,左侧头皮血肿。

【诊断与诊断依据】

1. 诊断　急性硬膜外血肿。

2. 诊断依据

(1)老年女性,头部外伤史。

(2)头痛,伴右侧肢体无力,抬举尚可,精细动作笨拙。后头痛逐渐加重,并出现烦躁及呕吐,呕吐物为胃内容物。

(3)BP 130/80mmHg,神志清,左侧额颞部皮下血肿,双侧瞳孔直径 3mm,对光反射存在,右侧肢体肌力 4 级,右侧 Babinski 征阳性,颈部稍抵抗。

(4)颅脑 CT 显示左侧额顶部颅骨内板与脑表面之间见双凸镜形高密度影,左侧头皮血肿。

【需要进一步完善的检查项目】

1. 器械检查　动态监测颅脑 CT,必要时行颅脑 MRI 检查;颅内压监测、心电图等。

2. 实验室检查　如血液学、肝功能、肾功能、凝血功能、血型、肝炎病毒抗原抗体、梅毒抗体以及人类免疫缺陷病毒(HIV)抗体等。

【鉴别诊断】

急性硬膜外血肿的鉴别诊断见表 10-69。

表 10-69　急性硬膜外血肿的鉴别诊断

鉴别点	急性硬膜外血肿	急性硬膜下血肿	高血压脑出血	自发性蛛网膜下腔出血
发病年龄	各年龄组	各年龄组	中老年(50~65 岁)	以青壮年多见
常见病因	外伤	外伤	高血压及动脉硬化	动脉瘤(先天性、动脉硬化性)、血管畸形
起病时状态	外伤后	外伤后	多在动态时(激动、活动)	多在动态时(激动、活动)
起病缓急	急	急	急(以分、时计)	急骤(以分计)

鉴别点	急性硬膜外血肿	急性硬膜下血肿	高血压脑出血	自发性蛛网膜下腔出血
意识障碍	中间清醒期（昏迷-清醒-昏迷）	持续或进行性加重,少见中间清醒期	多见、持续	少见、短暂
头痛	多有	多有	多有	剧烈
呕吐	多见	多见	多见	最多见
血压	多正常	多正常	明显升高	正常或增高
瞳孔	早期患侧可短暂缩小,后期患侧散大	脑疝出现时瞳孔散大	患侧有时大	多正常
偏瘫	压迫功能区可出现	多见	多见	无
脑膜刺激征	少见	无	可有	明显
脑脊液	多正常	多正常	压力增高,含血	均匀血性
CT 检查	双凸镜高密度灶	新月形高密度灶	脑实质内高密度灶	蛛网膜下腔高密度灶

【治疗原则】

在患者病情稳定、无意识障碍时可实行非手术治疗；当出现意识障碍恶化、血肿进行性增大,则立即实施手术治疗。

1. **一般治疗** 密切监测生命体征,保持呼吸道通畅。动态观察患者意识、瞳孔、症状及颅脑 CT 显示的血肿变化。

2. **预防再出血** 安静卧床休息,避免情绪激动,避免用力咳嗽、大便,应用止血药物。

3. **急诊手术清除血肿** 当颅内压明显升高或血肿量较大、脑组织受压时需实施急诊手术治疗。

4. **降低颅内压** 选用甘露醇、甘油果糖等脱水降颅压。

5. **保护脑组织** 行神经营养治疗。

6. **防止并发症** 预防脑疝形成、肺炎、压疮、消化道出血等并发症。

7. 康复治疗。

五、颅骨骨折

【病例】

患者,男性,42 岁。因"高处坠落致头痛 1h"入院。患者 1h 前从 3m 高处坠落后出现头痛,伴头晕、鼻腔流血,曾出现一过性意识不清,后逐渐清醒,醒后不能回忆受伤过程,无呕吐,无肢体抽搐、大小便失禁。既往体健。

体格检查：T 36.8℃,P 92 次/min,R 20 次/min,BP 130/79mmHg。意识清醒,言语清晰,计算力、定向力、记忆力下降。左侧顶部可触及颅骨凹陷,未见皮肤破损。左侧眼眶瘀血肿胀。双眼球运动无异常,双侧瞳孔等大同圆,直径 2.5mm,对光反射存在,鼻唇沟对称,伸舌居中。双肺呼吸音清,未闻及啰音,心率 92 次/min,律齐,腹软,无压痛及反跳痛。四肢肌张力无异常,肌力 5 级,腱反射 2+,两侧对称。双侧 Babinski 征阴性,颈强直、Kernig 征、Brudzinski 征均阳性。

诊断性检查:①血液学检查:RBC $4.6 \times 10^{12}/L$,WBC $17.88 \times 10^{9}/L$,PLT $214 \times 10^{9}/L$;②颅脑 CT 检查:左侧额叶、顶叶脑挫裂伤,蛛网膜下腔出血,左侧眼眶上壁、顶骨骨折,左侧顶骨凹陷(凹陷深度 2cm),左侧额顶枕部及左侧眶周软组织挫伤,左侧额顶枕部皮下血肿形成。

【诊断与诊断依据】

1. 诊断 顶骨凹陷性骨折(左侧),脑挫裂伤,蛛网膜下腔出血(外伤性)。

2. 诊断依据

(1)中年男性,头部外伤史。

(2)外伤后头痛伴高级神经功能减退,出现一过性意识障碍,醒后不能回忆受伤过程。无呕吐,无肢体抽搐。

(3)BP 130/79mmHg,左侧顶部可触及颅骨凹陷,未见皮肤破损,左侧眼眶瘀血肿胀,计算力、定向力、记忆力下降,颈强直、Kernig 征、Brudzinski 征均阳性。

(4)颅脑 CT 显示左侧额叶、顶叶脑挫裂伤,左侧眼眶上壁、顶骨骨折,左侧顶骨凹陷(凹陷深度约 2cm),外伤性蛛网膜下腔出血。

【需要进一步完善的检查项目】

1. 器械检查 动态复查颅脑 CT,必要时行头部 MRI。行 X 线胸腹平片检查,除外复合伤。

2. 实验室检查 外周血细胞计数与形态、凝血功能、血液生化、血型、HBsAg、HCV 抗体、HIV 抗体。

【鉴别诊断】

颅骨骨折的鉴别诊断见表 10-70。

表 10-70 颅骨骨折的鉴别诊断

鉴别点	颅骨骨折	脑震荡	急性硬膜外血肿
常见病因	外伤	外伤	外伤
意识障碍	可有	伤后立即,不超过半小时	存在中间清醒期
局灶症状	脑脊液漏、皮肤瘀斑、脑神经损伤	可伴有逆行性遗忘	颅内压增高、神经功能障碍
瞳孔	少有改变	无异常	早期缩小,后期散大
颅脑 CT	可见骨折线	无异常	颅骨内板与硬脑膜间双凸镜或弓形高密度影

【治疗原则】

一般线性颅骨骨折无须手术治疗。若满足以下条件之一,需进行手术:骨折深度大于 1cm,骨折片刺入脑内,骨折位于重要脑功能区,骨折引起颅内出血、癫痫、神经功能缺陷等症状。

(刘竞丽)

第九节　运 动 系 统

一、股骨干骨折

【病例】

患者,男性,27 岁。因"左下肢疼痛、出血和活动受限 4h"入院。4h 前患者不慎摔倒,即感左大腿疼痛,并迅速肿胀,不能站立行走,伴局部活动性出血。当时无昏迷、头痛、头晕,无恶心、呕吐,无胸闷、憋气,无进行性呼吸困难,无大小便失禁。既往体健,无原发性高血压、糖尿病病史,无输血史和药物过敏史,无手术史。

体格检查:T 36.0℃,P 92 次 /min,R 25 次 /min,BP 110/80mmHg。神志清,营养良好,被迫体位。结膜稍苍白,巩膜无黄染。颈软无抵抗感,双肺呼吸音清、未闻及啰音。心律齐,各瓣膜区未闻及杂音。腹软,无压痛,肝脾未触及,肝浊音界无异常,肠鸣音无异常。脊柱生理弯曲存在,棘突无叩击痛。生理反射存在,病理反射未引出。左下肢已行固定支具外固定。左下肢肿胀,大腿中下段明显压痛,有纵向叩击痛、反常活动,可闻及骨擦音,右髋关节、膝关节主动活动受限,被动活动因疼痛未检查。左下肢皮肤感觉无异常,肢端血运无异常,踝关节及足趾活动无异常。足背动脉可触及搏动,骨盆分离挤压试验阴性。

【诊断与诊断依据】

1. **诊断**　左侧股骨干骨折。

2. **诊断依据**

(1)受伤后局部剧烈疼痛、肿胀、活动障碍。

(2)左下肢肿胀、大腿中下段明显压痛、纵向叩击痛、反常活动,骨擦音等骨折的体征。

【需要进一步完善的检查项目】

X 线检查。

【鉴别诊断】

1. **下肢软组织损伤**　有外伤史,伤后局部肿胀、瘀血、压痛。无骨折的特有体征,X 线检查排除骨折。

2. **髋关节脱位**　有外伤史,伤后髋部剧烈疼痛、髋关节活动受限。髋部、腹股沟区及大转子处压痛,患侧髋关节呈屈曲内收畸形。X 线检查可以协助诊断,同时发现可能合并的骨折征象。

【治疗原则】

1. **非手术治疗**　对复位后两断端稳定的股骨干骨折、有基础疾病,且不能耐受手术者,可采用骨牵引等非手术疗法。

2. **手术治疗**

(1)适应证:①非手术疗法不成功;②同一肢体或部位多处骨折;③合并神经血管损伤;④老年人骨折,不宜长期卧床;⑤陈旧性骨折不愈合或有功能障碍的畸形愈合;⑥开放性骨折。

（2）治疗方法：①切开复位接骨板内固定；②闭合复位带锁髓内钉固定。

二、肱骨干骨折

【病例】

患儿，男性，11 岁。因"左上臂肿痛、活动障碍 3h"入院。3h 前患儿不慎摔倒，左上臂着地，伤后即感局部持续性锐痛，左侧肘关节活动障碍，伴局部畸形、肿胀。受伤后无意识障碍、无头痛头晕、无恶心呕吐、无胸闷憋气。既往体健，无遗传性疾病史及家族史，否认输血史和药物过敏史，无手术史，预防接种随当地进行。

体格检查：T 36.5℃，P 90 次/min，R 26 次/min，BP 112/76mmHg。神志清，发育正常、营养良好。颈软无抵抗感，双肺呼吸音清、未闻及啰音。心律齐，各瓣膜区未闻及病理性杂音。腹软，无压痛，肝脾未触及，肝浊音界无异常，肠鸣音无异常。脊柱生理弯曲存在，棘突无叩击痛。生理反射存在，病理反射未引出。左上臂中段畸形、反常活动，皮肤挫伤、皮下瘀血肿胀、局部压痛、纵向叩击痛阳性，肘关节主动活动时疼痛加重。左拇指及左腕关节背伸活动度降低，皮肤感觉无异常。

【诊断与诊断依据】

1. **诊断**　左侧肱骨干骨折合并桡神经损伤。

2. **诊断依据**

（1）外伤史和受伤经过，伤后局部出现畸形、肿胀、疼痛、功能障碍。

（2）患侧上臂中段畸形、反常活动伴局部皮肤挫伤、皮下瘀血肿胀，局部有压痛及纵向叩击痛。

（3）左拇指及左腕关节背伸活动无力。

【需要进一步完善的检查项目】

1. **X 线摄片检查**　左侧肱骨正侧位片可显示左侧肱骨干骨折。

2. **肌电图检查**　了解相应神经支配的肌电活动。

【鉴别诊断】

1. **上肢软组织损伤**　外伤史，伤后即出现局部肿胀、皮下瘀血、压痛。无骨折的特有体征，X 线检查排除骨折。

2. **肘关节脱位**　外伤史，伤后肘部剧疼、关节活动受限、压痛，患侧肘关节弹性固定。X 线检查可以协助诊断，同时发现可能合并的骨折征象。

【治疗原则】

1. **手法复位外固定**　无移位的稳定性骨折、外翻或成角畸形 30°以内骨折、前方成角畸形 20°以内者可采用手法复位外固定，小夹板或石膏固定 3~4 周。

2. **切开复位内固定**　推荐弹性髓内钉固定。适应证：①非手术治疗后，骨折端有明显移位，影响功能；②骨折分离移位，或骨折端有软组织嵌入；③合并神经血管损伤；④非稳定性骨折，需要麻醉下复位；⑤同一肢体或其他部位多发骨折，如 AO 分类的 B3 型及 C 型；⑥病理性骨折；⑦8~12h 以内、污染不严重的开放性骨折。

3. **康复治疗**　手法复位外固定、切开复位内固定术后均应早期进行功能锻炼。

三、髋关节后脱位

【病例】

患者,男性,41 岁。因"右侧髋部疼痛、活动受限、麻木不适 6h"入院。患者于 6h 前因交通意外伤及右髋部,当即出现右侧髋部疼痛、活动受限、麻木不适。受伤时意识清、无头痛头晕、无恶心呕吐、无胸闷憋气、无呼吸困难。急诊收入院。既往体健,无高血压病史及糖尿病史,否认溃疡病史、输血史及药物过敏史。

体格检查:T 36.8℃,P 89 次 /min,R 22 次 /min,BP 142/73mmHg。神志清,痛苦面容,被迫体位。额面部皮肤擦伤,浅表淋巴结未触及肿大。结膜稍苍白,颈软无抵抗感,胸骨无压痛,双肺呼吸音清,未闻及啰音。心率 89 次 /min,律齐,各瓣膜区未闻及杂音。腹软,无压痛及反跳痛,肝脾未触及,肠鸣音无异常。脊柱检查无异常,生理弯曲存在。右髋部、腹股沟区及大转子处压痛,右侧髋关节呈屈曲内收畸形,右踝内侧皮下发绀、肿胀,足部皮肤感觉减退,踝关节不能主动背伸,足背皮肤感觉减退,左下肢未见明显畸形、左侧髋关节活动正常范围,肢端血运和感觉无异常。

【诊断与诊断依据】

1. **诊断** 右侧髋关节后脱位伴坐骨神经损伤。

2. **诊断依据**

(1)外伤后右侧髋部剧烈疼痛、关节活动受限、右下肢麻木感。

(2)患肢呈屈曲、内收、内旋和短缩畸形,局部压痛。患侧足背皮肤感觉减退。

【需要进一步完善的检查项目】

1. **X 线检查** 显示大转子向近侧移位,Bryant 三角底边缩短,大转子达到或高于 Nelaton 线,股骨头位于 Nelaton 线之后。

2. **CT 扫描** 显示髋臼后缘和股骨头骨折的大小、位置和移位方向,关节内是否有游离骨折块。

【鉴别诊断】

髋关节后脱位的鉴别诊断见表 10-71。

表 10-71 髋关节后脱位的鉴别诊断

疾病	特点
髋关节周围软组织损伤	①外伤史,伤后局部疼痛、肿胀、皮下瘀血;②髋关节畸形不明显,髋关节主动及被动活动正常或因疼痛略受限;③X 线检查可协助诊断
股骨颈骨折	①外伤史,伤后局部肿胀、剧痛、活动受限和畸形;②X 线检查可协助诊断
转子间骨折	①外伤后局部肿胀、髋关节活动受限,大转子处压痛;②X 线检查可协助诊断

【治疗原则】

对Ⅰ型髋脱位可采取手法闭合复位。对Ⅱ~Ⅴ型髋脱位可考虑早期切开复位,同时处理骨折。

四、腰椎间盘突出症

【病例】

患者,女性,31岁。因"左下肢麻痛1年,加重7d"入院。1年前无明显诱因出现左臀部、左大腿后外侧、左小腿外侧及左足背侧麻木、疼痛,呈间断性锐痛,行走、站立时加重,卧床休息减轻,腰部无明显疼痛,右下肢无明显症状,无步态不稳、低热盗汗、寒战高热、夜间疼痛等症状,无大小便失禁,经"口服止痛药物、贴膏药"等治疗,效果不佳。7d前左下肢疼痛、麻木加重,遂来我院就诊。既往体健,无原发性高血压、糖尿病病史及家族史,否认输血史和药物过敏史,无手术史。

体格检查:T 36.2℃,P 110次/min,R 23次/min,BP 125/83mmHg。神志清,发育正常、营养良好。颈软无抵抗感,双肺呼吸音清、未闻及啰音。心率110次/min,律齐,各瓣膜区未闻及杂音。腹软,无压痛,肝脾未触及,肝浊音界存在,肠鸣音无异常。腰椎曲度变直,腰部活动受限。腰椎棘突间无明显压痛、叩击痛,左小腿外侧及左足皮肤针刺觉减退,马鞍区针刺觉无明显减退。双下肢肌张力无异常,左侧足踝、踇趾背伸肌力Ⅲ级,双下肢其余部位肌力Ⅴ级。双侧膝、踝反射无异常,双下肢病理征阴性。直腿抬高试验左侧50°阳性、加强试验阳性。肛门括约肌张力无异常,肛门反射存在。

诊断性检查:正侧位X线片L4/5椎间隙变窄,姿势性脊柱侧弯;过屈过伸位提示无明显腰椎不稳。

【诊断与诊断依据】

1. 诊断 腰椎间盘突出症。

2. 诊断依据

(1)左下肢麻木、疼痛1年,加重7d。

(2)左小腿外侧及左足皮肤针刺觉减退,左侧足踝、踇趾背伸肌力Ⅲ级,左侧直腿抬高试验50°阳性,加强试验阳性。

(3)X线正侧位片L4/5椎间隙变窄,姿势性脊柱侧弯;过屈过伸位提示无明显腰椎不稳。

【需要进一步完善的检查项目】

腰椎CT检查有无椎间盘突出,有无左侧侧隐窝狭窄,椎间盘有无明显钙化。腰椎MRI检查有无椎间盘突出,是否压迫神经根。

【鉴别诊断】

腰椎间盘突出症的鉴别诊断见表10-72。

表10-72 腰椎间盘突出症的鉴别诊断

疾病	特点
腰肌劳损	①中年人多发,与长期保持一种劳动姿势有关;②无明显诱因的慢性疼痛为主要症状,腰痛为酸胀痛,休息可缓解;③在疼痛区有固定的压痛点,在压痛点进行叩击,疼痛反而减轻;④直腿抬高试验阴性,下肢无神经受累表现;⑤痛点局部封闭有良好效果
腰椎管狭窄症	①症状多体征少;②以腰痛、马尾神经或腰神经受压症状为主要表现,以神经源性间歇性跛行为主要特点;③结合CT和MRI检查可明确诊断

续表

疾病	特点
脊柱肿瘤	①腰部疼痛呈进行性加重,平卧不能减轻;②有贫血和恶病质,血沉快,碱性磷酸酶或酸性磷酸酶升高;③CT 和 MRI 均可与椎间盘突出相鉴别

【治疗原则】

1. 非手术治疗

(1)适应证:①初次发病,病程较短的患者;②休息以后症状可以自行缓解者;③由于全身疾病或有局部皮肤疾病,不能实行手术者;④不同意手术者。

(2)治疗方法:①卧床休息,一般严格卧床 3 周,戴腰围逐步下地活动;②非甾体抗炎药物;③牵引疗法,骨盆牵引最常用;④理疗。

2. 手术治疗

(1)适应证:①腰腿痛症状严重,反复发作,经半年以上非手术治疗无效,且病情逐渐加重,而影响工作和生活者;②中央型突出有马尾神经综合征、括约肌功能障碍者,应按急诊进行手术;③有明显的神经受累表现者。

(2)手术方法:可采用传统开放手术、显微外科腰椎间盘摘除术、微创椎间盘摘除手术等。

五、颈椎病

【病例】

患者,男性,50 岁。因"颈痛伴四肢麻木无力 2 年,加重 1 个月"入院。2 年前无明显诱因出现颈部疼痛伴有四肢麻木、无力,当时步态稳健,无踩棉花感,曾于当地医院行颈椎 CT 检查,考虑为"颈椎病",患者未行进一步诊治。1 个月前无明显诱因出现上述症状加重,步态不稳并出现踩棉花感,遂来院就诊。既往有高血压病史 2 年,规律性口服"硝苯地平控释片",血压控制可,无遗传性疾病史及家族史,否认输血史和药物过敏史,无手术史,预防接种随当地进行。

体格检查:T 36.7℃,P 80 次 /min,R 20 次 /min,BP 137/88mmHg。神志清,发育正常、营养良好。颈软无抵抗感,双肺呼吸音清、未闻及啰音。心律齐,各瓣膜区未闻及病理性杂音。腹软,无压痛,肝脾未触及,肝浊音界存在,肠鸣音正常。颈椎生理曲度变直,颈椎棘突间、双侧椎旁肌无压痛、叩击痛,颈椎活动受限。四肢皮肤针刺觉明显减退。四肢肌张力增高,双上肢肌力Ⅳ级,双下肢肌力Ⅳ级,四肢腱反射亢进,双侧 Babinski 征、Chaddock 征阳性,马鞍区皮肤针刺觉无异常,肛门括约肌张力无异常,肛门反射存在。

诊断性检查:颈椎 X 线提示颈椎退行性变,颈后韧带骨化。

【诊断与诊断依据】

1. **诊断**　颈椎病(脊髓型),原发性高血压。

2. **诊断依据**

(1)颈痛伴四肢麻木无力 2 年,加重 1 个月。

(2)四肢皮肤针刺觉明显减退。四肢肌张力增高,双上肢肌力Ⅳ级,双下肢肌力Ⅳ级,四肢腱反射亢进,双侧 Babinski 征、Chaddock 征阳性。

（3）颈椎 X 线检查示颈椎退行性变，颈后韧带骨化。

（4）高血压病史 2 年。

【需要进一步完善的检查项目】

颈椎 CT 可提示颈椎管狭窄伴钙化。

【鉴别诊断】

颈椎病的鉴别诊断见表 10-73。

表 10-73　颈椎病的鉴别诊断

疾病	特点
肌萎缩侧索硬化症	①发病年龄多见于 40 岁左右；②病情进展迅速，常以上肢运动改变为主要症状，一般有肌力减弱，但无感觉障碍；③肌萎缩以手内在肌为主，远端向近端发展，出现肩部和颈部肌肉萎缩
脊髓空洞症	①见于青壮年；②常有感觉分离现象，痛温觉消失、触觉和深感觉存在；③因关节神经营养障碍，无疼痛感觉，出现关节骨质破坏，称为神经病性关节病（Charcot 关节）；④MRI 示脊髓内有与脑脊液相同之异常信号区

【治疗原则】

以手术治疗为主，保守治疗效果不佳。常用的方法是颈椎前路减压融合术、后路减压术。另外，还要注意原发性高血压的治疗。

（张　锴）

<h2 align="center">第十节　风湿性疾病</h2>

一、系统性红斑狼疮

【病例】

患者，女性，29 岁。因"关节痛 5 个月，鼻出血 4 个月"入院。患者 5 个月前无明显诱因出现肘关节、腕关节、膝关节肿痛，未诊治。4 个月前反复自发鼻出血，伴乏力、口干、脱发，到当地医院检查外周血 PLT 为 89×10^9/L，给予"中药"治疗，症状减轻。2 周前再次鼻出血，伴双下肢散在紫癜，复查 PLT 为 34×10^9/L，于耳鼻喉科行鼻腔填塞止血，为进一步诊治收入院。

体格检查：T 36.5℃，P 72 次/min，R 18 次/min，BP 120/80mmHg，双下肢散在紫癜，双侧耳后及左颌下分别触及 1 个大小约为 0.5cm×1.5cm 淋巴结，质软，轻压痛。双颊黏膜、舌缘可见白色小溃疡。双下肺呼吸音减弱，未闻及啰音。心脏、腹部未见异常。双腕关节压痛，各关节无肿胀。生理反射存在，Babinski 征阴性，Oppenheim 征阴性。

诊断性检查：①血液学检查：WBC 3.0×10^9/L，Hb109g/L，PLT 38×10^9/L，ESR 34mm/h；②尿液检查：无异常；③抗体和血清学检测：ANA 阳性，抗 dsDNA 抗体阳性，抗 SSA 抗体

阳性,抗 SSB 抗体阳性,C3 0.34g/L,抗心磷脂抗体阴性;④胸部 X 线片:双侧少量胸膜腔积液。

【诊断与诊断依据】

1. 诊断　系统性红斑狼疮。

2. 诊断依据

(1)青年女性,多关节疼痛、双腕关节压痛。

(2)双颊黏膜、舌缘可见白色小溃疡。

(3)双下肢散在紫癜,双侧耳后及左颌下分别触及 1 个大小为 0.5cm×1.5cm 的淋巴结,质软,轻压痛。

(4)血小板减少,ANA 阳性,抗 dsDNA 抗体阳性。

(5)双侧胸膜腔积液。

【需要进一步完善的检查项目】

1. 实验室检查　尿液检查、肝功能、肾功能、骨髓细胞学检查。

2. 器械检查　可行心脏超声检查,以了解有无浆膜炎并估测肺动脉高压。

【鉴别诊断】

SLE 的鉴别诊断见表 10-74。

表 10-74　SLE 的鉴别诊断

疾病	特点
类风湿性关节炎	①对称性外周多关节炎,大小关节均可受累;②晨僵是突出表现;③有关节外表现,如皮下结节、肺脏、心脏神经系统和眼部表现等;④ RF 阳性
多发性肌炎或皮肌炎	①对称性近端肌肉乏力、疼痛和压痛;②特征性皮损,眶周中心性紫红色红斑;③血清 CK、LDH、AST、ALT 及醛缩酶增高
结节性多动脉炎	皮肤型:①皮损以结节多见,沿浅表动脉排列或不规则聚集在血管近旁,呈玫瑰色、鲜红色或近正常肤色;②结节中心可发生坏死,形成溃疡,边缘整齐;③伴有网状青斑、风团、水疱或紫癜;④好发于小腿、前臂、躯干、面部、头皮和耳垂部位;⑤一般无全身症状 系统型:①急性或隐匿起病;②常累及泌尿系统、消化系统、心血管系统,也可累及生殖系统,如睾丸疼痛、肿胀或压痛
白塞病	①口腔、皮肤、生殖器和眼部急性或慢性炎症,如口腔溃疡、复发性生殖器溃疡或瘢痕(尤其是男性)、前葡萄膜炎或后葡萄膜炎、皮肤结节性红斑、假性毛囊炎等;②损害呈反复发作或缓解的慢性过程
原发性干燥综合征	①多发于中年女性;②隐匿起病,表现为口干、眼干、猖獗龋等外分泌腺受累表现;③ ANA、抗 SSA、抗 SSB 抗体阳性,抗 Sm 抗体、抗 dsDNA 抗体阴性
原发免疫性血小板减少症	①以造血系统疾病表现为主,较少出现皮疹、浆膜炎、蛋白尿等其他组织受累表现;②抗 Sm 抗体、抗 dsDNA 抗体阴性
原发性肾小球肾炎	①以肾脏疾病表现为主,如蛋白尿、血尿,较少出现皮疹、浆膜炎、血小板减少等其他组织受累表现;②抗 Sm 抗体、抗 dsDNA 抗体阴性
混合性结缔组织病	①严重肌炎;②肺损伤:肺一氧化碳弥散量(DLCO)<70%,肺动脉高压,肺血管增殖性损害;③雷诺现象、肿胀手和指端硬化;④抗 ENA 抗体阳性(>1:10 000),且抗 U_1RNP 抗体阳性,抗 Sm 抗体阴性

【治疗原则】

1. **患者宣教** 鼓励患者树立乐观情绪,正确认识疾病,消除恐惧心理。女性患者还应注意避孕,特别是活动期或伴有严重器官损害的患者。

2. **药物治疗** 目前无根治的办法,但合理有效的治疗方案可使大多数患者达到病情缓解。早期诊断与早期治疗可以避免和延缓组织器官发生不可逆性损害,有利于改善预后。

二、类风湿性关节炎

【病例】

患者,女性,61岁。因"多关节肿痛5年,加重1周"入院。患者于5年前无明显诱因出现双足跖趾关节、双踝关节、双腕关节、双手掌指关节、近端指间关节肿痛,伴晨起僵硬感,时间大于1h,无脱发,无皮疹,就诊于当地医院(具体用药不详),但关节肿痛反复发作。1周前关节肿痛加重,伴有压痛,为进一步诊治入院。发病以来,患者饮食及食欲尚可,大小便无异常,夜间睡眠欠佳,体重未见明显变化。

体格检查:T 36.4℃,P 88次/min,R 17次/min,BP 136/64mmHg。神志清,发育正常,主动体位。皮肤黏膜无出血点,浅表淋巴结未触及肿大。双肺呼吸音清、未闻及啰音,心率88次/min,心律齐,各瓣膜区未闻及杂音。腹软,无压痛、肌紧张及反跳痛,肝脾未触及,无包块,肠鸣音4次/min。双下肢无水肿。双手腕关节、掌指关节、近端指间关节肿胀,压痛阳性。双肘、肩关节、髋关节、双膝关节、双踝关节、双足跖趾关节无肿胀,压痛阳性。生理反射存在,Babinski征阴性,Oppenheim征阴性。

诊断性检查:①血液学检查:ESR 71mm/h,C反应蛋白12.20mg/L,RF 454IU/ml,抗CCP抗体269U/ml;②影像学检查:肺CT示双肺间质改变,双手X线示关节间隙无异常,双手骨质疏松,可见小囊性破坏样改变。

【诊断与诊断依据】

1. **诊断** 类风湿性关节炎。

2. **诊断依据**

(1)老年女性,多关节肿痛5年,加重1周。

(2)双手腕关节、掌指关节、近端指间关节肿胀,压痛阳性。双肘、肩关节、髋关节、双膝关节、双踝关节、双足跖趾关节无肿胀,压痛阳性。

(3)血沉加快,C反应蛋白浓度增高,RF 454IU/ml,抗CCP抗体269U/ml,双肺间质改变,双手关节间隙正常,双手骨质疏松,可见小囊性破坏样改变。

【需要进一步完善的检查项目】

1. **实验室检查** 动态观察CRP、RF变化,关节液、抗核抗体、抗中性粒细胞胞浆抗体的变化。

2. **器械检查** 关节CT、MRI,肺CT、心电图检查。

【鉴别诊断】

类风湿性关节炎的鉴别诊断见表10-75。

表 10-75　类风湿性关节炎的鉴别诊断

疾病	特点
骨关节炎	①发生于负重关节或远端指间关节,活动后疼痛加重。②远端指间关节的赫伯登结节(Heberden nodes,HN)和近端指关节的布夏尔结节(Bouchard nodes,BN)有助诊断。③ ESR、CRP 等一般不增高。RF 和抗 CCP 抗体多为阴性。④ X 线检查显示关节间隙变窄,关节边缘呈唇样增生或骨疣形成
强直性脊柱炎	①男性青壮年多见,骶髂和脊柱关节受累为主;②外周关节受累以非对称性的下肢大关节为主,极少累及手关节;③血清 RF 多阴性,HLA-B27 多为阳性;④ X 线或 CT 显示双侧骶髂关节骨质破坏、关节融合
银屑病关节炎	①常于银屑病发病多年后,伴有银屑病的典型皮损表现;②多为不对称的小关节炎,常累及远端指间关节,伴病变关节的附着端炎和手指炎;③可累及骶髂关节;④血清 RF 多阴性,HLA-B27 多为阳性
痛风性关节炎	①为单关节或少关节炎,最常见于第一跖趾关节受累,局部疼痛不能触摸;②常伴有高尿酸血症;③关节腔积液检查可见双折光晶体
感染性关节炎	①多为单关节炎;②有全身感染中毒症状;③关节腔积液培养致病菌阳性
系统性红斑狼疮	①关节病变一般为非侵蚀性;②关节外的系统性症状(蝶形红斑、脱发、皮疹、蛋白尿等)比较突出;③抗核抗体、抗双链 DNA 抗体等阳性

【治疗原则】

治疗目的是缓解关节症状,延缓病情进展,减少残疾发生,尽可能维护关节功能,改善患者的生活质量。

1. 一般治疗　包括休息、关节制动(急性期)、关节功能锻炼(恢复期)、物理疗法等。

2. 药物治疗　非甾体抗炎药(NSAID);抗风湿药(DMARD)如氨甲蝶呤、来氟米特、柳氮磺吡啶、肿瘤坏死因子拮抗剂等;糖皮质激素。

3. 外科手术治疗。

（钟 宁）

第十一节　儿 科 疾 病

一、支气管肺炎

【病例】

患儿,女性,4 岁。因"发热、咳嗽 2d,加重伴气促 1d"入院。患儿于 2d 前因天气变凉后,出现发热、咳嗽。体温 37.5~38.5℃,伴咽痛、寒战,无头痛、头晕、恶心、呕吐;咳嗽为阵发性干咳,夜间入睡时及晨起为重,无气促、口唇发绀、喘憋及胸痛。服用"阿莫西林、肺力咳"等药物后,效果不佳。1d 前,患儿发热、咳嗽加重,体温 39.5℃,痰液为黄色黏痰,伴气促,咽痛加重。发病以来,患儿无盗汗,无咯血,食欲差,睡眠较差,大小便可。既往体健,否认肝炎及结核病史,否认食物及药物过敏史,无手术外伤史。当地计划预防接种。无长期外地居住史,无疫区居住史。家族史无异常。

体格检查:T 39.5℃,P 104 次/min,R 22 次/min,BP 90/60mmHg。神志清,精神差。全身浅表淋巴结无肿大。口唇无发绀,咽部充血,双侧扁桃体Ⅱ度肿大,声音无嘶哑。双侧胸廓对称无畸形,双肺语音震颤稍增强,无胸膜摩擦感,双肺叩诊浊音,双侧肺呼吸音粗,双肺底可闻及干啰音、湿啰音。心率 104 次/min,律齐,未闻及杂音。肝脾未触及,脊柱四肢未见异常。

诊断性检查:①血液学检查:WBC $11.3 \times 10^9/L$,N 80%,L 30%,RBC $3.44 \times 10^{12}/L$,Hb 115g/L,PLT $205 \times 10^9/L$;② X 线胸片显示支气管肺炎。

【诊断与诊断依据】

1. 诊断　支气管肺炎,急性扁桃体炎。

2. 诊断依据

(1)受凉后发热、咳嗽、气促,咽痛,痰液为黄色黏痰。

(2)高热,咽部充血,双侧扁桃体Ⅱ度肿大。双肺语音震颤稍增强,双肺叩诊浊音,双侧肺呼吸音粗,双肺底可闻及干啰音、湿啰音。

(3)WBC $11.3 \times 10^9/L$,N 80%,胸片显示支气管肺炎。

【需要进一步完善的检查项目】

支气管肺炎需要进一步完善的检查项目见表 10-76。

【鉴别诊断】

支气管肺炎的鉴别诊断见表 10-77。

【治疗原则】

主要为应用抗感染药物,改善通气功能,加强护理,对症治疗,防治并发症。

表 10-76　支气管肺炎需要进一步完善的检查项目

检查项目	评价
特异性病原学检查	鼻咽部吸出物或痰标本、血标本做病原学检查
肺炎支原体检测	早期可直接采集咽拭子标本进行肺炎支原体抗原或 DNA 检测,病程长者可通过测定其血清特异 IgM 进行诊断
非特异性病原学检查	细菌感染时 CRP、PCT、IL-6 等多升高;而病毒感染多正常,SAA 可明显升高
血气分析	对肺炎严重度评价、预后判断及指导治疗具有重要意义
心电图检查	明确有无心肌损害

表 10-77　支气管肺炎的鉴别诊断

疾病	特点
急性支气管炎	全身症状轻,一般无明显的呼吸困难及缺氧症状,肺部可闻及湿啰音,多不固定,随咳嗽而改变
急性粟粒性肺结核	高热、气促、咳嗽、发绀等与肺炎相似,但肺部啰音常不明显。根据有结核病接触史、结核菌素试验阳性、X 线检查肺部呈粟粒状阴影可鉴别

续表

疾病	特点
支气管异物	有异物吸入史,突然呛咳,结合胸部 X 线检查可鉴别,必要时可行纤维支气管镜检查
支气管哮喘	过敏体质,喘息与咳嗽呈阵发性发作,以夜间和清晨为重,X 线示肺纹理增多、紊乱和肺气肿。肺功能检查及支气管激发试验和扩张试验有助于鉴别

二、腹泻病

【病例】

患儿,男性,1 岁。因"发热、腹泻、呕吐 3d"入院。3d 前患儿无明显诱因突然发热,体温为 39℃,12h 后开始腹泻和呕吐,每天排便 10 次以上,为黄色稀水便,蛋花汤样,无黏液及脓血,无特殊臭味,每天呕吐 3~5 次,均为胃内容物,非喷射性。曾用"头孢类药物"治疗无好转。病后食欲差,尿少,近 10h 无尿。既往无腹泻和呕吐史。患儿系第 1 胎第 1 产,足月顺产,母乳喂养。

体格检查:T 38.9℃,P 135 次 /min,R 35 次 /min,BP 80/50mmHg,体重 9kg,身长 75cm。面色晦暗,皮肤无黄染、无皮疹,皮肤弹性差。眼窝明显凹陷,哭无泪,肢端发凉。心率 135 次 /min,律齐,心音稍低钝,腹稍膨隆,肝肋下 1cm,肠鸣音无异常。神经系统检查无异常。毛细血管充盈时间大于 3s。

诊断性检查:①血液学检查:Hb 110g/L,WBC 8.6×10^9/L,PLT 200×10^9/L;②粪便检查:偶见白细胞。

【诊断及诊断依据】

1. 诊断　小儿腹泻(小儿轮状病毒性肠炎),重度脱水。

2. 诊断依据

(1)1 岁小儿,急性病程,秋季发病。

(2)发热、腹泻、呕吐,稀水便,蛋花汤样,无黏液及脓血,无特殊臭味;尿少。

(3)眼窝明显凹陷,哭无泪,肢端发凉。面色晦暗,皮肤弹性差。毛细血管充盈时间大于 3s。

(4)粪便常规偶见白细胞。

【需要进一步完善的检查项目】

血电解质、血气分析、粪便培养、腹平片等。

【鉴别诊断】

腹泻病常见鉴别诊断见表 10-78。

【治疗原则】

纠正脱水、预防休克、纠正酸中毒及电解质紊乱、控制感染,实施饮食疗法、微生态疗法、胃肠黏膜保护剂、对症治疗等。

表 10-78　腹泻病常见鉴别诊断

疾病	特点
粪便中无或偶见少量白细胞者	常由有侵袭力细菌以外的病因所致,多为水样泻,有时伴有脱水
生理性腹泻	①多见于 6 个月以内婴儿,外观虚胖,常有湿疹。②出生后不久即出现腹泻。③除排便次数增多外,无其他症状,食欲好,不影响生长发育。④多为乳糖不耐受的一种特殊类型,添加辅食后,排便逐渐转为正常
吸收功能障碍的疾病	如乳糖酶缺乏、葡萄糖 - 半乳糖吸收不良等。可根据其特点进行粪便酸碱度、还原糖试验等加以鉴别
粪便中有较多的白细胞者	常由有侵袭力细菌感染所致,提示结肠回肠末端有炎症病变
急性细菌性痢疾	①夏季发病率高,多有不洁食物史,潜伏期24~72h。②大多数起病急,高热、腹痛、呕吐、腹泻、里急后重。③粪便多呈黏液脓血便,排便每天数次至 10 多次。④中毒性菌痢者可出现高热惊厥、嗜睡或昏迷,甚至休克等症状。病程长短不等。⑤粪便培养可确诊
急性坏死性小肠炎	①感染及变态反应是发病的重要因素;②具有腹泻、腹胀、便血、高热及呕吐等症状;③粪便初为水样,继而转暗红色、果酱样或血样,腹胀多较严重;④可早期出现休克,甚至昏迷,惊厥

三、高热惊厥

【病例】

患儿,女性,2 岁。因"间断咳嗽 3d,发热 1d 伴抽搐 2 次"入院。3d 前患儿出现流涕、轻咳,自服"小儿感冒冲剂",流涕消失,咳嗽略有加重,有痰,痰为黄色黏痰。1d 前发热,最高体温 39.1℃,口服"泰诺林"后体温下降不明显,并于入院前 6h 抽搐 1 次,表现为双眼上翻,牙关紧闭,颜面口唇发绀,四肢抖动,呼之不应,持续约 2min,缓解后入睡,醒后精神反应稍弱,间隔 4h 后再次抽搐 1 次,抽搐后体温 38.8℃,急来我院。发病以来,患儿精神稍差,进食少,无呕吐,睡眠略多,大小便无异常。G₁P₁,足月顺产,无患病及抢救史,新生儿期黄疸不明显。8 个月至 1 岁 8 个月共有 3 次抽搐,抽搐时体温均在 38.5℃以上。其舅舅、父亲年幼时有热性惊厥史。

体格检查:T 38.2℃,P 120 次 /min,R 30 次 /min。神志清,精神稍差,急性面容,查体欠合作。全身皮肤未见异常,浅表淋巴结未触及。咽红,扁桃体无肿大。颈部无抵抗,气管居中,甲状腺无肿大。呼吸急促,口周稍发绀,无鼻翼扇动及三凹征,双肺呼吸音粗重,可闻及少量痰鸣音及细湿啰音。心率 120 次 /min,心搏有力,律齐,心前区未闻及杂音。腹软,肝脾未触及。四肢活动无异常,肌力、肌张力无异常,生理反射正常引出,病理反射阴性,脑膜刺激征阴性。

诊断性检查:①血液学检查:WBC 11.6×10⁹/L,N 62%,L 37%,Hb 124g/L,PLT 193×10⁹/L;②胸部正位片:双肺纹理增粗、增多,右下肺少许片状影,心影不大,提示支气管肺炎。

【诊断及诊断依据】

1. 诊断　小儿高热惊厥,支气管肺炎。

2. 诊断依据

(1)2 岁小儿,急性病程,高热发病。

（2）入院前 3d 出现流涕、轻咳，入院前 1d 出现发热，并于入院前 6h 内抽搐 2 次。第 1次抽搐发生在最高体温 39.1℃的降温过程中，第 2 次抽搐后测体温 38.8℃。

（3）颈部无抵抗，双肺呼吸音粗重，有少量痰鸣音及细湿啰音。生理反射正常引出，病理反射阴性，脑膜刺激征阴性。

（4）外周血 WBC 11.6×10^9/L，N 62%，L 37%，Hb 124g/L，PLT 193×10^9/L。胸部正位片提示支气管肺炎。

【需要进一步完善的检查项目】

1. **实验室检查**　血尿常规、血生化。肺炎支原体抗体、抗链球菌溶血素 O、EB 病毒抗体等感染源检测。必要时行脑脊液检查。

2. **器械检查**　脑电图、颅脑磁共振等检查。

【鉴别诊断】

高热惊厥常见鉴别诊断见表 10-79。

【治疗原则】

对症治疗，必要时应用镇静药物。

表 10-79　高热惊厥常见鉴别诊断

疾病	特点
细菌性脑膜炎	急性起病，高热、头痛、呕吐、抽搐、意识障碍以及脑膜刺激征阳性，颅内压增高。脑脊液以中性粒细胞升高为主，糖及氯化物常减少，脑脊液细菌涂片检出病原菌和细菌培养阳性
病毒性脑膜炎	病情较轻，脑脊液白细胞总数增高不明显，多为单个核细胞，糖及氯化物多正常，细菌涂片或细菌培养结果阴性
癫痫	可表现为单一意识、精神、运动、感觉或自主神经的功能紊乱。脑电图可帮助确诊

四、新生儿黄疸

【病例】

患儿，男性，23d，因"皮肤黄染 20d，脐部流脓 1d"入院。20d 前患儿无明显诱因出现颜面部皮肤轻微黄染，13d 前波及全身，10d 前黄染渐退。17d 前脐带结痂处有少量渗血，给予碘伏涂擦，每天 2 次。1 天前脐部流脓。患儿系第 2 胎，第 2 产，足月顺产，无窒息史，母孕期无特殊疾病史。

体格检查：T 36.7℃，P 130 次/min，R 40 次/min，身长 52cm，头围 37cm，神志清，精神可，弹足底 1 次哭声洪亮，全身皮肤黏膜黄染，巩膜黄染，听诊双肺呼吸音清，未闻及啰音，心率 130 次/min，心搏有力，律齐，心前区未闻及杂音，肠鸣音无异常。脐带未脱落，脐轮红，脐窝脓性分泌物，四肢肌张力无异常，四肢末梢温暖，吸吮、拥抱、握持反射正常引出。

诊断性检查：①血液学检查：WBC 16.9×10^9/L，N 48.7%，Hb 168g/L，PLT 193×10^9/L；②其他：C 反应蛋白 25mg/L，经皮胆红素测定 9.2mg/dl。

【诊断及诊断依据】

1. **诊断**　新生儿黄疸，新生儿脐炎。

2. 诊断依据

(1)23d 新生儿,全身皮肤黏膜黄染,巩膜黄染。脐带未脱落,脐轮红,脐窝脓性分泌物。

(2)外周血 WBC $16.9 \times 10^9/L$,N 48.7%,Hb 168g/L,PLT $193 \times 10^9/L$,CRP 25mg/L。经皮胆红素 9.2mg/dl。

【需要进一步完善的检查项目】

1. 实验室检查　肝功能、外周血细胞、甲状腺功能检查,肝炎指标、巨细胞等病毒抗体、血型抗体、Coombs 试验等指标检查。

2. 器械检查　必要时行肝脏超声、颅脑磁共振检查。

【鉴别诊断】

新生儿黄疸常见鉴别诊断见表 10-80。

【治疗原则】

抗感染等对症治疗,严重时可应用清蛋白与未结合胆红素、苯巴比妥等肝酶诱导剂、丙种球蛋白抑制红细胞破坏,必要时行蓝光照射。

表 10-80　新生儿黄疸常见鉴别诊断

分组	特点
新生儿溶血病	ABO 溶血常见,Rh 溶血少见,除了黄疸,还有母子血型不合,病情重者有贫血、肝脾肿大,可根据血型、Coombs 试验以鉴别
先天性胆道闭锁	黄疸,白陶土样粪便,血清直接胆红素增高为主,超声可发现胆道闭锁
新生儿肝炎综合征	常由巨细胞病毒感染所致,以胆汁淤积性黄疸为特征,伴有肝功能损害,病毒抗体阳性

五、维生素 D 缺乏性佝偻病

【病例】

患儿,女性,4 个月。因"烦躁、哭闹 1 个月"入院。患儿 1 个月前无明显诱因出现夜间烦躁不安,爱哭闹。睡眠时间少,轻刺激即惊醒、易惊、多汗。无发热、咳嗽、呕吐、腹泻。发病以来,精神饮食无异常。大小便无异常。G_1P_1,36 周顺产,冬季出生,出生体重 2 700g。生后母乳喂养 2 个月后改为混合喂养,未加其他辅食及鱼肝油。按时预防接种。3 个月会抬头,母孕期体健,未服用钙剂及维生素制剂。否认抽搐史。

体格检查:T 37℃,P 120 次/min,R 35 次/min,体重 6.0kg。神志清,精神可。全身皮肤温暖,无出血点、无黄染。枕骨有压乒乓球样感,头围 41cm,前囟 2.5cm×2.5cm,头发少黄,枕秃明显,未出牙。呼吸平稳,双肺呼吸音清。心率 120 次/min,律齐,未闻及杂音。腹软,肝肋下 1.0cm,质软,脾未触及。

【诊断及诊断依据】

1. 诊断　维生素 D 缺乏性佝偻病。

2. 诊断依据

(1)冬季出生,出生 3 个月发病。混合喂养,未添加鱼肝油。

(2)易惊、烦躁、哭闹、多汗。

（3）前囟 2.5cm×2.5cm，颅骨软化，枕秃。

【需要进一步完善的检查项目】

血清钙、磷、碱性磷酸酶，血 25-(OH)D$_3$，甲状旁腺素测定；X 线腕骨片检查。

【鉴别诊断】

维生素 D 缺乏性佝偻病常见鉴别诊断见表 10-81。

【治疗原则】

补充维生素 D，血钙降低者可加服钙剂；增加户外活动。

表 10-81　维生素 D 缺乏性佝偻病常见鉴别诊断

疾病	鉴别点
黏多糖病	常多器官受累，可有多发性骨发育不全，如头大、头型异常、脊柱畸形、胸廓扁平等体征。诊断主要依靠骨骼 X 线变化及尿中酸性黏多糖
软骨营养不良	遗传性软骨发育障碍，出生时即可见四肢短、头大、前额突出、腰椎前凸、臀部后凸。诊断主要依靠体征及骨骼 X 线变化
脑积水	出生后数月起病者，头围与前囟进行性增大。因颅内压增高，可见前囟饱满紧张，骨缝分离，颅骨叩诊有破壶声，严重时有落日征。诊断依靠颅脑 B 超、CT 检查
低磷性佝偻病	低磷性佝偻病多为 X 连锁，肾小管重吸收磷及肠道吸收磷缺陷所致。佝偻病的症状多发生于 1 岁以后，2~3 岁后仍有活动性佝偻病表现；血钙正常，血磷明显降低，尿磷增加。对用一般治疗剂量维生素 D 治疗佝偻病无效时应与本病鉴别
远端肾小管性酸中毒	骨骼畸形显著，身材矮小，有代谢性酸中毒，多尿，碱性尿，除低血钙、低血磷之外，血氯增高，并有低血钾症状。因为远曲小管泌氢不足，从尿中丢失大量钾、钙，继发甲状旁腺功能亢进，骨质脱钙
维生素 D 依赖性佝偻病	常染色体隐性遗传，有严重的佝偻病体征，低钙血症、低磷血症，碱性磷酸酶明显升高及继发性甲状旁腺功能亢进。Ⅰ型患儿可有高氨基酸尿症，Ⅱ型患儿有脱发表现
肾性佝偻病	骨骼呈佝偻病改变，多于幼儿后期症状逐渐明显，形成侏儒状态。由于慢性肾功能衰竭，导致钙磷代谢紊乱（血钙低、血磷高），甲状旁腺继发性功能亢进，骨质普遍脱钙所致
肝性佝偻病	急性肝炎、先天性肝外胆管缺乏或其他肝脏疾病等患儿血清 25-(OH)D$_3$ 可明显降低，出现低血钙、抽搐和佝偻病体征

（孙　妍）

第十二节　传　染　病

一、病毒性肝炎

【病例】

患者，男性，56 岁。因"乏力 1 年余，皮肤黄染及尿色变黄 1 个月"入院。患者于 1 年多前无明显诱因出现疲乏无力、厌油腻并食欲减退,未行系统检查及治疗。1个月前,患者皮肤黄染伴尿色变黄,呈逐渐加重,遂来就诊。既往体健,否认传染病史,无特殊个人史和家族史,无烟酒嗜好,预防接种史不详。

体格检查:T 36.8℃,P 80次/min,R 22次/min,BP 110/70mmHg。神志清,发育正常,营养中等,主动体位。面色晦暗,全身皮肤、巩膜轻度黄染,前胸部皮肤可见5个蜘蛛痣,无肝掌。浅表淋巴结未触及肿大。双肺听诊呼吸音清、无啰音,心率80次/min,律齐,各瓣膜区未闻及杂音。腹平坦,腹软,无压痛及反跳痛,无腹壁静脉曲张,未见肠型。肝脏右肋下触及约2cm,剑突下可触及约2cm,质韧,有触痛,肝上界位于右侧锁骨中线第5肋间,肝区无叩击痛;Murphy征阴性;脾脏肋下可触及3cm,质韧,有触痛。移动性浊音阴性,双肾区无叩击痛。肠鸣音无异常,无血管杂音。生理反射存在,病理反射未引出。

诊断性检查:①血液学检查:WBC 5.2×10^9/L,Hb 120g/L,PLT 105×10^9/L。②肝功能和乙肝病毒学检查:血清 TB 64.3mmol/L,CB 21.8mmol/L,ALT 191mmol/L,AST 140mmol/L。HBsAg 阳性,HBeAg 阳性,HBcAb 阳性。

【诊断与诊断依据】

1. 诊断　慢性乙型肝炎。

2. 诊断依据

(1)乏力1年余,皮肤黄染及尿色变黄1个月,病程大于半年。

(2)皮肤、巩膜黄染,面色晦暗、蜘蛛痣及肝脾稍大为慢性肝病体征。

(3)肝功能异常,TB、ALT、AST 升高,HBsAg、HBeAg、HBcAb 阳性。

【需要进一步完善的检查项目】

1. 实验室检查

(1)肝炎病原学检查:HBV-DNA 检查可明确乙肝病毒复制。排除甲、丙、丁、戊型肝炎病原学、CMV、EBV 等其他病毒感染所致的肝炎。

(2)凝血功能检查:凝血酶原时间(PT)、凝血酶原活动度(PTA)、国际标准化比率(INR)是衡量肝损害严重程度的重要指标。

(3)肝穿刺活体组织检查:对明确诊断、鉴别诊断及了解组织炎症、纤维化程度有重要价值。

2. 器械检查　腹部超声、CT或MR等影像学检查有助于鉴别肝内占位性病变及肝硬化等。

【鉴别诊断】

慢性乙型肝炎的鉴别诊断见表10-82。

表 10-82　慢性乙型肝炎的鉴别诊断

疾病	特点
药物性肝炎	①有明显的用药史;②肝功能异常,大部分患者停药后症状逐渐好转,肝功能恢复正常;③肝炎病毒标志物阴性
酒精性肝炎	①长期大量饮酒史;②表现为恶心、呕吐、黄疸、肝脏大和压痛及肝功能异常,戒酒后肝功能渐好转;③肝炎病毒标志物阴性

续表

疾病	特点
原发性胆汁性胆管炎	①中年女性多见；②起病缓慢,可逐渐出现乏力、皮肤瘙痒、肝脾肿大等胆汁淤积症状,ALP 和 / 或 GGT 显著升高为主；③确诊有赖于自身抗体分型(AMAs 阳性为主)及肝组织病理学检查
自身免疫性肝炎	①中年女性多见；②大部分隐匿起病,无明显或仅乏力等非特异性症状,ALT、AST 升高；③确诊有赖于自身抗体分型(ANA、ASMA 阳性为主)、血清免疫球蛋白升高及肝组织病理学检查
胆汁淤积性黄疸	①常见于胆囊炎、胆石症、肝癌、胰头癌、肝脓肿等占位性病变的患者；②有原发病症状、体征,血清直接胆红素增高为主；③腹部影像检查有助于明确病因
肝豆状核变性	①常有家族遗传史,多表现为肝脏损害和震颤、肌张力增高等神经系统症状,部分患者可有角膜色素环(K-F 环)。②血清铜和血清铜蓝蛋白降低,尿铜增高。ATP7B 基因检测可确诊

【治疗原则】

治疗的主要目标是清除或永久抑制乙型肝炎病毒,降低肝炎病毒的致病性和传染性,中止或减轻肝脏的炎症或坏死,减少或延缓肝硬化、肝衰竭和原发性肝癌的发生。

1. **抗病毒治疗** 根据病情可选用干扰素 α 或核苷酸类似物(替诺福韦、恩替卡韦、替比夫定、拉米夫定、阿德福韦酯等)。

2. **抗炎、保肝治疗** 对有明显肝组织炎症或 ALT 明显升高的患者,可酌情使用抗炎保肝药物。

3. **免疫调节** 如胸腺肽等可调节人体的免疫功能,有助于清除病原体。

4. **抗纤维化治疗** 对明显纤维化或肝硬化患者可以酌情选用有助于抗纤维化作用的中药方剂,如安络化纤丸、扶正化瘀片等。

5. **定期观察治疗效果** 定期监测抗病毒治疗的疗效、依从性、耐药情况和不良反应。

二、细菌性痢疾

【病例】

患儿,女性,5 岁半,因"发热伴腹泻 1d,2h 前惊厥 1 次"于 9 月 15 日入院。1d 前患儿开始发热,体温 39℃,微感咽痛,无咳嗽,无呕吐,无腹泻,血液 WBC 19.3×10^9/L,考虑"上呼吸道感染",给予口服药治疗(具体不详),体温不降,约 4h 前开始腹泻,约 20~30min 一次,粪便量少,呈黏液脓血样,伴有里急后重,呕吐 1 次胃内容物。口服"头孢拉定及补液盐"后病情无好转。2h 前突发惊厥 1 次,表现为双目上翻,四肢强直、抖动,口周发绀,意识丧失,持续约 15min,给予"鲁米那钠"肌注,惊厥缓解后一直昏迷,给予"5% 糖盐 500ml、头孢曲松 1.0g"治疗后入院。发病前患儿无不洁饮食史,无集体发病病史,既往无高热惊厥史。

体格检查:T 38℃,P 160 次 /min,R 22 次 /min,BP 70/50mmHg,体重 20kg。急性病容,呈浅昏迷状态,压眶有反应,不能应答。口腔黏膜光滑,咽微充血,四肢末端发凉、发绀。心率 160 次 /min,律齐,心音无异常,双肺呼吸音清,腹平软,无压痛及反跳痛,肝脾未触及,肠鸣音活跃。膝腱、跟腱反射无亢进,双侧 Babinski 征阳性,颈部无抵抗,Kernig 征阴性,

Brudzinski 征阴性。

诊断性检查：①血液学检查：Hb 109g/L，WBC 23.4×10⁹/L，N 70%，L 22%，PLT 110×10⁹/L；血涂片显示大量杆状核粒细胞。②粪便检查：黏液血便，WBC 30~40/HPF，RBC 3~8/HPF。

【诊断与诊断依据】

1. 诊断　细菌性痢疾（中毒性菌痢，混合型）。

2. 诊断依据

（1）幼儿，夏季急性起病，高热，起病 20h 后出现腹泻、黏液脓血便伴里急后重，伴惊厥1 次。

（2）四肢发冷、发绀，心率加快，血压下降（休克型表现）；惊厥后昏迷，双侧 Babinski 征阳性（脑型表现）。

（3）粪便检查显示白细胞增多，外周血液 WBC 增多伴核左移。

【需要进一步完善的检查项目】

1. 实验室检查

（1）粪便病原学检查：①粪便脓血部分及时多次细菌培养；②粪便中痢疾杆菌核酸检测；③免疫学方法抗原检测。

（2）血培养及血生化：排除其他细菌引起的感染性休克及评估重要器官功能。

2. 器械检查　可行颅脑 CT 影像学检查，以排除脑血管意外等脑器质性损伤。

【鉴别诊断】

细菌性痢疾的鉴别诊断见表 10-83。

表 10-83　细菌性痢疾的鉴别诊断

疾病	特点
急性阿米巴痢疾	①起病较慢，多不发热，腹痛轻，多为右下腹压痛，无里急后重；②粪便量多，呈暗红色果酱样，白细胞少、红细胞多，可有溶组织内阿米巴滋养体；③肠镜可见散发溃疡，边缘深切，周围有红晕，主要在盲肠、升结肠
流行性乙型脑炎	①夏秋季发病，高热、惊厥、昏迷等症状；②起病相对缓慢，休克少见，意识障碍及脑膜刺激征明显；③粪便一般无白细胞，脑脊液呈病毒性脑炎改变，乙脑病毒特异性 IgM 阳性可确诊
急性出血性坏死性肠炎	①起病急，常有不洁饮食史，发热、腹痛、恶心、呕吐、腹泻、便血，重者可出现感染中毒性休克。②脐周和上腹部可有明显压痛，肠鸣音先亢进后减弱或消失。③外周血 WBC 明显增多伴核左移。粪便检查大量红细胞，偶见脱落肠黏膜。④粪便产气荚膜杆菌培养和内毒素检测可确诊
细菌性食物中毒（胃肠型）	①有进食同一食物后集体发病病史，腹痛、腹泻、呕吐；②粪便检查一般白细胞不超过 5 个 /HPF；③可疑食物及患者呕吐物、粪便检出同一细菌或毒素可确诊

【治疗原则】

按消化道传染病隔离至临床症状消失，粪便培养连续 2 次阴性。急性菌痢以抗菌治疗为主。中毒性菌痢采取综合急救措施，早期救治。

1. 病原学治疗　可选用喹诺酮类或三代头孢菌素类抗生素治疗。

2. 抗休克治疗　休克型患者及时给予液体复苏、纠正酸中毒及应用血管活性药物，抗休克、保护重要器官功能等治疗。

3. **降颅压治疗**　脑型高颅压患者可给予 20% 甘露醇,以减轻脑水肿。

4. **对症治疗**　降温止惊,氧疗,保持呼吸道通畅,稳定机体内环境,保证足够的热量摄入等,必要时可使用肾上腺皮质激素治疗。

三、流行性脑脊髓膜炎

【病例】

患儿,女性,4 岁。因"发热 2d,寒战、意识模糊并频繁呕吐半天"于 12 月 26 日入院。2d 前受凉后,患儿突起发热,最高体温 39.5℃,无寒战,无惊厥,精神萎靡,食欲食量下降,在家服用"退热药(具体不详)"后发热仍反复,半天前出现寒战,体温 40℃,伴意识模糊、头痛,伴频繁喷射性呕吐,呕吐物为胃内容物,偶有肢体抽搐,遂急诊入院。发病以来,患儿精神差,睡眠差。既往体健。否认肝炎、结核病史。无遗传病家族史,未按规定进行预防接种。

体格检查:T 39.7℃,P 150 次 /min,R 27 次 /min,BP 110/60mmHg。昏迷状态,呼之不应,急性病容,疼痛刺激后可见肢体抽搐,四肢及躯干部皮肤可见散在瘀点及瘀斑,部分融合成片,浅表淋巴结未触及,皮肤、巩膜无黄染。咽轻度充血,双侧扁桃体无肿大,颈强直,双肺呼吸音清,未闻及啰音。心界大小无异常,心率 150 次 /min,律齐,各瓣膜听诊区未闻及杂音。腹平软,无压痛及反跳痛,肝脾肋下未触及。Brudzinski 征阳性,Kernig 征阳性,Babinski 征阴性。

诊断性检查:①血液学检查:外周血 Hb 115g/L,WBC 18.2×10^9/L,N 0.97,PLT 162×10^9/L;血涂片显示杆状核粒细胞明显增多。②粪便检查(肛门拭子):阴性。③脑脊液检查:外观混浊似米汤样,压力>250mmH$_2$O,白细胞>$1\,000 \times 10^6$/L,蛋白质 2.5g/L,葡萄糖 1.5mmol/L,氯化物 78mmol/L。脑脊液涂片示 G$^-$ 双球菌阳性。④心电图检查:窦性心动过速。

【诊断与诊断依据】

1. **诊断**　流行性脑脊髓膜炎(脑膜脑炎型)。

2. **诊断依据**

(1)幼儿,冬季发病,未按规定进行预防接种。

(2)高热 2d,寒战、意识模糊,伴头痛、频繁呕吐半天,呕吐为喷射性呕吐,偶有肢体抽搐。

(3)昏迷状态,四肢及躯干部皮肤可见散在瘀点及瘀斑,颈强直,Brudzinski 征阳性,Kernig 征阳性。

(4)外周血 WBC 明显增高并核左移。脑脊液外观混浊似米汤样,压力明显升高,白细胞>$1\,000 \times 10^6$/L,蛋白质含量明显升高,葡萄糖和氯化物含量降低。符合化脓性脑膜炎特点,涂片可见 G$^-$ 双球菌。

【需要进一步完善的检查项目】

1. **实验室检查**　①皮肤瘀点组织液或脑脊液进行细菌培养和涂片,应在抗生素应用前留取标本;②免疫学方法检查血清脑膜炎奈瑟菌抗原或 DNA 特异片段检测。

2. **器械检查**　行颅脑 CT 或 MRI 检查,以明确颅内病灶,并排除脑血管意外的可能。

【鉴别诊断】

流行性脑脊髓膜炎的鉴别诊断见表 10-84。

表 10-84 流行性脑脊髓膜炎的鉴别诊断

疾病	特点
结核性脑膜炎	①多有结核病史或密切接触史,无季节性,起病缓慢。②病程长,有低热、盗汗、消瘦等症状,神经系统症状出现较晚,皮肤黏膜无瘀点瘀斑。③ CSF 外观微混,有薄膜,压力升高,WBC 多在 $(50\sim500)\times10^6/L$,蛋白质含量明显升高,葡萄糖含量降低,氯化物含量明显下降。抗酸染色可见结核分枝杆菌
病毒性脑炎	①起病急,高热、头痛、呕吐,意识障碍,抽搐,病理反射及脑膜刺激征阳性,皮肤黏膜无瘀点瘀斑。② CSF 外观清亮或微混,压力稍升高,WBC 多在 $(50\sim500)\times10^6/L$,蛋白质含量轻至中度升高,葡萄糖和氯化物无异常。确诊有赖于血清学检查和病毒分离
新型隐球菌性脑膜炎	①大部分患者有影响免疫防御功能的基础疾病或因素,如恶性肿瘤、结缔组织病、HIV 感染、器官移植和糖皮质激素或免疫抑制剂等。②逐渐加重的剧烈头痛、呕吐、脑膜刺激征阳性。③ CSF 外观澄清或微混,压力明显升高,最高可达 $600mmH_2O$ 以上,WBC 多在 $(40\sim400)\times10^6/L$,蛋白质轻至中度升高,葡萄糖和氯化物明显下降。墨汁染色可找到新型隐球菌
其他细菌性化脓性脑膜炎	①肺炎链球菌、流感嗜血杆菌、金黄色葡萄球菌、铜绿假单胞菌等脑膜炎大多为继发性感染,无季节性,散发为主;②皮肤黏膜无瘀点、瘀斑;③确诊有赖于细菌学检查

【治疗原则】

早期诊断,按呼吸道传染病隔离至症状消失后 3d,一般不少于发病后 7d。早期应用抗生素及综合治疗。

1. 病原治疗 尽早、足量应用敏感并能透过血脑屏障的抗生素。可选用大剂量青霉素,头孢三代或氯霉素。暴发型者可联合用药。

2. 防治脑水肿 脑膜脑炎型应及早防治脑水肿,积极脱水预防脑疝,可选用 20% 甘露醇、清蛋白、呋塞米、激素等。

3. 防治呼吸衰竭 密切监测,保持呼吸道通畅,必要时机械通气。

4. 对症治疗 降温止惊,保证足够热量摄入,稳定机体内环境,纠正电解质及酸碱平衡紊乱,保护重要器官功能。

四、肾综合征出血热

【病例】

患者,男性,45 岁。因“发热、头痛 4d,少尿半天”于 4 月 12 日入院。4d 前患者无明显诱因发热,体温波动于 39~40℃,伴畏寒,全身酸痛乏力,尤以腰痛明显,头痛,无喷射性呕吐,自以为“感冒”,口服“感冒药”后体温时升时降。半天前出现尿量减少,约 100ml/12h,尿色较深似浓茶水样,乏力加重,稍感气促,遂急诊入院。家中卫生条件差,常有老鼠出没。否认食物及药物过敏史。无高血压、糖尿病史,无肝肾疾病病史,无遗传性疾病家族史。

体格检查:T 39℃,P 121 次/min,R 30 次/min,BP 75/50mmHg,神志清,精神萎靡,四肢冰冷,颜面、颈部、胸前皮肤充血潮红,腋下皮肤散在出血点,眼结膜充血,球结膜水肿。双肺呼吸音粗糙,未闻及啰音。心界大小无异常,心率 121 次/min,律齐,各瓣膜听诊区未闻及杂音。腹平软,无压痛及反跳痛,肝脾肋下未触及,移动性浊音阴性。双下肢无水肿。双侧 Babinski 征阴性,颈部无抵抗,Kernig 征阴性,Brudzinski 征阴性。

诊断性检查:① 血液学检查:Hb 125g/L,RBC 4.1×10^{12}/L,WBC 20×10^9/L,N 0.6,L 0.34,异型淋巴细胞 0.25,PLT 80×10^9/L;②尿液检查:尿蛋白(3+),镜检有红细胞及管型。

【诊断与诊断依据】

1. **诊断**　肾综合征出血热。

2. **诊断依据**

(1)中年男性,4 月份发病,家中卫生条件差,常有老鼠出没。

(2)高热,头痛、腰痛、全身酸痛乏力,并出现少尿、气促。

(3)呼吸急促,血压下降。四肢冰冷,颜面、颈部、胸前皮肤充血潮红,腋下皮肤散在出血点,眼结膜充血,球结膜水肿。

(4)外周血 WBC 明显升高,异型淋巴细胞升高,PLT 下降,尿蛋白(3+)。

【需要进一步完善的检查项目】

1. **病原学检查**　免疫学检查特异性抗体或 RT-PCR 方法检测汉坦病毒 RNA 是确诊的重要依据。

2. **血生化检查**　肝功能检查可见 TBIL、ALT 升高,肾功能检查可见 BUN、Scr 升高,血钾在少尿期升高。

3. **凝血功能检查**　合并 DIC 可见凝血酶原时间及凝血酶时间延长,纤维蛋白原降低。

4. **血培养**　排除其他细菌感染所致败血症。

【鉴别诊断】

肾综合征出血热的鉴别诊断见表 10-85。

表 10-85　肾综合征出血热的鉴别诊断

疾病	特点
钩端螺旋体病	①多发生于夏、秋季,有疫水接触史;②高热、乏力,结膜充血,腓肠肌压痛及淋巴结肿大,外周血白细胞正常或轻度升高,异型淋巴细胞少见;③凝集试验 ≥ 1:400 或血液镜检或培养出钩端螺旋体可确诊
败血症	①常有原发感染病灶,寒战高热,全身中毒症状明显,一般无渗出及水肿,严重者可致感染性休克,全身多器官功能损伤;②外周血 WBC 明显升高,以中性粒细胞升高为主,确诊有赖于血培养出病原菌
伤寒	①发热期较长,表情淡漠、相对缓脉、玫瑰皮疹和肝脾肿大,常无低血压休克期、出血期及少尿期;②外周血 WBC 正常或减少,以嗜酸性粒细胞减少为著;③肥达反应试验阳性,血或骨髓培养出伤寒杆菌可确诊
流行性感冒	①多有流感接触史或正值流感流行期。②上呼吸道感染症状较轻,高热、头痛、乏力等全身中毒症状较重。③外周血 WBC 正常或降低,以淋巴细胞为主。血清学检查可检出流感病毒抗体

【治疗原则】

抓好三早一就(早发现、早休息、早治疗和就近治疗),把好三关(休克关、少尿关和出血关)。

1. 发热期

(1)抗病毒:起病3~5d内可采用利巴韦林或干扰素,疗程3~5d。

(2)减轻外渗:早期休息,可给予维生素C降低血管通透性,视病情补液。

(3)改善中毒症状:物理降温,对症,必要时可用糖皮质激素。

(4)预防DIC:定期检查凝血功能,高凝期应用肝素抗凝。

2. 低血压休克期 积极补充血容量、纠正酸中毒、改善微循环,及应用血管活性药物稳定血压。

3. 少尿期 治疗原则为"稳、促、导、透"。

(1)稳定内环境:控制出入量,纠正酸中毒及电解质紊乱,补充充足营养,减少蛋白分解。

(2)促进利尿:给予利尿剂,以减轻肾间质水肿;给予血管扩张剂改善微循环。

(3)导泻:无消化道出血者,可给予甘露醇、50%硫酸镁或大黄等导泻,预防高血容量及高血钾。

(4)透析疗法:少尿持续4d或无尿24h以上,或出现下列情况的患者给予血液透析、CRRT或腹膜透析。①明显氮质血症,血BUN>28.56mmol/L,有严重尿毒症表现;②高分解状态,每天BUN升高>7.14mmol/L;③血钾>6.5mmol/L,ECG有高钾表现;④高血容量综合征经保守治疗无效,伴肺水肿、脑水肿等。

4. 多尿期 维持水与电解质平衡,防治继发感染。

五、获得性免疫缺陷综合征

【病例】

患者,男性,30岁。因"间断性发热伴消瘦半年"入院。患者半年前无明显诱因出现间断性发热,体温在38℃左右,伴乏力、全身不适和食欲缺乏,粪便每天3~5次,稀便,无脓血、腹痛,无恶心、呕吐及咳嗽等症状,于当地医院检查胸片、血液、尿液、粪便检查未见明显异常。给予"中药口服(具体不详)"后无好转,伴消瘦逐渐加重。自发病以来,患者体重下降约15kg,睡眠尚可。既往7年前因急性化脓性阑尾炎穿孔行手术及输血治疗,3个月前曾患肺炎,治疗1个月迁延不愈,2个月前曾患带状疱疹,愈后留有瘢痕。无肝肾疾病及结核病史,无静脉吸毒史,有不洁性行为史。

体格检查:T 37.6℃,P 86次/min,R 19次/min,BP 120/80mmHg,体重45kg。神志清,营养差,消瘦状态,口腔黏膜可见少许白色薄膜,不易拭除,右肋下及右侧背部可见片状暗红色瘢痕。左腋窝可触及数个大小约2cm×2cm的淋巴结,活动可、无压痛。胸廓无异常,双侧呼吸运动对称,无增强、无减弱,节律规整,无胸膜摩擦感,双肺未闻及啰音。心率86次/min,律齐,各瓣膜区未闻及杂音。腹平软,肝脾肋下未触及。移动性浊音阴性。肠鸣音6次/min,双下肢无水肿。生理反射存在,病理反射未引出。

诊断性检查:①血液学检查:Hb 95g/L,WBC $3.5×10^9$/L,L 18%,PLT $78×10^9$/L;②血清抗HIV抗体:阳性。

【诊断与诊断依据】

1. 诊断 获得性免疫缺陷综合征,贫血。

2. 诊断依据

(1)青年男性,有输血史及不洁性行为史。

（2）间断性发热、腹泻半年,体重明显下降,伴有免疫功能低下疾病表现：迁延不愈的肺炎、带状疱疹。

（3）消瘦,浅表淋巴结肿大,无压痛,无粘连。口腔黏膜可见念珠菌感染。

（4）外周血 Hb 95g/L,淋巴细胞比例下降,抗 HIV 抗体阳性。

【需要进一步完善的检查项目】

1. 实验室检查

（1）病毒及特异性抗原和 / 或抗体检查：蛋白印迹（WB）法确证抗体阳性,HIVp24 抗原检测,HIVRNA 定量及耐药检测。

（2）免疫学检查：T 细胞亚群,CD4$^+$T 细胞计数,CD4$^+$/CD8$^+$T 细胞比值,β- 微球蛋白水平、B 淋巴细胞功能、NK 细胞活性,各种机会性感染病原学检查。

（3）组织活检：可确诊卡波西肉瘤或淋巴瘤等。

2. 器械检查 肺部 X 线检查可了解肺并发真菌、TB、PJP 等感染。颅脑 CT 或 MRI 了解弓形虫脑病等神经系统并发症。

【鉴别诊断】

获得性免疫缺陷综合征的鉴别诊断见表 10-86。

表 10-86 获得性免疫缺陷综合征的鉴别诊断

疾病	特点
肺结核	①大多有肺结核病接触史,常有咳嗽、咳痰,乏力,午后低热、盗汗等症状；②胸部 X 线可见肺结核病灶；③痰结核涂片或培养阳性,结核菌素试验或结核 γ 干扰素释放试验有助于诊断
淋巴瘤	①不明原因的发热、盗汗、体重下降、皮肤瘙痒和乏力；②肝脾、淋巴结肿大；③骨髓穿细胞学检查、骨髓活检、流式细胞学检查及淋巴结活检有助于诊断
原发性 CD4$^+$ 淋巴细胞减少症（ICL）	①少数患者可并发严重机会性感染,与获得性免疫缺陷综合征相似；②无 HIV 感染流行病学特点；③ HIV 抗体、抗原及 HIVRNA 等均阴性
继发性 CD4$^+$ 淋巴细胞减少	①多见于肿瘤及自身免疫病经化学或免疫抑制治疗后 CD4$^+$ 淋巴细胞下降；②无 HIV 感染流行病学特点；③ HIV 抗体、抗原及 HIV-RNA 等均阴性

【治疗原则】

治疗的目标是最大限度地抑制病毒复制,重建或维持免疫功能。降低病死率及 HIV 相关疾病的罹患率,改善生活质量,减少 HIV 传播风险,预防母婴传播。

1. 高效抗反转录病毒治疗（HAART） ①核苷类反转录酶抑制剂（NRTIs）。②非核苷类反转录酶抑制剂（NNRTIs）。③蛋白酶抑制剂（PIs）。④融合酶抑制剂（FIs）。⑤整合酶抑制剂（NRTIs）。⑥ CCR5 抑制剂。根据病情选择联合用药。

2. 免疫重建 通过抗病毒及免疫调节治疗使患者免疫功能恢复或接近正常。

3. 治疗各种机会性感染及肿瘤 肺孢子菌肺炎、结核病、真菌感染、其他病毒感染、弓形虫病及获得性免疫缺陷综合征相关肿瘤等。

4. 对症支持治疗 加强营养及心理治疗。

六、麻疹

【病例】

患儿,男性,3岁。因"发热4d伴皮疹1d"入院。患儿于4d前发热,每天体温38.5~39℃,伴咳嗽、流涕,无呕吐、腹泻,无抽搐、惊厥。服用"头孢克肟"治疗,效果不佳。1d前体温升高至40℃,耳后及颜面部出现红色皮疹,后逐渐累及前胸、后背。发病以来,神志清,精神萎靡,食欲睡眠差,大小便无异常。既往体健。否认肝炎及结核病史,否认食物及药物过敏史,无手术外伤史。出生7个月后未再按时预防接种。

体格检查:T 39.5℃,P 130次/min,R 50次/min,BP 90/50mmHg。神志清,精神萎靡,急性面容。颜面至胸背部皮肤可见红色斑丘疹,压之褪色,疹间皮肤正常;颈部可触及数个黄豆大小淋巴结;双眼分泌物较多,球结膜充血。口唇较红,口腔黏膜充血,双侧颊黏膜上可见1mm左右白色细小斑点,周围有红晕,咽部充血;双肺呼吸音粗,未闻及啰音。心音无异常,各瓣膜听诊区未闻及杂音。腹软,肝脾肋下未触及。神经系统未见异常。

诊断性检查:外周血WBC 4.5×10^9/L,L 68%,Hb 130g/L,PLT 265×10^9/L。CRP<1mg/L。

【诊断与诊断依据】

1. 诊断　麻疹。

2. 诊断依据

(1)幼儿,未接种麻疹疫苗。

(2)急性起病,发热伴有上呼吸道感染症状,发热3d后出现皮疹。

(3)颈部淋巴结肿大,可见红色斑丘疹,出疹顺序由耳后、颜面部逐渐累及前胸、后背。眼结膜充血,口腔可见麻疹黏膜斑。

(4)外周血淋巴细胞比例偏高。

【需要进一步完善的检查项目】

1. 实验室检查

(1)血清学检查:血清麻疹特异性IgM阳性可确诊;IgG抗体恢复期升高4倍以上可确诊。心肌酶学检查有助于并发症的诊断。

(2)病原学检查:核酸检测,病毒抗原检测及病毒分离等。

2. 器械检查　肺部X检查、ECG等。

【鉴别诊断】

麻疹的鉴别诊断见表10-87。

表 10-87　麻疹的鉴别诊断

疾病	特点
风疹	①潜伏期短,全身症状及呼吸道症状较轻;②发热1~2d后出疹,皮疹分布以颜面、颈、躯干为主,1~2d皮疹消退,疹后无色素沉着及脱屑;③常伴有耳后、颈部淋巴结肿大,口腔无黏膜斑
幼儿急疹	①突起高热,持续3~5d,上呼吸道症状轻;②热退疹出,皮疹呈玫瑰色,分布以躯干为主,1~3d皮疹退尽

续表

疾病	特点
猩红热	①发热、咽痛明显,1~2d 后全身出现皮疹;②皮疹呈针尖样红色丘疹,疹间皮肤充血,压之褪色,面部无皮疹,口周有苍白圈,持续 4~5d,热降疹退,伴大量脱皮;③外周血白细胞及中性粒细胞明显升高。
水痘	①幼儿无症状或症状轻,年长儿和成人可有发热、头痛等全身中毒症状,1~2d 后出疹;②皮疹呈向心性分布,以躯干为主,四肢少见,由红色斑疹逐渐转变为丘疹、疱疹,并伴有瘙痒,1~2d 后结痂;③皮疹分批出现,同一部位同时可见斑疹、丘疹、水疱和结痂(四世同堂现象)
手足口病	①急性起病,发热、咳嗽、流涕、咽痛、食欲下降;②口腔黏膜出现疱疹,手、足和臀部出现斑丘疹、疱疹,疹周伴有红晕;③部分患儿可仅表现为疱疹性咽峡炎或单一部位皮疹
药物疹	①近期有用药史,皮疹常伴瘙痒,低热或不发热,无上呼吸道感染症状;②停药后皮疹可渐消退;③外周血嗜酸性细胞增多

【治疗原则】

麻疹为自限性疾病,治疗原则为对症治疗,加强护理,防治并发症。

1. **隔离** 按呼吸道传染病隔离至体温正常或至少出疹后 5d,注意休息、多饮水,保持眼、鼻、口腔清洁。

2. **对症支持治疗** 降温、止咳化痰,体弱病重患儿可早期注射免疫球蛋白。

3. **防治并发症** 合并细菌感染者酌情使用抗生素。

(黄水文)

第十三节 其 他

一、急性一氧化碳中毒

【病例】

患者,女性,60 岁。因"昏迷半小时"于 1 月 12 日入院。半小时前晨起女儿发现患者昏迷不醒,无呕吐。房间有一燃煤炉,患者一人单住,房间未见异常药瓶。既往无肝、肾疾病、糖尿病、心脑血管疾病病史,无安眠药服用史。

体格检查:T 36.9℃,P 98 次/min,R 14 次/min,BP 130/80mmHg。昏迷,呼之不应,皮肤黏膜无出血点,浅表淋巴结未触及,皮肤巩膜无黄染,双侧瞳孔等大等圆,直径 3mm,对光反射灵敏。口唇呈樱桃红色,颈软,无抵抗。心率 98 次/min,律齐,未闻及杂音。双肺听诊呼吸音清,未闻及啰音。腹平软,肝脾肋下未触及。双侧 Babinski 征阳性,Kernig 征阴性,Brudzinski 征阴性。

【诊断与诊断依据】

1. **诊断** 急性一氧化碳中毒。

2. 诊断依据

(1)患者独居,冬季起病,室内燃煤炉,有一氧化碳中毒来源,无其他中毒证据,无肝、肾疾病、糖尿病、心脑血管疾病病史及服用安眠药等情况。

(2)昏迷,口唇呈樱桃红色,双侧 Babinski 征阳性。

【需要进一步完善的检查项目】

1. 实验室检查

(1)血碳氧血红蛋白(HbCO)测定:HbCO 浓度是诊断急性一氧化碳中毒和评估严重程度、指导治疗的重要指标,但实际临床表现与血液 HbCO 浓度水平不完全一致,且要求在脱离中毒现场 8h 内尽早抽取静脉血。健康人血 HbCO 浓度为 5%~10%,11%~30% 为轻度中毒,31%~40% 为中度中毒,等于或高于 41% 者为重度中毒。

(2)动脉血气分析:急性一氧化碳中毒患者 PaO_2 和 SaO_2 降低,血清乳酸水平可作为反应组织缺氧的重要指标。

2. 器械检查

(1)脑电图:急性一氧化碳中毒时,脑电图出现弥漫性低波幅慢波,与缺氧性脑病进展相平行。

(2)颅脑 CT 检查:可评估脑水肿程度及排除脑血管意外等。

【鉴别诊断】

急性一氧化碳中毒的鉴别诊断见表 10-88。

表 10-88　急性一氧化碳中毒的鉴别诊断

疾病	特点
有机磷类杀虫剂中毒	①有机磷类杀虫剂暴露史;②意识障碍,呼气大蒜味,瞳孔缩小,多汗,肺水肿,肌纤颤等毒蕈碱样和／或烟碱样症状;③血胆碱酯酶(CHE)活力下降,血、尿、粪或胃内容物检出有机磷类杀虫剂及代谢产物
镇静催眠药中毒	①有镇静催眠药暴露史;②有意识障碍,呼吸抑制,血压下降等表现;③血、尿及胃液中检出镇静催眠药成分
脑血管意外	①多发生于中老年人;②突发的局灶性或全面性神经功能缺失,可伴有头痛、偏瘫及不同程度的意识障碍;③颅脑 CT 或 MR 显示颅内病灶
代谢性脑病	①一般有慢性基础疾病,如尿毒症、慢性肝病、糖尿病等;②在原发病表现基础上出现意识障碍,常有原发病的症状及体征,无明确的神经系统定位体征;③肝功能、肾功能、血糖、电解质、血氨、血气分析等检查可发现与原发病有关的阳性结果;④颅脑 CT 或 MRI 一般未见脑器质性损害

【治疗原则】

积极纠正缺氧和防治脑水肿。

1. **撤离中毒环境**　立即使中毒患者脱离中毒现场,移至空气新鲜处,保持呼吸道通畅。

2. **氧疗**　高浓度氧疗可加速血液 HbCO 解离和 CO 排出,是治疗一氧化碳中毒最有效的方法,有条件时可行高压氧舱治疗。

3. **保持呼吸道通畅**　对昏迷、窒息或呼吸停止的患者应立即进行气管内插管,进行机械通气。

4. **脱水治疗** 急性一氧化碳中毒易并发肺水肿及脑水肿,应及早适当脱水。

5. **糖皮质激素治疗** 预防及防止急性一氧化碳中毒所致的神经系统免疫炎症反应。

6. **神经保护治疗** 防治迟发性脑病。

二、乳腺癌

【病例】

患者,女性,52岁。因"发现左乳肿物1个月"入院。患者于1个月前无意中发现左乳外上象限肿物1个,约花生米大小,无疼痛。既往体健。平时月经规律,无痛经史,50岁绝经。24岁结婚,26岁生一子。否认肿瘤家族史。

体格检查:T 36.5℃,P 72次/min,R 16次/min,BP 110/70mmHg。神志清,发育正常,营养可。左乳外上象限可触及1个大小约2cm×3cm包块,质硬、表面不光滑,活动度差,与周围组织粘连,腋窝淋巴结未触及肿大。

诊断性检查:①乳腺钼靶片:左乳外上象限可见密度增高肿块影,边界尚清,约2.8cm×2.0cm大小,肿块内见点状钙化灶,局部皮肤轻度牵拉;②腋窝超声:未见肿大淋巴结。

【诊断与诊断依据】

1. **诊断** 乳腺癌(左侧)。

2. **诊断依据**

(1)女性患者,52岁,左乳外上象限肿物1个月。

(2)左乳外上象限触及1个2cm×3cm包块,质硬、活动度差,与周围组织粘连。

(3)乳腺钼靶显示左乳外上象限可见密度增高肿块影,边界尚清,约2.8cm×2.0cm大小,肿块内见点状钙化灶,局部皮肤轻度牵拉。

【需要进一步完善的检查项目】

1. **实验室检查** 术前可行细针穿刺细胞学检查,但乳腺癌的确定诊断依赖于组织学证实。

2. **器械检查** 可行胸部CT检查、肝脏彩超检查、骨ECT扫描等,以观察是否存在转移。

【鉴别诊断】

乳腺癌的鉴别诊断见表10-89。

表10-89 乳腺癌的鉴别诊断

疾病	特点
乳腺纤维腺瘤	①好发于内分泌旺盛而紊乱的年轻妇女;②肿块多位于乳腺外上象限,圆形或扁圆形,质坚韧,表面光滑,分界清楚,无粘连,触之有滑动感,一般小于3cm
乳腺增生	①多发生于中年女性,由内分泌功能紊乱引起;②常表现为乳房疼痛、乳房肿块、乳头溢液、月经失调等;③可在乳房内触及多个大小不等而较硬的不规则结节,与周围组织分界不清
乳腺囊肿	为囊性肿物,多位于乳腺中央、乳头周围,常有乳腺炎或外伤病史

【治疗原则】

乳腺癌多采用局部治疗及全身治疗的原则,采用手术、放疗、化疗、内分泌治疗、生物靶向治疗等综合治疗手段。

1. 手术治疗　若无远处转移则行根治性手术,目前采取的手术方法主要为乳腺癌改良根治术及保留乳房手术,术后辅以放化疗。

2. 辅助化疗　肿瘤直径大于 1cm 者均应行辅助化疗。

3. 术后放疗　保乳术后除小叶原位癌外均应行术后放疗,改良根治术后 T_3 及以上或腋窝淋巴结阳性 ≥4 个等具有局部区域复发高危因素者应行术后放疗。

4. 内分泌治疗　对雌激素受体阳性的患者,术后可进行内分泌治疗。

5. 靶向治疗　若 Her2 阳性患者(免疫组化和 Fish 检查方法要求不同)接受曲妥珠单抗靶向治疗有良好效果。

三、急性有机磷类杀虫剂中毒

【病例】

患者,男性,52 岁。因"神志不清 1h"入院。1h 前家人发现患者神志不清,呼之不应,无呕吐,无大小便失禁,无咳嗽、咳痰,浑身散发大蒜气味。2d 前患者因家庭纠纷,与家人发生争吵。既往体健,无高血压、脑血管病史,无过敏史和重要药物应用史。

体格检查:T 35.8℃,P 100 次 /min,R 16 次 /min,BP 90/60mmHg。全身有浓烈大蒜味,神志不清,呼之不应,疼痛刺激有反应,偶有全身强直性痉挛,皮肤湿冷、大汗,无黄染、出血点,浅表淋巴结未触及,巩膜无黄染,双侧瞳孔等大等圆,直径 1mm,对光反应灵敏,口腔内有大蒜气味。呼吸不规则,双肺呼吸音粗,双下肺可闻及湿啰音。心率 100 次 /min,律齐,未闻及杂音。腹平软,肝脾肋下未触及。Kernig 征阴性,Brudzinski 征阴性,双侧 Babinski 征阴性。

诊断性检查:①血液学检查:RBC 3.65×10^{12}/L,Hb 120g/L,WBC 9.5×10^9/L,N 84%,PLT 209×10^9/L,血清 CHE 151U/L;②尿液检查及粪便检查:均无异常。

【诊断与诊断依据】

1. 诊断　急性有机磷类杀虫剂中毒。

2. 诊断依据

(1)既往体健,急性起病,有明确诱因(2d 前患者因家庭纠纷,与家人发生争吵)。

(2)神志不清,浑身散发大蒜气味。

(3)有毒蕈碱样症状(瞳孔缩小,皮肤湿冷、大汗,双下肺湿啰音),烟碱样症状(全身强直痉挛、呼吸不规则)。

(4)血清胆碱酯酶明显下降。

【需要进一步完善的检查项目】

1. 实验室检查

(1)动态 CHE 活力值测定:CHE 活力值在 51%~70% 时为轻度中毒;30%~50% 为中度中毒;小于 30% 为重度中毒。

(2)毒物检测:血、尿、粪便或胃内容物可检出有机磷类杀虫药(OPI)成分及代谢产物。

(3)生化检查:检查肝功能、Scr、血糖、电解质等排除代谢性脑病。

（4）动脉血气分析：明确有无低氧或 CO_2 潴留。

2. 器械检查　可行颅脑 CT 检查,以排除脑血管意外或其他器质性病变。

【鉴别诊断】

有机磷类杀虫剂中毒的鉴别诊断见表 10-90。

表 10-90　有机磷类杀虫剂中毒的鉴别诊断

疾病	特点
镇静催眠药中毒	①有镇静催眠药暴露史；②有意识障碍、呼吸抑制、血压下降等表现；③血、尿及胃液中检出镇静催眠药成分
脑出血	①多发生于中老年人,常有活动或情绪激动等诱因；②突发局灶性或全面性神经功能缺失,常伴有头痛、呕吐、血压升高及不同程度的意识障碍；③颅脑 CT 或 MRI 显示颅内出血灶
热射病	暴露于高温、高湿环境或高强度运动,且合并有下列临床表现之一：①高热,体温常大于 40℃；②不同程度的神经功能障碍表现（行为异常、谵妄、抽搐、昏迷）；③多器官（肝、肾、横纹肌、胃肠道）功能损伤表现；④ DIC

【治疗原则】

1. 迅速清除毒物　立即将患者撤离中毒现场,彻底清除毒物,反复多次彻底洗胃,防止残留毒物重新吸收。

2. 解毒药应用　早期、足量、联合和重复应用解毒药,尽快阿托品化。CHE 复活药有碘解磷定、氯解磷定等。胆碱受体阻断剂有阿托品、山莨菪碱、东莨菪碱等。

3. 对症支持治疗　氧疗、保持气道通畅,必要时机械通气。稳定内环境,保护重要器官功能,重症患者及时行血液灌流等血液净化治疗。

四、镇静催眠药中毒

【病例】

患者,女性,56 岁。因"被发现意识不清 3h"入院。3h 前家人发现其躺在沙发上,神志不清,呼唤及拍打无反应,无呕吐,无大蒜味等异常气味,无大小便失禁。当地医院给予吸氧等处理后,转入我院。追问病史,患者长期焦虑、睡眠障碍,长期服用"艾司唑仑"。10h 前曾与家属发生过激烈争吵,而后独自在家未外出,家属发现时沙发旁有一个歪倒水杯及一个空药瓶。既往体健,无高血压、糖尿病、心脑血管及肝肾疾病史,无嗜酒及吸毒史,无食物及药物过敏史。

体格检查：T 36.5℃,P 65 次 /min,R 10 次 /min,BP 85/56mmHg。神志不清,呼之不应,压眶有反应。皮肤黏膜未见黄染,未见皮疹、瘀斑,浅表淋巴结未触及肿大。睑结膜略苍白,巩膜无黄染,瞳孔等大等圆,直径 2mm,对光反应迟钝,颈软,无抵抗,甲状腺无肿大。呼吸浅慢,双肺呼吸音弱,双肺无啰音。心率 65 次 /min,律齐,未闻及杂音。腹平软,肝脾肋下未触及。Kernig 征阴性,Brudzinski 征阴性,双侧 Babinski 征阴性。

诊断性检查：①外周血 Hb 126g/L,WBC 8.5×10^9/L,N 76%,PLT 218×10^9/L；②随机血糖 7.9mmol/L。

【诊断与诊断依据】

1. **诊断** 镇静催眠药(艾司唑仑)中毒。

2. **诊断依据**

(1)既往有焦虑、睡眠障碍病史,长期服用"艾司唑仑",无心脑血管及肝肾疾病史。

(2)有明确诱因(10h 前曾与家属发生过激烈争吵),发病处可见水杯及空药瓶,提示可能服用大量药物。

(3)浅昏迷,呼吸浅慢,血压下降。

【需要进一步完善的检查项目】

1. **实验室检查**

(1)毒物检测:患者血、尿、胃内容物检测镇静催眠药成分及代谢产物。

(2)生化检查:检测肝功能、血清肌酐、血糖、电解质等排除代谢性脑病。

(3)动脉血气分析:明确有无低氧或 CO_2 潴留。

2. **器械检查** 可行颅脑 CT 检查,以排除脑血管意外或其他器质性病变。

【鉴别诊断】

镇静催眠药中毒的鉴别诊断见表 10-91。

表 10-91 镇静催眠药中毒的鉴别诊断

疾病	特点
有机磷类杀虫剂中毒	①有机磷类杀虫剂暴露史;②意识障碍、呼气大蒜味,瞳孔缩小、多汗、肺水肿、肌束震颤等毒蕈碱样和 / 或烟碱样症状;③血 CHE 活力下降,血、尿、粪或胃内容物检出有机磷类杀虫剂成分及代谢产物
一氧化碳中毒	①有吸入较高浓度 CO 病史;②不同程度的头痛、恶心、胸闷、呼吸困难及意识障碍,口唇黏膜可呈樱桃红色;③血液 COHb 浓度明显升高
脑血管意外	①多发生于中老年人;②突发的局灶性或全面性神经功能缺失,可伴有头痛、偏瘫及不同程度的意识障碍;③颅脑 CT 或 MRI 显示颅内病灶
代谢性脑病	①一般有慢性基础疾病,如尿毒症、慢性肝病、糖尿病等;②在原发病表现基础上出现意识障碍,常有原发病的症状及体征,无明确的神经系统定位体征;③肝功能、肾功能、血糖、电解质、血氨、血气分析等检查可发现与原发病有关的阳性结果;④颅脑 CT 或 MRI 一般未见脑器质性损害

【治疗原则】

1. **维持生命体征** ①保持气道通畅,保证氧供,必要时机械通气;②稳定血压,补液扩容,使用血管活性药;③促进意识恢复。

2. **清除毒物** 洗胃、活性炭吸附、碱化尿液和利尿,病情危重患者尽早行血液净化。

3. **特效解毒药** 苯二氮䓬类中毒者可采用氟马西尼拮抗。

(黄水文)

推荐书目

1. 刘原, 刘成玉. 临床技能培训与实践. 2 版. 北京: 人民卫生出版社, 2021.

2. 万学红, 卢雪峰. 诊断学. 9 版. 北京: 人民卫生出版社, 2018.

3. 万学红, 陈红. 临床诊断学. 3 版. 北京: 人民卫生出版社, 2015.

4. 刘成玉. 诊断学. 4 版. 北京: 人民卫生出版社, 2019.

5. 刘成玉, 沈建箴, 王元松. 临床基本技能考核与评价. 北京: 人民卫生出版社, 2019.

6. 葛均波, 徐永健, 王辰. 内科学. 9 版. 北京: 人民卫生出版社, 2018.

7. 陈孝平, 汪建平, 赵继宗. 外科学. 9 版. 北京: 人民卫生出版社, 2018.

8. 李小寒, 尚少梅. 基础护理学. 7 版. 北京: 人民卫生出版社, 2022.

9. 刘成玉, 郑文芝, 林发全. 实验诊断学. 3 版. 北京: 人民卫生出版社, 2023.

10. 刘成玉, 林发全. 临床检验基础. 4 版. 北京: 中国医药科技出版社, 2019.

11. 王吉耀, 葛均波, 邹和建. 实用内科学. 16 版. 北京: 人民卫生出版社, 2022.

12. 医师资格考试指导用书专家编写组. 2020 临床执业医师资格考试实践技能指导用书. 北京: 人民卫生出版社, 2019.

13. 谢辛, 孔北华, 段涛. 妇产科学. 9 版. 北京: 人民卫生出版社, 2018.

14. 王卫平, 孙锟, 常立文. 儿科学. 9 版. 北京: 人民卫生出版社, 2018.

15. 陈翔, 吴静. 湘雅临床技能培训教程. 2 版. 北京: 高等教育出版社, 2019.

16. 张学军. 皮肤性病学. 9 版. 北京: 人民卫生出版社, 2018.

17. 赵小刚, 王立祥. 临床技能操作实用教程. 北京: 北京大学医学出版社, 2022.

18. 刘成玉. 健康评估. 4 版. 北京: 人民卫生出版社, 2018.

19. SWARTZ MH. 诊断学: 问诊与查体. 7 版. 范洪伟, 黄晓明, 李航, 等主译. 北京: 中国协和医科大学出版社, 2015.

20. BICKLEY LS, SZILAGYI PG. 查体与问诊: 诊断学图解. 7 版. 梁斯晨, 主译. 北京: 北京科学技术出版社, 2017.

21. ROBERTSON C, CLEGG G. 在医学中讲故事: 叙事是怎样改进实践的. 黄刚, 薛文隽, 主译. 北京: 人民卫生出版社, 2022.

22. COOPER N, FRAIN J. 临床推理——从入门到实践. 兰学立, 向阳, 主译。北京: 北京大学医学出版社, 2022.